泰州文獻

第四輯

陸筦泉醫書
退庵錢譜
儀禮瑣辨
小學駢文
五經音義

鳳凰出版社

圖書在版編目（CIP）數據

陸筦泉醫書、小學駢支、五經音義等 / (清) 陸儋辰等撰. -- 南京 : 鳳凰出版社, 2015.9
（泰州文獻）
ISBN 978-7-5506-2206-7

Ⅰ. ①陸… Ⅱ. ①陸… Ⅲ. ①中國醫藥學－研究②漢字－古文字學－研究③五經－上古音－研究 Ⅳ. ①R2 ②H161③Z126.1④H113

中國版本圖書館CIP數據核字(2015)第190427號

責任編輯　王愛榮
裝幀設計　姜　嵩
出版發行　鳳凰出版傳媒股份有限公司
　　　　　鳳凰出版社(原江蘇古籍出版社)
　　　　　發行部電話025－83223462
出版社地址　南京市中央路165號　郵編:210009
出版社網址　http://www.fhcbs.com
印　　刷　揚州文津閣古籍印務有限公司
　　　　　揚州市開發區鴻揚路22-2號(6幢)　郵編:225009
開　　本　889毫米×1194毫米　1/16
印　　張　37.5
版　　次　2015年9月第1版　2015年9月第1次印刷
標準書號　ISBN 978-7-5506-2206-7
定　　價　580.00圓

《泰州文獻》工作委員會

主　任

藍紹敏　陸志鵬

常務副主任

盧佩民

副主任

戴勝利　王學鋒　張培成　佘江涛

委　員（按姓氏筆畫为序）

丁少華　方標軍　成愛君　季春芳　周興安

查學斌　姜小青　奚愛國　陳士宏　黄林華

曹茂良　曹學賦　許大才　張國祥　萬永良

程榮穩　鄒祥龍　費振鐘　劉　玲　劉仁前

劉宏鳴　潘時常　薛金林　顧維中

《泰州文獻》編纂委員會

主　編

盧佩民

副主編

黄林華　姜小青

執行主編

成愛君　費振鐘

編　委（按姓氏筆畫为序）

王　飛　王　劍　王正奎　卞惠興　朱長順　全　勤
李文華　李明官　吴　迪　吴小晴　吴雙林　汪　政
沈　俊　林世田　莫其康　倪培翔　徐一清　徐同華
高　峰　陳　立　黄　靖　曹學林　常　康　張　定
張永龍　劉仁前　劉春龍　潘浩泉　薛　飛　謝冬榮
竇立成　顧寄南

《泰州文獻》學術指導委員會

（按姓氏筆畫为序）

江慶柏　金良年　茅家琦　華學誠　徐　雁　畢飛宇

程章燦　楊九俊　魯國堯　劉玉才　顧　農

總序

泰州古稱海陵，漢初（公元前一一七年）置縣，晋末（公元四一一年）設郡，南唐（公元九三七年）建州，始稱泰州。

泰州濱江近海，物阜民豐。漢唐以來，糧鹽並舉，商貿繁榮，爲溝通南北的重要港口城市。

泰州素爲文教昌明之邦。唐初立州學，北宋建貢院，明清開學政試院，産出大批科舉優秀人才。

泰州自古人文薈萃。走進泰州的，從范仲淹、富弼、陸佃，到孔尚任、吴讓之、蔣春霖，都留下深遠影響。走出泰州的，從張懷瓘、胡瑗、施耐庵、王艮，到李清、吴嘉紀、柳敬亭、黄龍士、李鱓、鄭燮、劉熙載、李詳、梅蘭芳、高二適，都在各自領域爲中國文化作出巨大貢獻。

泰州遺存的文獻也很豐富。僅據《江蘇藝文志》所載，便有二千七百餘種，涵蓋經、史、子、集的方方面面。其中，尤以明清時期爲夥，占到百分之九十九以上。這當中不排除由於種種原因，致使元以前的一些著述湮没無聞，但明清兩代，確是泰州文化的繁盛期。在這些文獻中，如《書斷》（張懷瓘）、《水滸傳》（施耐庵）、《王心齋先生遺集》（王艮）、《宗子相集》（宗臣）、《陋軒詩集》（吴嘉紀）、《板橋全集》（鄭燮）、《藝概》（劉熙載）、《李審言文集》（李詳）、《黄龍士先生棋譜》等，在中國文化史上都有重要地位和深遠影響。

與此同時，對鄉邦文獻進行整理的也代不乏人。自宋至清，周氏（周麟之等）、宫氏（宫偉鏐等）、陳氏（陳應芳等）、徐氏（徐鳴柯等）等都曾致力其事，爲泰州留下了許多寶貴的文化財富。清嘉道間，鄉人夏荃編輯《海陵文徵》二十卷、附録十二卷，《海陵詩徵》十卷。民國初年，曾任江蘇省省長的鄉人韓國鈞歷經十餘年編成《海陵叢刻》計二十三種六十六册。

二〇一一年九月召開的中共泰州市第四次代表大會，提出了建設文化名城的任務。爲此，中共泰州市委、泰州市人民政府决定編纂《泰州文獻》。這是泰州有史以來對本土文獻最大規模的整理和彙編。它對於保存、利用、研究和開發泰州的歷史文化，尋繹泰州獨特的地方文化價值，爲泰州文化建設提供歷史人文資源，意義重大。

爲了保證編纂工作的順利進行，市委、市政府專門成立了工作委員會、編纂委員會和學術指導委員會。工作委員會由市委、市政府領導和相關部門負責同志組成，負責對編纂工作的領導和協調。編纂委員會由相關專家、學者組成，具體負責《泰州文獻》的編纂出版工作。學術指導委員會由江慶柏、魯國堯、程章燦、茅家琦、華學誠、徐雁、金良年等國内知名文史專家組成，負責對編纂工作的指導和把關。

編纂工作按如下幾個步驟進行：（一）進行文獻調查，建立文獻檔案；（二）精選有代表性、有學術價值的作品影印出版，選目由編纂委員會和學術指導委員會共同審議確定；（三）編輯出版《泰州文獻總目》。

《泰州文獻》分爲四輯：

第一輯『官修舊志』，收録泰州地區現存所有官修地方志。

第二輯『地方史料文獻』，收録泰州地區歷代重要的筆記和史料。按内容又可分爲史地類：收録有關泰州歷史地理方面的著作，包括小志、專志、雜志等；政情類：收録有關泰州政治、經濟等方面的著作；文教類：收録有關文化、教育、圖書館等方面的著作。

第三輯『家族文獻』，收録泰州地區重要的家譜、家傳、家集與名人年譜。按内容又可分爲家乘傳記類：擇要收録泰州家族譜牒中的譜序、家規、家訓、箴言、族約、族記、祠田記、塋田記、雜記、著述等資料；家族總集類：以家族姓氏筆畫爲序。

第四輯『泰州文存』，收録泰州地區作者的詩文著作及其他代表性著作。按内容又可分爲學術論著類：收録泰州作者的經史雜著；文集類：收録泰州作者的詩文集；地方總集類：收録泰州作者的詩文合集。考慮到《水滸傳》、《封神演義》（《辭海》云『一説陸西星作』）、《檮杌閑評》（學界多謂李清所作）等小説流傳甚廣，版本豐富，故不再收録。其他如堪輿、術數類著作，泰州人撰泰州地區以外的地方志、地理志類著作，一般性的彙編、摘鈔類著作，亦不予收録。

《泰州文獻》原則上收録現轄區内的作家作品。但從尊重歷史出發，泰州學派創派人物、明代思想家、哲學家王艮，平民詩人吴嘉紀等人，歷史上均屬於泰州地區，對泰州地區具有深遠的文化影響，他們的作品亦予收録。

前人給我們留下了豐厚的文化遺産，我們既要加以珍視和傳承，更要在前人的基礎上，創造出無愧於今天這個偉大時代的新篇章。這是我們更重要的使命，讓我們爲之努力。

《泰州文獻》編纂委員會

二〇一三年十月十八日

凡例

一、《泰州文獻》（以下簡稱《文獻》）分爲《官修舊志》、《地方史料文獻》、《家族文獻》和《泰州文存》四輯。

二、《文獻》收録範圍原則上爲現行政轄區内作者的著述和與泰州有關的重要著述，但考慮到歷史上曾屬於泰州地區的人物，如泰州學派的代表人物王艮、平民詩人吴嘉紀等對泰州文化深具影響，對他們的作品亦予收録。

三、所收著作成書年代限於一九四九年以前。

四、《文獻》所收著作，以學術價值、使用價值較高爲原則，適當兼顧版本價值。

五、《文獻》以影印方式出版。如有蠹損、殘缺、漫漶不清處，原則上以相同版本予以補配，以保證完整、清晰。

六、《文獻》對所收每種著作均撰寫提要，置於該著作前面，以方便讀者瞭解作者生平、主要内容、學術價值等。

七、《文獻》除保留所收著作原有頁碼外，均新編頁碼，每册頁碼自爲起訖。

八、《文獻》最後一册編有書名索引和作者索引，以方便讀者使用。

目録

陸筦泉醫書

（清）陸儋辰　撰

《陸筦泉醫書》六卷，清陸儋辰撰，據上海圖書館藏《海陵叢刻》本影印。

陸儋辰（一七七七—一八四二），字筦泉，別號耳鄉，清江蘇海安人。郡廩生。他勤奮好學，喜研金石，擅長書法，工琴，好詩，喜博弈，尤好醫術。他以儒醫見重鄉里，精研醫理，注重實踐，遠近求治者甚衆。著有《弈譜》《證治賦》《運氣辯》。

《陸筦泉醫書》爲韓國鈞所編，取自陸儋辰生前所作《證治賦》等尚存者十餘種，近二十萬言。本書共六卷，前兩卷爲傷寒治療方法，第三卷爲治中風、暑濕、瘟疫之法，第四卷爲治季節病之法，第五卷爲治痰飲、虛勞之法，第六卷爲醫方歌括。陸儋辰擷古醫書之精義，不参己意，注明出處，使讀者不必閲讀深奥龐雜的古醫書，僅通過背誦歌賦即可。本書正文爲歌賦，力求簡單易記，下有注解，詳細注明作者與出處，兼列各家之説。如傷寒『表可汗而裏可下』，即人們所熟知的『發汗』法與『瀉下』法，下引張景岳、張元素之説，以解釋寒入三陽、三陰等六種情况時症狀如何、脉象如何、如何用藥，以及驅寒宜先解表等醫理。如此，則歷代精妙之説已具。本書的醫方也涵蓋甚廣，因用歌賦體，藥房用量等無法一一寫入，作者遂用小字標於歌訣下。歌訣後更有詳細製藥之步驟、服用之法，其細緻如此。道光元年（一八二一），霍亂流行，陸儋辰救活甚衆，反觀本書，作者著述簡潔易懂，以便後學之人，此二舉，正是其醫德高明之處。

（高　典）

海陵叢刻 第十五種 陸筦泉醫書

證治賦總敘

昔漢成帝使謁者陳農求遺書於天下詔光祿大夫劉向校經傳諸子詩賦侍醫李國柱校方伎方伎者顏師古以爲醫藥之書然則醫經方書皆歸方伎固與詩賦各自爲類分別部居不相雜厠者也劉畧班志相承勿替而實齋章氏（學誠）文史通義謂後世百家雜藝亦用賦體爲拾誦（注云竇氏述書賦與氏事類賦醫家藥性賦星卜命相術業賦之類）蓋與歌訣同出六藝之外矣然而賦家者流猶有諸子之遺意居然自命一家之言者其中又各有其宗旨焉不其然歟里先正陸耳鄉明經爲吳州提學（舜）從曾孫博兼衆藝著述等身於醫學尤極精通其運氣辯一書余既敘而墨之版矣明經又慮傷寒以下各證治羣書汗牛充棟俗工未必能誦即誦矣而於古人之精義茫然不知其所在則誦猶未誦貽誤匪淺用是羅列古義撰爲證治賦若干篇附以歌訣皆擷取舊說不參已意注明出處得失自見使固陋者擴其見聞幼學者得以綜覈顧弗善歟惜明經歿後書多散佚今其存者約十餘種曰傷寒曰中風（此門附尸厥痺歷節痿脚氣痙狂癲癇各存治賦九篇）曰暑濕曰燥火曰秋時晚發曰風溫曰溫熱曰瘟疫曰腫脹曰痰飲曰咳嗽（以上三門歌訣闕）曰虛勞共爲賦二十篇而於傷寒一門運長沙本文於韻語之中復攷諸家之說注於後尤能衷折衆長定以一是爲其極用意之作固不得以江湖歌括例之也睦之陳君亦以醫名者也假余副本印既成迺爲叙其篇目列於簡耑世有李國柱其人儻能爲我校讎幸甚民國十二年癸亥二月朔韓國鈞叙

陸筦泉醫書目錄

傷寒證治賦

養三軒學人陸儋辰編

上篇

粤自傷寒重於百病長沙獨有千年方則一百一十三也法則三百九十七焉經絡須參活局日數豈謂呆詮

傷寒傳變先三陽後三陰此常序也李東垣曰太陽經病若渴者自入於本也名曰傳本太陽傳陽明者名巡經傳太陽傳少陽者名越經傳太陽傳少陰者名表裏傳太陽傳太陰者名誤下傳太陽傳厥陰者名巡經得度傳是邪無定體不可拘於日數也

有標有本

劉守眞曰凡治病必先明標本經言先病爲本後病爲標標本相傳乃治

其急者又言六氣爲本三陰三陽爲標故病氣爲本受病經絡藏府謂之標也○李梴曰以主言之各經絡爲標各藏府爲本如陽明標主肌而其本則胃之類○六微旨大論篇少陽之右陽明治之云云至本標不同氣應異象按三陽三陰爲治之氣所謂六氣之標也火燥風寒熱濕爲治之氣所謂六氣之本也其中見之氣乃六氣之中氣也故曰本之下中之見也見之下氣之標也少陽本標之中見厥陰厥陰本標之中見少陽而互爲中氣相守則人之胆三焦少陽經亦絡肝心包肝心包厥陰經亦絡胆三焦而互交也推之陽明太陰胃大腸脾肺太陽少陰膀胱小腸腎心亦然少陽標也相火本也標本皆火所以從本病皆相火爲之也太陰標也濕土本也標陰本濕亦爲標本同所以從本病皆濕土爲之也厥陰標也風木本也標本不同不從標本而從中中見少陽其病亦相火爲之也陽明標也燥金本也標本不同不從標本而從中中見太陰其病亦濕土爲之也太陽寒水標陽而本寒少陰君火標陰而本熱標本各異從本而又從標言病在標者治其標病在本者治其本陰陽之交錯水火之互根不與前四氣一例也

有中有傳劉草窗不傳手之言陶節菴議其非是

劉草窗謂手經所屬皆金與火金遇寒則愈堅火體極熱寒不能襲所以傷寒之病在人身止水木土三藏三府受邪陶節菴曰傷寒乃冬時感寒即病之名冬乃坎水用事其氣嚴寒凛冽在時則足太陽少陰正司其令觸冒之者則二經受病其次則少陽厥陰繼冬而司春令而亦傷之何也蓋風木之令起於大寒節正當十二月中故風寒亦能傷之足陽明太陰中土也寄王四季能終始萬物則四時寒熱溫涼之氣皆能傷之也手之

六經主於夏秋故不傷足之六經蓋受傷之方分境界也言傷足不傷手則可以爲傳足不傳手則不可設或不傳氣逆則喘何經而來如謂不然何仲景桂枝麻黃二湯皆心肺藥也請試思之○張景岳曰寒之中人必先皮毛皮毛者肺之合故在外則有寒慄鼻塞等證謂不傳於肺乎其入手少陰厥陰也則有舌胎拂鬱神昏錯亂等證謂不傳於心主包絡乎其入手陽明也則有泄瀉秘結等證謂不傳於大腸乎其入手太陽也則有癃閉不化等證謂不傳於小腸乎其入手少陽也則有上下不通五官失職痞滿燥實俱全等證謂不傳於三焦乎惟手經所至足經無不至者故但言足經則其左右前後陰陽諸證無不可按而得而手經亦在其中矣

成無已再傳經之說馬仲化斥爲不然

成氏曰六日厥陰爲經傳盡七日不愈謂之再傳再自太陽傳至十二日

再至厥陰十三日當愈不愈者謂之過經馬仲化曰自太陽至厥陰猶人由戶升堂入室厥陰復出傳太陽奈有少陰太陰少陽陽明隔之豈有遽出而傳太陽之理○傷寒論本文曰太陽病頭痛至七日已上自愈者以行其經盡故也若欲作再經者鍼足陽明使經不傳則愈按欲作再經準繩作欲再傳評猶言再傳一經也內經云七日巨陽病衰頭痛少愈仲景此條論是截病法云太陽病愈必至七日已上太陽病傳止在二三日間醫者宜及時針足陽明迎而奪之以泄其熱則經不傳而病自愈其針足陽明當是三里穴在膝下三寸䯒骨外廉兩筋間坐而竪膝低跗取之足陽明之所入為合此穴主瀉胃中之熱喻嘉言尙論篇亦沿成註之誤

陰證邪生於少陰陽證邪生於太陽陽證多由外感陰證必挾內傷口鼻氣熱身輕如常明了目睛呼吸利而氣高或喘赤紅唇面口舌燥而水飲須涼大便閉而小便赤澀手足溫而指甲紅黃脉來滑實發熱躁狂屬陽者多諸證據屬陰者反是推詳更防疑似責握元綱為傳經之熱邪也者則陰中之陽證本有為似陽之虛邪也者則陽中之陰證多藏故不以身之有熱無熱為標的總必就脉之有力無力而稱量

李梴曰概言之三陽經病即陽證足之三陽從頭走足故頭痛身熱云云三陰經病即陰證足之三陰從足走腹故腹痛自利云云然陰陽俱有表裡二證陽證表裡同歸於熱陰證表嚮似陽入裏則有傳經直中之殊大抵陽證之表發熱惡寒淸便自調面光聲亮鼻息如常手足溫陽證之裏唇焦舌燥爪甲紅活身輕易於轉側煩渴掀衣揚手擲足大便或閉或鞕

小便或赤或澀脉浮洪數陰證之表無熱惡寒面慘聲短鼻息氣冷手足厥逆陰證之裏唇紫舌卷爪甲靑黑身重難轉不渴引衣臥多踡足大便泄利小便淸白脈細沉微每與陽證相反惟腹痛與嘔陰陽二證俱有然陰證脈則沉微凡言陽證多得之風寒暑濕邪生於太陽也陰證多得之飲食起居喜怒邪生於少陰也○張景岳曰凡治傷寒須先辨陰陽二證若病自三陽不能解散而傳入三陰則寒鬱為熱因成陽證蓋其初病必發熱頭痛脈浮緊無汗以漸而深乃入陰經此邪自陽分傳來愈深則愈熱雖在陰經亦陽證也脈必沉實有力其證必煩熱熾盛此當攻裏或淸或下隨宜而用若內不有熱安得謂之陽証乎若初起本無發熱頭痛等證不由陽經而徑入陰分者其證或厥冷或嘔吐或腹痛泄利或畏寒不渴或脈沉弱無力此皆元陽元氣之不足乃眞正陰證又曰以經藏言陰陽則陰中本有陽證此傳經之熱邪也以脈證言陰陽則陽中最多陰證此似陽之虛邪也觀陶節菴曰凡發熱面赤煩燥揭去衣被唇口赤裂言語善惡不避親疎虛狂假斑脈大者人皆認作陽證殊不知陰證不分熱與不熱須憑脈下藥不問脈之浮沉大小但指下無力重按全無便是陰脈不可用涼藥服之必死急與五積散通解表裏之寒甚者加薑附溫之又節菴曰病自陽分傳入三陰者俱是脈沉妙在指下有力無力中分之有力者為陽為實為熱無力者為陰為虛為寒此節菴出人之見也又曰傷寒陰證陽證其義有二曰經有陰陽證有陰陽也經有陰陽則三陽為陽證三陰為陰證證有陰陽則實熱為陽證虛寒為陰證凡經之陰陽則有寒有熱故陽經亦有陰證陰經亦有陽證證之陰陽則有眞有假故發熱亦有陰證厥逆亦有陽證此經自經而證自證乃傷寒中最要之綱領

不可混也

陰可熱而陽可寒

趙嗣眞曰正氣在人陽主表而陰主裏邪氣中人表爲陰而裏爲陽若表之眞陽先虛故陰邪乘陽而盛實表受邪者陽虛也脈浮緊陰邪盛於外也是謂陽虛陰盛所以用桂枝辛甘之溫劑汗之則陰邪消溫之則眞陽長裏之眞陰先虛故陽邪入陰而盛實裏受邪者陰虛也脈沉實者陽邪盛於內也是謂陰虛陽盛所以用承氣酸苦之寒劑下之則陽邪消寒之則眞陰長〇發表不遠熱辛甘之劑所以扶陽也攻裏不遠寒酸苦之劑所以扶陰也

亢陰陽兮從治

李梴曰水極似火火極似水謂之反化陽證潮汗秘赤滿渴狂譫甚則斑

血喘急然熱極忽然熱伏於內故身寒四肢厥逆狀若陰證但身雖冷而不欲近衣神雖昏而氣色光潤脈必沉滑而有力此陽極似陰也宜大柴胡湯下之或白虎湯竹葉石膏湯陰證厥冷吐利不渴靜踡甚則咽痛鄭聲然寒極忽然火浮於外發躁擾亂狀若陽證但身雖煩躁而引衣自蓋口雖燥渴而飲水不下脈必沉細無力此陰極似陽也宜通脈四逆湯從治者熱藥冷飲冷藥熱飲或熱藥爲君佐以凉藥或凉藥爲君佐以熱藥若夫以寒治熱以熱治寒則爲逆治逆治者正治也

表可汗而裏可下

張景岳曰凡三陽皆爲表證而惟少陽則曰半表半裏不可發汗然法曰尺寸俱浮者太陽受病也尺寸俱長者陽明受病也尺寸俱弦者少陽受病也此三經皆受病未入於府者可汗而已豈非少陽亦可汗乎至於三陰如曰太陰病脈浮者可發汗宜桂枝湯曰少陰病始得之反發熱脈沉者宜麻黃附子細辛湯曰厥陰病腹脹滿身體疼痛者先溫其裏乃攻其表溫裏宜四逆湯攻表宜桂枝湯此皆三陰之當汗者也又曰但見表證未解即當解表若表證未解不可攻裏也但見裏證已具即宜攻裏若裏證未實猶宜和解也〇張元素曰三陽表宜急裏宜緩三陰裏宜急表宜緩又曰脈浮當汗沉當下脈浮汗急而下緩謂三陽表也脈沉下急而汗緩謂三陰裏也麻黃湯謂之急麻黃附子細辛湯謂之緩內經云漬形以爲汗謂汗之緩裏之表也又云在皮者汗而發之謂汗之急表之表也急汗者太陽緩汗者少陰是藏府之輸應也〇裏證有虛有實有寒有熱有濕其謂可下者多係胃實陽盛傳經熱證

半表裏者中和

耳聾脇痛往來寒熱口苦咽乾目眩頭角痛胸脇若滿嘔不欲食脈弦屬少陽半表半裏證〇成氏明理論云傷寒邪氣在表者必漬形以爲汗邪氣在裏者必蕩滌以爲利其於不外不內半表半裏既非發汗之所宜又非吐下之所對是當和解則可矣小柴胡爲和解表裏之劑也〇柯韵伯曰先輩論小柴胡湯轉旋在柴芩二味以柴胡解表熱黃芩清裏熱也盧氏以柴胡半夏得二至之氣而生爲半表半裏之主治俱似有理然本方七味中半夏黃芩俱在可去之例惟不去柴胡甘草當知寒熱往來全賴柴胡解外甘草和中故大柴胡去甘草便另名湯不入加減法

表裏俱無不可犯上犯下

李梴曰傷寒四五日後以至過經十三日既無表證又無裏證身微熱者虛熱也小柴胡湯和之不可汗吐以犯上焦凊氣不可大下以傷胃氣〇

朱肱曰十餘日外用小柴胡不愈者若大便鞕看證可下則用大柴胡湯下之○傷寒論本文云病人無表裏證發熱七八日雖脈浮數者可下之假令已下脈數不解合熱則消穀善飢至六七日不大便者有瘀血宜抵當湯若脈數不解而下不止必協熱而便膿血也成註熱客於氣則脈浮熱客於血則脈數數脈見於既下之後則胃中空虛邪熱併合迫血下行蓄積於大腸之間以故並大便亦不得下若下利不止爲熱得下泄則血不致瘀必協熱而便膿血也柯琴註不頭痛惡寒爲無表證不煩燥嘔渴爲無裏證非無熱也七八日下當有不大便句故脈雖浮數有可下之理觀下後六七日猶然不大便可知六經惟太陽陽明有蓄血證以二經多血故也故脈證異而治則同又傷寒論本文云傷寒六七日目中不了了睛不和無表裏證大便難身微熱者此爲實也急下之宜大承氣湯汪琥

註無表裏證裏字當是傳寫錯誤宜從删柯琴註身微熱是表證已罷不煩燥是裏證未見惟不大便爲內實斯濁邪上升陽氣閉塞下之而濁陰出下竅清陽走上竅矣

表裏俱有察其孰少孰多

李梴曰脈浮而大爲表煩渴尿赤爲裏五苓散主之頭疼身熱便閉爲裏小便清利爲表桂枝湯主之云云按傷寒論本文云傷寒不大便六七日頭痛有熱者與承氣湯其小便清者知不在裏仍在表也當須發汗若頭痛者必衄宜桂枝湯柯註此辨太陽陽明之法太陽主表頭痛爲主陽明主裏不大便爲主然陽明亦有頭痛濁氣上冲也太陽亦有不大便陽氣太重也六七日是解病之期七日來仍不大便病爲在裏則頭痛身熱屬陽明外不解由於內不通也下之裡和而表解矣若大便自去則頭痛身熱病爲在表仍是太陽宜桂枝汗之若汗後熱退而頭痛不除陽邪盛於陽位也陽絡受傷故必衄衄乃解矣本條當有汗出證故合用桂枝承氣有熱當作身熱小便清當從宋本作大便圊宜桂枝句直接發汗來不是用桂枝止衄亦非用於已衄之後也此說較長於李氏○又本文云傷寒五六日頭汗出微惡寒手足冷心下滿口不欲食大便鞕脈細者此爲陽微結必有表復有裏也脈沉亦在裏也汗出爲陽微假令純陰結不得復有外證悉入在裏此爲半在裏半在外也脈雖沉緊不得爲少陰病所以然者陰不得有汗今頭汗出故知非少陰也可與小柴胡湯設不了了者得屎而解○又本文云太陽病外證未除而數下之遂協熱而利利下不止心下痞鞕表裏不解者桂枝人參湯主之太陽病桂枝證醫反下之利遂不止脈促者表未解也喘而汗出者葛根黃連黃芩湯主之柯註上條

脈證是陽虛下條脈證是陽盛上條表熱裏寒下條表裏俱熱上條表裏俱虛下條表裏俱實同一協熱利同一表裏不解而寒熱虛實攻補不同○又傷寒論本文云傷寒醫下之續得下利清穀不止身疼痛者急當救裏後身疼痛清便自調者急當救表救裏宜四逆湯救表宜桂枝湯汪琥註此條病乃陰陽兩證並舉非一證分表裏而用二湯也諸家皆誤註後身疼痛清便自調爲用四逆湯以後之見證大謬

當汗而下則爲瘀血懊憹痞氣結胸之症

可汗者頭項體痛或腰痛背強或肢節痛拘急或灑灑惡寒或翕翕發熱或煩熱脈浮緊或浮數皆表證也失汗則寒邪傳經看傳過何經變出何證若應汗而反下滲表邪乘虛內陷則熱蓄於裏變爲瘀血懊憹等證

當下而汗則爲悖陽亡陽譫語厥竭之疴

裏證具而脈沉實者宜下若下後熱不退脈未和者猶當量虛實再下若失下則邪無從出又或應下而反汗之則津液內竭變爲悸惕等證

諸虛咽瘡淋瀉亾血動氣與風溫濕溫脈微不可汗者莫開元府

如無表證或身有汗或口燥舌乾或口苦咽乾或咽中閉塞或瘡痛或厥或淋瀝瀉利或夢遺精滑或亡血虛家或陰虛勞倦或臍旁有動氣或風溫濕溫中暑或產後或經水適來適斷或吐沫欬嗽壞證或太陽與少陽併病頭項强痛或眩冒時如結胸心下痞鞕者或傷寒脈弦細頭痛發熱者或太陽病發熱惡寒熱多寒少脈微弱無陽者或脈浮緊法當身疼痛宜以汗解假令尺中遲血少者俱不可汗〇太陰脈浮少陰發熱亦微取汗蓋脈沉細數在裏不可汗者大畧言之耳

諸虛咽腫嘔漏面赤動氣與脈浮脈虛帶表不可下者須奉金科

如內傷或房勞或咽中閉塞或嘔吐或心下滿鞕或腹脹時減或腹脹可按或不轉失氣或腹如雷鳴或小便淸白或胎前產後或崩漏或經水適來適斷或陽明面赤或夾陰面赤或臍旁有動氣或脈虛或脈浮大或緊或脈雖沉有表證若惡風寒及頭背項腰强痛拘急皆不可下又陽明自汗若發汗小便自利者此津液內竭雖鞕不可攻當用蜜煎導等法

膈寒肢冷而脈微吐之者幾同傳刃

可吐者邪在膈上或胸滿多痰或食在胃口或胸中懊憹或胸中痛欲按或寸口脈滑或寸脈沉伏或乾霍亂心腹刺痛諸症皆宜吐之若膈上寒飲乾嘔少陰病也四肢冷胃虧也脈微下虛也誤吐內煩損傷元氣遂致不救者有之若應吐而反溫之則毒氣鬱結於胃而爲發狂等證

陰虛挾火而脈數灸之者豈異操戈

李梴曰陰陽二毒及少陰證吐利及口和背惡寒脈微濇屬陽虛者宜灸陰虛挾火脈微數者不宜灸蓋外火能助內火火炎則下體必重痹骨焦肉消或因此遺精潮咳見紅皆火氣之所爲也活人云凡灸後燒鍼後證與火邪發狂同小柴胡加龍骨牡蠣治之

急溫以和陽散寒之功誠巨

李梴曰脈沉厥冷膈上寒飲乾嘔或時頭痛皆寒氣上攻急溫之三味參萸湯內寒已極厥逆吐利不渴靜蜷陽和之氣欲絕六脈若有若無急溫之四逆湯凡言急者病勢已篤將有變革非若他病可少緩也他如太陽汗出不止汗後惡風汗後煩躁心悸身痛皆宜急用附子加於桂枝芍藥方內三陽脈遲腹痛建中湯當先施也但一服中病即止傷寒之藥皆然

急下以救水存液之義非訛

李梴曰傷寒熱氣入藏流於少陰之經咽路焦口燥渴腎水乾也熱病熱不已目睛不和亦腎水乾也皆急下以救腎水陽明發熱汗多或已汗不解腹滿痛及譫語不大便者皆急下以存胃液傷寒脈弦而遲弦爲寒遲爲藏脈大而緊大爲陽緊爲寒俱謂之陽中伏陰急下以分陰陽又下利三部脈平心下鞕者內實也下利脉遲而滑或浮大按之反濇惡食者皆胃有宿食也但宿食忌巴豆霜只宜用大黃蕩滌之

從證不從脈向病者一身理會

李士材曰脈浮爲表治宜汗之若脈浮大心下鞕有熱屬藏者攻之不令發汗脈沉爲裏治宜下之若少陰病始得之反發熱脈沉者麻黃附子細

辛湯微汗之脈促爲陽治宜清之若脈促而厥冷灸之溫之又非促爲陽盛之論矣脈遲爲寒治宜溫之若陽明脈遲不惡寒身體濈濈汗出大承氣湯下之又非遲爲陰寒之論矣四者皆從證不從脈也

從脈不從證在醫家三指揣摩

李士材曰表證宜汗此其常也然發熱頭痛脈反沉身體疼痛當救其裏用四逆湯裏證宜下此其常也然日晡發熱屬陽明脈浮者宜汗用桂枝湯結胸證具宜陷胸湯下之然脈浮大者不可下下之則死當治其表身疼痛者宜桂枝麻黃解之然尺中遲者不可汗營血不足也當調其營四者皆從脈不從證也

藥貴中病而捐疑似

李士材曰太陽脈似少陰少陰證似太陽雖曰相似治法不同脈沉發熱同也以其有頭痛故名太陽病陽證脈當浮若裏不虛寒則必脈浮正屬太陽麻黃證矣脈沉發熱同也以其無頭痛故名少陰病陰病當不熱假使寒邪在裏則外必無熱當見厥逆吐利等證正屬少陰四逆湯證矣蓋少陰表邪浮淺發熱反爲輕太陽正氣衰微脈沉反爲重熱附配麻黃發中有補生附配乾薑補中有發仲景之旨微矣

治須求本而戒唯阿

足太陽經目內眥起從巔下項而風府連循肩挾脊而腰中抵內絡乎兩腎少陰下屬於膀胱壬水

此言脉之直行者乃足太陽正經也其旁行之支脈則從巔至耳上角而交少陽經脈也

或貫尻旁之臀

此腰中之支脈也上直行之經從腰中內入而絡腎此從腰中接行貫臀而入膕中也尻旁大肉爲臀膝後曲處爲膕

或過股外之髀出外踝後終足小指

此足太陽一大支之脈與直行之經左右相夾而別行者其脈從肩髆內左右別下貫胂挾脊內過髀樞循髀外下而與前支脈之入膕中者相合而出外踝之後至足小指外側之端以交於足少陰經也胂本作胛滑氏十四經發揮作胂夾脊肉也髀股也一云股外爲髀髀之上捷骨之下曰髀樞足跗後兩旁圓骨曰踝小指外側端至陰穴也

太陽提綱須尋根柢頭痛項強此經肯綮

柯琴曰太陽爲諸陽主氣頭爲諸陽之會項爲太陽之會也如脈浮惡寒發熱而頭不痛項不強便非太陽病但頭痛項不強亦非太陽定局項強痛反不惡寒脈反沉不可謂非太陽病或溫邪內發或吐後內煩或濕流關節或病關少陰法當救裏者也又太陽病必發熱提綱不言及者以始受病或未發熱故也

太陽主表脈浮有以然不單行所由並比浮緊有力無汗爲表實營與衛病麻黃湯主發之

本文浮則爲風緊則爲寒風則傷衛寒則傷營營衛俱病骨節煩疼當發其汗也柯註緊者急也即數也言緊則爲寒指傷寒也言數則爲熱指發熱也故脈浮數浮緊者皆是麻黃證

浮緩無力有汗爲表虛衛不營諧桂枝湯爲和劑

本文云病嘗自汗出者此爲營氣和營氣和者外不諧以衛氣不共營氣和諧故耳營行脈中衛行脈外復發其汗營衛和則愈宜桂枝湯

麻黃證有惡風之條

本文云太陽病頭痛發熱身疼腰痛骨節疼痛惡風無汗而喘者麻黃湯主之

桂枝證有惡寒之語

本文太陽中風條嗇嗇惡寒是也

傷寒脈多緊而或見緩焉

如太陰傷寒脈浮緩是也

中風脈多緩而或見緊矣奈何條辨立三綱直以叔微爲極軌夫冬月風寒本同一體不必從脈證之風寒鑿分但當就脈證之虛實校理脈有力爲實而汗不出而煩躁與在太陽而煩躁者亦然脈無力爲虛而汗出多而煩躁與在少陰而煩躁者亦爾中風重者似傷寒只煩躁有殊傷寒輕者似中風獨脚攣非是又脈緊者必身疼而脈緩者不如此

柯琴曰許叔微謂桂枝治中風麻黃治傷寒大青龍治中風見寒脈傷寒見風脈三者如鼎立此三大綱所由來乎夫中風傷寒各有淺深證固不可拘脈亦不可執如陽明中風而脈浮緊太陰傷寒而脈浮緩不可謂脈緊必傷寒脈緩必中風也以太陽言之太陽篇言中風之脈證二一曰太陽中風陽浮而陰弱陽浮者熱自發陰弱者汗自出嗇嗇惡寒淅淅惡風翕翕發熱鼻鳴乾嘔者桂枝湯主之一曰太陽中風脈浮緊發熱惡寒身疼痛不汗而煩躁者大青龍湯主之言傷寒之脈證二一曰太陽病或未發熱或已發熱必惡寒體痛嘔逆脈陰陽俱緊者名曰傷寒一曰傷寒脈

浮自汗出小便數心煩微惡寒脚攣急中風傷寒各有輕重如此今人以傷寒爲重中風爲輕知分風寒之中傷而不辨風寒之各有輕重於是有傷寒見風中風見寒之遁辭矣要知仲景憑脈辨證不論中風傷寒脈之緊緩但指下有力者爲實脈弱無力者爲虛不汗出而煩躁爲實汗出多而煩躁爲虛證在太陽而煩躁爲實證在少陰而煩躁爲虛實者可服大青龍虛者便不可服此易曉也大青龍爲風寒在表而兼熱中者設不專爲無汗而設故中風而煩躁者傷寒而煩躁者可用蓋風寒本是一氣故湯劑可以互投論中中風傷寒互稱者青龍是也中風傷寒並提者如小柴胡是也何嘗拘拘於中風傷寒之名乎又曰風爲陽邪寒爲陰邪雖皆因於時氣之寒而各不失其陰陽之性故傷寒輕者全似中風獨脚攣急不是中風重者全似傷寒而煩躁不是又曰脈浮緊者必身疼脈浮緩者身不疼中風傷寒皆然又可謂之定脈定證矣

發汗有五必辨形層治水有三須詳端委皮膚開發麻黃湯汗之爲佳經絡疏通桂枝湯汗之爲美化心下之水氣而爲汗者小青龍因裏證多而只發熱爲表化胸中之熱氣而爲汗者大青龍因表證劇而只煩躁爲裏肌肉之間葛根湯可擬裏虛表實者當投陽明胃實者不喜

本文云太陽病項背強几几無汗惡風者葛根湯主之太陽病項背強几几而汗出惡風者桂枝加葛根湯主之太陽與陽明合病必自下利葛根湯主之太陽與陽明合病不下利但嘔者葛根加半夏湯主之柯註足太陽脈自絡腦而還出下項挾背脊此從風池而入不上干於腦而下行於背故頭不痛而項背強也几几項背牽動之象易以艮爲山又以艮爲背

故背獨主靜葛根稟氣輕清而賦體厚重此不惟取其輕以去實復取其重以鎮動又培土甯風之法也太陽主表則不合下利下利而曰必必陽並於表表實而裏虛耳葛根爲陽明經藥惟表實裏虛者宜之胃家實非所宜也故仲景于陽明經中反不用葛根若謂能亡津液而不用則與本草生津之義背矣若謂其大開肌肉何反加於汗出惡風之合病乎有汗無汗下利不下利俱得以主之是葛根與桂枝同爲解肌和中之劑與麻黃之專于發表不同成註表邪既盛裏氣決不相和則裏氣虛下而不上當病利裏氣上逆而不下者但嘔而不下利汪註病人腸中有食積故下利不治下利者以風寒方甚于表也胸中停飲故作嘔兼治嘔者以半夏同一辛散且無礙於風寒也

乾嘔而欬水入即吐在上五苓散 小青龍發之可也熱入

膀胱小便不利在下桂枝換苓朮（桂枝去桂加茯苓白朮湯亦有宜用五苓散者）竭之而已中甩十棗湯陷胸湯夫心下鞕痞惟誤汗恐陽氣外亾而誤下又經邪內從其濡火殆反治乎若溫補則從治耳

陽明腑居中土彙歸萬物皆然起於鼻交頞中（頞鼻梁也一名山根）旁約太陽之脈（過足太陽經睛明穴之分）入上齒環脣下却（退也）循頤後下廉（頷中爲頤頷下是也又頤下骨爲下廉）沿頰車而上至額顱以前（頰車本經穴名髮際前爲額顱）從缺盆入氣街之本穴（缺盆本經穴名在肩下橫骨陷中氣街即氣衝亦本經穴名在歸來下鼠鼷上一寸動脈應手宛宛中衝脈所起）在陽明爲經脈之正纏（此經脈之直行者從缺盆穴下行由兩乳之內挾臍而入于氣街中乃陽明正經之脈也）循喉下膈此支脈之內行也屬胃絡脾故二經爲表裏焉

正經出大迎循頰車其支者從大迎前下人迎循喉嚨入缺盆下膈屬胃絡脾此由外入內之一大支脈雖是支脈其上下實接正經而行者也大迎穴在曲頷前一寸三分骨陷中動脈人迎在頸大脈動應手挾結喉旁一寸五分脾與胃爲合故爲表裏足陽明支脈屬胃絡脾正當上脘中脘之分任脈之會〇任督衝俱起兩陰間之會陰穴衝脉由會陰行足少陰督脈由會陰行背任脈則由會陰而行於腹其行於腹也上循關元氣海陰交神闕水分下脘建里中脘上脘巨闕鳩尾等穴關元在臍下三寸氣海在臍下一寸半宛宛中陰交在臍下一寸三焦之募任脈少陰衝脈之會神闕當臍中水分在臍上一寸穴當小腸下口至是而泌別清濁水液入膀胱渣滓入大腸故曰水分下脘在臍上二寸穴當胃下口小腸上口水穀入焉建里在臍上三寸中脘在臍上四寸胃之募也上脘一曰胃脘

在臍上五寸巨闕在上脘上一寸鳩尾在巨闕上一寸歧骨在鳩尾上一寸靈樞曰髑骭以下至天樞長八寸而中脘居中是也髑骭即歧骨廣雅作缺盆骭非天樞足陽明穴挾臍二寸與臍平直也

行腹裏而出氣街與正經復合抵伏兎而下足跗入中指外間

又其支別者起於胃下口下合氣街而行於外復下而入中指外間之內庭至厲兌而終也〇胃下口本作胃口下此從滑氏發揮外間本作內間此從汪氏圖註

又支者循脛踝外入中指而與前支脈相會又支者別足跗上入大指而與足太陰相沿（此指支脈之小者）黃腸（經曰胃爲黃腸）多氣多血脈大非浮非弦大而浮則經因邪併大而實則府受邪

傳本文謂傷寒三日陽明脉大大者指下洪大也發汗利水劫津是陽明兩禁大例上越中淸下奪爲陽明三法眞詮陽明之表却有二端外邪初傷日不過二內熱逮外日必經三

靈樞邪之中人也無有常中於陰則溜於府中於陽則溜於經中於面則下陽明中於項則下太陽中於頰則下少陽其中於膺背兩脇者亦中其經中於陰者常從臂胻始此與傳邪不同

外傷如何麻桂可煎或脈浮無汗而作喘或脈遲多汗而惡寒曰陽明病熱論須參

本文云陽明病脈浮無汗喘者發汗則愈宜麻黃湯陽明病脈遲汗出多微惡寒者表未解也可發汗宜桂枝湯又云若脈浮發熱渴欲飲水小便不利者豬苓湯主之又曰陽明病汗出多而渴者不可與豬苓湯以汗

多胃中燥豬苓湯復利其小便故也柯氏謂風寒初入陽明之表即用麻黃桂枝發汗者以急於除熱而存津液與急下之法同若脈浮煩渴小便不利用豬苓湯者亦以淸火而存津液要知發汗利小便又治陽明權巧法門

應身熱不得臥及目疼而鼻乾

稱陽明病應有如熱論所云身熱目疼鼻乾不得臥等證他經可推

若與太陽合病則以葛根爲先內熱之表惡熱可言身熱自汗惡寒不兼

陽明以胃家實爲總綱只因有胃實之病根外遂見身熱自汗之病證不惡寒反惡熱之病情其身熱與太陽表邪發熱異汗自出與太陽中風汗自出亦異以汗由內熱烝出必多而無止息也表邪已散故不惡寒裏熱閉結故反惡熱然此但言病機發見非即可下之證宜輕劑和之○本文云問曰陽明病外證云何答曰身熱汗自出不惡寒反惡熱也

脈但浮者盜汗出脈浮緊者潮熱干緊入裏而浮因熱證細辨而脈分觀

本文云陽明病脈浮而緊者必潮熱發作有時但浮者必盜汗出柯註太陽脈浮緊者必身疼痛無汗惡寒發熱不休此則潮熱有時是惡寒將自能將發潮熱時之脈也此緊反入裏之謂不可拘緊則爲寒之說矣太陽脈但浮者必無汗今盜汗出是因於內熱且與本經初病但浮無汗而喘者不同又不可拘浮爲在表之說矣此是脈從經異勿據脈談證

心中懊憹結痛胸中氣上滿煩手足溫者梔子豉吐之可愈手足厥者瓜蒂散吐之可痊

本文云陽明病脈浮而緊云云至梔子豉湯主之陽明病下之其外有熱手足溫云云至梔子豉湯主之俱詳後懊憹證下又云傷寒五六日大下後身熱不去心中結痛者未欲解也梔子豉湯主之又云病如桂枝證頭不痛項不强寸脈微浮胸中痞鞕氣上冲咽喉不得息者此爲胸有寒也當吐之宜瓜蒂散又曰病人手足厥冷脈乍緊者邪結在胸中心下滿而煩飢不能食者病在胸中當吐之宜瓜蒂散又曰少陰證飲食入口則吐心中溫溫欲吐復不能吐始得之手足寒脈弦遲者此胸中實不可下也當吐之若膈上有寒飲乾嘔者不可吐也當溫之宜四逆湯柯云太陽以心胸爲裏故用辛甘發散助心胸之陽而開元府之表不得用苦寒傷上焦之陽也所以宜汗不宜吐陽明以心胸爲表當用酸苦涌泄引胃脘之陽而開胸中之表不當用溫散傷中宮之津液也所以當吐不當汗梔子

苦能泄熱寒能勝熱其性屈曲下行不是上湧之劑惟豉之腐氣上薰心肺能令人吐耳觀瓜蒂散必用豉汁和服是吐在豉矣其梔子甘薑湯去豉用薑取其橫散梔子厚朴湯以枳朴易豉取其下洩皆不欲上越之義又梔子柏皮湯與茵陳湯俱有梔子俱不言吐又云病人糞微溏者不可與則梔子之用自明矣瓜蒂散爲陽明涌泄之峻劑治邪結於胸中者也胃陽得升胸寒自散裏之表和表之表亦解矣其病本發於陰而實邪結於陽位急則治其標亦當從陽明涌吐之法

恐津液傷於溫散故涌泄取乎苦酸只燥渴而脈浮滑大用白虎湯**乃清熱無愆**

本文云傷寒脈滑而厥者裏有熱也白虎湯主之又云傷寒脈浮滑此表有熱裏有寒白虎湯主之又云三陽合病腹滿身重難以轉側口不仁而面垢遺尿發汗則譫語下之則額上出汗手足汗若自汗出者白虎湯主之又云傷寒脈浮發熱無汗其表不解者不可與白虎湯渴欲飲水無表證者白虎加人參湯主之又云服桂枝湯大汗出後大煩渴不解脈洪大者白虎加人參湯主之又云傷寒無大熱口燥渴心煩背微惡寒者白虎加人參湯主之又云傷寒若吐若下後七八日不解熱結在裏表裏俱熱時時惡風大渴舌上乾燥而煩欲飲水數升者白虎加人參湯主之○古賦曰無汗喜渴而脈單浮者勿投白虎○汪琥曰按白虎湯張兼善謂於法當用不可拘於時令實爲有理內臺方議固云古人一方對一證若嚴寒之時果有白虎湯證安得不用石膏但張氏云傷寒身無表證後用白虎湯竟認白虎湯非解表熱之藥此與仲景之論又相反矣內臺方議又云發汗後大熱不解多汗出不惡寒大渴能飲水者用白虎湯乃知無表

證者但謂無惡寒汗不出證也若陽明汗出肌表間熱不解乃爲必用之藥又曰病人於夏秋熱燥時大宜用熱邪傷氣此湯乃解陽明經與府氣分燥熱之藥也冬寒時所當慎用又曰石膏不但外解肌表之熱其性沉寒兼能入大腸而解氣分熱秘此千古未發之義

陽明受病食否相懸固風寒之可據亦虛實之可占脈遲六七日反能食有除中咎黃芩之徹熱脈遲六七日不欲食爲晚發因停水而致然譫語潮熱裏實可言若能食者知大便但鞕不能食者攻燥屎休淹

本文云陽明病若能食名中風不能食名中寒又云陽明病若中寒不能食小便不利手足濈然汗出此欲作固瘕必大便初鞕後溏所以然者以胃中冷水穀不別故也又云陽明病不能食攻其熱必噦所以然者胃中虛冷故也以其人本虛故攻其熱必噦又云若胃中虛冷不能食者飲水則噦又云陽明病脈遲腹滿食難用飽飽則微煩頭眩必小便難此欲作穀疸雖下之腹滿如故所以然者脈遲故也又云傷寒脈遲六七日而反與黃芩湯徹其熱脈遲爲寒今與黃芩湯復除其熱腹中應冷當不能食今反能食此名除中必死又云陽明病初欲食小便反不利大便自調其人骨節疼翕然如有熱狀奄然發狂濈然汗出而解者此水不勝穀氣與汗共併脈緊則愈又云若脈遲至六七日不欲食此爲晚發水停故也爲未解食自可者爲欲解又云陽明病譫語有潮熱反不能食者胃中必有燥屎五六枚也宜大承氣湯下之若能食者但鞕耳又云得病二三日脈弱無太陽柴胡證煩燥心下鞕至四五日雖能食以小承氣湯少少與微和之令小安至六日與承氣湯一升若不大便六七日小便少者雖不能

食但初頭鞕後必溏未定成鞕攻之必溏須小便利屎定鞕乃可攻之宜大承氣湯〇汪琥曰陽明病若能食名中風不能食名中寒此條乃陽明經自中之風寒故風自爲風寒自爲寒也若自太陽經傳來則在太陽雖有風寒之辨傳自陽明經莫能別矣又按成註云陽邪殺穀陰邪不殺穀此風寒之邪未全入胃猶在於經故以能食不能食辨中風中寒耳若邪全入胃胃府鬱熱必大實大滿雖能食者亦盡歸於不能食矣由是而知能食者俗名火嘈非胃中虛也切莫與食

大抵陽明胃實爲病多有大腸燥火上炎

脾司輸故太陰主利胃司納故陽明主實陽明爲傳化之府經謂平人胃滿則腸虛腸滿則胃虛更虛更實故氣得上下若胃但實不虛斯陽明病根矣胃實不是陽明病而陽明之爲病悉從胃家實得來故以胃實爲提

綱也正陽陽明固爲胃實矣太陽陽明脾爲約少陽陽明大便難既均入陽明何獨非胃家實乎海藏辨胃中有燥屎五六枚云此非在胃中也通言陽明也言胃是連及大腸也大便結爲鞕滿則大腸火燥之氣逆而上行故曰胃家實非胃中有物也

太陽陽明而脾爲約少陽陽明而大便難

本文云太陽陽明者脾約是也又曰趺陽脈浮而濇浮則胃氣强濇則小便數浮濇相搏大便則難其脾爲約麻黃丸主之又曰少陽陽明者發汗利小便已胃中燥煩實大便難是也

正陽陽明者大小承氣調胃承氣方自憑夫選用

柯云治陽明實熱地道不通燥屎爲患其外證身熱汗出不惡寒反惡熱日晡潮熱手足濈濈汗出或不了了其內證六七日不大便初欲食反不能食腹脹滿繞臍痛煩躁譫語發作有時喘冐不得臥腹中轉失氣或咽燥口乾心下痛自利純青水或汗吐下後熱不解仍不大便或下利譫語其脈實或滑而數者大承氣湯主之如大便不甚堅燥者小承氣湯微和之如大便燥鞕而證未劇者調胃承氣湯和之方分大小者厚朴倍大黃是氣藥爲君名大承氣大黃倍厚朴是氣藥爲臣名小承氣其調胃承氣不用氣藥而亦名承氣者胃調則諸氣皆順故亦得以承氣名之前輩見條中無燥屎字便云未堅鞕者可用不知此方專爲燥屎而設故芒硝分兩多於大承氣因病不在氣分故不用氣分之藥耳

轉屬陽明者麻子人丸（太陽陽明仲景法用麻人丸成氏明理論名脾約丸）**大柴胡湯證必審其中邊**

汪苓友曰成氏於少陽陽明獨無治法後人有三承氣分治三陽明者亦

未的當大抵太陽陽明宜桂枝加大黃湯正陽陽明宜三承氣湯選用少陽陽明宜大柴胡湯似爲不易之法

膽少足少陽之脈此經表裏不純起銳眥（目外眥也）**而抵頭角下耳後少入缺盆**（入缺盆之外與陽明之入缺盆者相近不相合）**爲腋之下亦胸之循合髀厭以下髀陽出膝外廉有據由輔骨而抵絕骨入足四指可云**

此直行之經脈即從入缺盆下腋循胸過季脇下行而與支脈之入髀厭合復下而入於小指次指之間也脇之上際爲腋腋下小肋爲季脇俗名軟肋是也輔骨膝下內外側大骨也外踝上尖骨曰絕骨足四指所謂小指次指也

側頭曲折入耳支分（此小支之行于側頭部者從耳後入耳中出走耳前至目銳眥後）**更有別銳**

背下大迎上抵䪼而下加車（合手少陽抵于䪼下加頰車䪼目下也）**合缺盆乃內走絡乙肝而屬甲胆循脇裏復外行出氣街兮繞毛際入髀厭兮接正經**

此一大支脈從目銳眥別行下與正脈之入缺盆合乃入內連絡肝胆復出氣街而下入髀厭接正經也毛際曲骨兩旁也

別跗上而循岐骨出三毛而交厥陰（此又支脈之行于足者足大指本節後爲歧骨爪甲後爲三毛）**口苦咽乾目眩少陽提挈分明口咒目爲藏府精氣總竅苦乾眩乃三焦相火遊行胸脇有痛耳聾無聞指下切脈弦細可捫傷寒頭痛發熱脈弦細者不可發汗恐譫語胃不和則煩而躁**

本文云傷寒脈弦細頭痛發熱者屬少陽少陽不可發汗發汗則譫語此屬胃胃和則愈胃不和則煩而躁柯註少陽少血發汗則津液越出相火燥必胃實而譫語當與柴胡以和之若加煩躁則爲承氣症矣

中風目赤耳聾胸滿煩者不可吐下恐心肝病俱受則悸而驚

本文云少陽中風兩耳無所聞目赤胸中滿而煩者不可吐下吐下則悸而驚柯註少陽主胆胆無出入妄行吐下津液重亾胆虛則心亦虛所生者受病故悸胆虛則肝亦虛府病及藏故驚上汗後而煩因於胃實此未汗而煩虛風所爲上言不可發汗此言不可吐下互相發明非中風可汗傷寒可吐下也此雖不言脈可知其弦而浮矣

卽太少之併病用三法而焉能謂脈道弦而頭項强痛或心下鞕而眩冒不淸法總忌汗忌下刺宜大椎期門

本文太陽云與少陽併病脈弦頭項强痛或眩冒時如結胸心下痞鞕者當刺大椎第一間肺俞肝俞愼不可發汗發汗則譫語若譫語不止當刺期門又云太陽少陽併病心下鞕頭項强而眩者當刺大椎肺俞肝俞愼勿下之太陽少陽併病而反下之成結胸心下鞕下利不止水漿不下其人心煩柯註併病無結胸證但陽氣怫鬱于內時時如結胸狀耳併病在兩陽而反下之如結胸者成眞結胸矣結胸法當下今下利不止水漿不入是陽明之闔病于下太陽之開病于上少陽之樞機無主其人心煩是結胸證具煩躁者死也〇圖經云大椎一穴在第一椎上陷中手足三陽督脈之會肺俞二穴在第三椎下兩傍相去各一寸五分足太陽脈氣所發肝俞在第九椎下兩傍相去各一寸五分期門二穴在不容傍一寸五分上直乳第二肋端銅人圖云期門在乳傍一寸半直下一寸半

欲轉屬而欲歸迸皆從脇轉

本文云本太陽病不解轉入少陽者脇下鞕滿乾嘔不能食往來寒熱尚未吐下脈弦細者與小柴胡湯又曰傷寒四五日身熱惡風頭項强脇下滿手足溫而渴者小柴胡湯主之又曰服柴胡湯巳渴者屬陽明也以法治之又曰陽明病發潮熱大便溏小便自可胸脇滿者小柴胡湯主之又曰陽明病脇下鞕滿不大便而嘔舌上白胎者可與小柴胡湯上焦得通津液得下胃氣因和身濈然而汗出解也

或結胸而或作痞變自嘔生

本文云傷寒嘔多雖有陽明證不可攻之又云嘔而發熱小柴胡湯主之又云傷寒五六日嘔而發熱者柴胡湯證具而以他藥下之若心下滿而鞕痛者此爲結胸也大陷胸湯主之但滿而不痛者爲痞柴胡不中與之

宜半夏瀉心湯柯氏曰少陽妄下實則爲結胸虛則爲痞皆從嘔變因不用柴胡令上焦不通津液不下耳

故標本不從治中爲貴惟柴胡加減成法可遵（加減方中却漏汗下利小便之法）柴胡主證於何討論往來寒熱胸脇苦滿是半表之有據不欲飲食心煩喜嘔是半裏之無形本文所謂默默嘉言詁以昏昏

本文云傷寒五六日中風往來寒熱胸脇苦滿默默不欲飲食心煩喜嘔或胸中煩而不嘔或渴或腹中痛或脇下痞鞕或心下悸小便不利或不渴身有微熱或欬者小柴胡湯主之按成註引玉函云中風五六日傷寒往來寒熱此即是或中風或傷寒於五六日時太陽風寒之邪傳少陽皆有此往來寒熱之證非既傷於寒復中於風也

蓋血弱氣盡（柯作氣虛）斯腠開邪乘與正氣相搏在脇下而凝從樞機而製劑治正邪之分爭

本文云血弱氣盡腠理開邪氣因入與正氣相搏結於脇下正邪分爭往來寒熱休作有時默默不欲飲食藏府相連其痛必下邪高痛下故使嘔也○此仲景自註柴胡證也

用柴胡湯而局必究其變

本文云傷寒五六日頭汗出微惡寒手足冷心下滿口不欲食大便鞕脈沉細者此爲陽微結必有表復有裏也脈沉亦在裏也汗出爲陽微結假令純陰結不得復有外證悉入在裏矣此爲半在表半在裏也脈雖沉細不得爲少陰病所以然者陰不得有汗今頭汗出故知非少陰也可與小柴胡湯設不了了者得屎而解柯註大便鞕謂之結脈浮數能食曰陽結沉遲不能食曰陰結此條脈證俱似少陰五六日又少陰病發之期若謂陰不得有汗則少陰亡陽脈陰陽俱緊反汗出者有之矣然亡陽與陰結其別在大便亡陽則咽痛吐利陰結則不能食而大便鞕也亡陽與陽結其別在汗亡陽者三陰脈不至頭其衞氣不固汗出必遍身陽結者三陽脈盛於頭因邪熱閉結鬱汗止在頭也陽明陽盛故能食而大便鞕少陽陽微故不能食而大便鞕是純陽結與陽微結之別又在食也此少陰少陽之疑似證又柴胡證之變局也郭白雲曰設不了了者大柴胡虛者蜜煎導之○按別本作大便鞕脈細者無沉字汗出爲陽微無結字脈雖沉緊非是沉細

似柴胡證而理必釋其紛

本文云得病六七日脈遲浮弱惡風寒手足溫醫二三下之不能食而脇

下滿痛面目及身黃頸項强小便難者與柴胡湯後必下重本渴而引水嘔者柴胡不中與也食穀者噦汪苓友註誤下則損胃氣故不能食熱邪傳裏搏于少陽故脇下滿痛面目及身黃者胃氣損爲熱所烝故發黃色也頸項强者太陽陽明之證仍在也小便難者內亡津液膀胱之氣燥熱故小水澀也不可以其脇下滿痛而與小柴胡湯以湯中有半夏乃解肌兼燥津液之劑誤與之則大便後必燥澀而下重矣本渴而飲水嘔者水停心下也非少陽喜嘔之證可比故柴胡不中與食穀而噦者亦然噦者食入氣逆而嘔也○本文云太陽病過經十餘日心下溫溫欲吐而胸中痛大便反溏腹微滿鬱鬱微煩先其時自極吐下者與調胃承氣湯若不爾者不可與但欲嘔胸中痛微溏者此非柴胡證以嘔故知極吐下也汪註極吐則胃脘受傷故胸中痛極下則直腸不禁故大便溏既吐且下而

胸中溫溫然仍欲吐腹仍微滿鬱鬱然生煩此爲胃氣雖傷邪熱結實不因吐下而去也與調胃承氣下之極吐則胃中水去而津液亡大便溏則旁流之物已盡腸中燥屎愈堅焉得不用硭硝所以調胃承氣爲不易之劑若不因極吐下者則欲吐胸痛等證邪猶在經不可與要之病邪在經亦非柴胡證以柴胡證之嘔必口苦此不口苦是太陽風氣上壅也柴胡證之胸滿必連脇此不脇痛是陽明鬱熱留經也其微溏而下利者乃太陽陽明合病當是葛根湯證其非柴胡證明矣今以嘔故知胃中實熱自極吐下而作嘔其當與調胃承氣湯的確無疑

脾足太陰之脈起於大指之端循內側肉際大指內側白肉際**上內踝前廉行脛骨之後出厥陰之前**

三陰交本經穴名足太陰厥陰少陰之交會在內踝上除踝三寸骨下陷

中正當足脛骨之內側腿肚之下

上膝遡邇入腹聯綿從腹哀而內行者正經既屬脾絡胃從腹哀而上行者支脈更上膈挾咽將於舌下而散先於舌本而連

腹哀本經穴名汪苓友曰足之三陰其正經之脈止從足走腹上膈挾咽連舌本散舌下乃支脈也內經缺其支者三字諸家亦無明註遂混入正經之中愚今考正其支者復自腹哀穴上膈至乳外上側之周榮穴由周榮外曲折向下至大包穴復自大包穴而內曲折向上行人迎之裏挾咽連舌本散舌下而終也自大包而內內字發揮中作外誤

又支者從絡胃處內注其交經與手少陰相纏此又支脈之行復從絡胃處別正經而上膈內注於心之分以交於手少陰經也**腹滿時痛吐利太陰裏症可編**本文云太陰之爲病腹滿而吐食不下自利益甚時腹自痛若下之必胸下結鞕**主濕主開**經云太陰之上濕氣主之又云太陰爲開**爲病有然非實滿而誤下故結鞕之貽愆謂脈沉細爲太陰受病乃王叔和補序例之言**

傷寒例云太陰受病脈尺寸俱沉細少陰受病脈尺寸俱沉厥陰受病脈尺寸俱微緩汪苓友曰序例中凡言脈處大都係叔和補入不可爲據尺寸俱微緩者當是太陰受病也

沉爲在裏當見腹痛吐利等證也浮爲在表當見四支煩疼等證焉寒濕由於本病濕熱變自邪傳脾藏有寒不爲胃行液自下利本文云自利不渴者屬太陰以其藏有寒故也當溫之宜四逆輩**脾經有熱不於肺輸津故咽乾**素問熱論云四日太陰受之太陰脈布胃中絡于嗌故腹滿而嗌乾**得浮緩脈而小便自利者發黃未必至七八日而暴煩下利者脾實可占**

本文云傷寒脈浮而緩手足自溫者繫在太陰太陰當發身黃若小便自利者不能發黃至七日雖暴煩下利日十餘行必自止以脾家實腐穢當去故也柯註手足自溫是表陽猶在暴煩是裏陽陡發此陰中有陽與藏寒不同魏註熱勝於濕則濕去而熱獨盛遂成胃實大便鞕之證濕勝於熱則濕不能盡去而熱欲去遂成脾實下利日十餘行之證此胃實脾實之分關不出濕熱二字也○汪云仲景法三陰熱證總係胃府邪實陰經近裏府實則經氣壅所以熱傷太陰則腹滿嗌乾熱傷少陰則口燥舌乾熱傷厥陰則煩滿囊縮此爲入府可下均宜大承氣湯

太陰脈弱續自利診藏可以知府

本文云太陰病脈弱其人續自便利設當行大黃芍藥者宜減之以其胃氣弱易動故也又云傷寒四五日腹中痛若轉氣下趨少腹者此欲自利

也○柯云大黃瀉胃是陽明血分下藥芍藥瀉脾是太陰氣分下藥下利腹痛爲熱邪者宜芍藥下之下利腹痛爲陰寒者非芍藥所宜也仲景於此芍藥與大黃並提勿草草看過

傷寒下利脈反實脾虛豈勝邪蟠本文云傷寒下利日十餘行脈反實者死**太陰脈浮桂枝**湯**必先蓋太陰有在裏之表證而桂枝則走表而裏兼太陽反下腹痛因添桂枝加芍藥而時痛愈桂枝加大黃而實痛痊**

本文云本太陽病醫反下之因而腹滿時痛者屬太陰也桂枝加芍藥湯主之大實痛者桂枝加大黃湯主之

腎經人之根本少陰趨足湧泉起足小指之下斜趨足心之湧泉穴**循內踝後出膕內廉上股內而貫脊出橫骨而還前至肓俞所而內屬**

乎封藏之本過任脈穴而下絡乎州都之官

正經從湧泉穴轉出內踝前循內踝後別入足跟中還上而循內踝上出踹膕之內再上股內後廉貫脊會督脈之長强穴還前而出於橫骨穴上至肓俞之所內行而分屬兩腎更下臍過任脉之關元中極二穴而絡乎膀胱也活人書以別入跟中者爲小支脉非是

直者從腎上貫肝膈挾乎舌本

此正經之脈直行者從肓俞穴屬腎處上行至本經之通谷穴入內貫肝與膈更入肺中再上而循喉嚨並足陽明經之人迎穴挾舌本而終也

支者從肺出絡心包注於胸間

原作出絡心汪云若係眞心藏肺之內安得云出絡也此其支脈之行即從入肺處出絡心包注於膻中正當心胸之間以交於手厥陰經也

少陰提綱指正氣奪微細之病脈可捫欲寐之病情可說本文少陰之爲病脈微細但欲寐也**但厥無汗不可強發強發動血下厥上竭**

本文云少陰病但厥無汗而强發之必動其血未知從何道出或從口鼻或從目出是名下厥上竭爲難治汪註熱邪深入表雖發厥而無汗成氏所云熱行於裏是也下厥者以少陰居下而熱深上竭者以血妄逆而幾盡也仲景但曰難治非必死之證明矣常器之云可芍藥地黃湯

脈細沉數在裏邪熱正當議下休令汗越

本文云少陰病脈細沉數病爲在裏不可發汗汪註脈於細沉之中帶數可見熱邪雖伏而終不可掩裏指胃府言仲景云三陰經受病已入於府者可下而已病熱在裏正當議下故云不可發汗○柯云少陰脈微不可發汗亡陽故也脈細沉數病爲在裏不可發汗而可汗之機亦見於此夫

微爲無陽數則有伏陽矣須審其病爲在裏而禁汗不得拘沉爲在裏而禁汗也發熱脈沉者是病爲在表以無裏證故可發汗若脈浮而遲表熱裏寒下利清穀是遲爲無陽病爲在裏又不得拘浮在表而發汗矣又云少陰脈沉當溫然數則爲熱又不可溫而數爲在藏是爲在裏更不可汗可不審之精而辨之確乎

病二三日口燥咽乾病利清水純青何堪口乾燥而心下必痛腎將竭而實熱相干病六七日腹脹入陽明府便難均大承氣救水一般又必細按兩尺沉數有力須全否則滋陰瀉熱元黃膏子宜煎

本文云少陰病得之二三日口燥咽乾者急下之宜大承氣湯又云少陰病自利清水色純青心下必痛口乾燥者急下之宜大承氣湯又云少陰

病六七日腹脹不大便者急下之宜大承氣湯〇雲岐子云少陰經病口燥舌乾而渴者胃中實熱而有痛脈沉而疾者宜大承氣湯少陰經病口乾燥而渴自利清水心下痛胃實也脈沉而疾者宜大承氣湯少陰經病貫腎絡於肺繫舌本故口乾燥而渴飲水大便難者胃實也脈沉而疾者宜大承氣湯〇海藏云少陰證口燥舌乾而渴脈尺寸俱沉沉疾則大承氣湯疾而無力者不可下如大熱而脈反細小不可下宜一物黃連瀉心湯少陰渴逆者失下也陰消將盡陽逆上行使陰不納也或舌攣言語不正反昏冐與咽痛者少陰也速下之大承氣湯若陽極脈微將盡者不宜下宜瀉心湯凉膈散去硝清肺亦可〇汪苓友云按仲景治少陰病用大承氣湯者三證火土過極水將涸矣瀉土所以救水土爲水之賊也然病人之脈必兩尺沉數有力者宜下之無力者不宜下也宜茲陰瀉熱元黃膏主之

少陰病二三日不得臥心中煩黃連阿膠湯 **溫服乃安異陽明者口舌可參**

本文云少陰病得之二三日以上心中煩不得臥黃連阿膠湯主之汪註此條少陰病必口燥舌本乾而渴者否則心煩不得臥幾與陽明病無別其方乃治足少陰腎水不足手少陰心火有餘火有餘者陽熱內盛也必以苦泄之以寒勝之故用黃連爲君黃芩佐之水不足者陰血下虛也以甘溫補之酸平收之故以阿膠鷄子黃爲君白芍藥爲使也

甘草桔梗本文云少陰病二三日咽痛者可與甘草湯不差者與桔梗湯 **半夏苦酒**

本文云少陰病咽中痛半夏散及湯主之又云少陰病咽中傷生瘡不能語言聲不出者苦酒湯主之柯註用半夏散必有惡寒欲嘔證若夾相火

則辛溫非所宜矣苦酒歛瘡鷄子白發聲兼半夏者必因嘔而咽傷胸中之痰飲尙在故用之且以散鷄子苦酒之酸寒也鷄子黃走血分故心煩不臥者宜之白走氣分故聲不出者宜之

咽痛四方成法可守少陰下利咽痛胸滿心煩雜出上下中間熱邪充斥湯用猪膚熬白粉蜜少陰下利本文少陰病下利六七日云云 **欬而嘔渴心煩不眠猪苓**湯 **可撮少陰八九日病一身手足盡熱熱在膀胱知必便血芍藥地黃成氏所決**

此條少陰經邪傳入于本經之府者故言熱在膀胱一身手足盡熱其熱自內達外與表熱不同膀胱爲多血之經腎又開竅於二陰熱在膀胱則下焦之血受傷故從前後便出也成註云如欲用藥宜芍藥地黃湯郭白雲云未見方

厥爲陰寒之邪逆則傳經之勢少陰四逆或欬或悸或腹中痛或小便秘不利 **又或下重而苦泄利四逆散柴芍枳**實 **甘**草 **加藥法仍須融會**內臺方議云四逆者手足不溫也四厥者寒冷之甚也四厥爲陰寒之邪四逆爲傳經之邪 **息高乃將死之候占水涸之終凶**本文云少陰病六七日息高者死成註邪熱甚而水將涸腎虛不能納氣歸源其鼻息但呼出而聲甚高故主死也 **陰浮爲欲愈之期定裏和而無事**本文云少陰中風脈陽微陰浮者爲欲愈喻嘉言曰陽微則外邪不復內入陰浮則內邪盡從外出 **然而少陰上本君火下又命門陰疑於陽豈可等論小便白而自利渴爲虛寒在下不能制水**

本文云少陰病欲吐不吐心煩但欲寐五六日自利而渴者屬少陰也虛故引水自救若小便色白者少陰病形悉具小便白者以下焦虛有寒不能制水故令色白也〇汪苓友曰少陰經脈貫膈循喉嚨欲吐不吐者寒

中其經腎火虛不能納氣衝逆於咽膈之間也其支者從肺出絡心注胸中寒氣凌心故心煩但欲寐若不急治延至五六日寒邪直入下焦侵少陰之藏腎家虛冷失其閉藏之令故自利自利則腎水下泄兼之火虛其氣不能薰烝以上潤其經故喉舌間反渴也細察其小便若色白者此少陰虛寒之形證悉具也下焦者兩腎也惟下焦虛故不能約束水液既虛且有寒故令便色白也成註以五六日爲邪傳少陰之時尙論條辨等書又以口燥咽乾註少陰熱病之形證悉具俱誤此條仲景無治法常器之云可四逆湯又甘草乾薑湯見金匱愚以五六日之前宜四逆湯加生薑二兩五六日後宜茯苓四逆湯即仲景四逆中加人參茯苓也

口中和而背惡寒爲陰氣偏勝必用溫經

本文云少陰病得之一二日口中和其背惡寒者當灸之附子湯主之○

內臺方議云少陰之氣通於舌下有病則口燥舌乾今口中和是無熱也背爲陽陽虛陰盛故惡寒也○柯云五藏之俞皆繫於背背惡寒者俞氣化薄陰寒得以乘之也此陽氣凝聚而成陰必灸其背俞使陰氣流行而爲陽溫以附子湯壯火之陽而陰自和矣

陰陽（以尺寸言）脈緊反汗漓淋亡陽之證此屬少陰咽痛復吐見虛陽之不歸而無所繫下泄而利見眞陰之欲脫而不能營故病脈微者汗之不可而尺弱濇者下法休行

本文云病人脈陰陽俱緊反汗出者亡陽也此屬少陰法當咽痛而復吐利又云少陰病脈微不可發汗亡陽故也陽已虛尺脈弱濇者復不可下之

發熱脈沉有遲有早始得之麻附細辛一二三日麻附甘草

本文云少陰病始得之反發熱脈沉者麻黃附子細辛湯主之又云少陰病得之二三日麻黃附子甘草湯微發汗以二三日無裏證故微發汗也○喩嘉言曰脈沉爲在裏證見少陰不當復有外熱若發熱者乃是少陰之表邪即當行表散之法者也但三陰表法與三陽迥異三陰必以溫經之藥爲表而少陰尤爲緊關故麻黃與附子合用但外邪出而眞陽不出纔是少陰表法之正也○得之二三日當承上條反發熱脈沉而言不吐利煩躁嘔渴爲無裏證既無裏證病尙在表可知以甘草易細辛又溫散之緩方也

下利責陽虛而用白通

本文云少陰病下利脈微者與白通湯利不止厥逆無脈乾嘔煩者白通加猪胆汁湯主之服湯脈暴出者死微續者生

下利有水氣而投眞武

本文云少陰病二三日不已至四五日腹痛小便不利四支沉重疼痛自下利者此爲有水氣其人或欬或小便利或下利或嘔者眞武湯主之

因吐利而煩躁吳萸薑棗人參

本文云少陰病吐利手足厥冷煩躁欲死者吳茱萸湯主之汪註少陰之脈直者上膈循喉嚨支者注胸中少陰寒邪甚則胃中陽氣傷因作吐利四肢禀氣於胃故厥逆而冷也經中之寒邪與陽氣相爭陽將耗散故煩躁欲死煩出胸中此以吐利而因致躁非吐利躁煩四逆之比用吳茱萸湯以溫中補虛散寒或問吐利手足厥冷煩躁欲死焉知非熱厥霍亂之證曰熱厥霍亂若吐利則邪氣得泄手足必溫遂不煩躁欲死矣○本文云少陰病吐利躁煩四逆者死成無已曰吐利者寒甚於裏四逆者寒甚

於表煩躁則陽氣欲絕是知死矣陳亮斯曰先躁而後煩者腎之神亂而又上干於心也此與陽經煩躁不同陽經因熱邪從表而侵於內乃形動其神陰經因寒邪從經而廹於藏乃神動其形故死程郊倩曰陽受氣於四支雖主於脾實腎中生陽之氣所奉故手足之溫與逆關於少陰者最重

由下利而便膿赤石脂**乾薑粳米**即桃花湯

本文云少陰病下利便膿血者桃花湯主之又云少陰病二三日至四五日腹痛小便不利下利不止便膿血者桃花湯主之〇陳亮斯曰少陰病下利是初病即下利並非傳經之利則先利爲寒後便膿血爲滑脫明矣與桃花湯固下而散寒也〇汪苓友曰病起二三日至四五日寒邪入裏已深故腹痛小便不利者下焦爲寒邪所阻關門受傷水液並入大腸遂

下利不止甚至津液滑脫而便膿血也或問下利膿血使不問病於何日起發之腹痛小便不利安知非協熱證曰少陰裏寒便膿血非若火性急速而色鮮明蓄氷伏已久其色黯黑其氣不臭其人必脈微細神氣靜而腹不甚痛喜溫欲得按斯少陰寒利之徵

灸百會而上當溫

本文云少陰病下利脈微濇嘔而汗出必數更衣反少者當溫其上灸之條辨云上謂頂百會是也頂中央旋毛中可容豆

灸太谿而脈可起

本文云少陰病吐利手足不逆冷反發熱者不死脈不至灸少陰七壯龐安時曰發熱謂其身發熱也太谿二穴在內踝後跟骨動脈陷中經曰腎之原出于太谿

下利清穀裏寒外熱手足厥逆脈微欲絕反不惡寒其人面赤四逆湯**加葱冠曰通脈或乾嘔腹咽痛或利止脈不出加藥隨宜芍**腹痛加白芍**薑**嘔加生薑**參**利止脈不出加人參**桔**咽痛加桔梗**脈沉宜急溫者恐死候之條來**

本文云少陰病脈沉者急溫之宜四逆湯又本文云少陰病脈微細沉但欲臥汗出不煩自欲吐至五六日自利復煩躁不得臥寐者死汪註脈微細但欲寐此少陰經熱病亦然今加沉則寒中少陰矣汗出不煩者陽亡於表不能作煩熱也此等病當急溫失此不治經中寒邪遂爾入藏真陽之氣不能關守頃刻奔散焉得不死後條辨云凡此諸症語以少陰失溫必鬨然曰病人不手足厥冷不惡寒踡臥而煩躁如是不得臥如是何陰冷之有可見少陰一經病爲最難識

乾嘔宜急溫者謂寒飲之在膈

本文云少陰病飲食入口則吐心中溫溫欲吐復不能吐始得之手足寒脈弦遲者此胸中實不可下也當吐之若膈上有寒飲乾嘔者不可吐也急溫之宜四逆湯

惡寒踡臥而衣被欲去時煩則陽氣相爭惡寒踡臥而手足自溫利止爲裏氣漸復

本文云少陰病惡寒而踡時自煩欲去衣被者可治又云少陰病下利若利自止惡寒而踡臥手足溫者可治〇又本文云少陰病四逆惡寒而身踡脈不至不煩而躁者死又云少陰病惡寒身踡而利手足逆冷者不治又云少陰病下利止而頭眩時時自冒者死成註下利止則水穀竭眩冒則陽氣脫故死〇柯云陰陽互爲其根陰中有陽則生無陽則死故六經

少陰爲樞

起於大指叢毛（叢當作聚足大指後橫紋處）**肝足厥陰之脈循股陰而入毛中環陰器而抵小腹期門內行兩乳旁直挾胃而屬本經還下而絡甲木**

至小腹而上會任脈之中極關元諸穴復外而上循季肋端之章門穴復上而至期門之所內行而挾胃屬肝還下而絡胆也章門穴在臍上二寸兩旁各六寸脾之募足少陽厥陰之會期門穴在乳旁一寸半直下又一寸半肝之募足厥陰太陰陰維之會當第二肋端縫中其寸取胸前兩乳間橫折八寸量之

爾乃布脅肋（肋當作腋）**而後循喉於焉連目系而上出額其交於巔因會乎督**

汪芩友曰足之三陰從足走腹其與督脈會於巔者此借諸陽經之氣其支脈升于巔也則屬肝絡胆句下當有其支者三字

又支者即從目（系）**下頰裏而環脣又支者復從肝注肺中於貫膈**（此支絆之支從期門屬肝處別上貫膈注肺中以交于手太陰經也）**邪傳厥陰熱深消渴氣上撞心心中疼熱以火犯火火熱亢極土燥木強飢不欲食食則吐蚘經邪橫逆胃本空虛何嘗有物下之遂利止何由得**（本文云厥陰之爲病消渴氣上撞心心中疼熱飢而不欲食食則吐蚘下之利不止）**厥陰之厥陰陽相違**

本文云凡厥者陰陽氣不相順接便爲厥厥者手足逆冷是也尤在涇曰按經脈足之三陰三陽相接於足十指手之三陰三陽相接於手十指若陽邪內入陰不能與之相接而反出於外則厥陰邪外盛陽不能與之相接而反伏於中亦厥二者雖有陰陽之分其爲手足逆冷一也

前熱後厥厥必熱隨厥深熱深厥微熱微厥應下之發汗口糜

本文云傷寒一二日至四五日而厥者必發熱前熱者後必厥厥深者熱亦深厥微者熱亦微厥應下之而反發汗者必口傷爛赤○郭白雲曰仲景言厥應下之者謂有當下之厥而誤汗非謂厥皆可下也故仲景又曰諸四逆厥者不可下○尤在涇曰陰寒厥逆法當溫散溫養故云不可下厥應下之者言熱邪內陷之厥逆也○汪芩友曰厥證應下尚論篇引厥陰篇末下利譫語條而用小承氣湯不知此條係陽明篇錯簡若審證用藥厥時四肢氷冷過乎肘膝甚至有肌表皆凉脈伏匿者用四逆散熱回脈沉數大便難者方宜小承氣如脈沉實大便不通者還宜大承氣湯下

之口傷爛赤者宜黃連解毒湯

熱與厥期日數相應厥少熱多當愈其病然熱不除陽邪過勝瘀壅腐化膿血見證（本文云傷寒發熱四日厥反三日復熱四日厥少熱多其病當愈四日至七日熱不除者其後必便膿血）**厥而脈且虛腹濡不結胸乃血不足耳粗工誤下奚堪**

本文云傷寒五六日不結胸腹濡脈虛復厥者此爲亡血下之死尤在涇曰五六日邪氣傳裏在上則爲結胸在下則爲腹滿而實若不結胸腹濡而脈復虛則表裏上下都無結聚其邪爲已解矣解則不當復厥復厥者非陽熱深入也乃血不足而不營於四末也玉函云虛者重瀉其氣乃絕故死

厥而脈乍緊煩滿不能食此邪在高也瓜蒂（散）**越之可訓**

本文云病人手足厥冷脈乍緊者邪結在胸中心下滿而煩飢不能食者病在胸中當吐之宜瓜蒂散尤在涇曰脈緊爲實乍緊者胸中之邪能結而不能實也夫胸中陽也陽實氣於四支邪結胸中其陽不布則手足無氣而厥冷胃居心下心處胸間爲煩滿爲飢不能食皆邪結胸中逼處不安之故此證不必定屬之陰經即陽病亦有之也

驗欲利於腹痛之時轉氣下趨少腹

本文云傷寒四五日腹中痛若轉氣下趨少腹者此欲作利也尤在涇曰傷寒四五日正邪氣傳裏之時若腹中痛而滿者熱聚而實將成可下之證茲則熱不得聚而從下注將成下利之候凡下利有陰陽之分先發熱而後下利傳經之熱邪內陷必有內煩脈數等證不發熱而下利直中之陰邪下注必有厥冷脈微等證要在審問明白也○汪苓友曰未利者宜

四逆散已利宜白頭翁湯

防作利於心悸之厥渟水恐漬胃中

本文云傷寒厥而心下悸者宜先治水當服茯苓甘草湯却治其厥不爾水漬入胃必作利也尤在涇曰此如傷寒二三日心中悸而煩者先服建中之意建中湯建立中氣恐其中虛而邪易入邪入則煩不止矣茯苓甘草湯甘淡利水益中氣恐其水漬入胃而作利利作則厥不回矣仲景治病以正氣爲慮如此

脈弱脈微利將自愈脈緊脈大熱乃正壅

本文云下利有微熱而渴脈弱者令自愈下利脈數有微熱汗出令自愈設復緊爲未解又云下利脈沉弦者下重也脈大者爲未止脈微弱數者爲欲自止雖發熱不死○按註家多以此三條爲陰邪下注汪苓友主傳經之熱邪說

寸浮數而尺自澀陰虛者必清膿血本文云下利寸脈反浮數尺中自澀者必清膿血○清圊同廁也**沉主裏而弦爲急下重者主白頭翁**本文云熱利下重者白頭翁湯主之○此申上下利脈沉弦者下重條而出其治也**惟日十餘行下利而脈反實者多凶**本文云傷寒下利日十餘行脈反實者死○正氣大虛邪氣有餘所謂病勝其藏也故死**下利一證發熱堪怖發熱而厥七日下注辛甘非陽病所宜苦寒豈裏虛可付**本文云發熱而厥七日下利者爲難治○此陰邪之氣勝而胃陽之氣虛也**發熱下利厥證復著或厥逆而躁異常或利甚而厥如故五藏氣絕於內者利下不禁六府氣絕於外者手足寒冱**

本文云傷寒發熱下利厥逆躁不得臥者死又傷寒發熱下利至甚厥不止者死○二條陰氣先竭而陽氣後絕者也

此皆爲陰陽竭乏之徵而不在熱厥往來之數厥利能食除中可驚熱除中者食以索索當作素**餅而來暴熱**

本文云傷寒始發熱六日厥反九日而利凡厥利者當不能食今反能食者恐爲除中食以索餅不發熱者知胃氣尚在必愈恐暴熱來出而復去也後三日脈之其熱續在者期之旦日夜半愈所以然者本發熱六日厥反九日復發熱三日並前六日亦爲九日與厥相應故期之旦日夜半愈後三日脈之而脈數其熱不罷者此爲熱氣有餘必發癰膿也○厥利多胃氣下陷故不能食除中者胃中之眞氣所餘無幾將欲盡除求救於食也不發熱即是不暴熱之意胃陽復振蒸鬱宣達內陷之陽漸還而復也暴熱則胃氣盡泄於外成除中之凶候矣此與少陰經脈暴出者死微續者生同一測病之法又不發熱不字尤在涇謂當作若甚直捷

冷除中者厥後陽回而與黃芩

本文見陽明經賦內〇汪苓友曰此條必其病初起便發厥而利至六七日陽氣回復乃乍發熱而利未止之時粗工見其發熱下利誤認爲太少合病因與黃芩湯徹其熱徹即除也胃中無根之陽氣將欲盡除求救於食故云此名除中必死

大抵先厥後熱多係寒中眞詮寒多熱少陽氣無權

本文云傷寒厥四日熱反三日復厥五日其病爲進寒多熱少陽氣退故爲進也〇尤在涇曰熱已而厥者傳經之證慮其陽邪遞深也厥已而熱者直中之證慮其陽氣不振也故傳經之厥熱以邪氣之出入言直中之厥熱以陰陽之勝復言

藏厥蚘厥微脈同看藏厥厥至七八日問肌膚皆冷躁無暫安邪迫少陰求活爲難至如蚘厥靜而時煩蚘上入膈用烏梅丸

本文云傷寒脈微而厥至七八日膚冷其人躁無暫安時者此爲藏厥非爲蚘厥也蚘厥者其人當吐蚘令病人靜而復時煩非爲藏寒蚘上入膈故煩須臾復止得食而嘔又煩者蚘聞食臭出其人當自吐蚘蚘厥者烏梅丸主之又主久利方〇喻嘉言曰藏厥者指腎而言也蚘厥者指胃而言也曰脈微而厥陽氣衰微可知然未定其爲藏厥蚘厥也惟膚冷而躁無暫安乃爲藏厥用四逆及灸法其厥不回者主死若蚘厥則時煩時止未爲死候但因此而馴至胃中無陽則死也〇汪苓友曰或問厥陰病消渴氣上撞心心中疼熱飢而不欲食食則吐蚘此熱鬱於胃而吐長蟲也諸家多以治蚘厥之烏梅丸主之是耶非耶余答曰烏梅丸治胃中虛冷而蚘厥乃厥陰直中之寒證也若邪傳厥陰胃中實熱火氣上逆故暴飢復不能食而吐蚘也烏梅丸中如桂附細辛何可用耶陶尙文有理中安蚘散用參朮爲主余復嫌其太補用立淸中安蚘湯內臺方議云又腹痛脈反浮大者亦蚘證也有此當急治亦胃中熱而吐蚘不宜溷入中寒吐蚘之中

手足既厥冷矣小腹却滿痛焉量臍下之三寸灸冷結於關元

本文云病人手足厥冷言我不結胸小腹滿按之痛者此冷結在膀胱關元也龐安時曰宜灸關元穴

太衝三壯治脈促而手足厥逆

本文云傷寒脈促手足厥逆者可灸之〇脈來數時一止復來曰促本陽

極之脈不知陰寒之極迫其陽氣欲脫脈亦見促王海藏謂陰毒沉困之候六脈附骨取之方有按之即無一息八至以上或不可數非促而何太衝穴在足大指下後二寸或一寸半陷中足厥陰脈之所注

當歸四逆治脈細而手足厥寒

厥寒與厥逆厥冷畧異逆冷者寒深入藏故手足不順利而如氷厥寒者手足厥而自覺畏寒之甚乃寒中於經成氏云陽氣外虛不溫四末是也脈細欲絕者乃寒傷營成氏云陰血內弱脈行不利是也

人若有積冷沉寒於內湯加夫萸薑淸酒之三

本文云手足厥寒脈細欲絕者當歸四逆湯主之若其人內有久寒者宜當歸四逆加吳茱萸生薑湯主之

下利厥冷脈灸不還反微喘而聲不續斷絕證以次相干

本文云下利手足厥冷無脈者灸之不溫若脈不還反微喘者死○常器之謂當灸關元氣海二穴氣海在臍下一寸五分○陳亮斯曰陽熱氣絕之證其喘必大陰寒氣絕之證其喘必微又條辨云息短而聲不續也○汪苓友曰喘非灸所致陽氣不因灸而復則絕證以次第而至

厥熱勝復其候不常先厥後熱利卜安康見厥復利者復而不及

本文云傷寒先厥後發熱而利者必自止見厥復利又云傷寒病厥五日熱亦五日設六日當復厥不厥者自愈○成註曰陰氣勝則厥逆爲利後發熱者陽氣復也○汪苓友曰陽經之邪必先熱後厥若得下利則熱邪亦泄便不發厥是既厥且利者非陰寒之證而何或尙云陽證初起亦有手足厥冷而後發熱者余答云陽證必顯頭痛等證且手足發厥之時身

必大熱無有但厥而不發熱至厥有四日五日七八日及膚冷之異者至於熱邪傳入厥陰亦有發厥甚則通身皆冷直與陰經無別矣臨證宜細辨之○厥陰之陰寒更甚於少陰厥陰之陽氣更微於少陰故少陰既變熱無復寒之證而厥陰則有之此厥陰進退消長之機亦少陰厥陰厥利之所由分也

喉痺便膿者復而過亢

本文云傷寒先厥後發熱下利必自止而反汗出咽中痛者其喉爲痺發熱無汗而利必自止若不止必便膿血便膿血者其喉不痺○陽回變熱熱邪太過反汗出咽中痛者熱傷上焦氣分也故喉爲痺其無汗利不止者熱傷下焦血分也故便膿血便膿血者其喉不痺熱邪在裏即不復在表而汗出在下即不復在上而喉痺也汪氏疑此條證或於發厥之時過

服熱藥所致

殆哉陰盛格陽發熱死矣利而亢府大張

本文云傷寒六七日不利便發熱而利其人汗出不止者死有陰無陽故也汪苓友曰寒中厥陰至六七日當亦厥六七日矣不言厥者闕文也厥則當利不利者陽氣未敗猶能與邪相枝梧也若至發熱即利者亦當止今則發熱與利並至加之汗出不止則熱非陽回而熱乃陽脫而熱故兼下利而汗出不止也

脈沉遲而利淸穀身微熱而面戴陽回汗出乃解鬱冒微熱無妨擬通脈四逆見白雲補亡蓋卽汗出而厥之證所處裏寒外熱之方

本文云下利脈沉而遲其人面少赤身有微熱下利淸穀者必鬱冒汗出

而解病人必微厥所以然者其面戴陽下虛故也又云下利淸穀裏寒外熱汗出而厥者通脈四逆湯主之○前條汗出而解係陽回裏寒散而營衛和厥指未汗出鬱冒之時而言郭白雲謂未解之時宜通脈四逆湯少與之以其人面少赤而微厥故曰少與後條汗出而厥乃陽氣大虛則用通脈四逆使陽氣內行通之正所以取之也○喻嘉言曰木盛則胃土受尅水穀奔迫胃陽發露能食則爲除中木盛則腎水暗虧汲取無休腎陽發露面赤則爲戴陽由是陽微則厥愈甚陽絕則厥不返矣所以溫之灸之以回其陽仍不出少陰之成法也

嘔而脈弱小便復利身有微熱見厥難治陰氣逆衝眞陽不秘用四逆湯勉强從事乾嘔吐涎頭痛厥陰大寒之氣吳茱萸湯主之溫裏散寒之劑別有厥陰下法後賢方論

可選熱渴便閉囊縮腹滿其脈沉疾有力異於尺寸微緩陽則當下海藏所纂

傷寒例云尺寸俱微緩者厥陰受病也當六七日發以其脈循陰器絡於肝故煩滿而囊縮龐安時曰微緩者囊必不縮若尺寸沉短者囊必縮王海藏曰脈沉疾按之有力者爲陽陽則當下宜大承氣湯

失下熱極身冷昏冒欲死脈微急下則殘陰暴絕不下則亢陽亦飛涼膈黃連解毒湯〇或二藥合服或白虎湯合涼膈胸溫脈復可爲再進六一承氣或解毒加六一散調之河間具有範圍若夫叔和誤編約畧可說一日下利腹脹身疼痛而先溫裏

本文云下利腹脹滿身體疼痛者先溫其裏乃攻其表溫裏宜四逆湯攻表宜桂枝湯此太陰經藏並受寒邪之證叔和誤列厥陰篇者

一日下利清穀毋攻表而令汗出

本文云下利清穀不可攻表汗出必脹滿此寒中太陰之證非厥陰病也

一日下利譫語宜小承氣逐燥屎

本文云下利譫語者有燥屎也宜小承氣湯此太陰轉入陽明之證金匱治下利按之心下堅者與大承氣湯與此同意可以互考於厥陰無涉也

一日脈滑而厥主白虎湯清裏熱

本文云傷寒脈滑而厥者裏有熱也白虎湯主之此陽明熱極發厥之證

一日嘔家有癰膿此實陽明胃癰之因

本文云嘔家有癰膿者不可治嘔膿盡自愈此胃癰病當隸陽明

一日少陰負趺陽當爲太陰下利而設

水負而土勝故曰爲順也

噦而腹滿下氣上溢下行者必極而上在下者須引而竭

本文云傷寒噦而腹滿視其前後知何部不利利之愈此熱在太陰而上攻陽明之證與病人欲吐不可下不同彼爲上行極而欲下此爲下行極而復上也

又有吐下極虛其人外氣怫鬱復與之水發汗胃中寒冷因噦誤却從陽病而來論非緣厥陰而發

本文云傷寒大吐大下之極虛復極汗出者以其人外氣怫鬱復與之水以發其汗因得噦所以然者胃中寒冷故也

是惟以意會通庶乎臨機圓活

總之六經分治貫徹爲貴就上下之三員而論太陽之位爲心就中外之三員而論太陽之經在背

傷寒家皆以太陽爲膀胱經柯韵伯獨據靈樞心爲陽中之太陽立說曰膀胱非主表之太陽非爲諸陽主氣之太陽曰太陽爲巨陽爲陽中之最尊惟心爲陽中之陽故六經分位首太陽曰心爲君主寒爲賊邪君火不足寒氣得以傷之所以名爲火病迥非常解按人身上下中外分爲三員就上下論腰以上爲陽故心爲陽中之太陽此天地之陰陽也就中外論外爲陽則膀胱經最在外號曰太陽亦曰巨陽此表裏開闔之陰陽也素問熱論云傷寒一日巨陽受之故頭項痛腰脊強又云三陽經絡皆受其病而未入於藏者故可汗而已論內陰陽耑主靈樞根結篇本經陰陽離合論所說仲景傷寒論卽推廣熱論之文若心固非陽經也其脈又不下項挾脊抵腰中也然則以太陽爲膀胱經無庸翻案矣柯氏所註傷寒批郤導窾儈賦中大段遵之此等處却不敢阿其所好

邪中項則下太陽邪動經必關營衛和營卽所以安心調衛正所以保肺

營衛行於表而發源於心肺

除喘杏而散熱麻黄止煩芎而療寒桂枝大青龍治躁而用石膏小青龍治咳而投薑味乾薑五味子表法裏兼方中具備汗爲心液本水之氣

在傷寒爲天時寒水之氣在人身爲皮膚寒濕之氣

必也陽和內發而後寒邪外退膀胱則太陽所屬而多血少陰則太陽之裏而主內太陰陰之開陽明陽之闔陽明以太陰爲裏者指牝藏而言太陰以陽明爲裏者從轉屬者說腎者胃之關木者土之賊既爲三陰之表以禦邪來

復爲三陰之裏而令邪出

柯氏日本論云傷寒三日三陽爲盡三陰當受邪其人反能食而不嘔此爲三陰不受邪蓋陽明爲三陰之表三陰之不受邪藉胃之藩蔽其外也陽明以太陰爲裏指牝藏言太陰亦得以陽明爲裏就轉屬言也腎者胃之關木者土之賊故二陰亦得以陽明爲裏則陽明之關係三陰重矣○尤在涇曰無論三陽三陰其邪皆得還入於胃而成可下之證太陰傳陽明藏邪還府厥陰傳陽明木邪歸土惟少陰則腎邪入胃而胃實復將消腎故少陰下法視太陰厥陰加峻也

少陽之經表裏居半淸淨之府出入俱無寒留於半表者不遽散熱出於半裏者未卽舒寒熱非實用小柴胡蓋寒爲欲去而熱爲新熾乃只治其熱而預補其虛

寒熱往來胸脇苦滿是無形之表心煩喜嘔默默不欲食是無形之裏故六證不全主表不全主裏往來寒熱病情見於外苦喜不欲病情得於內非眞嘔眞滿不能食也仲景於表證不用人參此重在半表之無形證用之以扶元氣使內和而外邪不入也其或然證皆偏于裏惟微熱爲在表皆屬無形皆風寒通證惟脇下痞鞕爲有形屬少陽總是氣分爲病非有實熱可據故從半表裏治法

嘔渴六經皆有胆胃二府分途渴則陽明轉屬嘔爲少陽未除

少陽始病便見口苦咽乾目眩先巳津液告乏故最易轉屬陽明小柴胡用生津之品正以預防其渴蓋少陽陽明之病機在嘔渴中分如傷寒嘔多雖有陽明證不可攻攻之實則結胸虛則痞因病未離少陽也如服柴

胡湯已渴者是相火熾盛津液不足以和胃卽轉屬陽明之義也若脇下滿痛本渴而嘔者柴胡不中與又但欲嘔胸中痛微溏者此非柴胡證又不可不細辨也

少陽爲陽樞少陰爲陰樞見證却有疑似分經切勿模糊如隸少陽者有陽微結之證其非少陰者以頭汗出而殊經誤下治宜通變斯東垣法不可拘

本文云傷寒五六日巳發汗而復下之胸脇滿微結小便不利渴而不嘔但頭汗出往來寒熱心煩者此爲未解也柴胡桂枝乾薑湯主之初服微煩復服汗出便愈又云傷寒八九日下之胸滿煩驚小便不利譫語一身盡重不可轉側者柴胡加龍骨牡蠣湯主之又云傷寒十三日下之胸脇滿而嘔日晡所發潮熱巳而微利此本柴胡證下之而不得利今反利者

知醫以丸藥下之非其治也潮熱者實也先以小柴胡解外後以柴胡加芒硝湯主之又云太陽病過經十餘日反二三下之後四五日柴胡證仍在者先與小柴胡湯嘔不止心下急鬱鬱微煩者爲未解也與大柴胡湯下之則愈又傷寒五六日嘔而發熱者云云宜半夏瀉心湯又太陽病過經云云以嘔故知極吐下也東垣定少陽四禁而仲景固有汗下利小便之活法

下證只在陽明太陰本無攻例雖熱入太陰之經而實在陽明之胃

桂枝加大黃湯仲景雖入太陰經例實治太陽陽明之藥與大柴胡湯治少陽陽明證義同

胃家實地道不通

胃實則大小二腸俱實調胃承氣胃家之下藥小承氣小腸之下藥大承氣大腸之下藥戊爲燥土庚爲燥金故皆加芒硝也

脾家實腐穢且去少陰以太陽爲標便血從標也陰虛故移熱於膀胱少陰以太陰爲本吐利從本也陽虛故移寒於脾土太陰陽明之下利既在清穀與否而分太陰少陰之清穀又以脈遲與微而剖足厥陰肝胆內藏矣短葉之間相火斯起出於表則少陽之爲病有然鬱於內則厥陰之爲病是已肝火本少陽之生氣少陽出坎宮之陰水故以陰爲主者實厥陰治病之綱而以陽爲主者固厥陰持脈之紀

手足厥冷脈微欲絕陰寒如此而當歸四逆方中不去芍藥不用薑附者以相火寄於肝外雖寒而藏不寒也肝之相火本少陽之生氣而少陽出於坎宮之眞陰觀於陰虛則無氣可知厥陰之理矣凡陰病宜出之陽本文云厥陰中風脈微浮爲欲愈是木之由鬱而達也又本文下利條脈微弱數者爲欲自止有微熱而渴脈弱者令自愈脈數有微熱汗出令自愈脈數而渴者令自愈蓋微弱爲邪氣微數與微熱而渴爲陽氣復也

肝火亢甚不可嚮邇腹滿譫語而反寸口浮緊乘脾曰縱非有實燥可攻逐也發熱惡寒而乃渴飲腹滿乘肺曰橫是以水道不通調耳均刺期門肝募却列少陽篇裏此殆論述病機而即隱寓微旨者也

本文云傷寒腹滿譫語寸口脈浮而緊此肝乘脾也名曰縱刺期門傷寒發熱嗇嗇惡寒大渴欲飲水其腹必滿自汗出小便利其病欲解此肝乘肺也名曰橫刺期門二條原次太陽治法中尤在涇移附少陽篇後蓋瀉肝即所以瀉胆正與太陽少陽併病之刺肝俞期門同也

病者一二三候日久邪猶未清

傷寒以七日爲一候其有二候三候不解者病邪多在三陽經留戀

結聚太陽爲多次及少陽陽明惟三陰不能持久將反掌而判死生邪陷少陽用小大柴胡兩法

本文太陽病過經云云與大柴胡湯下之則愈

利由丸藥

汪苓友曰丸藥是許學士所云巴豆小丸子藥强迫溏糞而下

審內中虛實二因

本文傷寒十三日云云後以柴胡加芒硝湯主之又云傷寒十三日不解

過經譫語者以有熱也當以湯下之若小便利者大便當鞕而反下利脈調和者知醫以丸藥下之非其治也若自下利者脈當微厥今反和者此爲內實也調胃承氣湯主之喻嘉言曰二條俱見微利之證難辨其內虛內實上條胸脇滿而嘔邪湊少陽之表故欲下之必用柴胡湯爲合法若以他藥下之表邪內入即是內虛後條原無表證雖丸藥誤下其脈仍和即爲內實也

併病爲併歸之義合病有合朔之形至於壞病又異過經

過經不解者連三陰經俱已傳過若壞病則病在三陽未入於陰

其證有結胸下利眩冒譫惕嘔噦躁煩之不一其脈有弦促細數緊滑沉微濇弱結代之不倫已吐已發汗已下已溫鍼觀其脈證犯逆須分

本文云太陽病三日已發汗若吐若下若溫針仍不解者此爲壞病桂枝不中與也觀其脈證知犯何逆隨證治之又云本太陽病不解轉入少陽者脇下鞕滿乾嘔不能食往來寒熱尚未吐下脈沉緊者與小柴胡湯若已吐下發汗溫針譫語柴胡證罷此爲壞病知犯何逆以法治之

夫桂枝不中與柴胡證已罷斯正氣當漸復邪氣或漸平用參主治作服休停應以鼻梁微汗聞之蘇韜光云

蘇韜光謂古人治壞證用參一兩作一服屢屢回生鼻梁上涓涓微汗是其應也如有兼見證亦以人參爲主隨證調之自愈

熱入血室婦人病名經水適斷寒熱以時發作經水適來譫語如見鬼神無犯胃氣而議攻議下及上二焦而動衛動營（此傷衛汗傷營）然而惟肝藏血惟血舍魂陽明列證尚屬無文安知非肝爲血室而因以針瀉期門

本文云婦人中風發熱惡寒經水適來得之七八日熱除而脈遲身涼胸脇下滿如結胸狀譫語者此爲熱入血室也當刺期門隨其實而瀉之又曰婦人中風七八日續得寒熱發作有時經水適斷者此爲熱入血室其血必結故使如瘧狀發作有時小柴胡湯主之又云婦人傷寒發熱經水適來晝日明了暮則譫語如見鬼狀者此爲熱入血室無犯胃氣及上二焦必自愈又云陽明病下血譫語者此爲熱入血室但頭汗出者刺期門隨其實而瀉之濈然汗出則愈○傷寒註家於血室少所發明喻汪輩皆以衝脈爲血海即爲血室衍說似未妥洽按靈樞曰衝脈任脈皆起於胞中上循背裏爲經絡之海是海者主滲灌之義儻謂血室指胞中可也指衝脈不可也黃庭內景經作胞中七言曰玉房之中神門戶梁邱子註云

男以藏精女以約血故稱門戶然則惟女子胞可名血室矣苓友嗤咲節菴惜乎徵引未博然此仍非確解也本文陽明病云云一條仲師並未言及婦人尙論篇諸家俱直指男子而汪氏却硬坐婦人迄無定說儻竊意血室字原不必定從伏衝索解靈樞本神篇云肝藏血血舍魂素問五藏生成篇云人臥則血歸於肝曰藏曰歸則肝非即血之室耶觀所列熱入血室諸證曰但頭汗出曰胸脇下滿如結胸狀曰續得寒熱使如瘧狀曰暮則譫語如見鬼狀其諸治法曰當刺期門曰小柴胡湯主之曰無犯胃氣及上二焦總之不外足厥陰少陽表裏兩經果係衝脈何以不錯出逆氣裏急證也且如熱入血室其血必結又何以不從血結下焦例也肝爲血室斷斷無疑此義柯氏亦未暢發如此疏通證明庶幾豁然

差後諸病約有其七病無病人爲陰陽易身重少氣濁邪

換得熱上衝胸頭眩少腹引陰攣急燒褌用以爲散穢濁從溺而出

本文云傷寒陰陽易之爲病其人身體重少氣少腹裏急或引陰中拘攣熱上衝胸頭重不欲舉眼中生花膝脛拘急者燒褌散主之日三服小便即利陰頭微腫則愈婦人病取男子褌當燒灰○當卽襠

勞復者病起作勞食復者病由宿食勞宜枳實梔豉食可大黃加入

本文云大病差後勞復者枳實梔子香豉湯主之若有宿食者加大黃如博碁子大五六枚汪苓友曰勞則氣上熱氣浮越於胸中也用枳實爲君以寬中下氣梔子爲臣以除虛煩香豉爲佐以解勞熱煮以清漿水者以差後復病宜助胃氣也胃氣升則徧身得以和暢故云微似汗也又方氏

註勞復之勞爲房勞尚論篇已斥其非

傷寒已差而更發熱主小柴胡脈還須切汗解脈浮下解沉實

本文云傷寒差已後更發熱者小柴胡湯主之脈浮者以汗解之脈沉實者以下解之

虛羸少氣欲吐此熱逆也湯投竹葉石膏

本文云傷寒解後虛羸少氣氣逆欲吐者竹葉石膏湯主之汪云胃無大熱石膏在所當去胃無痰飲半夏又非所宜

大病差後喜唾此寒飲也丸以參甘薑朮

本文云大病差後喜唾久不了了者胃上有寒當以丸藥溫之宜理中丸

日暮煩者脾胃虛而穀且不勝

本文云病人脈已解而日暮微煩以病新差人強與穀脾胃氣尚弱不能消穀故令微煩損穀則愈此條言減損其穀穀自漸消不須藥也成無已註云當小下之誤

腰下腫者脾胃虛而水偏峻逐

本文云大病差後從腰已下有水氣者牡蠣澤瀉散主之○柯韻伯曰腰以下有水氣當溫腎利水何得用商陸葶藶等峻利之劑豈仲景法乎腰下水氣可用猪苓五苓與桂枝去桂加苓朮等湯仲景未嘗無法未嘗缺方何須補續耶後人不分此等方法是叔和揷入故曰仲景只知治外感不知治內傷又曰但取仲景法不取仲景方夫仲景之方不足取則仲景之法亦非法矣仲景每用參苓白朮甘草治外感而反謂其不能治內傷豈非以其治勞復等法耶○汪苓友曰或問大病差後成註既云脾胃氣

虛何不用補脾之劑使脾胃氣壯腎水不將有制約耶余曰然尚論篇亦云脾土告困不能攝水疑者以爲不顧其虛而反用牡蠣澤瀉散峻攻殊不知此正因水勢未犯身半以上急驅其水所全甚大設用輕劑則陰水必襲入陽界驅之恐無及矣愚以言雖如此使脾土果虛如仲景五苓散方亦可借用但方中藥宜去桂加牡蠣海藻投之甚穩蓋以此條係下焦水熱證故不宜加桂也

此迂疎輩所由易落言筌而仲景書固宜更參活局也哉

持脈有道乃決死生脈之體用可以求脈之名目不必分陰陽爲體其用各臻浮大動滑數隨夫陽沉濇弱弦遲隨夫陰以藏府爲體者藏用遲而府用數以表裏爲體者表用浮而裏用沉有常有變參伍多門

如脈以浮爲體則大動滑數爲用之常濇弱弦遲爲用之變又脈之體用也

名有十種不分陰陽大綱偶則五條總以陰陽相配曰浮曰沉脈體各異動弦者脈形大弱者脈勢

動脈見於關上無頭尾大如豆厥厥然動搖弦脈舉之無有按之如弓弦狀一曰如張弓弦按之不移又浮緊爲弦

數遲者脈息滑濇者脈氣看法如何沉裏浮表弱不足而大有餘遲寒生而數熱擾

數者府也遲者藏也數即有熱遲即生寒諸陽爲熱諸陰爲寒又陽行遲病則數陰行疾病則遲

動搏陽而弦搏陰滑血多而濇血少此對看法凡脈氣之不足

者爲陰凡脈氣之有餘者爲陽此正看法勝復之機旋轉不常知從與隨爲醫之良

有餘而往不足隨之不足而往有餘從之此陰陽進退消長之機可以反看也

純陽則陽盛而陰虛重陰則陽虛而陰盛此從偏重處看沉兼滑大動數此陰虛而陽邪陷也將有陰竭之虞浮兼濇弱弦遲此陽虛而陰氣伏也恐見陽亾之證此從交互處看五陽之脈雖未變爲陰然陽體而終無力脫根即是歸期五陰之脈原喜變爲陽然陰極則反似之迴照尤爲易盡此從真假處看夫按九部而察病情必明七診以爲標的平脈分有十二官時脈合十有二月穀氣之來也徐而和邪氣之來也緊而疾浮兼

數則風虛相搏而惡寒緊入浮恐陰邪堅歛而衄血

本文云脈浮數者可發汗宜麻黃湯又云脈浮而數浮爲風數爲虛風爲熱虛爲寒風虛相搏則洒淅惡寒也又云脈浮數者法當汗出而愈若身重心悸者不可發汗當自汗乃解所以然者尺中脈微此裏虛須表裏實津液自和便自汗出愈又云傷寒脈浮緊者麻黃湯主之不發汗因致衄又云脈浮緊者法當身疼痛宜以汗解之假令尺中遲者不可發汗以營氣不足血少故也

沉緊顯少陽少陰

本文云本太陽病不解轉入少陽者脇下鞕滿乾嘔不能食往來寒熱尚未吐下脈沉緊者與小柴胡湯又傷寒五六日云云脈雖沉緊不得爲少陰病

沉數有邪傳邪結

張景岳曰沉數有力熱邪傳裏也若表邪深入內見大滿大實陽邪熱結之證治當從下

沉脈因反熱而用麻黃

本文少陰病始得之云云

浮遲重裏寒而投四逆

本文脈浮而遲云云四逆湯主之

辨脈分經何容膠執惟觀變於無方乃洞垣而不隔脈既十種爲綱餘自比類可得緊即弦之轉旋氣較數而長出

緊即弦之轉旋也按之不移是靜爲陰之體旋轉無常是動爲陽之用緊又與數相似緊以氣來之長爲陰中有陽之實脈數以氣來之短爲陽中

有陰之虛脈也

虛芤與洪皆從浮測虛則隱指鄒空芤却中央成窟

遲大而軟隱指豁豁然空

曷言乎洪浮而有力重按不衰卽名曰實沉取筋間伏必着骨緩視遲爲小駛數比滑而象促

遲脈呼吸三至緩脈小駛於遲滑脈流利展轉數脈去來促急

細則明顯於微微固有類乎濇濇者輕刀刮竹來往俱難微者似有若無欲絕非絕弱沉細而指下不勝濡卽軟脈浮細而水中漂帛沉而且大且弦且長之爲牢浮而且大且弦且長之爲革搏則且大且强躁則且浮且急氣口倍大曰關人迎倍大曰格尺達臂間曰覆寸越魚際曰溢漸重漸無曰散七至八至曰極卽疾脈促於數時一止結於緩時一息一藏衰而他藏代肝三十而腎四十或病風與有娠懷胎三月脈代或乍損與痛劇否則氣衰危哉旦夕若夫眞陽眞陰於何辨別因胃脘之陽其用冲和爲五藏之陰其體縝密肺大而虛如膚毛拂心之如循薏苡肝之如按琴瑟脾之弱而數疏腎之搏而彈石均反見其有餘却名陽而不得是故體生用而用生體析之愈多陽有陰而陰有陽和之則一陽氣衰者縈縈如蛛絲陰血亡者綿綿如絞漆尺寸本陰陽互根升降必關中爲則中候不宜相減衆藏不宜相失

寸尺爲表關爲裏兩頭有脈關中絕不至爲有表無裏尺脈上不至關爲

陰絕寸脈下不至關爲陽絕

土爲萬物母察胃氣而診趺陽在足面之大指間

趺陽一名衝陽又名會源去陷谷二寸骨間動脈

水爲天一元察腎氣而診太谿取內踝之後跟穴

內踝後五分跟骨上陷中動脈

調之內者不失人情調之外者能合色脈斯爲仲景之功臣而操萬全之仁術矣

診貫提綱之説

李士材

脈者氣血之先陰陽之兆貴得其綱領而提挈之也左手爲陽右手爲陰關前爲陽關後爲陰浮取爲陽沉取爲陰數躁爲陽遲慢爲陰有力爲陽無力爲陰長大爲陽短小爲陰明乎此而脈之大端已在是矣故曰約而言之只浮沉遲數已見其梗概博而考之總二十四字未盡其精詳經曰知其要者一言而終不知其要流散無窮此之謂也

脈有相似宜辨

洪與虛皆浮也浮而有力爲洪浮而無力爲虛沉與伏皆沉也沉脈行於筋間重按即見伏脈行於骨間重按不見必推筋至骨乃可見也數與緊皆急也數脈以六至得名而緊則不必六至惟弦急而左右彈狀如切緊繩也遲與緩皆慢也遲則三至極其遲慢緩則四至徐而不迫實與牢皆兼弦大實

長之四脈也實則浮中沉三取皆然牢則但於沉候取也洪與實皆有力也洪則重按少衰實則按之亦强也革與牢皆大而弦也革則浮取而得牢則沉取而見也濡與弱皆細小也濡在浮分重按即不見也弱主沉分輕取不可見也細與微皆無力也細則指下分明微則似有若無模糊難見也促結濇代皆有止者也數時一止爲促緩時一止爲結往來遲滯似止非止爲濇動而中止不能自還止有定數爲代

傷寒證治賦

養三軒學人陸儋辰編

下篇

傷寒分經經有主證傷寒類證證亦多門巨陽熱發於營衛故翕翕陽明熱發於肌肉故蒸蒸半表半裏於腠理兮乃作時開時合因寒熱兮互乘脾爲胃府行液熱於手足可徵故太陰中風四肢煩痛而太陰傷寒手足自溫惟少陰有表熱多足冷而脈沉謂爲封藏之司或七八日來而膀胱熱熾謂爲坎陽無蔽或風寒始受而脈浮熱熏兩陰交盡一陽初生熱厥多少分以陽進陽退熱厥相等知其陰停陽停

日晡發爲潮熱未申旺屬陽明承氣湯用於大便鞕小柴胡治夫表未清

發熱惡寒爲陽無熱惡寒爲陰

柯琴曰六經皆有惡寒而太陽應寒水之化惡寒特甚與陽明之二日自止少陽之往來寒熱三陰之內惡寒者異矣〇少陰無熱惡寒四逆湯

既汗之後而見惡寒補虛芍附（芍藥甘草附子湯）具下之證而微惡寒解表葛根（湯）少陰口和背惡寒用附子湯兼治骨節煩疼與夫身痛肢冷（亦少陰證）陽明潮熱背惡寒柴胡入桂（柴胡桂枝湯）加腹痛承氣小劑加煩渴白虎人參惡風無汗發汗有汗解肌汗後不解表裏俱熱煩渴而惡風者白虎加參可用汗出過多溺澀肢攣亾陽而惡風者桂枝附子（桂枝加附子湯）爲

宜身疼惡風風濕相搏惡風身疼小便不利甘草附子湯身重惡風防已黃芪湯

無汗邪或在表邪或裏行或爲陽虛難作或爲水飲內渟太陽無汗爲表實加煩躁兮青龍用夫大製陽明無汗欲飲水無表證者白虎加以人薓薓或作蓡俗書作參少陰脈沉乾熱麻黃附子細辛湯若但厥無汗而强發斯下厥上竭而命坑少陰但厥無汗强發之必動其血或從口鼻出或從目出名曰下厥上竭必死

太陽自汗爲風傷衛氣宜桂枝解肌若多汗用黃芪建中則表虛元府不閉陽明自汗而小便不利宜承氣急下爲津液竭也若大汗用人參四逆湯加桂枝芪朮乃吐逆厥冷身痛脈沉三陽合病目合則汗者胆有熱也柴胡小柴胡湯陽明潮熱脈浮盜汗者黃芩蓋雜病盜汗主陰虛之說而傷寒盜汗半表裏之因

頭上汗出邪搏陽經三陰無頭汗血證頭汗額多屬心部者朮甘四物四物湯加桃仁紅花白朮甘草熱瘀頭汗劑頸小便不利而渴身必發黃屬陽明者茵陳五苓散陽明下後懊憹頭汗者梔子豉湯關格不通不尿頭汗者死爲隣濕家下之額汗小便不利相仍或下利而不止均大命之必傾

傷寒邪熱聚於胃遂津液旁達也大便已鞕而手足汗或兼譫渴兮大承氣爲主治陽明中寒不能食是穀水不化也小便不利而手足汗欲作痼瘕兮理中湯却可憑

三陽固有頭痛

巔頂腦後痛者太陽也頭額痛者陽明也頭角痛者少陽也

厥陰脈却會巔乃風溫病在少陰與濕溫病在太陰亦爾且陰毒及兩感皆然太陽少陰兩感頭痛此由於痰氣之逆壅而上難拘乎陰脈之至頸而旋

太陰頭痛氣逆有痰也二陳加枳實川芎細辛少陰頭痛足寒而氣逆麻黃附子細辛湯

身痛非一六經宜分風在三陽者脈浮寒在三陰者脈沉然太陽汗後身疼亦有沉遲之脈斯營分血虛邪戀宜新加輔正之參桂枝新加人參湯陰毒身疼宛如被杖中濕身痛重若不勝

咽痛少陰之證

六經皆無咽痛惟少陰篇中有咽傷咽痛之證

汗下皆誣通用甘桔陰陽不拘陰陽脈緊汗主於無有汗亾陽咽痛猪膚湯陽毒口瘡咽痛升麻六物㕮咀即升麻鼈甲湯

胸滿多帶表證脇滿多帶少陽胸滿而氣上冲喉吐寒痰以甜瓜蒂散脇滿而脈見沉緊乎乾嘔以小柴胡湯或用十棗湯治裏氣不和或用理中湯去參朮加苓附治生冷所傷

太陽下利嘔逆汗出頭痛胸脇鞕滿不惡寒表解裏未和也十棗湯胸脇腹痛滿脣青厥冷脈沉細此生冷傷脾理中湯去參朮加香附

病發於陰而反下之因作痞病發於陽而反下之因結胸

李士材曰成註云無熱惡寒發於陰誤矣無熱惡寒是爲陰證豈有誤下之理又豈止作痞而已哉仲景所謂陰陽指表裏而言在表當汗而反下

之因結胸病雖在裏尚未入府而輒下之因痞也結胸有大小寒熱水血食痰入者而痞則所傳猶淺但一味氣凝耳若未經下者不名結胸或痰或食或熱隨證治之

治痞者瀉心湯有五寒熱各異散結者求本有八處療不同小則得按乃切刺大則不按亦攻衝大小陷胸湯隨證用之煩渴便閉爲熱黃連大陷熱結胸者大陷胸湯加黃連不渴溺清爲寒枳實理中湯氣口脈大爲食結胸○小陷胸加枳實厚朴喘嗽脈滑爲痰壅黃連半夏生薑湯加枳實犀角地黃治血結胸其證小便利而大便黑且喜忘狂而漱水半夏茯苓湯治水結胸其證無大熱而有水聲且頭微汗而怔忡病兼斑狂斑黃狂呃者險脈見沉小者凶主死結胸證已備具煩躁甚亦罔功亦主死痞在心下與結胸殊結

按鞕痛痞按或濡半夏甘草生薑分以三陽主治

柯琴曰太陽用生薑瀉心湯以未經誤下而心下痞鞕雖汗出表解水氣未散故君生薑以散之仍不離太陽爲開之義陽明用甘草瀉心湯者兩番誤下胃中空虛其痞益甚故倍甘草以建中而緩客氣之上逆從乎中治之法也少陽用半夏瀉心者以誤下成痞邪既不在表則柴胡湯不中與之又未全入裏則黃芩湯亦不中與之矣胸脇苦滿與心下痞滿皆半表裏證也倍半夏而去生薑稍變柴胡半表之治推重少陽半裏之意耳君火以明相火以位故仍名瀉心亦以佐柴胡之不及也○生薑瀉心湯即小柴胡去柴胡加黃連乾薑

大黃黃連附子辯有柯氏來蘇

本文云心下痞按之濡其脈關上浮者大黃黃連瀉心湯主之又云心下痞而復惡寒汗出者附子瀉心湯主之柯琴曰大黃黃連瀉心湯獨任二味苦寒下泄之品且用麻沸湯漬絞濃汁而生用之利於急下如此而不言及熱結當攻諸證夫按之濡爲氣痞是無形也則不當下且結胸證脈浮大者不可下豈心下痞而關上浮者反可下乎小結胸按之痛者尚不用大黃此比陷胸湯更峻是必有當急下之證比結胸更甚者故製此峻攻之劑也學者勿以斷簡殘文尊爲聖經曲護其說以遺禍後人也又曰心下痞而復惡寒者表未解也當先解表宜桂枝加附子而反用大黃何也既加附子復用芩連抑又何也若汗出爲胃實則不當用附子若汗出爲亡陽又烏用芩連乎許學士云但師仲景意不取仲景方蓋謂此耳

誤下成痞表證未罷者或柴胡合乎枳桔湯傷寒攴結外證未去者桂芍加入柴胡

即柴胡桂枝湯○補註柯琴曰人身外爲陽內爲陰發陰發陽俱指發熱不可以發陰作無熱解若梔子豉之心中懊憹瓜蒂散之心中溫溫欲吐與心下滿而煩黃連湯之胸中有熱皆是病發於陰結胸者從心下至小腹按之石硬而痛不可近爲大結胸正在心下未及脇腹按之則痛未曾石鞕者爲小結胸大結胸是水結在胸腹故脈沉緊小結胸是痰結於心下故脈浮滑水結宜下故用甘遂葶杏硝黃大陷胸湯丸下之痰結可消故用黃連栝蔞半夏小陷胸湯消之心下痞鞕不痛按之濡者此爲痞太陽之上寒氣主之中見少陰少陰者心也心爲陽中之太陽寒熱交爭於心下變證蜂起君主危矣治以瀉心亦止戈爲武之義也

藏結之證狀如結胸過下冷積不能流通寸浮關沉與結胸同沉小細緊更困中宮時時下利飲食能容舌白苔滑

君主塵蒙

本文云按之痛寸脈浮關脈沉名曰結胸也如結胸狀飲食如故時時下利寸脈浮關脈小細沉緊名曰藏結舌上白苔滑者難治〇如結胸狀而非結胸者結胸不能食不下利舌上燥而渴按之痛脈雖沉緊而實大此則結在無形之氣分五藏不通故曰藏結五藏以心爲主舌爲心之外候舌上白苔滑是水來尅火心火幾於熄矣故難治

藏結無陽愼不可攻穴灸關元四逆理中

本文云藏結無陽證不往來寒熱其人反靜舌上苔滑者不可攻也〇藏結是積漸凝結而爲陰五藏之陽已竭雖有鞕滿之證愼不可攻理中四逆輩溫之尚有可生之義宜灸關元

自脇下連臍旁有痞引小腹入陰筋而惆借代本文痛字**陽氣先**

絕陰氣壽終

本文云病人脇下素有痞連在臍旁痛引小腹入陰筋者此名藏結死〇臍旁天樞之位氣交之際陽明脈之所合少陽脈之所出肝脾腎三藏之陰凝結於此所以痛引小腹入陰筋也陽氣先絕陰氣繼絕故死

陽結陰結何以別之陽結脈浮而數陰結脈沉而遲陽結則陰病故能食不便但納而輸不出陰結則陽病故便鞕不食但輸而納失司太過不及劇以節期陽結者特屬胃家之實陰結者急用參附庶幾

本文云其脈浮而數能食不大便者此爲實名曰陽結也期十七日當劇

其脈沉而遲不能食身體重大便反鞕名曰陰結也期十四日當劇

腹滿屬虛時減腹滿非虛却不陽邪腹痛痛必不常陰邪腹痛痛無休息拒按喜按尤爲標的太陰自利腹痛溫中散寒爲則小建中湯**治腹痛洩利而陰脈弦**陽脈濇**承氣湯治腹痛便閉而右關實小腹爲滿爲痛膀胱屬冷屬血血蓄桃仁承氣冷結當歸四逆**湯

口舌燥乾引飲曰渴不引飲曰燥乾**皆爲熱甚經謂戒汗緣多裏證花**粉**葛**乾葛**加入柴胡**湯**惟少陽之口苦承氣用夫調胃以陽明之便鞕或白虎加參而清中**

經云味過於苦脾氣不濡胃氣乃厚甘寒之品乃瀉胃火生津液之上劑

或大承氣湯而救腎

少陰有口燥咽乾急下證

汗下後虛脈微來應補中益氣生脈加知栢**合併**

邪在表則舌無苔入半而形白滑邪傳裏則苔乾燥熱深而見厚黃舌如純黑病勢猖狂水來尅火者附子**理中**湯**醫寒極火極似水者承大氣治熱傷**

陽渴飲多而喜冷陰渴飲少而喜溫蓋裏渴甚於表渴故三陽不若三陰太陽無汗而渴禁白虎陽明多汗而渴禁五苓少陰渴而用四逆湯**以下利溺色全白少陰渴而用承氣以自利而水色純靑**

漱水不欲嚥

此證屬陽明熱在經不在府也

兼頭痛身熱**脈微犀角地黃衂血可治**衄不止茅花湯**漱水不欲嚥無寒熱外證桃仁承氣蓄血可行**甚者抵當湯

有聲無痰咳之象有聲有痰嗽之常古曰肺疾發散則愈經謂發汗跄滿宜防

李士材曰古云咳爲肺疾發散則愈然亦有不可發散者如經曰欬而小便不可發汗發汗則肢厥又曰欬而發汗跄而苦滿腹堅爲逆者是也

裏熱欬嗽者梔芩桑杏表寒欬嗽者三拗麻黃細閱仲景治例不分證陰證陽每加乾薑散肺經之逆而用五味收肺氣之傷（如少陽證小柴胡湯少陰病眞武湯四逆散俱有加用法）張口擡肩喘形可說或金虛而火來刑或汗後而水多啜（小青龍加杏仁猪苓）謂陽明腹滿而喘可以峻攻而合病胸滿而喘何堪下奪（太陽陽明合病喘而胸滿不可下麻黃湯）諸喘爲惡陰喘更烈四肢逆冷虛火泄越惟反陰丹死中求活

短氣似呻吟而身無痛若喘促而口不張惡風汗出身腫短氣者（兼骨節痛小便不利風濕也）甘草附子（湯）手足汗出潮熱短氣者大承氣湯十棗（湯）治表解短氣心下痞鞕而兼乾嘔小柴治無汗短氣脈弦浮大而復身黃（兼腹滿脇痛嗜臥小便難潮熱小柴胡湯）三法已行（汗吐下後）脈微而氣不能續異功五味（五味異功散）爲的陰證逆冷脈沉而息不能布人參四逆（四逆湯加人參）爲良此治法雖增於括要而心源實紹夫南陽嘔者有物有聲爲或寒或熱吐者無聲有物爲不熱但寒寒者脈遲逆冷熱者脈數渴煩用生薑而散逆藉半夏以除痰葛根半夏可投治在上焦之分四逆理中加法主乎陰經之三正氣散（藿香正氣散）治初病嘔吐之寒傷胃柴胡桂（湯）主支結微嘔而表猶兼先嘔後渴與病人以水解先渴後嘔治心下之水干彼夫乾嘔（熱任胃脘心下痞結故乾嘔）又宜細參太陽汗出乾嘔者桂枝（湯）若復痞滿短氣頭痛

柯琴曰心下水氣泛溢上攻於腦而頭痛

此表巳解而裏未和直折須投十棗（湯）少陰下利乾嘔者薑附（湯）若復厥逆無脈煩躁用白通湯加猪胆汁冷服可免拒患

東垣以噦爲乾嘔非是後人釋噦爲呃逆較安胃寒由吐下而虛理中可醫方有半夏丁香之加味胃熱刦大便未鞕瀉心可用虛則橘皮竹茹（湯）而疏單

胃熱便鞕承氣湯胃雖熱便未鞕瀉心湯胃虛熱而噦橘皮竹茹湯

若他人捫其肌則冷而病者覺自熱如燀（此無根失守之火）寒凉誤用下咽含冤冷服附子理中並灸氣海關元血瘀而噦求治亦難

噫（說文云飽食息也）爲胃弱氣逆噯則世俗之名汗吐下後痞而噫氣者旋覆代赭石（湯）脈弱神困虛而噫氣者枳桔四君（四君子湯加枳桔薑）

下利分見六經議證須明寒熱屬太陰一經者手足自溫屬少厥二陰者身體冷襲彼陰利雖發熱間有惟陽經則身熱可必利屬寒者口不燥渴脈細軟沉遲臍下多寒而小便清利屬熱者口必燥渴脈浮數滑弦臍下多熱而小便赤（或濇）太陽桂枝見證反下之而利脈促喘汗者葛根芩

連作湯太陽外證未除數下之而利痞鞕挾熱者桂枝人參爲則生薑瀉心治汗後腹中雷鳴下利爲陽氣之外亾甘草瀉心治下後腹中雷鳴下利爲陰氣之內失服瀉心已更他藥下之利不止者與理中轉劇此爲利在下焦當用餘糧赤石（赤石脂禹餘糧湯）再利小便分消其濕

柯琴曰石脂餘糧助燥金之令濇以固脫庚金之氣收則戊土之濕化若復利不止者以腎主下焦爲胃之關關門不利再利小便以分消其濕蓋穀道既塞水道宜通使有出路此理下焦之二法也

太陽陽明合病自利湯用葛根但嘔者半夏一味可加太陽少陽合病自利湯用黃芩若嘔者半夏生薑同入陽明

少陽下利脈滑數者宿食大承氣湯用之毋忒胸脇滿而嘔不解十三日因丸藥下之微利至日晡時而潮熱先以柴胡解少陽之邪後加芒硝治潮熱之實太陰脈弱自利行芍黃者（設當行大黃芍藥者）減之太陰不渴自利屬藏寒也四逆（湯）

少陰用四逆散者由泄利下重參夫陰中涵陽

少陰用藥有陰陽之分如陰寒而四逆者非薑附不能療也此證雖云四逆必不甚冷或指頭微溫或脈不沉微故以柴胡涼表芍藥清中本肝胆之劑而少陰用之水木同原也以枳實利七衝門以甘草和三焦氣卽氣機宣通而愈已

少陰用四逆湯者縱自利而渴却見小便色白

少陰虛故引水自救小便白下焦虛寒也

猪膚湯治咽痛胸滿而下利心煩桃花湯治腹痛溺濇而下利膿血眞武湯治寒濕之內外俱甚

水飲停蓄爲寒濕內甚四肢重痛爲寒濕外甚小便不利濕甚而水穀不分也眞武用苓朮以益脾逐水薑附芍藥以溫經散濕

通脈（四逆）湯治陰陽之內外相格

少陰下利清穀手足厥逆脈微爲裏寒身熱不惡寒面赤爲外熱此陰盛於內格陽於外用通脈四逆以散陰通陽

厥逆無脈白通（湯）胆汁脈宜微續却忌暴出厥陰用白頭（翁湯）四逆（湯）二湯治法則清中溫中各得清中者以利欲飲水溫中者以利爲清穀發熱下利厥逆躁迫（不得臥厥不止）或汗不止或脈反實又厥陰之死證投湯方而奚及

陽明胃實大便所關有無燥屎貴得眞詮欲知胃中聚熱必譫語喘滿而潮熱欲知大便已鞕詳手足汗出而濈然或防腎水之消涸或防胃汁之煎乾承氣俱用大者海藏謂爲證全

王海藏云痞滿燥實四證全具方用大承氣湯

小承氣則小熱結而未大甚調胃（承氣）湯則但熱結而不滿堅趺陽浮濇脈象見焉浮胃強而濇溺數脾爲約而大便難通幽潤燥用麻仁丸總之南陽成法所貫精研惟初鞕有後溏之患或小承居大承之先

本文曰陽明潮熱不大便與小承氣湯不轉失氣者初鞕後必溏不可攻之此胃中初熱未實者也又曰太陽病下之腹滿初鞕後必溏此虛熱在上無燥屎者也又曰陽明病中寒不能食小便不利手足濈然汗出欲作

痼瘕初鞕後必溏以水穀不分也又曰若不大便六七日小便少者初鞕
後必溏須小便利屎必鞕乃攻之

既測大便以小便小便利者屎鞕而後可大攻大下然驗
津液於汗溺津液竭者雖鞕而只用猪胆蜜煎(導法)是又權
巧之術庶無妄下之愆

太陽小便不利皆主二苓(猪苓茯苓)澤瀉脈浮者五苓(散)辛甘
內有白朮官桂不浮者猪苓(湯)甘寒內用阿膠滑石茯苓
甘草(湯)緣飲多心悸而小便少桂枝加附(子湯)因漏汗惡風
而小便澀少陽有胸滿譫重(身重)之兼證柴胡主龍骨牡蠣
之加法陽明不便(小便不利)懊憹黃發梔子柏皮(湯)非徒滲洩
(口不渴腹不滿非茵陳湯所宜)若見渴滿但頭汗出身仍無汗熱不得越茵

陳蒿湯治黃瘀熱
又本文云陽明病若脈浮發熱渴欲飲水小便不利者猪苓湯主之當與
太陽用五苓參看

少陰有水則行眞武
少陰小便不利大便自利腹痛四肢沉重疼痛此爲有水氣眞武湯

少陰熱陷則行四逆(散)因下而小便不利者津液內耗因
汗而小便不利者津液外刼故水道未容妄利而淨府愼
毋漫潔兼渴者一劑八正(散)不渴者六味知柏(知柏地黃湯)此
又後人之明足補仲景之闕

小便自利分見六經有寒熱之殊小便頻數却見陽經有
表裏之別自汗出(陽明病)而若發之小便自利用各導法者

謂夫屎雖鞕而不可攻大汗出而下淸穀小便復利用四
逆湯者幸其脈雖微而尙未絕
本文云嘔而脈弱小便復利身有微熱見厥者難治四逆湯主之又曰既
吐且利小便復利而大汗出下利淸穀內寒外熱脈微欲絕者四逆湯主
之

風濕身疼不能轉側不嘔不渴脈浮虛濇小便自利大便
鞕實桂枝附子(湯)去桂加朮此寒濕之傳經非濕熱之裏
鬱白朮亦可滋液豈謂功耑燥濕濕熱而小便利並無發
黃之虞詁甚而小便利又在可治之列
見太陽中風以火刼發汗條諸家註小便利者句多言小便自利汪苓友
曰上文言小便難豈有病劇反自利之理須用藥以探之後條辨云惟有

利小便一法小便利庶幾火邪得泄津液得通

汗吐下後微煩而小便數大便因鞕惟小承氣可和脈浮
自汗心煩而小便數惡寒脚攣得桂枝湯便厥
脈浮自汗小便數陽虛氣不收攝也心煩眞陽浮游而上走也微惡寒眞
陰之形已見也脚攣急寒入陰經血脈凝泣也急宜溫經散寒反與桂枝
湯更損其陽故手足攣急也

三陽合病遺溺白虎湯治腹滿身重譫語不仁下焦邪中
遺溺四逆湯治逆冷脈微陰氣爲慄束垣以爲肺虛中氣
所以下陷內經却謂腎虛膀胱不能約束
經曰水泉不止者膀胱不藏也

審非熱甚神昏之陽證當以生脈(散)補中(益氣湯)爲機軸至

於直視失溲若爲風溫變局(由風溫裏下)千金萎蕤湯加減可服雜證以衄爲裏熱血得熱則隨火而上逆傷寒主衄爲表熱邪未解則血壅而上行或目瞑陽重而發煩劇或頭痛經熱而小便清脈浮而緊不發汗因致衄者太陽脈浮能食口鼻燥則必衄者陽明

陽明病能食爲中風風熱甚於經勢必致衄又陽明病口燥但嗽水不欲嚥者必衄

其成流者當與水解惟點滴者邪猶在經然奪血須守毋汗之戒而動血何堪厥竭之名

按本文曰太陽病條傷寒脈浮緊者條麻黃湯主之五字皆係倒句仲景固曰衄家不可發汗汗出額上陷脈緊急目直視不得眠矣柯說爲是

犀角地黃治衄家甚微之脈茅花(湯加)芩(黃芩)墨(汁)治衄家不止之形若投劑寒多而凉甚恐其人胸結而血停

畜血在上其人喜忘畜血在下其人如狂桃仁承氣犀角地黃大毒駛劑下用抵當屎雖鞕而大便反易色黑者驗畜血於陽明少腹滿而小便自利脈沉者畜驗血於太陽

凡便膿血寒熱須詳血如猪肝爲陰血色鮮紅爲陽厥陰熱不除而便膿血淸以黃芩芍藥草(甘草)棗(即黃芩湯汪琥擬用之)少陰利不止而便膿血固以石指粳米乾薑(即桃花湯)身熱脈大難獲安康

傷寒吐血何因而得或由於汗下之誤或由於汗下之失服桂枝(湯)而作吐料膿血之繼出咽痛吐血斑斑面赤升

麻鼈甲(湯)治夫陽毒燥渴(吐血鮮)黃連(解毒湯存)四生(丸)不渴(吐血)(加猪肝)理中(湯加)墨汁

大凡夜臥關乎陽明五穀入胃衛氣乃行夜陰晝陽曾不少停從少陰(足少陰)分間行諸經(五藏六府)腸胃大而分肉不解衛氣留於陰則多臥腸胃小而分肉解利衛氣留於陽則少瞑(此言常人也)又衛氣之不得出入責邪氣之客於身形有陽蹻之充盛有陰蹻之滿盈(見靈樞邪客及大惑論)不臥之證是不一因屬陽明之氣逆必報息而有音(見素問逆調論)若魂氣不歸肝藏乃邪火灼夫丙丁(心爲丙丁之主)或因差後之陰氣未復或因向來之餘熱未淸喘胃不臥屎燥宜攻却以陽明脈俱長(尺寸脈俱長)而便怍(小便不利大便乍難乍易)煩燥不眠元府宜泄却以太陽

脈浮數而身疼下後復汗晝日間不得眠

晝主陽陽虛欲復與陰寒之邪交爭故煩躁不得眠至夜純陰用事陽不能與之爭故又曰夜而安靜裏無熱故曰不嘔不渴

無表證(身無大熱)而脈沉微陽復仗乾薑附子(湯)太陽之病二三日不能臥(但欲起)心下結而脈微弱桂枝(湯)加厚朴杏仁

此李士材治法柯議與小靑龍以治水氣常罟之擬增損理中丸以本文云脈微弱者此本有寒分也

黃連阿膠(湯)治足少陰病之心煩不臥梔子香豉

李氏又用加味溫胆湯〇凡用梔子湯舊微溏者不可與之見本文

治汗吐下後之虛煩不勝至但欲寐病屬少陰傳陰邪盛目不運精更有熱氣內伏神昏用小柴胡休一例論

陽氣在表面赤可揭太陽初病汗出未徹轉屬陽明續微
汗出面色緣緣正赤併病怫鬱躁煩短氣按痛不得
本文云不知痛處乍在腹中乍在四肢按之不可得
宜更發汗驗諸脈濇
汪琥云汗出不徹營氣不能條達故脈濇
用桂枝湯加葛根誠嘉言之特識陽明之病面合赤色
汪云此條言陽明病必胃家實不大便之證
風熱在經誤攻差忒截熱於外則胃燥耗液於裏則水竭
本文云攻之必發熱色黃小便不利
應用上方取汗爲則少陰下利手足厥逆反不惡寒其人
面赤外熱裏寒脈微欲絕四逆湯加葱名曰通脈故面色

有熱色者可言外薄之陽邪而面部戴陽者不少化兼之
水極若赤如錦紋又斑爲陽毒
鬱結而氣不舒昏冒而神不清內經謂虛寒爲鬱冒海藏
謂心火致神昏太陽下後復汗致冒而愈
本文云太陽病先下之而不愈因復發汗以此表裏俱虛其人因致冒冒
家汗出自愈所以然者汗出表和故也得裏未和然後復下之
厥陰利脈沉遲鬱冒而解是爲汗出之故
本文云下利脈沉而遲其人面少赤身有微熱下利清穀者必鬱冒汗出
而解病人必微厥所以然者其面戴陽下虛故也此條言下利以少赤微
熱之故其人陽氣雖虛猶能與陰寒相爭鬱冒汗出而解者乃眞陽之氣
能勝寒邪裏陽回而表和順故能解也又本文云下利清穀裏寒外熱汗

出而厥者通脈四逆湯主之言下利爲裏寒汗出爲外熱乃陰陽之氣不
相順接故見厥也又本文云下利清穀不可攻表汗出必脹滿言汗本胃
中水穀之氣胃氣重傷所謂藏寒生滿病也仲景凡言攻表皆用桂枝湯
此云不可攻表是禁桂枝矣蓋前條汗出而解固非攻表而使之汗出也
郭白雲於下利清穀證仲景無治法者俱主通脈四逆頗可從
仲景云血虛而厥厥而必冒又云利止少陰下利止頭眩目冒者
死此則虛脫之形
上虛則眩靈樞所纂目無常主責少陽膽陽明不惡寒而
頭眩能食作欬者咽痛陽明脈尙遲而頭眩小便必難兮
穀疸
本文云陽明病脈遲食難用飽飽則微煩頭眩必小便難此欲作穀疸雖

下之腹滿如故所以然者脈遲故也
心爲煩兮主病腎之燥也堪虞有火刼陽虛之異有在表
在裏之殊少陰惡寒無脈脈不至身踡躁而不煩者殞命厥
陰發熱厥逆下利躁不得臥者捐軀脈微而厥冷徹肌膚
躁無安時藏厥難圖
龐安常曰宜四逆湯冷服常器之云可當歸四逆湯
憒憒無奈鬱鬱不舒反覆顚倒其懊憹乎或因誤下表邪
乘虛胸間陷伏邪更宜驅
本文云發汗吐下後虛煩不得眠若劇者必反覆顚倒心中懊憹梔子豉
湯又曰陽明病脈浮而緊咽燥口苦腹滿而喘發熱汗出不惡寒反惡熱
身重若發汗則燥心憒憒反譫語若加燒針必怵惕煩躁不得眠若下之

則胃中空虛客氣動膈心中懊憹舌上苔者梔子豉湯又曰陽明病下之其外有熱手足溫不結胸心中懊憹飢不能食但頭汗出者梔子豉湯又云陽明病無汗小便不利心中懊憹者身必發黃仲景無治法郭白雲常嚚之皆與茵蔯蒿湯調下五苓散柯琴用梔子柏皮湯又云陽明病下之心中懊憹而煩胃中有燥屎者宜大承氣湯病人繞臍痛煩躁發作有時者此有燥屎

痓者筋脈緩而伸瘈者筋脈急而縮肝為風藏首在平肝血主榮筋佐以和血屬虛者補中益氣屬痰者二陳竹瀝千金萎蕤湯 治風溫被火瘈痓蒡牛蒡根 膝牛膝 麻黃 星天南星四味名牛蒡根湯等分好酒同研絞令黑色細研服 治汗出露風搐搦又有肝絕四肢漐漐動而不已抽而無力此由汗下過度因而危證變出

振為輕而戰為重外為戰而內為慄

振者身微動正氣虛寒也戰者身大動邪正相爭也慄者心動邪氣勝也

發汗動經治振搖兮茯苓桂枝白朮甘草湯

仲景法脈浮緊者可發汗今脈沉緊誤發其汗則外動經絡損傷陽氣不能主持諸脈身為振振然而搖動也

燒針膚瞤肌膚瞤動 經屢誤者表裏俱虛陰陽並竭

本文云太陽病醫發汗遂發熱惡寒因復下之心下痞表裏俱虛陰陽氣並竭無陽則陰獨復加燒針因胸煩面色青黃膚瞤者難治

在本虛必戰汗仲景云脈浮而緊按之反芤

又三部脈浮沉遲數同等必戰汗而解若正不勝邪雖戰無汗為不可治矣

惟表邪乃發汗素問謂寒邪傷人毫毛畢直其肉瞤瞤其筋惕惕此證因汗十有其七或本血虛熱邪搏血又有非汗非虛病至七日八日筋雖惕而肉不瞤大便閉而小便澁燥屎臍旁鞕痛潮熱大柴胡湯 投得治法相懸一虛一實

氣鬱生痰者驚心虛渟水者悸汗後臍下動悸欲作奔豚苓茯苓 桂枝 甘草大棗湯 下之胸滿煩驚譫語身重柴胡加龍骨牡蠣小柴胡治五六日寒熱往來喜嘔或咳心悸而嘿嘿不欲食眞武湯治太陽病汗出不解發熱頭眩心悸而振振欲擗地

汪琥曰身欲倒地則兩手開拓形容亡陽裏虛經脈無以主持之狀

炙甘草湯 治傷寒之悸而代結脈代結 四逆散治少陰之悸而泄利

本文云少陰病四逆其人或欬或悸或小便不利或腹中痛或泄利下重者四逆散主之方後云悸者加桂枝五分泄利下重者先以水煮薤白去滓以散納湯中煮服○王海藏云少陰心驚悸邪熱入陰腎水乘心是以心悸是水犯火也不治水與火治在於木故張仲景用四逆散調之

論云厥而悸者當服苓甘不爾水漬利作下入於胃

本文云傷寒厥而心下悸者宜先治水當服茯苓甘草湯却治其厥不爾水漬入胃必作利也此條乃厥陰病熱消渴後之變證飲水多留於心下胸中之陽不能四布故見厥非外來之寒比也治水而治厥之法却在其中若不治其水水漬而下入於胃必作濕熱利也言心下即胃脘之分言

入胃即胃以下而接於腸中也

逆冷者自指至腕自足至踝厥冷者自指至肘自足至膝邪在三陽熱而太陰溫邪至少陰逆而厥陰厥

成氏謂厥甚於逆王履非之似亦不必

陰厥者初得病時便逆冷脈沉而遲按之無力手足心冷指甲靑冷溫之爲宜陽厥者二三日後方發厥其脈雖沉按之必滑手足心溫指甲微溫凊之斯合

鄭聲聲低脈微頻頻諄復譫語聲高脈實數數更端獨語如見神而見鬼錯語則隨出而隨幡多緣胃中熱冒上乘君主之官脈短主死脈和可痊

本文云夫實則譫語虛則鄭聲鄭聲重語也又云直視譫語喘滿者死下

利者亦死又云發汗多若重發汗者亡其陽讝語脈短者死脈自和者不死汪琥云譫語脈當弦實或洪滑爲自和自和者言脈與病不相背也若脈短者爲邪氣盛正氣衰主死

陽盛裏實者治之易陰盛隔陽者治之難

如身熱煩渴大便閉小便赤乃陽盛裏實也小便淸白大便洞泄發躁乃陰盛隔陽也

讝語酌用承氣湯

本文云傷寒若吐若下後不解不大便五六日上至十餘日日晡所發潮熱不惡寒獨語如見鬼狀若劇者發則不識人循衣摸床惕而不安微喘直視脈弦者生澀者死微者但發熱譫語者大承氣湯主之又云陽明病其人多汗以津液外出胃中燥大便必鞕鞕則譫語小承氣湯主之又云

陽明病譫語發潮熱脈滑而疾者小承氣湯主之因與承氣湯一升腹中轉失氣者更服一升若不轉失氣勿更與之明日不大便脈反微澀者裏虛也爲難治又云陽明病譫語有潮熱反不能食者胃中必有燥屎五六枚也若能食者但鞕爾宜大承氣湯下之補亡論宜大承氣句在若能食之前又云陽明病下血譫語者此爲熱入血室但頭汗出者刺期門又云汗出譫語者以其燥屎在胃中此爲風也須下之者過經乃可下之下之若早語言必亂以表虛裏實故也下之則愈宜大承氣湯又云傷寒四五日脈沉而喘滿沉爲在裏而反發其汗津液越出大便爲難表虛裏實久則譫語又云二陽並病太陽證罷但發潮熱手足漐漐汗出大便難而譫語者下之則愈宜大承氣湯又云下利譫語者有燥屎也宜小承氣湯

而由少陽誤治者柴胡主之

本文云傷寒脈弦細頭痛發熱者屬少陽少陽不可發汗發汗則譫語此屬胃胃和則愈胃不和則煩而悸成無已擬調胃承氣湯汪琥擬大柴胡湯又云婦人傷寒發熱經水適來晝日明了暮則譫語如見鬼狀者此爲熱入血室無犯胃氣及上二焦郭白雲擬小柴胡湯又云傷寒八九日下之胸滿煩驚小便不利譫語一身盡重不可轉側者柴胡加龍骨牡蠣湯主之又云若已吐下發汗溫針譫語柴胡湯證罷此爲壞證知犯何逆以法治之

由三陽合病者投白虎劑

本文云三陽合病腹滿身重難以轉側口不仁而面垢讝語遺尿發汗則譫語下之則額上生汗手足逆冷若自汗出者白虎湯主之

鄭聲可慮以四君子湯**而爲厥利**自利厥逆**脈微者白通是已**

爲逆冷脈沉者送黑錫丹（用參朮湯）語言難出證自有因太陽
萎蕤

太陽發汗已身猶灼熱名風溫脈尺寸俱浮自汗身重多眠鼻鼾語言難出萎蕤湯

而少陰苦酒（少陰病咽中瘡不能言語者酒湯）柔痓桂枝（湯）而剛痓葛根（湯）脣
（上脣）瘡蟲蝕喉而聲嗄者曰惑

金匱曰狐惑之爲病狀如傷寒默默欲眠目不得閉臥起不安蝕於喉爲惑蝕於陰爲狐不欲飲食惡聞食臭其面目乍赤乍黑乍白蝕於上部則聲嗄甘草瀉心湯主之蝕於下部則咽乾苦參湯洗之蝕於肛者雄黃薰之李士材云失汗所致食少胃空蟲食其藏則上脣生瘡爲惑蟲食其肛則下脣生瘡爲狐

其餘則風熱壅盛

風熱壅盛欬嗽聲嗄者荊防甘桔薄荷花粉知母

熱病不得汗而音啞者主死

熱病音啞不言三四日不得汗出者死

其餘則火邪刑金（用芩連甘桔知母麥冬等）若由舌强舌縮且見脈絕神
昏十無一活難與圖存
黃者中央土色證屬陽明太陰正如夏月罨麯多因濕熱
而生濕甚一身盡痛色如薰黃而晦熱甚一身無痛色如
橘黃而明大便閉者茵蔯（蒿湯）小便難者五苓（散）寒濕瓜蒂
（散）搐鼻其證身痛發熱頭疼鼻塞兼煩而脈大畜血桃仁
承氣其證小腹滿痛溺利便（大便）黑如狂而脈沉結胸發黃
酌用陷胸大小痞氣發黃可投半夏瀉心肢冷氣促嘔悶
屬陰（陰黃）或且陰躁（欲坐泥水井中）面赤足清理中四逆俱加茵蔯却
忌寸口無脈鼻氣不溫直視搖頭而絕心藏環口黧黑而
絕脾經狂本在胃熱毒其邪併心而實大承氣湯爲陽亢
極三黃石膏爲脈無力

發狂奔跳勢不可遏傾存醋於火盆令氣冲入病人鼻內又將薑汁噴其頭面及身上卽定方可察其陽狂陰躁

太陽之邪入腑瘀熱如狂非眞是爲畜血若陰躁證虛陽
上越捫之熱却在肌重按冷還徹骨煎劑冷飲人參四逆
（湯）脈見沉伏主以霹靂

陰盛格陽身熱面赤煩躁不能飲水脈沉細或伏絕用霹靂散

誤服涼藥追悔何及
斑者胃經之熱毒也下之太早熱將入胃而乘虛下之過
遲熱且留中而必發隱起微微却無頭粒小如芝麻大如
芡實輕如星布重如錦織其證有六總內外與陽陰其候
有三由鮮紅而紫黑

發疹頗類斑證但疹屬肺肺主皮毛故有頭粒尖起惟癮疹亦如錦紋而無頭粒必兼鼻塞流涕欬嗽聲重爲異耳疹脈多浮大斑脈多洪數疹多發於病之首斑多發於病之尾自不同也獨有時氣發斑亦是病起便見又貴臨證精思而熟察之

六證維何一日傷寒因汗下之失當遂蘊熱而發斑身溫
足暖脈洪數者治之易脈沉足冷象虛弱者治之難欲出

未出兮升麻葛根（湯）已出不宜再發

凡已出未出之時不可輕投寒凉恐冰凝其毒不得發洩也

熱甚脈洪（散）兮犀角大青（湯）無青代以大藍挾虛者先助眞氣而可救讝（語）鞕（大便鞕）者用大柴胡（湯加芒硝）而無患

凡用麻黃發表則增斑爛承氣攻裏則必內陷故古有明禁也

時氣發斑其候可測鼻乾不眠寒熱拘急頭痛煩悶亦或嘔逆輕者三四日發重者二三日出紫黑稠凶鮮紅稀吉察元氣之屬實屬虛按脈來之有力無力未透者升麻葛根如虛者參胡三白（湯）溫毒發斑證類傷寒

或犯春令溫邪而發或犯冬令寒邪至春始發或冬有非時之溫皆名溫毒治例大抵與傷寒同法其受邪於春病發於夏亦同此例

但冬令主寒而閉塞而春令則溫而發皇小有分別藥貴審詳

將出未出咳悶嘔吐葛根橘皮湯斑已出宜用黑膏或犀角大青湯化之

陽毒發斑熱大言狂目赤鼻黑須解以凉欲出陳（皮）甘（草）升（麻）葛（根）大青紫草疏方斑紫煩渴石膏三黃（加犀角元參大青）且此毒發多成膿瘡蜜煎升麻塗之爲良內傷寒冷斑發如何納凉太甚食冷太過暑火浮游逼出爲苛身無大熱數點不多脈來沉濇指下違和調中湯內麻（黃）桂（枝）去它朴（厚朴）薑（乾薑）薷（香薷）藊（豆）加入非訛至於陰證發斑每分界地多者手足少者胸背蚤痕蚊迹之露形淡紅微黃之相繼（其色淡紅稍久則微黃）病人安靜脈來沉細元氣素虛或多房事逼無根

失守之火內灼外傳（內灼脾胃傳於皮膚）用建中多品之方（十四味建中湯）陽回陰霽然此證既撥本根恐將死不能復起吐蚘大半胃冷其證亦有屬陽若脈來既洪大數實而病候或秘渴斑黃皆以用冷劑取効（戴元禮有案）切勿執烏梅（丸）成方

肌肉失養名曰肉苛（頑麻不知痛癢）營衛之虛由汗出多藥用木香歸（當歸）桂（枝）加入羌活冲和（湯）

微濇之脈必審所係霍亂其常傷寒可異在霍亂爲陰陽阻格而不通在傳邪爲腎水欲枯而濇滯蓋由少陰而上轉入厥陰之地上有衝上之邪作嘔下有陷入之陽下利脈濇耗陰日甚湯藥無能爲計嘔欲大便而止失氣濇屬陽明便鞕可愈

本文云傷寒其脈微濇者本是霍亂今是傷寒却四五日至陰經上轉入陰必利本嘔下利者不可治也欲似大便而反失氣仍不利者屬陽明也便必鞕十三日愈所以然者經盡故也問曰病發熱頭痛身疼惡寒吐利者此屬何病答曰此名霍亂自吐下又利止更復發熱也又曰霍亂頭痛發熱身疼熱多欲飲水者五苓散主之寒多不用水者理中丸主之又曰吐利汗出發熱惡寒四肢逆冷者四逆湯主之

冬月即病計有百家正氣多愆名堪縷析春變爲溫夏變爲熱冬溫總是時行秋凉却爲晚發

李梴曰先輩云清明至夏至前太陽病者謂之晚發比之溫病稍輕蓋以感之輕者發之早感之重者發之遲從立秋至霜降有患太陽證者亦名溫病治法同溫熱俱加燥劑於解肌藥中裏證一同傷寒但既以三月至

夏至爲晚發春分前又爲正傷寒不知春溫在於何月更考三月至夏至前名爲春溫則晚發當屬於秋矣立秋前後病者因濕熱而發處暑以後病者因燥熱而發庶乎四時六氣備而不混

熱傷心脾有似熱病脈細數而沉靜而得之爲中暑熱傷太陽接之脈浮證惡寒而渴動而得之爲中暍暴寒寒疫與伏藏已變之寒自是情違暴溫溫疫與過經不解之溫傷寒汗下後證不解亦名溫病皆無汗法風溫喘渴多睡四肢不收濕溫胸滿妄言兩脛冷逆風濕日晡熱頭痛身重而大便難寒濕欲向火頭汗身痛而大便泄中濕二便乖大便濡泄小便反澁而黃薰於肌膚濕痺三氣合而痛歷乎關節痙病口噤惡寒發熱頭搖足冷而手足攣頭痛項強而面目赤仰面合面開目閉目脈浮脈沉或渴或不參考病形陰陽可測血枯爲虛風淫爲實無汗痙之剛先傷風而復感寒有汗痙之柔先傷風而復感濕溫瘧邪之所變寒氣重感而得寒熱往來之證陰陽俱盛之脈濁邪中於下曰渾清邪中於上曰潔

見中脈訣李氏李梴有類傷寒一十證

痰飲虛煩脚氣食積瘡毒瘀血勞發痘疹外感內傷○虛煩者七情六慾致腎水虛而心火煩躁或雜病餘熱發煩或勞役氣衰火旺而煩或陰虛相火動而煩有類傷寒初證外亦發熱但頭身不痛脈不緊數爲異雖陰虛亦惡寒而却不甚脈亦能數而却無力也勞發者素有痰火畧有勞動便發寒熱全類傷寒輕者將息周日自愈重者頸腋膊胯之間結核腫硬治宜八物二陳湯加降火並和解之藥

而百病皆類傷寒陶氏節菴有明錯認廿餘條而凡病須明錯認若黃耳赤膈之目名號太奇至百合狐惑諸因金匱有論

醫方歌括

養三軒學人陸儋辰編

傷寒

桂枝湯太陽二十條陽明二條太陰一條厥陰一條霍亂一條 桂枝加芍藥湯 桂枝加桂湯 桂枝加大黃湯 桂枝加附子湯 桂枝加葛根湯 金匱桂枝加黃芪湯 桂枝加厚朴杏子湯 金匱桂枝加龍骨牡蠣湯 桂枝去芍藥湯 桂枝去芍藥加附子湯 桂枝去芍藥加蜀漆牡蠣龍骨救逆湯 桂枝去桂加茯苓白朮湯 桂枝加芍藥生薑人參新加湯柯韵伯作桂枝去芍藥生薑新加人參湯 千金陽旦湯 千金陰旦湯 金匱括蔞桂枝湯

桂枝湯○桂枝三两去皮甘甘草二两炙芍芍藥三两用開肌薑生薑三两棗大棗十二枚劈煎投自汗時稀粥一杯助藥力覆令微汗莫淋漓瘧痢屬虛汗自盜風傷而外亦能治方中芍藥能止汗無汗休投義可思酒客風寒汗自出或脈浮緊皆忌茲此方耑發營中汗衛分之邪總不宜太陽邪陷倍芍藥

李中梓曰太陰腹滿痛其證有三如腹滿咽乾者此傳經之陽邪法當下宜大柴胡如吐食自利而腹滿痛此直入本經之陰邪法當溫宜理中若太陽誤下因而腹滿時痛者此乘虛內陷之邪法當以桂枝加芍藥湯和之若手不可按脈洪有力大實痛者當以桂枝加大黃利之

少陰邪逆倍桂枝桂枝能泄奔豚之氣加黃大黃邪陷腹實痛加附陽亡體不隨

太陽病發汗遂漏不止其人惡風小便難四肢拘急宜加炮附子

柔痙脈浮葛根益黃汗發熱加黃芪

治黃汗發熱脛冷腰以上汗出下無汗

或加厚朴與杏子下後太陽病下後表在喘微微或加龍骨與牡蠣寒熱虛勞夢泄遺桂枝湯去芍藥者下後太陽病下後脈促胸滿支若微惡寒陰凝聚去芍方中附炮附子入之去芍卻加龍蠣漆救逆火逆休煎蜀漆遲先煮蜀漆後內諸藥分之痰亟刼去鎮驚固脫神明治桂枝去桂加苓茯苓朮白朮利中焦水復何疑良以桂枝入血分血但化汗溺仍羈

服桂枝湯或下之仍頭項強痛翕翕發熱無汗心下滿微痛小便不利

○內臺方議云餘證皆似結胸但取小便不利者知非結胸故仲景止作停飲治之

參觀五苓方末語燰水出汗病脫離此云小便利則愈去桂之理概可知人參新加芍薑益汗後身痛脈沉遲

身痛脈浮緊爲邪盛盛者損之身痛脈沉遲爲血虛虛者補之

只加黃芩爲陽旦再加乾薑陰旦推一方恰治冬溫病熱邪寒食表裏窺

桂枝湯原名陽旦千金加入黃芩之苦寒性輕以治冬溫在表之邪熱仍以陽旦稱之若兼挾寒食再加乾薑之辛溫散結以治中土之停滯遂因之曰陰旦

括蔞桂枝醫痙病表邪不解內濕持不用桂枝葛根者

沉遲之脈與浮歧

喻嘉言曰傷寒方中治項背几几用桂枝加葛根湯彼之汗出惡風其邪在表而此之太陽證備邪亦在表可知也但以脈之沉遲知其在表之邪爲內濕所持而不解即係濕熱二邪交合不當從風寒之表法起見故不用葛根之發汗解肌而用括蔞之味苦入陰擅生津徹熱之長者爲君合之桂枝和營衛養筋脈而治其痙乃變表法爲和法也然既君以括蔞根當增之桂枝爲臣當減之

小青龍湯　金匱小青龍加石膏湯

桂枝薑棗却塗鴉(桂枝湯去大棗不用生薑)炮薑五味(子)半(半夏)辛(細辛)麻(麻黃去節)小青龍治發熱咳水氣由來射肺家乾嘔水氣未入胃心下火位相爭挐較大青龍治表裏發表雖同治

裏差

兩青龍俱治有表裏證皆用兩解法大青龍是裏熱小青龍是裏寒故發表之藥同而治裏之藥則殊也此與五苓同爲治表不解而心下有水氣五苓治水之畜而不行此治水之動而不居也

渴加括蔞根去半

心火盛故去半夏之燥熱加括蔞根以生津

利去麻黃益芫花噎去麻黃加附子喘去麻黃入杏(杏仁)佳小便不利少腹滿麻黃除去茯苓加

微利噎小便不利少腹滿喘病機偏於向裏故去麻黃

金匱肺脹咳上氣脈浮煩躁石膏賒

魏柏鄉曰有外邪而復有內熱肺脹煩躁者立小青龍加石膏湯一法亦預治肺氣不令成癰痿之意也

小建中湯　金匱黃芪建中湯　又黃芪桂枝五物湯　又大建中湯　千金內補當歸建中湯　局方十四味建中湯　又樂令建中湯

桂枝湯內芍加多膠飴添入義如何更名小建中湯者傷寒治法不同科心悸而煩(傷寒二三日心中悸而煩者宜服)腹急痛陰弦陽濇脈偏頗

傷寒陽脈濇陰脈弦法當腹中急痛先與小建中不差小柴胡主之柯韻伯曰桂枝湯爲治表而設此湯倍芍藥加膠飴名曰建中則固爲裏劑矣以未離乎表而急於建中故以小名之其所謂中者有二一心中悸而煩煩則爲熱悸則爲虛是方辛甘以散太陽之熱酸苦以滋少陰之虛是建膻中之宮城也一腹中急痛急則爲熱痛則爲虛是方辛以散厥陰之邪甘以緩肝家之急苦以瀉少陽之火酸以致太陰之液是建中州之都會也若夫中氣不足勞倦所傷非由風寒外襲者金匱加

黃芪此又陽密乃固之理也

此方嘔家却忌服甘令人滿招譴訶金匱加芪(黃芪)實衛氣虛勞裏極治無訛

魏柏鄉云裏急乃虛歉無主之謂也

黃芪建中去飴草(甘草)黃芪桂枝五物羅(治血痺陰陽俱微寸口關上微尺中小緊外證身體不仁如風痺狀)大建參飴椒(蜀椒)薑(乾薑)合濁陰驅逐回陽和(治心胸中寒痛嘔不能飲食腹中痛上下痛而不可觸近者)千金加歸(當歸)兼易桂(用肉桂)產後虛羸可用他局方建中十四味陰斑勞損起沉疴十全大

補(四物四君黃芪肉桂)加附子麥(麥冬)夏(半夏)蓯蓉(肉蓯蓉酒浸)仔細哦此方
蓉地朮芎去前(前胡)細(細辛)陳皮治瘵瘥潮熱身羸汗自出
編成樂令建中歌

喻嘉言曰樂令建中湯治虛勞發熱以此並建其中之營血十四味建中湯治藏氣素虛以之兩建其脾腎之陰陽二方乃後人超出之方也

炙甘草湯(一名復脈湯)

桂枝去芍炙甘多參(人參)麥(麥冬)棗仁與地(生地)阿(阿膠)酒水同
煎膠化入動悸能安結代和

柯韻伯曰仲景於脈弱者用芍藥以滋陰桂枝以通血甚則加人參以生脈未有用地黃麥冬者豈以傷寒之法義重扶陽乎抑陰無驟補之法與此以心動悸脈結代用生地爲君麥冬爲臣峻補眞陰開後學滋

陰之路地黃麥冬味雖甘而氣大寒非發陳蕃秀之品必得人參桂枝以通脈生薑大棗以和營阿膠補血酸棗安神甘草之緩不使速下淸酒之猛捷於上行內外調和悸可寧而脈可復矣酒七升水八升煮取三升者久煎之則氣不峻此虛家用酒之法且知地黃麥冬得酒良〇按復脈湯證朱奉議輩俱屬之太陽而柯氏隸諸厥陰謂厥陰傷寒則相火內鬱肝氣不舒血室乾涸以致營氣不調脈道濇滯而見代結之象凡厥陰病則氣上冲心故動悸此動悸因於脈代結而手足不厥非水氣爲患矣非得甘寒多液之品以滋陰和陽則肝火不息而心血不生又湯內麻仁柯氏改用棗仁謂舊本爲誤此皆與諸家異者

參之外臺千金翼

外臺用之以治肺痿咳吐多心中溫溫液液者千金翼用之以治虛勞

肺痿虛勞亦用他

喻嘉言曰外臺所取在益肺氣之虛潤肺金之燥至於桂枝辛熱似有不宜而不知桂枝能通營衛致津液營衛通津液致則肺氣轉輸濁沫以漸而下尤爲要藥所以云治心中溫溫液液者

當歸四逆湯　當歸四逆加吳茱萸生薑湯

桂枝湯內去生薑大棗加多別出方細辛通草當歸並
即是當歸四逆湯手足厥寒脈欲絕溫經復營法最良
久寒薑(生薑)復隨萸(吳茱萸)入以救厥陰內外傷

程郊倩曰少陰所主者氣厥則爲寒當納氣歸腎厥陰所主者血厥則爲虛當溫經復營此大法也〇柯韻伯曰相火寄於厥陰之藏經雖寒而藏不寒故先厥者後必發熱所以傷寒初起見其手足厥冷脈細欲

絕不得遽認爲虛寒而用薑附也此方取桂枝湯君以當歸者厥陰主肝爲血室也倍加大棗者肝苦急甘以緩之卽小建中加飴法肝欲散辛以散之細辛甚辛通三陰氣血外達於毫端力比麻黃用以代生薑不欲其橫散也與麻黃湯不用同義通草能通關節用以開厥陰之闔當歸得芍藥生血於中大棗同甘草益氣於內桂枝得細辛而氣血流經緩中以調肝則營氣得至太陰而脈自不絕溫表以逐邪則衛氣得行四末而手足自溫不須參苓之補不用薑附之峻此厥陰四逆與太少不同治仍不失辛甘發散之理斯爲厥陰傷寒表劑與若其人內有久寒非發散之品所能兼治茱萸辛熱猛於細辛能直通厥陰之藏仍加生薑之橫散淫氣於筋筋脈不沮弛則血氣如故是又救厥陰內外兩傷於寒之法也

麻黃湯（太陽五條陽明二條）金匱麻黃加朮湯　又麻黃杏仁薏苡甘草湯　又杏子湯　又越婢湯　麻黃附子甘草湯　麻黃附子細辛湯　麻杏甘石湯　麻黃連軺赤小豆湯　桂枝麻黃各半湯　桂枝二越婢一湯　麻黃升麻湯　局方三拗湯

麻黃（三兩去節）湯下杏（杏仁七十粒去皮尖）甘（炙甘草一兩）枝（桂枝二兩去皮）待煑麻黃沫去時（先煑麻黃去沫後內諸藥）發熱惡風身痛喘脈浮緊數汗無期此方開表逐邪峻（凡脈浮而弱汗自出或尺中微而遲者均不可用）服藥何須啜粥糜無薑因其性橫散（生薑之性橫散於肌礙麻黃之升）無棗因其性滯遲（大棗之性泥滯於隔礙杏仁之降）服後汗多溫粉撲（撲法用白朮藁本川芎白芷等分爲末每末一兩入米粉三兩和勻撲身上止汗或無藁本亦可）陽亡於外恐難支再如汗後仍不解桂枝湯代却相宜濕家晡熱湯如朮

程扶生曰加白朮於麻黃湯中一則助其去濕一則恐其過散此治濕之正法也發散方中加白朮又爲潔古海藏開法門

或湯去桂苡（薏苡仁）加之湯去桂枝名杏子風水脈浮取汗滋湯除桂杏麻加倍薑（生薑）棗（大棗）石膏是越脾

越婢外臺方一名越脾內臺方議云婢卽脾也歲久傳寫之誤經註云脾爲卑藏卑者若婢此非成無已之語乃後人穿鑿强註之耳

風水脈浮身盡腫不渴續自汗淋漓

喻嘉言曰越婢湯者示微發表於不發之方也大率取其通調營衛麻黃石膏二物一甘熱一甘寒合而用之脾偏於陰則和以甘熱胃偏於陽則和以甘寒乃至風熱之陽水寒之陰凡不和於中土者悉得用之

何者中土不和則水穀不化其精悍之氣以實榮衛營衛虛則或寒或熱之氣皆得壅塞其隧道而不通於表裏所以在表之風水用之而在裏之水兼渴而小便利者咸必用之無非欲其不害中土耳不害中土自消患於方萌矣

麻（黃去節）附（炮附子）合草（炙甘草）或合辛（細辛）脈沉發熱一劑知陽盛於中無汗喘麻黃杏（杏仁）草（炙甘草）石膏施

柯韻伯曰石膏爲清火之重劑青龍白虎皆賴以建功然用之不當適足以召禍故青龍以無汗煩躁得薑桂以宣衛外之陽也白虎以有汗煩渴須粳米以存胃中之液也此但熱無寒故不用薑桂喘不在胃而在肺故不須粳米其意重在存陰不必慮其亡陽也故於麻黃湯去桂枝之監制取麻黃之專開杏仁之降甘草之和倍石膏之大寒除內外之實熱斯溱溱汗出而內外之煩熱與喘悉除矣

麻黃連軺赤小豆杏（杏仁）棗（大棗）薑（生薑）甘（甘草）梓白皮熱瘀頭汗溺不利潦水煑藥發黃醫

王晉三曰或太陽之熱或陽明之熱內合太陰之濕乃成瘀熱發黃病雖從外之內而粘着之邪當從陰以出陽也杏仁赤小豆泄肉理濕熱生薑梓白皮泄肌表濕熱仍以甘草大棗奠安太陰之氣麻黃使濕熱從汗而出太陽連軺根導濕熱從小便而出太陽潦水助藥力從陰出陽連軺卽連翹根

桂枝麻黃（二湯）用各半面赤身癢汗解肌

太陽病八九日脈微而惡寒者此陰陽俱虛不可更發汗更下更吐也面色反有熱色者未欲解也以其不能得小汗出身必癢宜此湯

桂枝二而越婢一熱多寒少脈衰微麻黃升麻桂枝少
乾薑朮（白朮）草（甘草）茯（茯苓）萎蕤黃芩膏（石膏）母（知母）冬（天門冬）歸（當歸）
芎（芎藭）厥陰邪錯救顛危陰中升陽方所重觀方名號義
可推

傷寒六七日大下後寸脈沉而遲手足厥逆下部脈不至咽喉不利吐膿血泄利不止者爲難治麻黃升麻湯主之○喻嘉言曰寸沉而遲明是陽去入陰之故非陽氣衰微可比故雖手足厥逆下部脈不至泄利不止不得爲純陰無陽可知況咽喉不利唾膿血又陽邪搏陰上逆之徵驗所以仲景特於陰中提出其陽得汗出而錯雜之邪盡解也○柯氏謂非仲景方其廣絡原野與防風通聖等同

三拗生甘（生甘草）麻（麻黃不去節）杏（杏仁不去皮尖）整誤行斂汗喘能醫

大青龍湯

麻黃湯變大青龍煩躁原較喘不同脈道見浮兼見緊
熱傷其氣汗無從石膏加入能清火預保陽明熱結凶
方倍麻甘薑（生薑）棗（大棗）入更防協熱變寒中

柯韻伯曰此麻黃證之劇者故於麻黃湯加味以治之也諸證全是麻黃而喘與煩躁有別喘者是寒鬱其氣升降不得自如故多用杏仁之苦以泄氣煩躁者是熱傷其氣無津不能作汗故特加石膏之甘以生津然其性沉而大寒恐內熱頓除而表邪不解變爲寒中而協熱下利故必倍麻黃以發表又倍甘草以和中更用薑棗以調營衛一汗而表裏雙解風熱兩除此清內攘外之功所以佐麻桂二方之不及也又曰麻黃證熱全在表桂枝證之自汗大青龍之煩躁皆兼裡熱桂枝湯之芎藭大青龍之石膏本是裏藥今人見仲景入表劑中因疑而畏之當用不用以致熱結陽明而斑黃狂亂紛出矣仲景於太陽經中即用石膏以清胃火是預保陽明之先着加薑棗以培中氣又慮夫轉屬太陰苦心良法有如此者

少陰證似須溫補頭痛脈浮絕不逢不可執定發寒熱無
汗煩躁治夢夢

少陰亦有發熱惡寒無汗煩躁之證但以脈不浮頭不痛爲辨法當溫補又若脈浮弱自汗出者誤服大青龍必厥逆筋惕血振也

葛根湯（太陽二條）葛根加半夏湯　錢氏升麻葛根湯

葛根小變桂麻（二湯）式桂（桂枝二兩）麻（麻黃三兩去節）甘（甘草二兩炙）芍（芍藥二兩）棗
（大棗十二）薑（生薑三兩）入（葛根四兩同麻黃先煮去沫後內諸藥）主治項背強几几（此筋傷於風）

惡風無汗脈浮出筋傷於風骨不寒骨節身腰隨轉側
（此骨不受寒也）乾嘔煩躁喘俱無（此是無內證）惡風無汗爲表實太陽陽
明病下利只治其表利自釋

陽邪之氣交合而病甚於表則裏氣決不相和太陽之裏膀胱其府主水陽明之裏胃其府主穀二府之氣不和則水穀雖運化而不分清所以必自下利也亦與葛根湯發散二經中之表邪而利自止

裏虛表實葛根宜

成無已曰二陽方外實而不主裏則裏氣虛汪苓友曰裏氣虛即爲不和不可作眞虛看

胃家實者寧宜葛

柯韻伯曰葛根禀氣輕清而賦體厚重輕以去實重以鎮動厚以固裏

帷表實裏虛者宜之胃家實者非所宜也故仲景於陽明經中不用葛根○喻嘉言曰桂枝湯麻黃湯分主太陽之表葛根湯總主陽明之表小柴胡湯總主少陽之表三陽經合併受病即隨表邪見證多寡定方絲絲入簆又云葛根湯即桂枝湯加葛根不用麻黃此說與諸家異

金匱用治作剛痙溺少氣冲語不得邪在太陽陽明界風寒表法解濕熱

亦用葛根湯解兩經之濕熱與風寒之表法無害其同也

本方加半(半夏)亦合病但嘔多緣停飲逆

太陽陽明合病不下利但嘔者宜葛根加半夏汪芩友曰此條乃病人胸中有停飲

升麻葛根與芍草升散陽明兼治疫

治陽明表熱下利及痘疹初發等證柯韻伯曰葛根湯是從陰引陽法此方即仿其義去薑桂之辛熱以升麻代麻黃便是陽明表劑而非太陽表劑也

黃芩湯　黃芩加半夏生薑湯

湯號黃芩(用黃芩三兩)合病方(太陽與少陽合病自下利者)芍(芍藥二兩)甘(甘草二兩)大棗(十二枚)

並相將頭痛咽乾胸滿悶或生寒熱脈弦張經氣失守自下利治在太陽與少陽熱邪已入少陽裏胆火攻脾泄大腸徹熱益陰清半裏不用柴胡半表湯痰飲若兼還見嘔却加半夏與生薑黃芩湯端治伏氣君芩辛燥乃無妨

薑半辛燥不宜於伏氣而能去嘔若以芩爲君又何畏乎

黃連湯

黃連湯(黃連三兩)半(半夏半升)桂(桂枝三兩)參(人參二兩)甘(甘草三兩)大棗(十二枚)

加薑却用乾(乾薑三兩○主胸中有熱胃中有邪氣腹痛欲嘔吐)腹中痛爲寒下治欲嘔吐者熱上摶

程郊倩曰腹中痛者陰邪在胃而寒乃獨治於下也欲嘔吐者陽邪在胸而熱乃獨治於上也

上下陰陽相格拒治法寒熱非一端

喻嘉言曰陰陽悖逆皆當和解法王晉三曰黃連湯和劑也即柴胡湯變法

小陷胸湯　三物白散

小陷胸湯半夏(半夏半升洗)連(黃連一兩)括蔞一個要先煎熱結未深心以下按之方覺痛綿綿(結胸按之始痛者邪在脈絡也)痰飲特將邪熱結持之浮滑脈爲然入絡通陰端陷熱脈絡之邪可向痊

王晉三曰括蔞生於蔓草故能入絡半夏成於坤月故亦通陰二者性皆滑利內通結氣使黃連直趨少陰陷脈絡之熱不及下焦故曰小

又治結胸三物白桔梗(三分)貝母(三分)巴豆(一分去皮熬黑研如脂)研(三味)(以白飲和服病在膈上必吐膈下必利不利進熱粥一杯利不止進冷粥一杯)前方太陽結之熱此方太陰結之寒

柯韵伯曰本論云寒實結胸無熱證者與三物小陷胸湯白散亦可服叔和編在太陽篇中水潠病後夫黃連巴豆寒熱天淵豈有服黃連之證亦可服巴豆之理且此外更無別力則當云三白小陷胸湯爲散亦

可服如云白散亦可服是二方矣而後方又有身熱皮粟一段雜之使人昏昏不辨今移之太陰胸下結鞕之後其證其方若合符然欽遵御按與三物小陷胸湯當是三物白散小陷胸湯四字當是錯簡亦可服三字亦衍文也俱當删之

大陷胸湯　又活人大陷胸湯　大陷胸丸

大陷胸湯黃(大黃六兩)煑定內硝(芒硝一升)煑後甘遂(一錢七分)進(先煑)(大黃去滓內芒硝煑一二沸內甘遂末服一升得快利止後服)傷寒誤下熱入裏水不爲汗氣結甚自心以下至小腹鞕滿而痛不可近頭汗微熱或潮渴沉緊之衇下之應

仲景謂結胸證其脈浮大者不可下下之則死蓋結胸寸脈雖浮關脈必沉爲邪熱結裏所以可下今其脈浮大浮爲在表大爲虛下之重虛

其虛所以主死○王晉三曰大陷胸湯陷胸膈間與腸胃有形之垢並解邪從心下至少腹鞕滿而痛不可近胸膈爲陽明之維太陽之門戶太陽寒水之氣結於陽明當以猛劑竟從陽明攻陷大黃陷熱結甘遂攻水結佐以芒硝監制二者之苦不令直行而下引入鞕滿之處軟堅破結導去熱邪

又大陷胸用參(人參一兩)棗(大棗一兩或作三枚)桂枝(一兩)甘遂(一兩或作半兩)括蔞(括蔞實一枚去皮只用四分之一)並前陷中下兩焦邪此湯專陷上中分

括蔞陷胸中之痰甘遂陷經隧之水以桂枝回護經氣以人參奠安裏氣仍以大棗泄營徐徐縱熱下行得成陷下清化之功

大陷胸丸四味丸大黃(八兩去皮)葶藶(半升熬)芒硝(半升)杏(杏仁去皮尖半升四味合研如脂每服取如彈丸一枚)別研甘遂(搗末一錢)蜜(白蜜二合)偕之煑服一丸過夜盡(服之一宿乃下不下再服)有汗結胸項亦強能醫劇證如柔痓

王晉三曰大陷胸丸從高陷下三焦並攻搗爲丸者惟恐藥性峻利不能逗留於上而攻結也不與丸服者恐其滯而不行也以水煮之再內白蜜者又欲其緩攻於下也法之微妙如此王海藏謂大陷胸湯治太陽熱實大陷胸丸治陽明熱滿小陷胸湯治少陽熱痞雖非仲景之意此理頗通

半夏瀉心湯　生薑瀉心湯　甘草瀉心湯

總用黃連五瀉心苦先入心本內經(成無已註取此義)更參潔古丹谿說中焦濕熱黃連清諸痞皆居心以下如何不取

瀉胃名

此王又原之說與海藏所云瀉心者瀉脾實則瀉其子之說異

生怕苦寒削專胃又或誤認入陽明湯名半夏瀉心者乾薑(三兩)參(人參三兩)甘(甘草三兩)棗(大棗十二枚)連(黃連一兩)芩(黃芩三兩)嘔而發熱柴胡證他藥下之痞乃成小茈(小柴胡湯)柴去黃連入薑換乾薑半夏君(用半夏半升洗)彼小茈胡和表裏此徹上下呈其能痞自嘔來需破結胃家之氣貴升騰半夏瀉心生薑儷(加生薑四兩減乾薑二兩)即是生薑瀉心劑汗後痞鞕胃不和乾噫食臭雷鳴利(腹中雷鳴下利)此證非由誤下來無表却須散水氣半夏瀉心甘草強去參甘草瀉心湯傷寒中風醫反下日下完穀數十行心煩乾嘔痞鞕滿重復下之痞

愈猖須知此證非熱結胃虛氣逆宜此方此方不用人參者恐助客邪氣上撞此方不用生薑者恐把中州氣耗傷

大黃黃連瀉心湯　附子瀉心湯

痞濡關上脈浮應（心下痞按之濡其脈關上浮）大黃黃連用瀉心麻沸湯

麻沸熟湯也湯將熟時其面沸泡如麻故名用以漬藥性緩戀膈取其氣不取其味也

漬絞去滓不用有形用無形痞而惡寒表未解先將表法桂枝行

傷寒大下後復發汗心下痞惡寒者爲兼見之證明係表邪未解表解乃可攻痞解表宜桂枝湯攻痞宜大黃黃連瀉心湯

附子瀉心君附子大黃黃連配黃芩痞復惡寒汗出者

心下痞而復惡寒爲續見之證明係陽氣外亡況加以汗出乎

特煎附子取溫經三黃仍以麻沸漬附子力重黃氣輕

旋復代赭石湯

旋復（旋復花三兩）代赭石（一兩）湯方半夏（半升洗）參（人參二兩）甘（甘草三兩炙）大棗（十二枚）薑（生薑五兩）亦係傷寒解之後（傷寒發汗若吐若下解後心下痞鞕噫氣不除者用此湯）胡爲瀉不以生薑（生薑瀉心湯治傷寒汗出解之後胃中不和心下痞鞕乾噫食臭脇下有水氣腹中雷鳴下利者）彼緣濕熱下注利故和胃氣適陰陽此證痞鞕噫不除（噫噯而不至食臭知其中氣虛也）有升無降胃氣傷（胃氣逆不下行有升無降）旋復辛溫復陽氣下交於陰成平康

凡辛甘溫之藥皆助陽也陽氣復則能下交於陰苦寒之藥皆助陰也陰氣復則能上交於陽

代赭領參鎭逆氣苦寒之品不相當（所以方內不用芩連）

桂枝人參湯　葛根黃芩黃連湯

方名桂枝（四兩）人參（三兩）湯外加朮（白朮三兩）草（甘草四兩）與乾薑太陽外證未之解下之協熱利爲殃心下痞鞕脈微弱和中解肌法最良和中力饒解肌銳桂枝後下理精詳（先煎參朮草薑和中之力饒後入桂枝解肌之氣銳）

桂枝之證脈本緩下之反促爲陽亢喘而汗出利暴注表束於邪內擾陽（邪束於表陽擾於內）葛根黃芩黃連用（葛根八兩黃連三兩黃芩二兩一作三兩）炙草（二兩）加之乃主方解肌力緩清中銳葛根先煑理微芒（先煑葛根解肌之力緩後內諸藥清中之氣銳）前方陽虛後陽盛寒熱虛實不同行前方即是理中劑後方即是瀉心湯不名理中瀉心者解表之義不可忘

五苓散　猪苓湯

五苓桂（桂半兩）朮（白朮十八銖）澤（澤瀉一兩六銖半）茯（茯苓十八銖）猪（猪苓十八銖）傷寒雜證用桂（肉桂桂枝）殊人有眞水有客水眞升客降誠安舒眞水天一之所出客水飲食之所濡（眞水不升則水火不交客水不降則水土相混）眞水眞武行不足（坎宮火用不宣故腎家水體失職）客水五苓行有餘水液三焦俱統屬肺主治節脾轉輸腎關（腎爲胃關聚水而從其類）開闔得其宜自然氣化出州都土爲隄防故安流火爲蒸動無留拘雜證治用五苓散膀胱虛寒水爲淤必藉肉桂之味厚運行宣洩相呵噓傷寒太陽邪犯本羅氏（羅東逸）

謂其桂枝咀［所以宣邪而仍治太陽也］渴欲飲水水入吐開結利水此方須［膀胱熱入而畜邪水水氣挾熱上升故格水用五苓者開結利水也］熱微消渴溺不利回津化氣豈改圖

脈浮小便不利熱微消渴是熱入膀胱而燥其津液故消渴此膀胱無邪水之畜亦用五苓所以化氣回津也

審脈屬表證屬裏

脈浮數爲表煩渴爲裏

主治仍在太陽區方去桂朮加阿［阿膠］滑［滑石五味等分］猪苓湯方宜分疏陽明少陰水熱結闌門不利難下趨

治陽明病脈浮發熱渴欲飲水小便不利者又治少陰病下利六七日欬而嘔渴心煩不得眠者○汪苓友曰太陽病小便不利其水畜在膀

胱中膀胱爲太陽之府也五苓散中用桂枝之熱以通之桂枝爲太陽經藥也陽明病小便不利其水當積在胃下脘胃爲陽明之府也猪苓湯中用滑石之寒以利之滑石爲陽明經藥也又曰胃中之水雖有停積終當入於小腸但其水至闌門分水之處遂阻絕不行不能滲入膀胱以故小便不利非若五苓證膀胱有水氣不化而不利也少陰病用之者亦水熱搏結而不行也○活人云脈浮者五苓散脈沉者猪苓湯李中梓謂桂朮甘辛爲陽主外阿膠滑石甘寒爲陰主內於脈浮浮字上添一不字汪苓友則云其脈浮者非風邪在表之脈浮乃熱邪傷氣之脈浮也熱傷陽明血分則潮熱熱傷陽明氣分仍發熱也說似可據

陽明汗多胃燥渴小便禁利其慎諸

汗多胃中燥雖小便不利不可與猪苓湯恐重亡津液故仲師特示戒也

十棗湯

十棗湯中棗［大棗］十枚甘遂芫花［炒赤熬］大戟偕

攻飲湯劑每以大棗緩甘遂大戟之性者欲其循行經隧不欲其竟走腸胃也故不名其方而名其法曰十棗湯先煎大棗後內藥末再單飲棗湯送下利後糜粥自養合下不下脹滿通身浮腫而死

太陽中風表解後裏氣不和諸證來初邪泛溢莫之禦上走咽喉嘔逆隨下走腸胃見下利責其有水本應該

太陽中風下利嘔逆此腸胃中已責其有水濕之邪必待表解乃可攻之

解後乾嘔及短氣［所謂裏未和也］並不惡寒玄府開［所謂表已解也］心下

痞鞕且脹滿牽引脇下痛不衰是爲水濕中塡結三焦升降多違乖汗散淡滲俱非是峻劑逐水休疑猜方選補品培其本乃任毒藥以攻邪［甘遂芫花大戟皆辛苦氣寒而秉性最毒］無擇以湯爲丸子三因之方具化裁

陳無擇三因方以十棗湯爲末棗肉爲丸治水氣喘急浮腫之證蓋善於變通者也

梔子豉湯［太陽三條陽明二條厥陰一條］　梔子甘草豉湯　梔子生薑豉湯　枳實梔子豉湯　梔子厚朴湯　梔子乾薑湯　梔子蘗皮湯　茵蔯蒿湯　瓜蒂散

梔子［十四枚擘］豉［四合綿裹］湯爲輕劑

汪苓友曰方中梔子十四枚當是四十枚又用豉法須陳腐極臭者

胸中虛邪宣泄意太陽發汗吐下後虛煩不眠胸中窒抑或身熱下未解心中結痛邪更肆

傷寒五六日大下之後身熱不去心中結痛此熱氣未盡收歛於內比結胸證爲少輕耳

陽明客氣令動膈

陽明病脈浮而緊表裏之證兩未全具誤下則胃中空虛客氣動膈心中懊憹舌上苔苔不言何色成註云舌上苔白知熱氣客於胸中胸中胃口也若熱聚胃中當見苔黃熱結大腸當見苔黑矣若然則舌上苔爲白苔無疑

餘熱懊憹頭汗漬太陽之裏陽明表心腹一般分部位

太陽以心腹爲裏陽明以心腹爲表蓋陽明之裏是胃實不特發熱惡熱目疼鼻乾汗出身重謂之表一切虛煩虛熱咽燥口苦舌苔腹滿煩燥不得臥消渴而小便不利凡在胃之外者皆陽明之表也

除胃外熱防胃實湧吐功誠不在細本湯之內加甘草熱蘊胸上爲少氣

王晉三曰少氣者一如飲家之短氣熱蘊至高之分加甘草載梔豉於上越出至高之熱

本湯之內加生薑熱在胸下嘔關胃本湯加枳(枳實)及大黃勞復食復相當對

李中梓曰大病之後無有不虛况因勞而復則虛而且傷矣古人以人參一味助正多煎頓服而愈予屢試而驗者此方寒凉峻伐惟稟壯而脈有力者宜若脈虛神倦能無犯虛虛之戒耶

其餘梔子厚朴湯枳實去穰三味配下後心煩腹且滿酸苦之品泄陰滯梔子乾薑和中州誤下身熱微煩治梔子柏皮(黃柏)合甘草陽明黃熱無瘀勢

王晉三曰黃必內合太陰之濕化若發熱則熱已不瘀於裏有出表之勢但使濕熱二邪不能復合其黃自除

茵蔯蒿湯梔子黃(大黃)陽明熱瘀瀉之內以上四方豉俱無可知吐法全憑豉觀瓜蒂散吐實邪香豉赤豆(赤小豆按本草謂用細粒赤豆今人用半紅半白者恐非)共三味却以香豉煮作糜(豉汁和散)陳腐之性開發易(諸亾血虛家不可與)梔子下行太苦寒舊微溏者投之忌

白虎湯 白虎加人參湯 竹葉石膏湯

白虎膏(石膏一觔)知(知母六兩)炙草(炙甘草二兩)粳(粳米六合)與調胃湯(調胃承氣湯)對峙形調胃蓋導陽明府白虎乃泄陽明經汗出惡熱渴飲水洪大浮滑脈象呈甘寒瀉胃生津液炎暑之解以秋金

柯韵伯曰邪入陽明故反惡熱熱越故汗出因邪熱鑠其津液故渴欲飲水邪盛而實故脈洪大半猶在經故兼浮滑然火炎土燥非苦寒之味所能治經曰甘先入脾又曰以甘瀉之是知甘寒之品乃瀉胃火生津液之上劑也

中暍熱渴汗自出惡寒白虎加人參

趙以德曰汗出惡寒身熱而不渴者中風也汗出惡寒而渴者中暍也其證相似獨以渴不渴爲辨然傷寒中風皆有背微惡寒與時時惡風

而渴者亦以白虎人參湯治之蓋爲火爍肺金肺主氣者也肺傷則衛氣虛衛虛則表不足由是汗出身熱惡寒內經曰心移熱於肺傳爲膈消膈消則渴皆相火傷肺所致可知其要在救肺也石膏能治三焦火熱功多於淸肺退肺中之火是用爲君知母亦就肺中瀉心火滋水之源人參生津益所傷之氣而爲臣粳米甘草補土以資金爲佐也

竹葉石膏參粳草再加半夏與麥門虛羸少氣逆欲吐傷寒解後各藏津液胃分行平胃之逆瀉肺熱複以粳米淸化成以水煮藥去滓再內粳米煮米熟湯成

茯苓甘草湯

茯苓二兩甘草一兩加薑生薑三兩桂桂枝二兩自無汗出亡陽虛

傷寒汗出而渴者五苓散汗出不渴者茯苓甘草湯李中梓曰渴爲太

陽傳本故利小便以滌熱不渴爲表氣虛弱故與此湯以和衛

苓甘留液以安營薑桂行陽而實衛

小承氣湯　大承氣湯　調胃承氣湯　桃核承氣湯

麻仁丸　抵當湯又丸　宣明涼膈散一名連翹飲子　宣明三一承氣湯

小承氣湯黃大黃四兩朴厚朴二兩薑汁炙枳枳實四枚或作三枚去內穰炒淨秤半兩也大承氣湯加芒硝二兩或作一合半朴硝有逾頭者亦得大黃減用二兩酒洗厚朴加用四兩調胃承氣黃大黃二兩酒浸硝芒硝一兩三分或作一兩一分草甘草一兩桃核承氣加桂桂枝桃桃仁小者獨治胃中實

陽明病潮熱大便微鞕者可與大承氣湯不鞕者不可與之若不大便六七日恐有燥屎欲知之法少與小承氣湯湯入腹中轉失氣者此有燥屎乃可攻之若不轉失氣者此但初頭鞕後必溏不可攻之攻之必脹滿不能食也欲飲水者與水則噦其後發熱者必大便復鞕而少也以小承氣湯和之不轉失氣者愼不可攻也〇陽明病脈遲雖汗出不惡寒者其身必重短氣腹滿而喘有潮熱者此外欲解可攻裏也手足濈然而汗出者此大便已鞕也大承氣湯主之若汗多微發熱惡寒者外未解也其熱不潮未可與承氣湯若腹大滿不通者可與小承氣湯微和胃氣勿令大泄下〇陽明病其人多汗以津液外出胃中燥大便必鞕鞕則譫語小承氣湯主之若一服譫語止更莫復服〇陽明病譫語發潮熱脈滑而疾者小承氣湯主之因與承氣湯一升腹中轉失氣者更服一升若不轉失氣勿更與之明日不大便脈反微澀者裏虛也爲難治不可更與承氣湯也〇大陽病若吐若下若發汗微煩小便數

大便因鞕者與小承氣湯和之愈〇得病二三日脈弱無太陽柴胡證煩躁心下鞕至四五日雖能食以小承氣湯少少與微和之令小安至六日與承氣湯一升若不大便六七日小便少者雖不能食但初頭鞕後必溏未定成鞕攻之必溏須小便利屎定鞕乃可攻之宜大承氣湯〇下利譫語者有燥屎也宜小承氣湯

大者破實犯下焦

傷寒若吐若下後不解不大便五六日上至十餘日日晡所發潮熱不惡寒獨語如見鬼狀若劇者發則不識人循衣摸床惕而不安微喘直視脈弦者生澀者死微者但發熱譫語者大承氣湯主之若一服利止後服〇陽明病譫語有潮熱反不能食者胃中必有燥屎五六枚也若能食者但鞕耳宜大承氣湯下之〇汗出譫語者以其有燥屎在胃中

此爲風也須下者過經乃可下之下之若早語言必亂以表虛裏實故也下之則愈宜大承氣湯○二陽併病太陽證罷但發潮熱手足漐漐汗出大便難而譫語者下之則愈宜大承氣湯○陽明病下之心中懊憹而煩胃中有燥屎者可攻腹微滿初頭鞕後必溏不可攻之若有燥屎者宜大承氣湯○病人煩熱汗出則解又如瘧狀日晡所發熱者屬陽明也脈實者宜下之脈浮虛者宜發汗下之與大承氣湯發汗宜桂枝湯○大下後六七日不大便煩不解腹滿痛者此有燥屎也所以然者本有宿食故也宜大承氣湯○傷寒六七日目中不了了睛不和無表裏證大便難身微熱者此爲實也急下之宜大承氣湯○陽明病發熱汗多者急下之宜大承氣湯○發汗不解腹滿痛者急下之宜大承氣湯○腹滿不減減不足言當下之宜大承氣湯○病人不大便五六

日繞臍痛煩躁發作有時者此有燥屎故使不大便也○病人小便不利大便乍難乍易時有微熱喘冒不能臥者有燥屎也宜大承氣湯○陽明少陽合病必下利其脈不負者順也負者失也互相尅賊名爲負也脈滑而數者有宿食也當下之宜大承氣湯○少陰病得之二三日口燥咽乾者急下之宜大承氣湯○少陰病自利青水色純青心下必痛口乾燥者急下之宜大承氣湯○少陰病六七日腹脹不大便者急下之宜大承氣湯○餘見上註

調胃留中以泄熱

陽明病不吐不下心煩者可與調胃承氣湯○發汗後惡寒者虛故也不惡寒但熱者實也當和胃氣與調胃承氣湯○傷寒十三日不解過經譫語者以有熱也當以湯下之若小便利者大便當鞕而反下利脈調和者知醫以丸藥下之非其治也若自下利者脈當微厥今反和者此爲內實也調胃承氣湯主之○太陽病過經十餘日心下溫溫欲吐而胸中痛大便反溏腹微滿鬱鬱微煩先此時自極吐下者與調胃承氣湯若不爾者不可與但欲嘔胸中痛微溏者此非柴胡證以嘔故知極吐下也○太陽病三日發汗不解蒸蒸發熱者屬胃也調胃承氣湯主之○傷寒吐後腹脹滿者與調胃承氣湯○太陽病未解脈陰陽俱停必先振慄汗出而解但陽脈微者先汗出而解但陰脈微者下之而解若欲下之宜調胃承氣湯主之○傷寒脈浮自汗出小便數心煩微惡寒脚攣急反與桂枝湯欲攻其表此誤也得之便厥咽中乾煩躁吐逆者作甘草乾薑湯與之以復其陽若厥愈足溫者更作芍藥甘草湯與之其脚卽伸若胃氣不和譫語者少與調胃承氣湯若重發汗復加

燒針者四逆湯主之

桃核結血能令消

太陽病不解熱結膀胱其人如狂血自下下者愈其外不解者尚未可攻當先解外外解已但少腹急結者乃可攻之宜桃核承氣湯

小承氣加麻（麻仁）**杏**（杏仁）**芍**（白芍）**麻仁圓治脾不調**

王晉三曰下法不曰承氣而曰麻仁者明指脾約爲脾土過燥胃液日亾故以麻杏潤脾燥白芍安脾陰而後以枳朴大黃承氣法勝之則下不亾陰法中用丸漸加者脾燥宜用緩法非比胃寔當卽下也

桃核湯易桂硝草蝱虫水蛭抵當交飛走陽絡潛陰絡

蓄血之去不崇朝減其虫數（三分減之一）**爲丸制少腹血蓄治非淆**

太陽病六七日表證仍在脈微而沉反不結胸其人發狂者以熱在下焦少腹當鞕滿小便自利者下血乃愈所以然者太陽隨經瘀熱在裏故也抵當湯主之〇太陽病身黃脈沉結少腹鞕小便不利者爲無血也小便自利其人如狂者血證諦也抵當湯主之〇傷寒有熱少腹滿應小便不利今反利者爲有血也當下之不可餘藥宜抵當丸

調胃加成涼膈散黃芩梔子薄(薄荷)連翹三一承氣(腹滿實痛者大承氣證譫語下利調胃承氣證內熱不便小承氣證三者合而爲一脈數沉實者宜之)三方合(大黃芒硝厚朴枳實各半兩甘草一兩)臨證增損要推敲

小柴胡湯(太陽十條陽明三條厥陰一條差後一條) 柴胡桂枝湯 柴胡桂枝乾薑湯 柴胡加龍骨牡蠣湯 大柴胡湯 柴胡加芒硝湯 柴胡加大黃芒硝桑螵蛸湯

小柴胡內用人參(三兩)大棗(十二枚)生薑(三兩)半(半夏半升)草(甘草三兩)芩(黃芩三兩)經言少陽行身側製方大法實遵經黃芩降手太陰熱柴胡升足少陽清參草實脾半和胃仍用薑棗調營衛去滓再煎剛柔濟交陰陽者俾無爭

本太陽病不解轉入少陽脇下鞕滿乾嘔不能食尚未吐下脈沉緊者與小柴胡湯〇傷寒五六日中風往來寒熱胸脇苦滿默默不欲飲食心煩喜嘔或胸中煩而不嘔或渴或腹中痛或脇下痞鞕或心下悸小便不利或不渴身有微熱或欬者小柴胡湯主之〇血弱氣盡腠理開邪氣因入與正氣相搏結於脇下正邪分爭往來寒熱休作有時默默不欲飲食藏府相連其痛必下邪高痛下故使嘔也小柴胡湯主之〇服柴胡湯已渴者屬陽明也以法治之〇婦人中風七八日續得寒熱發作有時經水適斷者此爲熱入血室其血必結故使如瘧狀發作有時小柴胡湯主之〇傷寒五六日頭汗出微惡寒手足冷心下滿口不欲食大便鞕脈細者此爲陽微結必有表復有裏也脈沉亦在裏也汗出爲陽微假令純陰結不得復有外證悉入在裏此爲半在裏半在外也脈雖沉緊不得爲少陰病所以然者陰不得有汗今頭汗出故知非少陰也可與小柴胡湯設不了了者得屎而解〇陽明病發潮熱大便溏小便自可胸脇滿不去者小柴胡湯主之〇陽明病脇下鞕滿不大便而嘔舌上白苔者可與小柴胡湯上焦得通津液得下胃氣因和身濈然而汗出解也〇嘔而發熱者小柴胡湯主之〇傷寒陽脈澀陰脈弦法當腹中急痛者先與小建中湯不差者與小柴胡湯

胸煩不嘔參半去鬱熱泄以瓜蔞仁(胸中熱聚而氣不逆邪氣欲漸成實也)

痞鞕(脇下痞鞕)去棗加牡蠣畜水(心下悸小便不利)去芩加茯苓腹痛去芩加芍藥渴去半加瓜蔞根不渴外有微熱者去參加桂(桂枝)覆令溫欬去生薑參大棗乾薑五味可以增大約方後加減法神而明之存乎人柴胡桂枝二湯合(傷寒六七日發熱微惡寒支節煩疼微嘔心下支結外證未去者此主之)經劑開結歸權衡柴胡桂枝乾薑者三陽經藥揭湯名芩(黃芩)草(甘草)括蔞根牡蠣三陽邪結可以行柴胡湯加龍骨蠣(牡蠣)鉛丹苓(茯苓)桂(桂枝)大黃幷此方施治審處所併病少陽與陽明轉少陽樞轉側利開陽明闔熱邪平本湯去參去甘草加枳(枳實)加芍(芍藥)加將軍(大黃也)大柴胡湯散裏結專攻邪熱於無形

太陽病過經十餘日反二三下之後四五日柴胡證仍在者先與小柴

胡湯嘔不止心下急鬱鬱微煩者爲未解也與大柴胡湯下之則愈〇傷寒十餘日熱結在裏復往來寒熱者與大柴胡湯但結胸無大熱者此爲水結在胸脇也但頭微汗出者大陷胸湯主之〇傷寒發熱汗出不解心下痞鞕嘔吐而下利者大柴胡湯主之

本湯加硝芒硝**滌胃熱浸潤取利護脾經**

傷寒十三日不解胸脇滿而嘔日晡所發潮熱已而微利此本柴胡證下之而不得利今反利者知醫以丸藥下之非其治也潮熱者實也先宜小柴胡湯以解外後以柴胡加芒硝湯主之〇內臺方議問曰潮熱者實也既實且熱何不用大柴胡大小承氣湯下之却用芒硝何也答曰潮熱雖實奈先以丸藥傷動藏府再用大黃下之則脾氣傷而復成壞證只得用芒硝浸潤之而取利也〇醫用丸藥此是許學士所云巴豆小丸子藥強迫溏糞而下者

大黃螵蛸桑螵蛸**再加入實熱雖攻還固陰**

王晉三曰此湯亦有方而無證大都用柴胡湯其邪必從少陽而來熱及於陽明者加芒硝熱實於陽明者加大黃其邪入陽明而後可議下然裏虛之應下者加芒硝當佐人參以安中若加大黃當佐桑螵蛸固陰續絕以安下此少陽而有陽明證者下之之方也

四逆散

熱淫於內四逆散

內臺方議云四逆爲傳經之邪乃陽熱已退邪氣不散將傳陰而未入也此只屬陽故與凉劑以治之汪苓友曰陽熱已退言陽經之邪熱歛而退入於裏以故外不熱而四逆仲景用四逆散者乃和解邪熱兼消

裏實之劑雖云治少陰實陽明少陽藥也

芍芍藥**甘**甘草**枳實柴胡揀**各十分搗篩白飲和服**欬利五味與乾薑**

方後加藥法欬者加五味子乾薑各五分並主下利汪苓友曰亦有肺熱而欬者不可拘也下利亦然

悸者桂枝還入選

內臺方註云氣虛不能通行於心則心下築築而動悸也桂枝入心故加之汪苓友曰亦有邪熱乘心包而動悸者不可以氣虛例治之

小便不利加茯苓腹痛熟附須毋舛

成註云裏虛遇邪則痛加附子以補虛汪苓友曰前成註於方後云熱淫於內佐以甘苦以酸收之以苦發之枳實甘草之苦甘以泄裏熱芍藥之酸以收陰氣柴胡之苦以發表熱蓋裏熱宜泄雖腹痛未必是虛若用炮附子必致大害建安許氏云古金鏡方中倍加芍藥以其能止痛也後人改作附子此豈從治之法耶

泄利下重薤白加下焦氣滯能舒展厥應下之本散宜

苦辛酸甘勝遞衍

王晉三曰厥陰下之故雖少陰逆而屬陽邪陷入者亦可下但不用寒下耳此四味而爲下法者從苦勝辛辛勝酸酸勝甘乃可以勝腎邪故得稱下

桔梗湯 半夏散 苦酒湯 猪膚湯

桔梗甘草桔梗湯開提少陰熱邪方桔梗苦降復辛散

載以甘草清重堂咽喉名**半夏散用桂枝草**炙甘草**不能散**

服令作湯咽痛不能嚥者用湯下**半夏入陰散鬱熱桂甘引邪出太**

陽庶乎半夏治咽痛可無劫液遺後殃少陰水虧用苦酒不能語言咽生瘡方以半夏之辛滑佐鷄子清去其黃殼內半酒安火上三沸去渣少少嚐半夏十四枚洗鷄子一枚去黃內苦酒著鷄子殼中再內半夏著苦酒中以鷄子殼置刀鐶中安火上三沸去渣少少含嚥之下利咽痛胸煩滿猪膚用一斤即鮮猪皮也吳綬以爲燖猪時刮下黑膚非革外厚皮之淺矣粉白粉五合蜜白蜜一升共熬香

黃連阿膠湯

黃連四兩阿膠三兩配芩黃芩二兩芍芍藥二兩攪鷄子黃二枚令相得先煑芩連芍去渣內膠烊盡小冷內鷄子黃攪令相得少陰心煩不得臥滋陰和陽大法則此與三陽用瀉心芩連兩味原皆藉導引之法異其宜從陰從陽有差別胃中不和心下痞參甘補廱黃下實君火熱化乃陰煩難任芩連單直折雞膠心腎輸相交從中收陰芍酸濇火位之下陰精承立方精義由茲出

柯韻伯曰此少陰病之瀉心湯也凡瀉心必藉連芩而導引有陰陽之別病在三陽胃中不和而心下痞鞕者虛則加參甘補之實則加大黃下之病在少陰而心中煩不得臥者既不得用參甘以助陽亦不得用大黃以傷胃矣用芩連以直折心火用阿膠以補腎陰鷄子黃佐芩連於瀉心中補心血芍藥佐阿膠於補陰中歛陰氣斯則心腎交合水升火降以扶陰瀉陽之方變而爲滋陰和陽之劑也○汪苓友曰少陰病熱當但欲寐茲則不得寐者蓋熱微則昏沉而欲寐熱甚反擾亂而不得臥也又曰此條少陰病必口燥舌本乾而渴者否則心煩不得臥幾與陽明病無別矣學者臨證宜細診之

四逆湯　通脈四逆湯　通脈四逆加猪胆汁湯　四逆加人參湯　茯苓四逆湯

四逆湯名以證傳生附生附子一枚去皮破八片乾薑半兩炙草二兩全

傷寒脈浮云云至四逆湯主之一條見前調胃承氣湯註○傷寒醫下之續得下利清穀不止身疼痛者急當救裏後身疼痛清便自調者急當救表救裏宜四逆湯救表宜桂枝湯○病發熱頭痛脈反沉若不差身體疼痛當救其裏宜四逆湯○脈浮而遲表熱裏寒下利清穀者四逆湯主之○自利不渴者屬太陰以其藏有寒故也當溫之宜服四逆輩○少陰病脈沉者急溫之宜四逆湯○少陰病飲食入口即吐心中溫溫欲吐復不能吐始得之手足寒脈弦遲者此胸中實不可下也當吐之若膈上有寒飲乾嘔者不可吐也急溫之宜四逆湯○大汗出熱

不去內拘急四肢疼又下利厥逆而惡寒者四逆湯主之○大汗若大下利而厥冷者四逆湯主之○下利腹脹滿身體疼痛者先溫其裏乃攻其表溫裏宜四逆湯攻表宜桂枝湯○嘔而脈弱小便復利身有微熱見厥者難治四逆湯主之○成氏明理論云四逆屬少陰少陰者腎也腎肝位遠非大劑不能達內經曰遠而奇偶制大其服此之謂也○內臺方議云病在於表之陽者葛根湯麻黃湯可汗之病在於表之陰者桂枝湯麻黃附子細辛湯可汗之病在於裏之陽者大小承氣湯大柴胡湯皆可下之病在於裏之陰者四逆湯白通湯眞武湯皆可溫之

少陰用以救元海太陰用以溫藏寒厥陰薄厥既能救太陽誤下亦能安倍用乾薑卽通脈少陰下利格陽痓

方後加減法面色赤者加葱白九莖腹中痛去葱加芍藥二兩嘔者加

生薑二兩咽痛者去芍藥加桔根一兩利止脈不出者去桔根加人參二兩久病脈與方應者乃可服之〇主治少陰病下利淸穀裏寒外熱手足厥逆脈微欲絕身反不惡寒其人面赤色或腹痛或乾嘔或咽痛或利止脈不出者〇汪苓友曰據條辯云通脈者加葱之謂其言甚合制方之意况上證云脈微欲絕云云其人面赤色其文一直貫下則葱宜加入方中不當附後

格拒甚加猪胆汁從治之法爲要端四逆本湯參一兩人參加入亡陰利止惡寒脈微而利利止者亡血也此主之入鎗煎發汗若下煩躁者上方加茯六兩茯苓遵玉函與不出汗之煩躁用大靑龍湯相去徑庭

桂枝附子湯　桂枝附子去桂加白朮湯　甘草附子湯

桂枝去皮四兩附子三枚泡去皮破八片治風濕炙草三兩炙甘草薑三兩生薑棗十二枚劈大棗參相得寒溫從陰嘔渴無風脈浮虛偏帶濇若大便鞕小便利湯去桂枝加白朮

傷寒八九日風濕相搏身體疼煩不能自轉側不嘔不渴脈浮虛而濇者桂枝附子湯主之若其人大便鞕小便自利者桂枝加白朮湯主之〇汪苓友曰寒凝則痛風擾則煩濕着則不能轉側乃三氣相夾之病若風氣勝則風從陽在裏必見熱渴等證矣茲則風爲寒濕所持寒濕從陰在裏不嘔不渴雖至八九日之久不作鬱熱診其脈又浮虛而濇成註引經云風則浮虛脈來濇者當病寒濕且脈浮主表身又疼煩裏不嘔渴知風濕但在經也與桂枝附子湯以溫經散風濕有如上條證全具矣若其人大便鞕小便自利者後條辯云此濕雖盛而津液自虛也上湯去桂以其能走津液加朮以其能生津液蓋濕熱鬱於裏則小

便不利寒濕搏於經則小便自利白朮爲脾家主藥燥濕以之滋液亦以之也

甘草附子炙甘草泡附子朮白朮桂桂枝並和衛溫經偶方式

成無巳曰桂枝甘草之辛甘發散風邪而和衛附子白朮之辛甘解濕氣而溫經〇後條辯云桂枝附子等三方俱用附子者以風傷衛而表陽已虛加寒濕而裏陰更勝凡所見證皆陽氣不充故經絡關節得著濕而衛陽愈虛耳

和衛爲衛受風傷溫經爲濕流關節

風濕相搏骨節煩疼掣痛不得屈伸近之則痛劇汗出短氣小便不利惡風不欲去衣或身微腫者甘草附子湯主之

眞武湯　附子湯

眞武生薑三兩苓三兩茯苓朮二兩白朮芍三兩芍藥附子一枚炮再剝炮去皮破八片坎宮火用不宜行腎家水體須疏鑿附子走腎溫裏寒芍苓朮可消留着辛溫薑散四肢水少陰開闔如鼓橐

成氏明理論云眞武北方水神也而屬腎用以治水焉靑龍湯主太陽病眞武湯主少陰病少陰腎水也此湯可以和之少陰病二三日不巳至四五日腹痛小便不利四肢沉重疼痛自下利者此爲有水氣其人或欬或小便利或下利或嘔者眞武湯主之

欬加乾薑辛細辛五味小便利者茯苓削下利去芍加乾薑校對正文疑有錯

正文云自下利者而方中有芍藥加減法又云下利者去之原文疑有

錯誤

嘔者去附益生薑足成半斤須稱度然白通加猪胆汁治嘔未聞附去却將毋方後加減條或係後人附會作

去薑加參人參二兩名附子生用二枚少陰固表禦邪藥此與麻黃附子湯分細辛甘草二湯治少陰表似相若彼病外來溫散宜

而此內出溫補確蓋以口和背惡寒無熱由於正氣弱氣虛勢必血隨虛扶陰所以還資芎

白通湯　白通加猪胆汁湯

生附附子一枚生用去皮乾薑一兩白截葱葱白四莖少陰下利脈微逢薑附性燥腎所苦葱白通之號白通

陳亮斯曰此方與四逆湯相類獨去甘草蓋驅寒欲其速辛烈之性取

其驟發直達下焦故不欲甘以緩之也而尤重在葱白少陰爲陰天之寒氣亦爲陰兩陰相合而偏於下利則與陽氣隔絕不通姜附之力雖能益陽不能使眞陽之氣必入於陰中惟葱白味辛能通陽氣令陰得陽而利自可愈蓋大辛大熱之藥原非吾身眞陽不過藉以益吾陽氣非有以通之令眞陽和會曷有濟耶

加嘔而煩厥無脈人尿猪胆入湯中

少陰病下利白通湯主之○少陰病下利脈微者與白通湯利不止厥逆無脈乾嘔煩者白通加猪胆汁湯主之服湯脈暴出者死微續者生

桃花湯　白頭翁湯

桃花赤石赤石脂一斤一半全用一半篩末乾薑一兩米粳米一升固脫散寒扶正耳

少陰病下利便膿血者桃花湯主之○少陰病二三日至四五日腹痛小便不利下利不止便膿血者桃花湯主之

下焦不約爲裏寒方與白頭翁異矣白頭白頭翁二兩厥陰熱利方秦皮連黃連柏黃柏各三兩相排比

熱利下重者白頭翁湯主之○下利欲飲水者以有熱故也白頭翁湯主之○成註引內經曰腎欲堅急食苦以堅之利則下焦虛是純苦之劑堅之○汪苓友曰下焦者肝腎所主肝主疎泄而反下重者邪熱進瘀氣滯而不行也條辯云白頭翁逐血以療澼秦皮洗肝而散熱黃連調胃而厚腸黃柏除熱而止泄成註云四味皆苦寒愚以白頭翁獨帶辛溫故泄熱之中兼散邪之力也

吳茱萸湯

吳茱萸治痛上攻乾嘔吐沫寒氣衡乾嘔吐涎沫頭痛者吳茱萸湯主之○屬厥陰吳萸吳茱萸一升洗辛烈味苦厚治涎上逆能溫中良由胃中虛寒極厥陰經氣乃肆兇人參三兩薑生姜六兩棗大棗十二枚十奠安胃振坤合德陰翳空是知一陽厥陰起生生之氣貴不窮

厥陰肝木雖爲兩陰交盡而一陽之眞氣實起其中此之生氣一虛則三陰濁氣直逼中上不惟本經諸證悉具將陽明之健運失職以至少陰之眞陽浮露而吐利厥逆煩躁欲死食穀欲嘔種種叢生矣仲景於少陰則重固元陽於厥陰則重護生氣當深思而得之

少陰吐利厥煩躁陽明欲嘔穀不容用此方者均借用風寒之氣本相通

理中丸又湯金匱腎着湯　烏梅丸　活人枳實理中丸

理中參人參朮白朮草炙甘草乾薑各三兩用蜜丸如鷄子黃中

焦熱既五苓散中焦寒則理中方

霍亂頭痛發熱身疼熱多欲飲水者五苓散主之寒多不用水者理中丸主之○大病差後喜睡久不了了者胃上有寒當以丸藥溫之宜理中丸

却恐湯性易輸化留戀之能非所長以上四物依兩數

用水煮即理中湯動氣臍上築者腎氣動也去朮加入桂四兩吐多

去朮加生薑嘔家不喜朮故去之若下多者朮還用悸加茯苓實相

當腹痛添參足前四兩半渴添朮本草白朮能益津液故足前成四兩半寒亦乾薑

四兩强腹滿去朮加附子

汪苓友曰腹滿者愚以寒氣實也白朮能壅氣故去之然胃中虛寒中空無物而滿白朮在所不忌寒甚若脈微手足厥逆惡寒者加附子

加減之法可推詳腰下重着用腎着本方加苓茯苓參汰

將

腎受濕着而重痛故以燥濕爲務非腎虛腰痛可混用也

本方只取薑參品乾薑十兩人參六兩柏黃柏六兩連黃連一斤附炮附子六兩桂桂枝六兩

細細辛六兩椒蜀椒四兩去汗當當歸四兩酒漬烏梅烝搗爛烏梅三百個以苦酒漬一宿去核烝之五升米下飯熟搗成泥和藥內臼中蜜杵丸

烏梅丸治吐蚘良此治藏寒蚘厥又主久利蚘從大便出者

枳實理中加茯茯苓枳虛寒痞滿治中央

牡蠣澤瀉散

牡蠣澤瀉散爲名商陸根熬煎恐殺人洗蜀漆腥海藻

鹹葶藶熬配括蔞根白飲和服方寸匕濕腑腫消小便

行

大病差後從腰以下有水氣者牡蠣澤瀉散主之○柯韵伯謂此爲叔和插入者汪苓友曰或問大病差後成註既云脾胃氣虛何不竟用補脾之劑使脾胃氣旺腎水不將有制約耶余曰然尙論篇亦云脾土告困不能攝水疑者以爲不顧其虛而反用牡蠣澤瀉散峻攻殊不知此正因水勢未犯身半以上急驅其水所全甚大設用輕劑則陰水必襲入陽界驅之恐無及矣愚以言雖如此使脾土果虛如仲景五苓散方亦可借用但方中藥宜去桂加牡蠣海藻投之甚穩蓋此條係下焦水熱證故不宜加桂也

甘草湯　文蛤散　燒褌散　猪胆導　蜜煎導

甘草乾薑湯　乾薑附子湯　赤石脂禹餘粮湯　桂枝甘草湯　芍藥甘草湯　桂枝甘草龍骨牡蠣湯　芍藥甘草附子湯　茯苓桂枝白朮甘草湯　茯苓桂枝甘草大棗湯

厚朴生薑甘草半夏人參湯　乾薑黃芩黃連人參湯

黃芩人參湯

甘草甘草湯治少陰病二三日咽痛者先與服文蛤用奇單

病在陽應以汗解之反以冷水潠之若灌之其熱被却不得去彌更益煩肉上粟起意欲飲水反不渴者文蛤散沸湯和服○文蛤取用紫斑紋者得陰陽之氣若黯色無紋者餌之令人狂走赴水

燒褌治陰陽易病猪胆取汁和醋少許灌穀道中食頃當大便出與蜜煎煎如飴捻作挺內穀道中

以手急抱欲大便時去之 甘草乾薑復陽氣見調胃承氣湯歌括內 乾薑附子解晝

煩

治下之後復發汗晝日煩躁不得眠夜而安靜不嘔不渴無表證脈沉

微身無大熱者

赤石脂與禹餘粮從手陽明修閘關

傷寒服湯藥下利不止心下痞鞕服瀉心湯已復以他藥下之利不止醫以理中與之利益甚理中者理中焦此利在下焦赤石脂禹餘粮湯主之復利不止者當利其小便○王晉三曰仲景治下焦利重於固濇以陽明不闔太陰獨開下焦關閘盡撤耳故從手陽明攔截穀道修其關閘

桂枝甘草汗悸治治發汗過多叉手自冒心心下悸欲得按者 芍藥甘草營分安見調胃承氣湯歌括內○白芍補營血炙甘草和陰氣 桂枝甘草龍骨蠣收斂浮越散

火燔治火逆下之因燒針煩躁者 芍藥甘草炮附子外可攘而內可完發汗病不解反惡寒者虛故也芍藥甘草附子湯主之 苓桂朮甘辛散逆陽氣外虛補以甘治吐下後心下逆滿氣上冲胸起則頭眩脈沉緊發汗則動經身爲振搖此湯主之 茯苓桂枝甘草棗

奔豚之泄用甘瀾治發汗後其人臍下悸欲作奔豚者 厚朴薑草半參合汗後氣虛腹脹寬治太陽發汗後腹脹滿此內雖作脹外無脹形由脾胃津液不足也 乾薑芩連人參合吐下寒格可轉旋治傷寒本自寒下醫復吐下之寒格更逆吐下若食入口即吐者 黃芩人參朮出證桂枝半半夏 棗大棗 薑用乾太陽纔入少陽界彷小柴胡見一班

李中梓曰仲景立方動以觔計或稱升合者何其多也及考其用末藥只服方寸匕丸藥如梧桐子大者多不過三十粒又何其少也丸散湯液豈得如此懸絕耶千金本草皆以古三兩爲今一兩古三升爲今一升可爲準則且仲景湯液並分三次服則輕重止得三分之一而服法又得三分之一豈非古之一兩僅得今之一錢乎局方綱目概以今之五錢作爲一劑則失之太少陶氏吳氏各以意爲輕重盡變古法則其失更甚

傷寒附方

冲和湯舉要 九味羌活湯易老

桂枝麻黃類用者莫輕易我有一神方不犯三陽忌羌羌活 防防風 芎芎藭 細細辛 芷白芷 芩黃芩 草甘草 二朮蒼朮白朮 地生地 粗末米水煎風寒俱解利以上古歌 芍藥白朮去加芎川芎 即九味

神朮湯海藏 又白朮湯

神朮湯原朮用蒼防風甘草配葱葱白 薑生薑此治內傷冷飲外感寒邪無汗之方

六氣司天有加法太陽寒水桂枝羌羌活 燥金升麻及白芷相火黃芩與地黃其加白朮藁本者司天濕土太陰方少陰君火加細細辛 獨獨活 厥陰風木加芎川芎 防防風 要之氣至却無定隨其所見須推詳

歲之主氣與月建日時同前應見者皆當依司天之例而加之

本方蒼朮換白朮即治有汗內外傷

大羌活湯東垣

大羌活湯羌獨活二防防風防己 二朮蒼朮白朮 芩黃芩 連黃連 綴甘甘草 辛細辛 芎川芎 地地黃 生知母方疏兩感明之說

羌活湯廣筆記

羌活前胡草(甘草)葛根生薑大棗並杏仁太陽之證洪浮脈解表方傳繆仲醇

返陰丹(活人)霹靂散

返陰丹從鐵銚出先半元精(太陰元精石二兩研先用一半鋪鐵銚內)次硝石(二兩研用一半鋪元精石上)中下硫黃(研末五兩)又下硝(又下硝石加硫黃末上)却以元精末蓋訖小盞合煅勿烟多急着地面瓦盆覆候冷取出研如麵和勻附(炮附子)桂(桂心)乾薑末(各半兩)軟飯爲丸艾湯下陰毒喘促與吐逆若是陰證少腹痛小便不通囊縮入丹合當歸四逆湯並灸臍下石門穴(在臍下二寸)其有陰盛格陽證煩躁身熱復面赤脈或伏絕或沉細炮附細茶(炮附子一枚細茶三錢煎入蜜二匙冷服汗出得睡愈)號霹靂

升麻鼈甲湯(金匱)陽毒升麻湯(千金)又陰毒甘草湯 犀角玄參湯 升麻葛根湯

升麻鱉甲治陽毒(升麻二兩鱉甲一片)當歸(一兩)甘草(三兩)雄黃(半兩)蜀(蜀椒一兩)去蜀椒雄卽治陰可知異氣非時觸若以寒熱解陰陽臨證茫無措手足

李中梓曰觀陰陽二毒並用一方已可異矣陽毒反用雄黃蜀椒溫熱之藥陰毒反去雄黃蜀椒溫熱之藥則知此證感天地惡毒之異氣非傷寒餘疾昭然可見乃後賢却以大寒治陽毒大熱治陰毒於仲景之旨徑庭

千金升麻與甘草加減升麻鱉甲六(六味)鱉去桂(桂心)加名升麻(以治陽毒)去雄(六味中去雄黃)甘草陰經服犀角玄參有射干升麻甘草黃芩續咽痛狂言斑毒盛犀角瀉南參(元參)補北

升麻葛根發斑疹甘草兼之芍藥白不透須加紫草茸加參(人參)却爲兼虛脈

大青四物湯(活人)大青湯 犀角地黃湯

大青四物阿(阿膠)草(甘草)豉(豆豉)汗吐下後斑蒋至(治傷寒熱病十日以上發)(汗及吐利後熱不除身上斑出)又大青湯膏(石膏)知(知母)草(甘草)玄參竹葉荆(荊芥)通(木通)地(生地)犀角地黃白芍丹(丹皮)行中有補中和劑(治傷寒及溫病)(應發汗不發汗內有瘀血鼻衄吐血面黃大便黑兼治瘡疹出太盛以此解之)

伊尹三黃湯(倉公名火齊湯金匱名瀉心湯)金花湯 三黃石膏湯 黃連解毒湯 金花丸 當歸丸

三黃芩(黃芩)連(黃連)黃(大黃)鼎足用麻沸湯一升漬三黃湯改

金花湯大黃删去加黃柏三黃石膏用金花麻黃梔(山梔)豉(豆豉)薑(生薑)葱白金花湯內加山梔方以黃連標解毒解毒研末金花丸大金花丸黃(大黃)上續當歸膏丸黃草(甘草)連(黃連)內實發斑便閉服

普濟消毒飲

普濟消毒馬屁勃芩(黃芩)連(黃連)白芷翹(連翹)甘(甘草)桔(桔梗)升(升麻)柴(柴胡)牛蒡與殭蠶玄參青黛生薑入煎服臥使藥上行主治天行大頭疫

二陳湯(局方)小半夏湯(金匱又名生薑半夏湯)又大半夏湯 橘皮竹茹湯 半夏厚朴湯(卽四七湯)溫胆湯(千金)參胡溫胆湯 十味溫胆湯

二陳半夏陳皮畜茯苓甘草薑(生薑)梅肉(烏梅肉)燥痰減半
夏生薑加麥門冬與竹瀝火痰黃連竹茹添老痰蛤粉
海浮石小半夏湯只半薑却把生薑搗取汁又名生薑
半夏湯主治喘嘔痰在膈加參卽大半夏湯薑減煎須
揚水蜜(以水和蜜揚二百四十遍煎半夏人參二味)胃反嘔吐此方宜千金治氣
橘皮入(千金方有橘皮治氣滿腹脹)橘皮竹茹胃虛噦薑(生薑)棗(大棗)參(人參)
甘(甘草)作一服又有半夏厚朴湯三因七氣亦四七(半夏厚朴)
(湯卽三因方七氣湯亦名四七湯與局方之四七湯用人參官桂半夏甘草四味亦名七氣湯者不同)半(半夏)苓(茯苓)蘇(紫蘇)
朴(厚朴)薑(生薑)紅棗能治咽喉梅核結溫胆二陳用橘紅紅
棗竹茹與枳實溫胆去竹茹紅棗參(人參)胡(柴胡)溫胆因寒
熱(治往來寒熱嘔而痞悶)溫胆去茹合十味棗仁遠(遠志)地(熟地)味(五味)參

(人參)益(汪集解二陳湯無烏梅加枳實竹茹爲溫胆再加人參遠志棗仁熟地爲十味溫胆湯與張石頑方祖所輯不同)寒涎
沃胆總須溫却有歸脾湯法脈
平胃散(局方)藿香正氣散　不換金正氣散
平胃蒼(蒼朮)陳(陳皮)朴(厚朴)草(甘草)平胃中宿食一時清藿香正
氣兼平胃芷(白芷)桔(桔梗)蘇(紫蘇)苓(茯苓)半(半夏)腹(大腹皮)增吐瀉能
和風濕散內傷外感治皆應平胃散中加藿(藿香)半(半夏)正
氣還推不換金
萎蕤湯(活人)
萎蕤石(石膏)杏(杏仁)葛(葛根)麻黃羌活芎(川芎)薇(白薇)與木香(青木香)
少陰厥陰風溫病祛風祛熱暢東方
李中梓曰先傷於風復傷於熱風熱相搏乃爲風溫麻黃葛根羌活川
芎祛在表之風萎蕤石膏杏仁白薇祛在表之熱大抵風證多本厥陰
故以青木香暢東方之氣則熱易解耳
千金此湯無葛根且用獨活不用羌
參胡三白湯　人參三白湯
參(人參)胡(柴胡)苓(白茯苓)朮(白朮)芍(白芍)三白扶其正氣餘邪伏(治過經不解人弱脈虛)
人參三白去柴胡一例生薑大棗肉伏寒因逼
無根火稀少淡紅斑退速
半夏桂枝甘草湯
半夏桂枝甘草湯暴寒伏氣少陰方旬月乃發脈微弱
證先咽痛似寒傷非咽痺病次下利主之以此細嚥良
(入生薑煎放冷少少細嚥之)服後再用四逆散二日便差身康強

調中湯(活人)
調中苓(茯苓)朮(白朮)芩(黃芩)甘(甘草)桔(桔梗)葛根芎(本用藁本無則以川芎代)芍(芍藥)
大黃疊下利迷悶脈數時或因盛熱暴寒折去黃主治
在風溫兼及陽病利協熱
治夏月忽有暴寒折於盛熱熱結於四肢則壯熱頭痛寒傷於胃則下
利或血或水或赤狀熱迷悶脈數宜下之去大黃即治風溫兼治陽病
因下遂協熱利不止及傷寒不因下自利表不解而脈浮數者
防已黃芪湯(金匱)
防已黃芪朮(白朮)草(甘草)共薑(生薑)棗(大棗)煎醫風濕痛惡風自
汗脈兼浮服後皮中當蠕動腰下如冰被繞腰溫令微
汗釋其重

四生丸　茅花湯

四生丸治血妄行地黃柏葉艾艾葉荷荷葉生暫用還須善

其後用歸脾養營等藥不然過劑即傷營茅花煎汁治鼻衄無花

根代流亦停

丁香柹蒂散　乳香硫黃散

丁香柹蒂與茴香乾薑陳皮與良薑胸中虛寒呃逆者

却教寒谷可回陽陰寒呃逆又用蚒艾酒煎乳香硫黃

鼻嗅乾金得其職迴異火炎氣逆搶

連翹敗毒散

連翹敗毒羌羌活防防風薄薄荷升麻柴柴胡桔桔梗芎川芎歸當歸芍

芍藥梔炒梔芩黃芩牛蒡與玄參主治發頤消腫藥

紫雪

紫雪升麻六錢與好金黃金十兩石膏凝水凝水石乃鹽精滲入土中年久結成清瑩有稜入水卽化者各四兩八錢木沉丁三香各五錢玄參一兩六錢甘草八錢犀犀角羚角

各兩一切熱證總須行先煮黃金水五升至三升次入藥再煮至一升

再投朴硝攪勿停投朴硝三兩二錢微火煮用柳木篦子攪盆貯更下硃砂麝各三

錢急搐令勻似雪凝

清中安蚘湯汪苓友新增

清中安蚘梅烏梅川椒黃柏黃連枳實饒病者胃中虛熱

嘔加參人參去枳用休淆

玄黃膏汪苓友新增

玄黃膏蒸合搗方生地玄參與大黃腹脹還宜加朴厚朴

枳枳實兩許投之百沸湯

導赤散　龍胆瀉肝湯　瀉青丸

導赤通木通甘草梢生地黃加成龍胆草瀉肝湯柴芩梔子

歸車車前子澤澤瀉木火能令頓改涼瀉青龍胆生軍配梔

子芎歸羌活防

瀉黃散　錢乙瀉黃散

瀉黃散內重須防風甘草梔子膏石膏與藿香更有防風

甘草芩黃芩枳殼芷白芷斛石斛半夏升麻亦瀉黃

瀉白散　東垣加減瀉白散

瀉白桑白皮甘草地骨皮粳米能教肺火一時清更有東

垣加用法參人參苓茯苓五味與青皮陳皮

中風證治賦

養三軒學人陸儋辰編

風之中人由門戶進人中於風隨淺深病絡經府藏推詳宜盡

御纂金鑑曰中風一證分中血脈中府中藏始自李東垣中血脈者大秦艽湯中府者小續命湯中藏者三化湯然從未見有三化湯中藏之證惟金匱書中分爲四證曰絡曰經曰府曰藏其說最爲的當蓋口眼喎邪肌膚不仁邪在絡也左右不遂筋骨不用邪在經也昏不識人便溺阻隔邪在府也神昏不語唇緩涎出邪在藏也學者細閱諸家之論自知不謬云爾

喎僻不仁在絡可信桂枝附子桂枝湯附子散**二方酌訂兼骨節**

疼爲風氣併風氣攻注**虛大秦艽**湯治形氣虛者用大秦艽湯**實烏藥順**氣散**左右不遂筋骨不任邪在於經加減續命心淸語蹇關營衛分黃芪五物**湯**補外功峻**千金小續命湯易老有六經加減法

御纂金鑑云因虛召風中人經絡心淸語蹇舌軟難言者此非痰火爲病乃營衛不足宜黃芪五物湯經曰衛虛則不用營虛則不仁君黃耆補衛臣枝芍益營佐薑棗以和之也不仁不用在右屬氣倍黃耆在左屬血加當歸在下腿膝軟者加牛膝骨軟不能久立者加虎骨筋軟難於屈伸者加木瓜周身或左或右經絡不宣通者加炮附子有寒亦加之此方屢效功力專於補外故不用人參補內甘草和中也

經絡初中外散爲正金石麝黃牛黃**內奪犯禁**

惟中藏之證閉而非脫者宜蘇合香丸牛黃丸至寶丹之類若中府中血脈之證斷不宜用恐引風深入也

小便忌利自汗之證

毋論風中淺深但見自汗則津液外出小便自少若更利之則津液下竭營衛之氣轉衰無以制風火之勢必增煩熱而眞陰日亡也况陽明經利其小便尤爲犯禁少陰經利其小便必失溲而殺人矣

表裏通治至寶祛風至寶膏**通聖**防風通聖散**昏不識人便溺阻隔入府之邪內外充斥風初入胃面腫能食肌肉蠕瞤手足牽掣胃風**湯此升麻胃風湯非人參胃氣湯**祛風風從外撤**

風入胃經目瞤面腫用升麻胃風湯之升葛麻黃輩驅之外散其風入胃而釀營衛之偏盛成爲寒熱亦用此方若風入胃中能食便血四射及久風成爲飧泄則風已入裏又當人參胃風湯之桂芎祛之內散此表裏之權衡也

風既入胃五變可說消中而外厥巔寒熱又有癘風以及飧泄推原內經方有交涉經於中府只列胃風府邪歸胃陽明居中

舊說中府病在表肢節廢脈浮惡風拘急不仁外有六經形證如太陽頭痛身熱脊强之類又云中府者多兼中藏如左關脈浮弦面目靑中膽兼中肝之類又云中府面加五色脈浮弦而多惡風大法當汗之又云中府者多身痛爲風氣所束經脈不和宜鐵彈丸虛寒者十味剉散然內經只列胃風蓋胃爲六府之總司府邪必歸之也胃風湯方即痺成消中之理喻氏又謂但治其風不治其熱殊不合內經之旨必於竹瀝麥冬花粉葳蕤石膏生地梨汁甘寒藥中加入升麻葛根甘草爲劑始克有當况風入

胃中內經迹其五變隨人之寒熱或上或下變病不可不習不察徒檢方而治病也

形氣實者三化審攻虛順氣丸腸胃緩通

胃府之證內實便秘者間有可下然不過改其煩熱非大下也其風中經絡只宜驅之使從外散挾虛者補虛挾火者清熱挾氣者開鬱挾濕者導濕挾痰者豁痰則風外出誤下則風邪乘虛入府入藏釀禍無窮若夫中藏之候多有平素積虛藏眞不守者下之立亡蓋中藏有緩急二候中府、日久熱勢深極傳入藏者此力可下而下必使風與熱俱去塡其空竅則風不再生若徒開其壅瘀必反增風勢何以下爲哉其卒虛身中急證下藥入口卽不甦矣彼子和以下立法機要以中藏宜下爲言是指下爲定法胡可訓耶御纂金鑑於中府昏不識人便閉腹滿之形氣屬實者用三

化湯形氣虛者用搜風順氣丸緩緩治之以通腸胃中之氣

火熱氣濕痰虛六賊藏氣先傷勾引深入神昏不語唇緩涎出藏邪迸心預防宜密四支煩重陽虛當識心若惡寒黑散塡塞厥陰自汗發熱燥煩果屬壯實用瀉青丸若屬虛熱四物湯全羌艽參瀝四物湯加羌活秦艽人參竹瀝**藥味相叅清肺養魄四白明丹**

中風多昏冒氣不清利也四白丹清肺養魄方內龍腦麝香裁酌用之可也

腎陽不鼓濁或上干生風審治天麻丸**豨薟**丸

天麻丸主治腎熱生風其以天麻牛膝同製取其下達倍用當歸生地以生陰血萆薢元參清下焦之濕熱附子補下焦之眞陽腎陽不虛風自不得久據矣豨薟丸治肝腎風氣四肢麻痺骨痛膝弱風濕諸瘡法以五月五日六月六日採豨薟葉九蒸九曬凡蒸用酒蜜灑曬乾爲末蜜丸桐子大空心酒下百丸按豨其畜屬亥乃風木所生之始凡腎藏生風之證服此最妙妙處全在氣味之薟劣與腎中之腥臊同氣相求故能入腎而助其驅逐陰風之力也如張詠用以治羅守一中風墜馬失音不語及治釋智嚴偏風口眼喎斜時時吐沫成效聿著

近效朮附

近效白朮附子湯此治腎氣空虛之人外風入腎挾腎中濁陰之氣厥逆上攻頭苦重眩兼以胃氣亦虛不知食味故方中全不用風藥但用附子煖水藏白朮甘草煖土藏則濁陰之氣盡趨於下試觀冬月井中水煖土中氣暖其濁陰且不能出於地豈更能加於天乎

水土溫然心火內蘊膻中如燔涼膈散**清心**散**以治燎原風邪健忘心神不安二丹**丸**得睡功見一斑脈浮非表無熱無寒忘行獨語血虛火炎防已地黃**湯**治療無難養血豁痰先其所急良方大合**湯**羌艽四物治本兼標風藥得一**四物各一兩羌活秦艽各五錢**千金地黃**湯**補虛清熱滌痰除風通瘀進食風痰白丸**青州白丸子**熱痰竹瀝**湯**又有稀涎**散**治涎膠結中風外證錯雜殊塗手指麻木但屬氣虛人參補氣綢繆非迂風火相煽多上高巔偏正頭痛愈風丹先風濕相搏多流四末薏苡**仁湯**排風**湯**二湯可啜**

薏苡仁湯治風濕流注手足疼痛關節不利排風湯治虛風冷濕邪氣入藏狂言精神錯亂

關節腫痺經絡濕滯以及癱瘓左右不遂舒筋保安（散）筋
脈通利口眼喎邪左右分證右急勻氣（散）左急三聖（散）四
肢不舉有實有虛宗筋失潤骨焉束乎（陽明虛）虛用六君麥
竹加諸（六君子湯加麥門冬竹瀝）肉理緻密風邪淫濡自爾正氣不能偏
敷（陽明實）實用三化承氣同疏
經謂土太過則四支不舉此膏粱之疾非肝腎經虛之比故用三化湯或
調胃承氣湯然土實之證十不得一須審諦無忒
舌蹇轉舌（膏）熱蘊於心舌强正舌（散）涎壅於經强由脾緩
（風入脾藏舌强不語）解語（資壽解語湯）必應羌防減去加入天麻首烏熟地
枸（枸杞子）菊（甘菊）麻仁（胡麻仁）緣少陰脈舌本是縈
少陰脈縈舌本腎虛風舌不能言喻嘉言於資壽解語湯加減治之又宜

明方有地黃飲子亦治腎虛氣厥不至舌下
又地黃飲（子）方出宣明治腎氣厥不榮而瘖中風卒倒先
須順氣口抉不開牙皂半（生半夏末）細（辛）薄荷南星通關（散）取
嚏（吹鼻有嚏可治）烏梅冰片生南星配開關（散）擦牙噤開自易痰
壅無汗（表實）吐防藜蒂（防風藜蘆瓜蒂亦名三聖散）有汗裏實吐蠍豆蒂
（全蠍赤小豆瓜蒂名全蠍散即瓜蒂散加全蠍）甚用巴礬（巴豆枯白礬名巴礬丸）吐之重劑藥仿用
和順氣八味後依所感從容調治
嚴用和謂人之元氣壯盛營衛和平腠理緻密外邪焉能爲害或因七情
飲食勞役致眞氣先虛營衛空疎邪氣乘虛而入故有此疾若內因七情
而得者法當順氣不當治風外因六淫而得者亦當先調氣後依所感治
之宜八味順氣散

陽中陰中二證須識陽閉陰脫關頭莫忒中於陽者脣焦
面赤眩掉煩渴上視强直其有閉證陽中之劇牙關閉緊
兩手握實熱閉牛黃（萬氏牛黃清心丸）寒閉蘇合（蘇合丸或生飲調服）局方至
寶（丹）亦可採擇
御纂金鑑治經絡閉證卒中惡氣促神昏無汗拘急身偏痛表邪固閉者
用千金還魂湯開之治藏府閉證腹滿便閉神昏口噤結痰在喉不下者
用奪命散吐之
陰中面青或白或黑痰喘昏亂眩暈汗出甚則厥冷危則
見脫眼合（肝）遺尿（腎）口開（心）手撒（脾）其聲如鼾（肺）五藏告
絕
更有吐沫直視肉脫筋骨痛髮直搖頭上攛面赤如裝汗出如珠皆脫絕

之證
參附（湯即人參附子二味）倍參固虛最急或用理中（湯）灸臍下穴以閉
治脫反掌而殺腎水泛痰（脾中陽氣不得固行虛風寒痰固結）眞陽未脫治以
星附（散）十中九活眞陽上脫痰喘逆搶（陰火逆沖）汗多肢冷速
速引陽脈虛欲絕黑錫（黑錫丹○與養正丹來復丹三和丹不同士林誤混爲一）二香（三建二香湯）
外風暴發內風易熾熱溉甘寒避居密室
用甘寒頻頻熱服俾內不召風風無入路若泥用續命是重引風入自添
蛇足也
毋見可欲毋進肥鮮謹調千日重享天年中風之脈浮緩
可索表邪浮緊兼熱浮數浮滑痰多盛大火爍浮數浮大
皆爲中風陽虛脈微亦太而空陰虛脈數細與絲同微數

微細兩虛相逢寸口遲緩營衛氣衰若見虛滑頭痛爲灾凡中風脈頗忌伏濇經絡閉滯難於搜滌凡中風脈非診之七

七診者獨大獨小獨疾獨遲獨熱獨寒獨陷下也經又言風氣之病及經月之病似七診之病而非然則風氣脈大數未至急疾猶爲可治若急大數疾邪不受制其死必矣

大數猶可却防急疾邪不受制生何由得若卒倒脈初或沉伏少頃氣還洪盛奔迫緣用事者風火痰濕

風邪中人本皆表證考內經所載如九宮八風篇之風占病候歲露論之虛風實風金匱眞言論之四時風證風論之藏府中風玉機眞藏論之風痺風痺痺論賊風篇之風邪爲痺瘧論歲露論之瘧生於風評熱病論之風厥勞風骨空論之大風熱病篇之風痓病能論之酒風痎論之感寒痎嗽等皆指外邪爲言故並無神魂昏憒直視僵仆口眼歪斜牙關緊急語言蹇澁失音煩亂搖頭吐沫痰涎壅盛半身不遂癱瘓筋攣抽搐瘛瘲遺尿失禁諸候可見此等證候非關外感風邪總由內傷血氣也雖熱病篇有偏枯一證由身偏不用而痛此以痛痺爲言非所謂中風也陰陽別論有曰三陰三陽發病爲偏枯痿易四肢不舉此以經病爲言亦非所謂風也又靈樞經筋篇曰足陽明之筋其直者上循伏兎上結於髀聚於陰器上腹而布至缺盆而結上頸上挾口合於頄下結於鼻上合於太陽太陽爲目上綱陽明爲目下綱其支者從頰結於耳前其病足中指支脛轉筋脚跳堅伏兎轉筋髀前腫㿉疝腹筋急引缺盆及頰卒口僻急者目不合熱則筋縱目不開頰筋有寒則急引頰移口有熱則筋弛縱不勝收故僻

此言季春痺而以病之寒熱爲筋之緩急也然氣血無虧則雖熱未必緩雖寒未必急亦由氣血之衰可知也再如唇緩流涎聲重語遲含糊者皆縱緩之類縱緩者多由熱矣而間有寒者亦氣虛之故歪斜抽搐反張者皆拘急之類拘急者多由寒矣而間有熱者亦血虛之故又可兼病變而言無非理也夫風之自外入者必由淺而深自有表證有表證方可治以發散其有不由外感而亦名風者如病機所云諸暴强直皆屬於風諸風掉眩皆屬於肝之類是皆屬風而實非外風之中也蓋肝藏其藏血其主風肝病則血病而筋失所養筋病則掉眩强直屬風之證百出矣故中風爲眞風外感之表證屬風即木邪內傷之裏證即厥逆內奪之屬也繼自越人仲景亦皆以外感言風觀要略論中風其云半身不遂者此爲痺乃指痛風之屬言其云邪在皮膚及在絡在經入府入藏者亦謂由淺入深以外邪傳變言也惟喎僻吐涎仲景槪言之耳迨漢末華元化所言五藏之風則稍與內經不同而始有身直口噤筋急舌强手足不遂等說然猶不甚相遠至隋唐以來巢氏病源孫氏千金方以及宋元諸家若河間主火東垣主氣丹溪主痰所別風證日多日詳而凡內傷偏枯氣脫卒倒厥逆等證悉認爲中風而忘却眞風面目矣

厥

陰從右降陽從左升陽並於上則火獨光陰並於下則足暴清陽衰於下而寒厥作陰衰於下而熱厥名足五指表（足指之端曰表三陽所起）陽氣所起足五指裏（裏言內也）陰氣所生寒至膝上（陰氣集於膝下而聚於膝上）熱從足心（足心三陰所聚陽乘陰位故熱）寒厥何失貴求其因脾胃之脈輔近宗筋

前陰宗筋之所聚如足之三陰陽明少陽及衝任督蹻筋脈皆聚於此厥論云前陰者宗筋之所聚太陰陽明之所合者蓋胃爲水穀氣血之海主潤宗筋又陰陽總宗筋之會會於氣街而陽明爲之長故特言之以發明下文之義

秋冬奪用下氣上爭精氣溢下陽衰陰乘

秋冬陰氣盛而陽氣衰質壯者多情慾之用以奪腎中之精氣精虛於下則取足於上故下氣上爭而去者太過生者不及不能復也精溢則氣去氣去則陽虛陽虛則陰勝爲邪寒氣因而上逆矣以火土言則土中陽氣根於命門以精氣言則腎精之化本於水穀也

故手足寒陽不滲營熱厥何如亦取陽明胃之津液脾主運行酒氣慓悍是傷脾陰虛陽入胃豈和平胃既不和

四支安憑醉飽入房氣聚脾經酒穀氣薄熱徧於身腎氣日衰（陰精被爍）**陽氣獨嬴**（獨勝）**手足之熱蓋以此云仲景言厥**（傷寒論）**無寒熱分專主逆冷陰進可徵厥微熱微厥深熱深及藏蚘厥總傷寒門夫手與足厥之先聲有六經脈厥狀病能戞哉軒岐典册高文內奪而厥爲俳爲瘖**（俳當作痱廢也音沸）**聲出於肺而本乎腎形强在血而本乎精此腎虛也豈曰風淫血之與氣充周彌綸虛爲相失實爲相並並走於上大厥其形**

氣並爲血虛血並爲氣虛此陰陽偏敗也血之與氣並走於上則陰虛於下而神氣無根故大厥暴死然下虛眞虛也上實假實也

脈至如喘暴不知人（此血氣敗亂之候故暴厥）**厥逆連藏壽命則傾**

經病者病連支體藏病者敗在神氣若必曰某經某藏鑿執之談多失其眞豈足稱神悟之品

尸厥之證狀類死尸口鼻無氣脈動堪持類乎中風昏倒卒時惟無喎廢辨證可知

扁鵲謂虢太子尸厥之病曰上有厥陽之絡下有破陰之紐見五絡之絡於頭者皆爲陽絡而邪阻於上其陽之根於陰陰陽相紐之處而正復破散於下也御纂金鑑曰類中風證皆名尸厥謂形厥而氣不厥也故口鼻無氣狀類死尸而脈自動也中虛中火等證雖忽然昏倒人事不省類乎眞中風但不見口眼喎斜偏廢不仁不用等證自可辨也

其類不一分類而治五志過極火熱偏亢癱瘓卒倒昏冒失常

河間曰癱瘓者非肝木之風亦非外中之風良由將息失宜心火暴甚熱氣拂鬱心神昏冒筋骨不用卒倒無知因喜怒思悲恐五志有所過極皆爲熱甚故也

心火凉膈（散）**肝柴胡湯水虛火炎六味地黃貝母瓜蔞**（散）**痰多者嘗**（此火中也）**眞損氣虛卒倒昏憒**

陰虧則形壞故肢體廢弛陽衰則氣去故神志昏亂東垣曰陽之氣以天地之疾風名之此非外來風邪乃本氣自病也凡人年逾四旬氣衰之際多有此病若肥盛者間而有之亦是形盛氣衰而如此耳

痰壅六君調乎脾胃虛而下陷補中益氣（湯）**因於房勞地黃六味**（以上虛中）**脾土本虛濕從內中停焦注肌滲濕可用**

丹溪以東南之人多由濕土生痰痰生熱熱生風此仍述河間熱甚之說

也痰之爲物雖爲濕動然脾健則無脾弱則有脾敗則甚故治痰者必求其本又丹溪以半身不遂大率多痰在左屬死血與無血在右屬痰屬氣虛蓋以肝屬木而位左肝主血也肺屬金而位右肺主氣也脾屬土而寄位西南故亦在右而脾主濕與痰也然此以五行方位言其理耳各經皆有左右五藏皆有血氣即如胃之大絡乃出於左乳之下豈必左必血病右必痰氣乎惟內經以陰陽分血氣左右分逆從爲至當耳○內中濕者脾土本虛或食生冷水濕之物或厚味醇酒停於三焦注於肌肉宜滲濕湯

若中外濕肢倦頭重溺黃便瀉體或腫痛羌活（除濕羌活湯）寄生（獨活寄生湯）虛實分控

外中濕者或山嵐瘴氣或天雨濕蒸或遠行涉水或久臥濕地其證頭重體痛四肢倦怠腿膝腫痛身重浮腫大便泄瀉小便黃赤實宜除濕羌活湯虛宜獨活寄生湯○以上濕中

口噤腹痛身體强直戰掉（四支戰掉）無汗卒暈寒毒附中理中湯方可酌服（此寒中也）面垢昏倒中於暑月手足微冷元府汗越（冷汗自出）或吐或瀉或喘滿渴或灌蒜水或調蘇合（丸）或皂角灰和甘草末（燒過皂角灰一錢甘草末六分新汲水調下）待其稍甦辨證定奪凡熱死人冷不宜納宜置日中熱湯灌活（以上暑熱中）氣中之病內因七情牙關緊急涎潮而昏有似中風却不同論氣中身冷風中身溫風人迎浮氣氣口沉八味順氣（散）香附可增痰甚星香（湯）養正因人（若其人本虛痰氣上逆宜養正丹○以上氣中）食中之病初緣醉飽或感風寒或着氣惱忽然厥逆昏迷不曉煎薑鹽

湯探吞及早正氣（風寒用藿香正氣散）順氣（氣惱用八味順氣散）隨宜治療（以上食中）登塚問喪飛尸鬼擊精神不守頭面青黑肌膚粟起手足冷逆妄言妄語或噤無識蘇合香丸調開灌入調氣平胃（散）少甦可服（以上惡中）

痺

諸痺類風陰先受之

諸痺類風狀而實有不同風則陽先受之痺則陰先受之耳

風寒濕合陽不能治

風入陰分與寒濕互結擾亂其血脈致身中陽氣不通於陰故云三氣雜至合而爲痺也

日行（風氣勝者爲行痺蓋風性善行其爲痺則走注歷節無有定所）痛（寒氣勝者爲痛痺寒性收急故也）着（濕氣勝者爲着痺濕主重滯故也）氣爲分司又有五痺遇各以時冬骨（以冬遇此爲骨痺下倣此）春筋夏脈秋皮至陰遇此其痺爲肌在骨重而不舉在筋屈而不伸在皮則寒在肉不仁其在於脈而血乃凝但使風濕偏勝具此五者不疼

痺論曰痛者寒氣多也又曰痛久入深營衛之行濇經絡時疎故不痛又曰痺在於骨則重在於脈則血凝而不流在於筋則屈不伸在於肉則不仁在於皮則寒故具此五者則不痛也凡痺之類逢寒則急逢熱則縱

寒切沫聚排乎分肉痛則神歸熱而解復痛解則厥他痺相續以上以下隨乎血脈

周痺篇曰周痺者在乎血脈之中隨脈以上隨脈以下不能左右各當其所又曰風寒濕氣客於外分肉之間迫切而爲沬沫得寒則聚聚則排分

肉而分裂也分裂則痛痛則神歸之神歸之則熱熱則痛解痛解則厥厥則他痺發發則如是此內不在藏而外未發於皮獨居分肉之間眞氣不能周故命之曰周痺

此外未發於皮爲眞氣之不周而內不在於藏由客氣之相迫五藏各有合且三氣之重感

痺論曰五藏各有合病久而不去者內舍於其合也故骨痺不已復感於邪內舍於腎云云

六府各有俞或三氣之乘創

痺論曰六府亦各有俞風寒濕氣中其俞而飲食應之循俞而入各舍其府也

陰氣本靜躁則消亡飲食自倍腸胃乃傷故入舍於府者

既食飲之失節而內舍於藏者更藏神之不藏

痺論曰陰氣者靜則神藏躁則消亡飲食自倍腸胃乃傷淫氣喘息痺聚在肺淫氣憂思痺聚在心淫氣遺溺痺聚在腎淫氣乏竭痺聚在肝淫氣肌絕痺聚在皮諸痺不已亦益內也

其留筋骨間者疼久其留皮膚間者易已其入於藏入藏者死寒爲陽少陰多而病相益陽風也陰寒與濕也**熱爲陽多陰少而病氣勝多汗而濡此逢濕甚營精衛悍不合三氣逆病從愈故不爲痺經論諸痺且有所關金匱補之曰胸曰血血痺之病從何而得骨弱肌盛疲勞汗出動搖被風脈自微濇何部小緊是爲邪客寸關小緊引陽貫徹若寸關微小緊在尺身體不仁如風痺式黃耆桂枝湯投五物**

魏柏卿曰內經言痺病皆外至之氣也仲景何以曰血痺就其感者言則外至之氣就其受者言則爲脈裏之營血也內經所言比仲景較廣蓋合內外言痺所以並有腸痺胞痺等證仲景則以痺之一端發意也其論證與內經所言舍於五藏者遠舍於六府者近經言六府各有俞風寒濕氣中其俞而食飲應之循俞而入舍其府則治府必先治胃明矣胃者營衛之本胃氣旺而營衛和外邪何由得感乎在中風邪乘於內虛痺病亦邪乘於內虛內虛者惟尊榮人居多則尊榮人亦內虛之別名而已既知其內虛雖風寒濕三邪爲外感宜發散驅逐奈其脈自微濇惟寸口及關上小緊是外感輕而內傷重也仲景用鍼以引陽氣用藥亦不出此物此志耳再營衛之氣弱則脈必陰陽俱微胃陽之虛可知也此寸口關上微上氣不足更可知也獨尺中小緊非腎病也亦不過胃陽之根復微故風寒

濕三邪得以乘於營衛也營衛之氣根於胃陽胃陽根於腎陽尺中小緊腎陽亦非充裕矣血痺與風痺有異乎中於營爲血痺中於皮膚爲風痺風痺兼寒濕者少血痺兼寒濕者多總不出胃陽虛而營衛弱之理也主之以黃芪桂枝五物湯風痺可治血痺亦可治卽云痺病多端一方不足備用然內經可考其病源傷寒論可移取其治法刻舟求劍之人豈可與言仲景○按痺論謂營衛之氣不爲痺又云病久入深營衛之行濇經絡時踈又調逆論云營氣虛則不仁衛氣虛則不用義各有當觀歧伯曰營者水穀之精氣調和於五藏灑陳於六府乃能入於脈也衛者水穀之悍氣其氣慓急滑利不能入於脈也可見營衛之氣無迹可着故不與風寒濕氣合其痺關營衛者卽逆其氣則病之旨非營衛之氣令人病也經文用字極宜體會

胸痺心痛宜求其故陰弦爲襲虛之邪陽微乃客邪之處

徐忠可曰關前爲陽陽脈主陽陽而微虛也關後爲陰陰脈主陰陰而弦虛邪也陽微而知虛在上焦陰弦乃陰中寒邪乘上焦之虛則爲痺而痛是虛爲致邪之因而弦乃襲虛之邪也但雖有邪亦全歸於虛陽微故也〇魏柏鄉曰胸痺者痺於胸也痺病風挾寒濕之邪客於分肉本在軀殼之表何有痺於胸痺於胸者寒邪客於胸膈之裏不必兼有風濕亦可以凝其血滯其氣而成痺也以左右陰陽言陽微必左手也陰弦必右手也左陽升之象也右陰降之象也以六部浮沉言陽微必胃也陰弦必肝也正陽陽之宗也厥陰陰之會也胸痺心痛自是陽虛矣儻非右陰見弦而左關應之則陰邪不乘陽位何致遽痺且痛乎此又於陰弦之故而測識之也

揭其主證喘息欬唾胸背皆痛短氣不布既非表證外入之疾亦非痰飲內積之數細分寸口沉而遲約略陽微之徵細分關上小緊數彷彿陰弦之註用括蔞薤白白酒湯**俾陽氣不愆常度因方加減更貴求詳不得臥兮背痛**心痛徹背**加半夏於上方**括蔞薤白半夏湯**留氣結而痞滿**上焦陽虛客氣動膈也**脇下逆而上搶**中焦亦虛陰邪據之故脇下逆搶心**益枳**實**朴**厚朴**以開結藉桂枝以行陽**枳實薤白桂枝湯**或補中焦用人參湯人參甘草白朮乾薑**四味等分**胸痺本麤標病或劇氣塞短氣甚於喘息可用茯苓杏仁甘草**茯苓杏仁甘草湯**或用橘皮生薑枳實**橘枳生薑湯**胸痺緩急淫及於筋弛長輭短失養之因通陽痺而用附子舒筋脈而用苡仁**薏苡附子散

尤在涇曰陽氣者精則養神柔則養精陽痺不用則筋失養而或緩或急所謂大筋輭短小筋弛長者是也故以苡仁舒筋脈附子通陽痺〇徐忠可曰肝主筋乙癸同源明是龍雷之火不足故得以痺胸之氣移而痺筋以舒筋之薏苡合附子以溫起下元則陽回而痺自去用散者欲其漸解之也

歷節

歷節之病於痺屬行寸口沉弱主骨主筋

徐忠可曰沉弱陰脈也沉則遠於肌肉故曰沉主骨沉中見弱筋近骨而柔故曰弱主筋骨者腎主之筋者肝主之魏柏鄉曰言寸口亦上受之邪上以候上也屬腎者陽微於腎而骨節疎縱屬肝者血虛於肝而脈絡空虛此歷節中風所由來也但此爲風邪中人傷於氣分者多又有歷節病傷於血分者何邪也則寒濕之邪也

汗出入水如水傷心汗黃火鬱歷節陰爭

尤在涇云此爲肝腎先虛心陽復鬱爲歷節黃汗之本也心氣化液爲汗汗出入水中水寒之氣從汗孔侵入心藏外水內火鬱爲濕熱汗液則黃浸淫筋骨歷節乃痛歷節者遇節皆痛也蓋非肝腎先虛則雖得水氣未必便入筋骨非水濕內侵則肝腎雖虛未必便成歷節也按後水氣篇中云黃汗之病以汗出入水中浴水從汗孔入得之知歷節黃汗爲同源異流之病其瘀鬱上焦者則爲黃汗其併傷筋骨者則爲歷節之病也

趺陽浮滑不能散精滑穀氣實浮汗瀉淋河間羚角散金水之原是救丹溪犀角散心胃之熱可清

趺陽陽明之脈本大滑者大之甚滑則穀氣實者穀氣即胃氣胃氣實則

火盛而津衰也浮則汗自出者浮脈爲風汗生於穀而風性善泄也何云經曰火淫於內治以甘寒存胃津也河間之羚羊散救金水之源以治歷節之火痛丹溪之犀角散清心胃之熱以治風火相搏之疼皆從胃氣實而引伸之也

少陰浮弱風入至深風血相搏如掣而疼下以候下血分可云此非風中腎藏勿泥尺主少陰血少於經絡之外風斯直突血少於藏府之內火則妄淫盛人之脈濇小相應短氣自然汗出歷節不可屈伸酒汗當風(飲酒汗出當風所致)**此其病能風易得乘汗出而外襲熱易得因液亡而內生體羸脚腫肢節困弊**(疼痛)**溫溫欲吐頭眩短氣桂枝芍藥知母**(湯)**從陰從陽調劑謂欲制其寒則上之鬱熱已甚謂欲治其熱**

則下之腎陽已痺方內麻(黃)**防**(風)**朮附具有精思妙義喻謂治痺於三焦未免偏主乎在內**

嘉言以此爲治三焦痺似偏於內言之若論痺則內外上下無所不痺矣

味酸傷筋味鹹傷骨鹹能軟堅而下氣酸能收筋而歛血陽敗風入則正氣斷陰亡熱生則正血泄

本文云味酸則傷筋筋傷則緩名曰泄鹹則傷骨骨傷則痿名曰枯枯泄相搏名曰斷泄

飲食傷陰營中氣鬱營氣不通衞行何得(本文云衞不獨行)**三焦無御四屬斷絕**

營衞者水穀之氣三焦受氣於水穀四肢稟氣於三焦營衞微則三焦無氣而四屬失養也

體羸而足獨腫脛冷而黃汗出(精微不化於上濕陰獨注於下)**假令發熱便爲歷節**

歷節挾外之濕邪外邪必發熱從肌肉而歷關節否則係陰分病尤氏所謂肝腎雖虛未必便成歷節者是也

不可屈伸烏頭(湯○亦治脚氣疼痛不可屈伸)**一貼總之黃汗並可有熱**

仲景叙黃汗每曰身熱但總無不熱之歷節耳

歷節亦或汗黃然黃汗以腫爲重而歷節以痛爲常歷節之腫獨在足黃汗之腫及面王歷節之痛偏關節黃汗之痛止胸鄉也(黃汗之濕邪襲膈間)

痿

有所失亡所求不得則發肺鳴鳴則肺熱

肺志不伸氣鬱生火喘息有聲發爲肺鳴

在內心蓋葉焦在外皮毛薄急熱氣留着是生痿躄

肺主氣以行營衞爲相傳以節制五藏肺氣熱則五藏之陰皆不足五痿雖異總名痿躄

肝熱則膽泄口苦而筋膜乾心熱則下脈厥上而樞折挈

心氣熱則火獨上炎故三陰在下之脈厥逆而上上則下脈虛虛則生脈痿凡四肢關節之處如樞紐之折而不能提挈

脾熱胃乾而渴肌肉不仁腎熱腰脊不舉骨髓枯竭(本經云骨枯而髓減)**脈痿數溲血胞絡絶於悲哀**

胞脈者屬心而胞絡於胞中悲哀太甚則心系急而胞絡絶上下不交亢陽內動逼血下崩令人數溺血也○又揚上善云胞絡者心上胞絡之脈

也

筋痿及白淫宗筋弛於房室

本經云意淫於外入房太甚宗筋弛縱發爲筋痿及爲白淫

肉痿以水爲事若有所留骨痿水不勝火陽氣內發肺脈微緩痿證可說（見靈樞邪氣藏府病形篇）**脾脈微緩爲風痿脾脈緩甚爲痿厥陰痿則腎脈太甚骨痿則腎脈微滑**

又云諸急者多寒緩者多熱大者多氣少血小者血氣皆少滑者陽氣盛微有熱濇者多血少氣微有寒

夫諸痿皆因肺熱胡治痿獨取陽明蓋陽明少陽足三陰經衝任督蹻俱會前陰（宗筋聚於前陰）**衝脈者經脈之海主滲谿谷陽明者藏府之海主潤宗筋陰陽總宗筋之會陽明擅**

爲長之名屬帶脈之起季脇而圍繞絡督脈之分衝任而上行

衝脈爲十二經之血海故主滲灌谿谷肉之小會爲谿大會爲谷也衝脈起於氣街俠臍上行陽明脈亦俠臍旁去中行二寸下行故皆會於宗筋宗筋者陰毛中橫骨上下臍兩旁豎筋也上絡胸腹下貫髖尻又經於背腹上頭項故云宗筋主束骨而利機關也宗筋俠臍下合於橫骨陽明輔其外衝脈居其中故云會於氣街氣街者陰毛兩旁動脈處爲陽明之正脈故曰陽明爲之長也帶脈起季脇回身一周督脈與衝脈任脈皆起會陰之下衝從中起任行身前督行身背一源三岐經文每參差引之此合於宗筋者謂皆屬於帶脈而絡於督脈故陽明虛則宗筋縱帶脈不引足痿不用也所由治痿者獨取陽明也

陽明闔折痿疾斯生氣無止息邪客其形

靈樞根結篇云陽明爲闔闔折則氣無所止息而痿疾起矣故痿疾者取之陽明視有餘不足無所止息者眞氣稽留邪氣居之也

當調虛實之數兼察各受之因丹溪出治補北瀉南惟淸肺金而降心火斯潤宗筋而利機關

丹溪云瀉南方則肺金淸而東方不實何脾傷之有補北方則心火降而西方不虛何肺熱之有雖然天產作陽厚味發熱凡痛痿者若不淡薄食味必不能保其安全

纂要濕熱用健步丸（東垣方）**取氣運之圖說任黃柏之苦寒**（見東垣脾胃論中）**故加二妙**（散○蒼朮黃柏二味卽集要二神湯）**與黃芩參另分見證氣血與痰雖君**（四君）**物**（四物）**二陳之異主皆蒼朮黃柏之不刪**

纂要云黃柏蒼朮治痿之要藥○張景岳曰若陰虛無濕或多汗者不宜輕用蒼朮蓋痿證最忌表散亦恐傷陰也

立齋論痿足陰經三還少（丹）**治虛損於脾腎六味**（湯）**平虛熱於腎肝戴人責腎水之不勝**

戴人云痿之爲狀兩足痿弱不能行皆由腎水不勝心火心火上爍肺金

陳氏謂內藏之相干

陳無擇云隨情妄用喜怒勞佚內藏精血虛耗使血脈筋骨肌肉無力運動故致痿躄

立脾虛下陷之案者中梓

李士材治高元圃兩足痿軟神氣不足診之脈皆沖和惟脾部重取之濇而無力此土虛下陷不能制水濕氣墜於下焦故膝腫爲患耳進補中益

氣倍用升柴數日卽愈

主陽明濕熱之議者石頑用承氣湯三黃黃連黃芩大黃蜜丸而脈痿治

李士材治朱修之痿廢診之六脈有力飲食如常此實熱內蒸心陽獨亢證名脈痿用承氣湯等一月之內去積滯不可勝計四肢皆能展舒煎三才膏十斤與之服畢而應酬如故

用十全大補而營衞安

李士材治倪君儔病痿診脈大而無力營衞交虛朝服十全大補加秦艽熟附夕用八味丸加牛膝杜仲遠志萆薢虎骨龜板黃柏溫酒送七錢凡三月而肌關利焉

金剛丸四斤丸補劑或爲合格石刻安腎丸熱陣又有神

丹誠化裁之自我斯運用而無難足厥陰筋陰莖所屬傷熱不收傷寒則縮見靈樞經筋篇恐懼傷乎腎藏損抑生陽

靈樞本神篇曰恐懼而不解則傷精精傷則骨痠痿厥精時自下

二陽病發心脾不得隱曲思慮驚恐歸脾湯七福飲命門火衰右歸丸贊育丹火不甚衰班龍丸全鹿丸若肝腎濕熱而用滋陰滋陰八味丸補陰丹溪大補陰丸必內外相符而有火證火脈也

脚氣

風雨清濕皆能襲虛病之所起上下攸殊太陽司天病寒熱而萎足太陰司天病寒濕而腫胕胕音膚足也寒風濕之病有蹶跛足陽明之虛則脛枯脚氣兩字經文所無永嘉而後名始於蘇

晉永嘉南渡衣冠之人多有此疾名脚氣者始於晉之蘇敬也

腫痛麻頑似乎痺疾縱緩不收同於痿躄甚而上衝何殊厥逆在千金謂感風毒而脚氣以成

千金論云人有五藏心肺二藏經絡所起在手十指肝腎脾三藏經絡所起在足十趾夫風毒之氣皆起於地地之寒暑風濕皆作蒸氣足常履之所以風毒中人必先中脚久而不瘥遍及四支腹背頭項也又云始起甚微食飲嬉戲氣力如故惟卒起脚屈弱不能動有此爲異耳黃帝云緩風濕痺是也

乃方書列類傷寒而脚氣居一

張景岳云後世有類傷寒四證而以脚氣居其一謂凡頭痛發熱身痛便

閉但見脚膝屈弱無力者便是脚氣此說太混夫脚氣本水濕下㳅之病非陽邪外感證也諸證之兼見者或有之若以外感之脚軟者便認作脚氣則淆亂意見

夫脚氣初起多不覺識及其病也自足至膝或麻痺痿弱或枯細攣急或如氷冷或如火熱或惡熱蒸蒸或惡寒慄慄或少腹不仁或腨腸有物腨市兗切腨腸即腓腸俗名脚肚有物如指發自腨腸而氣上衝心此皆脚氣正病之式或發熱頭痛或寒熱迭至或不欲見明或惡聞食氣或轉筋嘔逆或腹痛作利或語言錯亂或精神昏憒多脚氣之兼證休混同而施治大抵脚氣爲病約有二因一寒濕之外襲一濕熱之內蒸總內外之所感可南北之不分

東垣謂南方卑濕清濕襲虛則病起於下此是外感北方常食羶乳又飲酒太過脾胃有傷水濕下流此因內而至外者也張云此固一說然北方亦有寒濕南方豈少酒濕哉

因內者酒食不節其證煩熱多渴二便或艱宜利濕而清火因外者起居不時如坐臥濕地之類其證疼痛拘攣惡寒清厥宜除濕而溫經治因內者防已妙丸犀角拈痛

濕熱下壅脛腫防己飲加減或加味二妙丸若濕熱氣壅上衝胸腹煩渴悶亂頭痛口乾活人犀角散若濕熱流注經絡肢節煩疼肩背沉重手足偏身疼痛熱腫者當歸拈痛湯

治因外者茱萸立效牛膝雞鳴

寒氣入腹喘急疼痛或筋急上衝悶亂欲絕茱萸丸或茱萸木瓜湯若寒濕壅腫氣滯不行或冷或痛者立效散若寒濕在經血脈不和腰腳筋骨疼軟或攣痛脈弱而濇者酒浸牛膝丸若感寒濕雨水或四氣流注致成腳氣腫痛者宜雞鳴散如神

主去濕如蒼白朮防己南星行氣如羌獨活木瓜檳榔引經木通牛膝和血當歸地黃者楊大受謂腳氣之病爲壅疾分風勝自汗走注寒勝無汗攣急掣痛濕勝腫滿重著暑勝煩渴燥熱者陳無擇謂腳氣之病兼雜生

不專主一氣不專在一經兼有雜生諸病

陰陽尋夫經絡虛實察以脈形腫者爲濕腳氣而濕須逐不腫爲乾腳氣而氣須行腳瘦弱而寒者虛屬陽腳枯細而熱者虛屬陰將疎利夫秘結滿堅則有大黃左經湯羌活導滯湯將調平夫脾胃肝腎脾胃肝腎之脈皆出於足則有獨活湯八味附子八味湯凡脾胃大虛陰寒在下陽氣不行而病腳氣者宜上二方養眞四斤

肝腎陰虛感觸四氣癱瘓頑木腳膝無力遍體疼痛者神虛養眞丹或三因四斤丸或虎骨酒或八味地黃湯

千金半夏湯治腳氣入腹礬石酸漿浸水腳氣衝心腳氣注踝成漏瘡人中白敷患處腳氣冷痛時鬪熱獨活湯用千金或毒壅而先砭石

腫痛熱甚一時藥餌難散宜先砭去惡血以藥繼之

或初起而用雷火針或溫以椒艾囊或洗以忍冬籐紫蘇洗亦可或任活絡丹以治邪伏見案或任竹瀝湯以圖生存見千金方千金極戒房室外臺秘要首禁怒嗔法雖煩瑣治實多門彼夫忌用補藥與用湯淋洗持活人書之偏說爲繼起者所不遵運用之妙蓋存乎人其脈也由風浮弦由寒遲濇洪數者熱濡弱者濕濇不調者毒在血分沉而伏者毒在筋骨夏暑冷痛着於腳膝診之陽濡而陰弱是又濕溫之主脈也

診法本石頑說石頑又曰腳氣多從暑濕得之

痙

諸暴強直皆屬於風諸痙項強皆屬於濕見至眞要大論濕熱有拘痿病形見生氣通天論風痙取太陽出血見熱病篇經筋之病分陰陽急陰急則俛不伸陽急反折

見經筋篇手少陰之筋條內馬元臺謂言大凡經筋之病尙御公曰腹爲陰背爲陽陽急則反折陰急則俛不伸者手少陰止循於胸脈臍腹而不

經於背謂陽急反折病足少陰之筋也足少陰之筋循脊內挾膂上至項此陰陽相合水火氣交故手足少陰皆有陰陽之俯仰

太陽膀胱是動病出病重頭痛泊乎腰脊（脊痛腰似折）**目似脫而項似拔膕如結而腨如裂主筋生病是爲踝厥**（見經脈篇）**陽明少陽手經厥逆喉痺嗌腫痓亦同得**（見厥論）**肺熱移腎傳爲柔痓**

痓音廁又音熾博雅痓惡也痙音其頸切又音敬說文强急也後世多互書之從痙爲是

有腎足少陰筋病之內外

見經筋篇余伯榮曰足少陰之筋與足太陽之筋上合於頸項此藏府陰陽之氣交也病在外在陽者病太陽之氣故腰反折不能俯在內在陰者病少陰之氣故不能仰如傷寒病在太陽則有反折之痓强在少陰則踡臥矣

有厥陰風木在泉之主客

至眞要大論厥陰在泉客勝則大關節不利內爲痙强拘瘛外爲不便主勝則筋骨繇併腰腹時痛〇客謂標主謂本也

仲景論痙止舉膀胱發熱汗出不惡寒曰柔發熱無汗反惡寒曰剛蓋濕邪之中立附風寒兮不常附寒而寒更見附風而熱隨亢剛雖陽也而邪實陰柔雖陰也而邪實陽

氣本乎天故陽剛而陰柔質本乎地故陰剛而陽柔

剛痙柔痙匪風不彰否則濕痺風濕另爲投劑處方

魏柏鄉曰痙病以風爲主病以濕爲附以寒爲兼證風多濕少痙病也兼

有寒而風多濕少剛痙也不兼寒而風多濕少柔痙也若濕病則以濕爲主病以寒爲附以風爲兼證兼有風而濕多寒少風濕也不兼風而濕多寒少濕痺也〇徐忠可曰經曰諸痙項强皆屬於濕乃仲景論痙前後未嘗重濕爲言僅寒濕相得句畧露機倪後立三方或治風寒或內驅熱可知痙證之濕非濕流關節之比彼乃浸淫爲病燥濕爲主此則風寒爲微濕爲搏仍以治本爲急也然則痙證之濕從何來乎不知痙之根原由亡血陰虛其筋易强而痙之濕即汗餘之氣搏寒爲病也此仲景明知有濕而不專治濕謂風寒去而濕自行耳

痙家本證厥狀可詳身熱足寒面赤項急頭搖口噤惡寒背張（魏氏以爲柔痙本證未確）**主葛根湯者太陽病無汗小便少而衝氣動主栝蔞桂**（枝湯）**者太陽病證備**（魏云證備謂發熱汗出不惡寒也）**脈沉遲而身**

體強

喻云太陽病脈沉遲雖亦陽證得陰脈而遲與細大不相同遲乃太陽營血之陰受病故用栝蔞根味苦入陰擅生津徹熱之長者爲君合之桂枝和營衛養筋脈而治其痙乃變表法爲和法也

至於胸滿齘齒（魏云齘齒俗言牙關緊急之謂）**脚攣臥妨**（臥不著席）**是宜下其瘀熱可與大承氣湯夫病非風而痙不作風非濕而脈不沉無寒則少柔軟緊弦曾標於金匱有寒則更堅轉伏堅又著於脈經均透三部直上下行在脈道以內斯按取而明**

此魏氏說又喻云痙家其脈伏堅直上下與按之緊如弦直上下行互發其義蓋伏非伏藏之伏按之可得即所謂沉也堅非漫無着落即緊如弦不爲指撓邪氣堅實也直上下行者督脈與太陽合行於脊裏太陽邪盛

督脈亦顯其盛緣督脈行身之背任脈行身之前如天地子午居南北之中故其脈直上直下惟夾於沉脈之內重按乃得所以病癲癇及痓非陽病可比

證見太陽之候脈無浮大之形此強直雖與風中相等而陰病却與風中殊情分證狀而痓之名可定言藏府而痓之本可尋謂痓病脈沉細爲難治者亦出於長沙太守

魏云濕病條云太陽病關節疼痛而煩脈沉而細者此名爲濕痺可知濕脈即沉細之脈也風寒夾濕感人成痓單言解之發之不能奏功矣必兼理其濕而痓方除既慮汗多慮其正於表又慮汗多出不徹存其邪於裏故云難治又云遇沉細脈便審諦其在裏之正氣與正陽言難治者恐誤治耳○喻云發熱爲太陽證沉細爲少陰脈少陰所藏者精所宅者神精者陰也神者陽也凡見微脈即陽之微細脈即陰之細微則易於亡陽細則易於亡陰此其所以難治難治初非不治仲景治發熱脈沉有麻黃附子細辛之法正可比例用之耳

謂溫病熱入腎爲作痓者並見於孫氏千金爰旁搜夫醫籍用折衷於素靈奈何柏鄉作本義直謂痓證無三陰

魏柏鄉曰痓病三陽經病也感於身之後太陽所行也經所謂病於陽也感於身之前陽明所行也經所謂病於陰也以胸背爲陰陽非以六經分陰陽也凡言三陰有痓證者非仲景原文所有不敢信也又曰痓非藏府病也脈者人之正氣正血所行之道路也雜錯乎邪風邪寒邪濕則脈行之道路阻滯而拘急蹉攣之證見矣是病悉在人經絡隧道中爲患耳凡言及藏府內陰陽虧足者止可推求本原而論之若竟言爲藏府病非仲景原文所有不敢信也又云痓病終在三陽雖有裏證應下之條並無傳經之痓病也下者下其瘀塞之熱沾滯之濕並與胃府無涉也所以仲景言證全無由藏府而發者皆就筋絡肢體間示人何得云痓病同於傷寒之傳經動關藏府乎有終身爲患之痓病無經久不匱之傷寒此傳經之說不本於仲景尤不可信者也

總之痓之爲痓所致多端由筋脈拘急是以反折由血液枯燥是以筋攣瘡家汗之遂爾風病下之亦然太陽過汗並貽伊慼在誤治多爲亡陰之壞證故仲師復舉汗下以立言治雖未出方豈同拈又有陰虛血少不係邪干或小兒汗瀉之後或諸證失血以還或產婦正衝任之告竭或中風當年力之衰殘與夫瘡毒膿潰每有此證爲患倘脈見洪滑可先去其火倘上焦壅滯可先清其痰大營（煎）五福（飲）清化（飲）胃關（煎）保陰（煎）清膈（煎）柴胡（二三四柴胡飲）六安（煎）

觀介賓所論列發證治之大凡陳無擇之陽緩陰急（則久久拘攣）陰緩陽急（則反張強直）脈證宜審王海藏之剛用神朮（湯加羌活獨活麻黃）柔用白朮（湯加桂心黃芪）治法可參

張介賓曰痓之爲病強直反張病也其病在筋脈筋脈拘急所以反張其病在血液血液枯燥所以筋攣觀仲景云太陽病發汗太多因致痓風病下之則痓復發汗必拘急瘡家雖身疼痛不可發汗汗出則痓只此數言可見病痙者多由誤治之壞證其虛實可了然矣蓋悞汗必傷血液悞下必傷眞陰陰血受傷則筋失所滋而爲拘攣反張強直之病余因類推常見有不因悞治而陰虛血少者皆有此證蓋精血不虧雖有邪干亦斷無

筋脈拘急之病故治此者必當先以血氣爲主而邪甚者或兼治邪若微邪則不必治邪元氣復而血脈行微邪自不能留何足慮哉又曰痓必反張其病在背背之經絡惟太陽督脈耳言太陽則督在其中矣考內經經筋篇痓乃太陽少陰之病也膀胱爲津液之府腎爲藏精之藏病在二經水虧可知故治此者最當以眞陰爲主又曰痓有兼火者必脈見洪滑證見煩熱亦有痰盛者凡此證候多屬虛痰虛火因其壅滯不得不暫爲清理但得稍開便當調理氣血有兼濕者當如海藏治法按金匱三方皆散邪逐實之法間或有之此證不多見也

狂癲癇

重陽者狂重陰者癲見難經陰不勝其陽則脈流薄疾而並矣陽不勝其陰則五藏氣爭而病焉見生氣通天論陰附陽者腰以上至頭熱腰下寒陽附陰者腰以上至頭寒腰下熱見脈經○癲疾始發意不樂僵仆直視其脈三部俱盛狂疾始發自高賢見難經夫陽明之脈病每四肢之實强見陽明脈解篇石頑云陽明實則脈伏若夫陽厥逐爾怒狂暴折難決動足三陽既陽明之獨動且巨少之改常生鐵落飲下氣爲良見病能論調經論有血并於陰與氣并於陽本神篇有魄傷與魂傷

肺喜樂無極則傷魄魄傷則狂肝悲哀動中則傷魂魂傷則狂

通可蜜丸苦參用夫簡易成方發癲病安從來多緣侘傺侘茶去聲傺音際失志也○見離騷鬱邑語言錯亂精神恍惚悲笑無端不知穢潔或肺脈之急甚或石藥之助熱邪氣藏府病形篇肺脈急甚爲癲疾腹中論石藥發癲其爲病也分筋脈骨腎脈疾甚爲骨癲疾顑齒諸腧分肉

皆滿骨居煩悗汗出筋癲拘攣而有身倦可言脈癲脈脹而於四支可必嘔多沃沫復氣下泄皆爲不治雖刺無益癲發如狂並歸不吉見癲狂篇脈總宜虛脈均忌實見通評虛實論癇之與癲於何辨別脈經謂大小之分殊大人癲小兒癇景岳直混同而爲一陽蹻彈而二維動督脈浮而上下直皆主癲癇脈經所說

脈經云前部左右彈者陽蹻也動則苦腰痛癲癇惡風偏枯僵仆羊鳴身强皮痹從少陽斜至太陽者陽維也動則苦癲癇僵仆羊鳴手足相引甚者失音不能言從少陰斜至厥陰者陰維也動則苦癲癇尺寸俱浮直上直下此爲督脈腰背强痛不得俛仰大人癲病小兒風癇

心脈滿大肝脈小急癇瘛筋攣歸於一律二陰心也急者發爲癇厥此見素問大奇論並未癇癲連綴別錄謂癇有牛馬猪羊鷄因其聲之相似立名千金論癇有陰陽風驚食

千金方云小兒之癇有三風癇驚癇食癇也又云先身熱掣縱驚啼而後發癇脈浮者爲陽癇病在六府外在肌肉猶易治也身冷不驚掣啼叫而病發時脈沉者爲陰癇病在五藏內在骨髓猶爲難治

癇發卒仆昏不識人喎邪抽搐作六畜聲繼吐涎沫病狀可徵龍雷二火挾助上騰脂液逼迫隨逆氣升上熱下寒者陰氣虛而不能寧謐於內上寒下熱者陽氣虛而不能周衛於身丹溪之法首主行痰連黃連蔓星半治見一斑熱加涼藥消息無難於其繼也安神平肝心熱痰迷病久窠囊成乎其間窠囊生蟲用妙功丸氣滯排氣飲四七湯加木

香南星丹礬丸子通治五癇用火煅者黃丹白礬臘茶末入猪心血搏衣以辰砂服久瀉涎然癲癇豈盡屬實無火不得妄淸脾氣受削他病變生虛中夾實龍腦安神丸儻氣血之暴脫及大損夫眞陰時作時止昏昏沉沉休悞用滾涎硃砂滾涎丸抱膽丸可酌投十全八珍此石頑所以有補腎藏之說而介賓所以有審正氣之論也

石頑曰癇證以腎水本虛不能制火火上痰壅經脈閉遏故迭作諸聲證狀不一古人雖分五癇要以補腎爲本治痰爲標隨經見證用藥景岳曰小兒驚癇必須先審正氣然後察其病邪酌宜治之

暑濕證治賦

養三軒學人陸儋辰編

寒陵其弱暑親其類故經虛處寒棲而經實處暑萃冬內陽而夏內陰寒傷漸而暑中快或中乎內或中乎外甚者爲厥風顚癇卽發則霍亂吐瀉溫熱與暑部每無脈脈非絕無被火所逼其某經洪數則別經弱伏藥用辛寒依經乃得依經絡調之則洪者平伏者起熱由內發暑從外入熱脈之盛可占暑脈之虛可必夏月人身之陰以熱而內耗夏月人身之陽以汗而外泄弦細者陽虛之情芤遲者陰虛之律身重疼痛手足冷逆口開齒燥前板齒燥惡寒發熱小便已而洒洒太陽經兮中暍

喻嘉言曰暍者中暑之稱左傳蔭暍人於樾下其名久矣後世以動而得之爲中熱靜而得之爲中暑然則道途中暍之人可謂靜而得之耶動靜二字只可分外感內傷動而得之爲外感天日之暑熱靜而得之因避天日之暑熱而反受陰濕風露瓜果生冷所傷則有之矣

瀉陰則陽亡補陽則陰竭此嘉言所引一作補陽則陰竭補陰則陽脫犯補陽之戒者爲甘溫偏勝犯補陰之戒者爲苦寒直折雖仲師只斥溫鍼汗下之非而嘉言却有甘寒平治之說用白虎湯或加人參汗出惡寒身熱而渴湯亦人參白虎白虎加人參湯治與伏氣無別

周禹載曰所傷在氣則所主在金所病在熱生金者土金生者水金病則我母我子俱病故與伏氣在少陰發出由陽明者無異○喻嘉言曰夏月汗出惡寒者衞氣虛也身熱而渴者肺金受火尅而燥渴也內經曰心移

熱於肺傳爲脈消消亦渴也心火適王肺金受制證屬太陽然與冬月感寒之治不同用此湯以救肺金是爲第一義矣

夏月傷冷皮中水停身熱疼重微弱脈臨濕居皮膚內合於肺氣阻營衛脈乃失經按之無力者暍中舉之不利者濕因濕暍有相合之候舉按皆不足之形用瓜蒂將水搐去斯一物其效如神

喻嘉言曰凡形寒飲冷則傷肺乃積漸使然此偶傷之水不過傷肺所合之皮毛故一搐即通並無藉赤小豆酸漿水之羣力也即是推之久傷取冷如風寒雨露從天氣而得之者皆足遏鬱其上焦之陽又與地氣之濕從足先受宜利其小便者異治矣

所以從上受者本乎天上焦宣發非如從足受者緣於地

小便須行總之有形之濕傷肺則用一物瓜蒂(湯)無形之熱傷肺則用白虎加參二方三證金匱着明中暍雖云太陽陽明亦頗多端太陽大汗微惡寒而發熱陽明喘汗面色赤而渴煩或脈洪大昏瞶(面赤大汗煩渴喘急爲陽明重者脈或洪大昏瞶不省人事有似熱病)病似夏熱相干但忽輕忽重斯辯別無難太陽二苓(猪苓茯苓)澤(瀉)木(白朮)香薷陽明半(夏)苓(茯苓)甘草薑(汁)丸(即消暑丸)以動得靜得分中熱中暑創此論者張氏潔古然動得靜得之分即外感內傷所苦陰氣則由熱而煎

集論曰中暑一證不過清心利小便解暑毒補眞氣而已即脈來虛弱重者伏匿喘促逆冷卒然昏暈不可用溫此熱傷陰氣用溫則助陽耗陰且冬月脈浮緊浮緩分中風傷寒夏月弦緊傷風弦緩中暑表疎自汗則脈緩表緻無汗則脈緊耳世俗不明曰夏月陰氣在內大順爲必用之藥夫陰非寒也陽外而陰內耳丹溪云伏陰在內陰字有虛之義作陰冷則誤矣

陽氣或得涼而阻(深居廣廈襲風涼食生冷遏抑其陽)大順漿水惟偏乃補

大順散治冰果所傷漿水散治汗多亡陽脈微欲絕又有冷香飲子治陽氣大虛多慾厥逆

夫孫眞人製生脈(散)從虛而治爲多朱丹溪云伏陰於虛之義有取詳傷暑夾陰之證香薷之誤便爲瘖

喻嘉言曰傷寒夾陰誤用陽旦湯得之便厥傷暑夾陰誤用香薷飲入喉便瘖後人於香薷飲方中加入人參黃芪白朮陳皮木瓜誠有見也

思峨眉積雪之奇桂附之方宜審處

喻嘉言曰丹溪謂火令流金爍石何陰冷之有立言未免偏執夫峨眉積雪終古未消豈以他山不然遂謂曠刹皆熱火乎人身之有積陰乃至湯火不能溫者何以異此

暑瘡暑瘍解熱爲主

暑瘡遍身發泡如碗如杯如桃李晶瑩脆薄中含臭水此濕熱之水泛於肌表黃連香薷及解毒湯重者內實便秘口瘡臭穢涼膈承氣外以鮮蓮花片貼瘡上暑瘍或頭面外項赤瘇或咽喉腫痛或腿足焮瘇長至數寸頭痛內燥晝夜發熱不止自與瘡毒不同服敗毒散石膏黃連等藥熱證一解赤瘇自消

暑勞瘵與暑陽痿俱加減黃連解毒

盛暑不禁辛酒火動心脾令人欬嗽氣喘驟然吐血衄血頭目不清胸膈

煩渴不寧此火載血上非眞陰虧損虛勞者比宜四物去芎芎黃連解毒去黃柏二陳以貝母易半夏加桔梗薄荷麥冬暑月陽事痿頓此濕熱交蒸正如石金滲潤草木流膏金風一鼓萬類蕭然宜黃連解毒合生脈散

絞腸沙與乾霍亂可單用炒鹽探吐

夏月不頭痛發熱但少腹疼痛或心腹俱痛脹痞不能屈伸此暑火流注藏府宜六和湯或正氣散或二陳加厚朴炒梔或炒鹽和滾湯探吐痰涎大抵此證以吐法爲上若用熱藥去生遠矣更有乾霍亂心腹絞痛吐瀉無物或上下關閉竟不吐瀉者令人立斃急炒鹽湯或二陳湯探吐之定後周時勿進粒米得食復發愼之

卒倒無知暑風最惡虛實兩途此其大略實爲痰實暑氣召而濁液糾纏

平素積痰充滿經絡一旦感召盛暑痰阻其氣卒倒流涎此濕暍合病之最劇者

虛則陽虛暑邪湊而陰寒相搏

平素陽氣衰微不振陰寒久已用事一旦感召盛暑邪湊虛此濕暍病之得自虛寒者也

虛者首在回陽（宜回陽藥中兼清其暑）**實者先行吐着**（宜先吐其痰後清其暑）**證有類風中之形治不從風門而索心火暴甚陰血煎熯用地楡連**（黃連）**芍**（赤芍）**靑皮**（地楡散一名潑火散）**平火運金流石爍涼血清心尤爲秘鑰若他藏索虛則暑中差薄入肝眩運頑痺入脾昏睡不覺入肺喘滿痿躄入腎下消渴作雖當淸補之兼行**（淸解與補益）**必審何藏而用藥濕溫之證惟暑與濕濕緩暑速先後感得**

活人書云先傷於濕又中於暑名曰濕溫許學士云先受暑後受濕所言先後不同然濕病則緩暑中則速由斯以推先濕後暑爲確也

暑挾濕邪故頭痛妄言多汗濕得暑邪故腹滿兩脛冷逆（濕抑陽氣故脛冷而腹滿）**祇脛冷而臂不冷非陽微而寒致厥**

王宇泰曰昔人治濕溫通身皆潤足冷至膝下腹滿不省人事六脈皆小弱而急問所服藥皆陰病藥也此非受病重藥能重病耳以五苓合白虎十餘劑少甦更與淸燥湯調理而安凡陰病厥冷兩臂皆冷今脛冷臂不冷則非下厥上行故知非陽微寒厥而合用袪熱藥也

暑傷氣則浮之而陽脈濡弱濕傷血則沉之而陰脈小急

陽脈濡弱陰脈小急許學士以關前爲陽關後爲陰紀氏以浮爲陽沉爲

陰羅謙甫云濡弱見於陽部濕搏暑也小急見於陰部暑搏濕也然濕傷血則必小急暑傷氣則必濡弱於此知浮爲陽沉爲陰者當矣

治宜蒼朮白虎切忌發汗重暍（發汗則汗出必不能言耳聾不知痛所在名曰重暍）**宋元豐朝局立和劑暑門獨詳以濕同治**

喻云熱蒸其濕是爲暑無濕則但乾熱而已非暑病也故肥人濕多卽病暑者多瘦人火多卽病熱者多

其香薷飮豆（扁豆）**朴**（厚朴）**三味熱甚去豆加連爲君**（去扁豆加黃連爲君）**濕甚甘草茯苓合隊**（本方加茯苓甘草）**縮脾飮以脾爲濕所浸淫故佐烏梅草豆蔻去重滯以快脾枇杷**（葉）**散因胃爲濕所竊據故用丁香白茅根去穢濁以安胃大順**（散）**來復**（丹）**治暑證之多瀉利者從縮脾飮而推冷香飮子治暑證之多嘔吐**

者卽枇杷散之意若小半夏茯苓(湯)則治濕獨顓及後起
者諸賢又益虛相繼河間之桂苓甘露(飲)用桂苓(肉桂茯苓)合
猪(苓)澤(瀉)朮(白朮)三石(石膏寒水石滑石)以益胃虛子和之桂苓甘露
(飲)無猪苓(前方去猪苓)加參(人參)草(甘草)葛(乾葛)二香(藿香木香)兼去濁穢
惟李東垣清暑益氣(湯)人參黃芪補中實衛內虛之人頻
服爲貴躁煩熱悶清燥(湯)是製濕除燥清法門不二綜覈
羣方庶無遺義大凡體盛多濕之人益元散小溲可導清
癯無濕之人生脈散津液宜充

喻云妄利小便竭其下泉枯槁立至不特此也凡見汗多之體即不可利
其小便蓋胃中只此津液既已外泄又復下行立匱之術也仲景名曰無
陽其脈見短促代結則去生遠矣

胃暑之霍亂吐瀉用清用涼避暑之霍亂吐瀉和中溫中
無汗者非先散外邪恐病成瘧痢而害靡已似虛者若妄
行溫補恐邪入血分而禍無窮伏暑棲於何所三焦腸胃
能容久久而發秋晚相逢(如霍亂吐瀉發於秋間以及瘧痢之證)又如曝書而隨
收於三伏且以啟笥而感觸於經冬香薷(飲)正氣(藿香正氣散)治
與暑同

濕下先受由於所履

喻嘉言曰經曰傷於濕者下先受之言地濕之中人先中其履地之足然
後漸及於上也

濕流關節未入藏府陰受濕氣已入太陰脾經上甚爲熱
已入陽明胃土胸背頭面三陽處所濕至上焦變爲熱矣

喻云經曰濕流關節言流入四肢百節猶未入於藏府也曰陰受濕氣言
已入於太陰脾土未入於陽明胃土也曰濕上甚爲熱此則下受之濕襲
入三陽胸背頭面之間從上焦之陽而變爲熱濕濕至上焦而變熱其證
夏日爲最多蓋夏月地之濕氣上合於天之熱氣日之暑氣結爲炎蒸也

內經特豎一義汗出如故而止蓋濕上爲熱卽地氣之上
爲雲而汗出如故卽天氣之下爲雨

喻云濕家身本多汗易至亡陽故濕溫誤汗名曰重暍然陽鬱者不微汗
之轉致傷人

此則喻氏一家之言曲會金匱合篇之旨又以口噤背張
之痙病引爲上甚爲熱之一端謂輕者既越清陽之竅(納藥鼻中)而重者宜出二陰之間於其禁汗之故得其用下之權

喻嘉言曰金匱治上焦之濕本內經濕上甚爲熱之義分輕重二證以上
甚爲熱之重證發入痙證最重之條而不言其治詳內經有上者下之之
法邪從下而上驅之使從下出一定之理也其證輕者裏無別病但搐其
黃水從清陽之鼻竅而出則其重而裏多危證者必驅其黃水從前後二
陰之竅而出可意會也金匱於本文之下增若發其汗者二十四字垂戒
初不以下爲戒又可意會也但下法之難不推其所以不可汗之故即不
得其所以用下之權必以溫藥下之庶濕去而陽不隨之俱去耳

至柏鄉斥之爲牽合在後學宜知所斡旋惟合寒熱言濕
而後義例始完

魏柏鄉曰痙病以風爲主病以濕爲附以寒爲兼證風多濕少者痙病也
兼有寒而風多濕少者剛痙不兼寒而風多濕少者柔痙也若濕病則以

濕爲主病以寒爲附以風爲兼證兼有風而濕多寒少者風濕不兼風而濕多寒少者濕痺也但風邪寒邪自外感者其常而濕邪又因內召者居多所以濕病又以內濕爲主病不同痙病之濕外感者多而內召者少也又必明乎熱在內者何所附陽盛而陰虧者附於陽爲濕熱陰盛而陽弱者附於陰爲寒濕此濕邪一定之性情也至內經云濕上甚爲熱法律引之祇可爲濕熱之邪作注不可爲寒濕之邪言也喻氏以痙濕暍三者爲一篇不得不重言熱不得不引內經之濕熱者作據又不得不言夏月其實牽強費力不如分言痙濕暍之爲明快也經云濕上甚爲熱者以濕無自上之理必有熱在內方可挾濕邪上行不然濕邪水邪也何能炎上乎即傷寒論中水氣上逆等證非挾熱定挾寒熱能上炎寒極於下亦能上逆均非濕邪自能上行也或曰濕久鬱亦能生熱是又爲太陽病風寒在表者言表久鬱則內熱生也若表感風濕內因亦寒濕其人平日陽衰無熱鬱可知何處取上甚爲熱之熱氣而與夏月相湊合也此仲景原文分爲二證出治判然者余必不能從喻氏混合爲一也

太陽之病脈沉而細關節疼煩體不適意言其煩也此名中濕亦名濕痺大便反快小便不利利其小便是爲要義

尤在涇曰濕爲六淫之一故其感人亦如風寒之先在太陽但風寒傷於肌腠而濕則流入關節風脈浮寒脈緊而濕脈則沉細濕性濡滯其氣重着故亦名痺痺者閉也然中風者必先有內風而後召外風中濕者亦必先有內濕而後感外濕故其土德不及而濕動於中由是氣化不速而濕浸於外外內合邪爲關節疼煩爲小便不利大便反快治之者必先逐內濕而後可除外濕東垣云治濕不利小便非其治也然此特爲脈沉而小便不利者設耳

濕家之病身疼發熱面黃而喘頭痛鼻塞其脈卻大自能飲食納藥鼻中則愈病在頭中寒濕藥品雖未注明瓜蒂可以爲末

魏云此治濕熱在裏寒濕在表上衝之法〇尤云寒濕在上淸陽被鬱脈大非沉細之比腹和無病非小便不利大便反快之比

鋪觀仲師治法所出六方身煩疼而發汗加白朮於麻黃麻黃加朮湯朮得麻黃並可行表裏之濕麻黃得朮即不至過汗爲殃發熱日晡所劇一身盡痛難當名曰風濕風冷所傷汗出當風或久傷取冷取微微似欲汗用麻黃杏仁薏苡甘草湯故表法總宜漸解而風濕乃可偕藏

取汗俱以麻黃爲主魏云可見散寒除濕治風濕正所以治寒濕也蓋痙病非風不成雖有寒亦附於風而已濕病非寒不成雖有風亦附於寒而已此一定之分關不容昧者〇尤在涇曰欲濕之去者但使陽氣內蒸而不驟泄肌肉關節之間充滿流行而濕邪自無地可容矣此發其汗但微微似欲汗出風濕俱去之旨與

脈浮身重汗出惡風肌膚之裏邪可逐皮毛之表散無庸防已黃芪湯衛外彌縫使衛陽復振驅濕下行加細辛緣陳寒下有

魏云寒在下則入陰分以溫之又不可即謂之爲少陰經濕病也

加桂枝因逆氣上衝加麻黃以治喘者加白芍而和胃中服藥之後行皮如蟲腰冷被繞微汗收功

方後云服後當如蟲行皮中從腰下如氷後坐被上又以一被繞腰下溫

令微汗愈

且也風濕相搏錯見不一傷寒而來至八九日身體煩疼不能轉側

魏云傷寒初感一二日之間至八九日之久證俱始終如一則非傷寒之風寒外感太陽而爲濕家之風寒外感太陽明矣身體煩疼不能自轉側寒濕內盛也

其證嘔渴俱無（內無熱而陽微也）其脈浮虛而濇（浮爲表虛爲陽虛濇爲寒濕也）桂枝附子主之走表溫經爲得

魏云三陽病陽微中虛即宜溫補何必杜撰陰經明悖仲景原文

若病在軀殼則小便利而大便堅斯藥走皮中去桂枝而加白朮

徐忠可曰若大便堅小便自利是表裏無病病在軀殼無取治表即去桂加白朮以壯腸胃之氣使燥濕之力從內而出則風之夾濕而在軀殼者不從表解而從熱化也〇方後云分溫三服一服覺身痺半日許再服三服都盡其人如冒狀勿怪即是朮附並走皮中逐水氣未得除故耳

疼煩掣痛在於關節不得屈伸近之痛劇汗出短氣惡風皆係風邪盛熾身微腫者濕外搏溺不利者濕內畜甘草附子桂附爲則去薑棗畏其過散加白朮燥乎中濕煮三升初服一升得微汗則解能食

御纂金鑑曰身體煩疼重着不能轉側濕勝風也今掣痛不可伸屈風勝濕也甘草附子湯即桂枝附子湯去薑棗加白朮也去薑棗者畏過散也加白朮者燥中濕也

夫風從上受濕自下生風無形而濕有質風從陽而濕從陰入自太陽膀胱之經風外居而濕內居風上親而濕下親乃金匱屢用附子惟陽氣不充於身蓋陽微則陰濕得據故去濕非扶陽不能（採用喻氏說）濕家之病一身盡疼發熱身黃其色如薰此其濕多而晦異乎熱瘀而明（異乎陽明發熱之用茵陳蒿湯）濕家頭汗背强願得被覆向火若下之早噦固其所因而丹田有熱邪陷下焦究之胸上有寒濕仍上處

寒濕居表陽氣但上越而不得外通是宜驅寒濕以通其陽乃表邪偏阻之時而早下之則陽更被抑而噦作矣於是丹田有熱而小便不利胸上有寒而胸滿舌上津液燥聚如胎非胎且營分熱則欲得飲氣分寒則不能飲徒口燥煩也

是以經絡肌腠濕邪所客若一動其大腑徒爲元氣之賊濕家下之額上汗出兼夫微喘孤陽上越下利不止是爲陰脫故斥其下早非云可緩實慮夫表邪或者內入閱仲師所處方取溫以燥之風以燥之後東垣師其意有升陽除濕羌活勝濕濕不可下允爲古律雖附子合細辛大黄在嘉言有精思特識未可輕投所當詳析

徐忠可曰濕在人身經絡肌腠間病也大腑者人身元氣之關若動大腑則經絡之邪不去而元氣頓倒故治濕始終不可下觀首章曰但當利其小便後章云法當汗解可知矣即仲景治濕方但有溫以燥之法有風以燥之法東垣師其意有升陽除濕湯有羌活勝濕湯此不可下之明驗也雖仲景有若下之早則噦句似乎太早不可而後則可下不知此爲頭汗

而表未解者慮其有內入之事表邪內入則可下矣非言治濕可下也○

喻嘉言曰在表之濕其有可汗者用附子合桂枝湯以驅之外出在裏之濕其有可下者用附子合細辛大黃以驅之下出在中之濕則用附子合白朮今之用白朮而雜入羌防枳朴梔橘等藥且無濟於事況用檳榔滑石舟車導水濬川等法乎

凡利小便不可粗疏須分二候陽實陽虛陽實者小便色赤澀鬱而多痛陽虛者小便色白淋瀝而汗濡宜利與否尚其慎諸凡見病者短氣雖爲邪阻其正當慮胸中陽虛凡見汗出微喘雖爲肺氣感邪當慮眞陽亡出凡夾陽虛發汗不得藥用辛熱氣壯法在扶陽逐濕喻云風濕相搏多夾陽虛陽虛即不可汗若夫濕着之病濕勝爲着腰冷如坐水中不渴食飲自若

腰重如何五千錢縛濕陰凝聚中腎外廓甘薑苓朮湯的對之藥

喻云此乃濕陰中腎之外廓與腎之中藏無預者也腰中冷非腎藏之精氣冷若精氣冷則膀胱引之從夾脊逆於中上二焦營衛上下之病不可勝言今邪止着下焦飲食如故不渴小便自利且與腸胃之府無預況腎藏乎此不過身勞汗出衣裏冷濕久久得之但用甘草乾薑茯苓白朮甘溫從陽淡滲行濕足矣

至於濕首如裹濁氣薰蒸濕熱不攘鬱而留停小筋弛長則濕傷筋而不能束骨大筋腝短則熱傷血而不能養筋因氣爲腫素常氣疾溫熱加之氣濕熱爭故爲腫也氣濕熱並陽氣衰少致邪代正氣不宣通四維乃困又有濡瀉及食不進推其病原皆爲濕勝凡此宜分門論治痰證瘧證或非驗濕的證

濕勝濡瀉濕勝不欲食乃濕證中所有非驗濕的證也

瘟疫證治賦

上篇

養三軒學人陸儋辰編

竊聞風寒瘟疫之異不可同日同年而語首先辨氣鼻觀爲主風寒之氣外傷而內入瘟疫之氣中蒸而外吐風寒至陽明之既轉氣亦只作腐而不作屍瘟疫即初病而觸人氣且專作屍而不作腐其次辨色不可昧昧風寒主收斂面色多繃急而光瘟疫主蒸散面色多鬆緩而晦或如烟薰或如油膩風寒在表舌多無苔即有亦白而甚薄瘟疫一見苔即白色其質且厚而不滑或色兼淡黃或粗如粉積唯疫邪入胃與風寒彷彿其不作燥多由兼濕風寒

爲天地正氣其初傷人也令人心知所苦而神清明瘟疫爲天地邪氣其初中人也令人不知所苦而神鶻突至於脈象亦非儔侶瘟疫傳變後脈方與風寒頗同瘟疫初起時脈却與風寒乖忤風寒從皮毛而入一二日脈多浮迨自表入裏始不浮其至數則清楚而不糢糊瘟疫從中道而變一二日脈多沉迨自裏出表始不沉不浮不沉而數或兼弦兼大其至數則糢糊而不清楚故初得沉遲脈息切勿從陰寒訓詁及脈數而無力當解熱而休補盖熱蒸氣散斯脈不能鼓再論瘟疫傳經亦與風寒相懸風寒入裏之後表多自解瘟疫見表之時裏證必兼視何經本氣之强弱爲疫邪無定之九傳或表裏各分其道表裏分傳或表裏各造其偏但表

不裏但裏不表表勝於裏裏勝於表或表裏之至於再表而再表裏而再裏或表裏之互爲先先表後裏先裏後表所謂表者發熱惡寒自汗無汗面目赤腫發疹發斑病及頭項腰背腿膝足脛是已所謂裏者嘔渴煩躁譫妄昏沉大便閉泄小便秘濇病及膺胸腹脇口舌咽喉有然以上辨瘟疫法表熱脈數不浮不沉寸口之脈獨大皮膚之熱可捫頭痛項強脛酸腰疼羌活九味羌活湯敗毒人參敗毒散通解六神六神通解散冬月嚴寒及寒甚憎青龍大青龍湯越婢湯可借葳蕤湯陽旦湯亦能全不惡寒白虎湯黃芩湯其或自汗而脈無力發表而身反疼則伏邪之漸出非陽虛而不勝表證屬實勿以虛論

頭痛發熱邪在表也其脈當浮證當無汗而反自汗脈無力用發表而身

反疼痛則似虛矣故人惑於多自汗而用桂枝湯者有之惑於脈無力而引仲景太陽篇發熱惡寒脈微弱爲無陽而用建中湯者有之惑於身疼痛而引仲景若不瘥身體疼痛當溫其裏用四逆湯者有之不知時疫之自汗者疫熱自裏蒸出於表非表虛也脈無力者熱至散漫故脈軟非比寒主收斂而脈緊也身體反痛者伏邪自裏漸出於表非比陽虛不任發散也此在表實證之似虛者

倘表證屢清凉表散而疫邪轉病勢日增則正氣不能送藥力外達而陰液不能從陽氣外蒸此在表虛證之似實者裏證發熱盛見關尺脈或沉數洪滑熱在肌肉筋骨初捫熱輕久按熱極必兼煩渴胸腹滿實大便不通或利膿血陷胸小陷胸湯承氣三承氣湯梔豉梔子豉湯解毒黃連解毒湯猪苓湯天水散各半湯名導

赤其或脈反濇弱沉微身反厥冷四逆乃營衞之氣不通由腸胃之邪熱結

邪在裏脈當洪身當熱便當結時疫之脈反濇弱沉微者乃邪熱結於腸胃氣不達於營衞也身反厥冷者邪熱結於裏結於下氣不達於外通於上也其自利者熱結旁流也此裏證之實似虛熱似寒者

欲辨其眞九竅可察周於身冷證休憑一二處熱證宜揭

熱深厥深須於九竅察之如目大小背赤鼻孔乾唇紅舌苔黃黑燥耳鳴或聾小便黃赤濇痛大便燥結或稀黃極臭或解血或心下至少腹有痛不可按處皆熱深陽鬱之象大抵周身皆見冷證一二處獨見熱證反當以熱證爲主反此亦然

倘裏證屢用藥攻而得利反形肘掣則正氣不能傳導亦血液慮其枯竭此裏證之虛似實者半表半裏其脈多弦或熱或止胸脇邪塡或心煩而耳聾目眩或喜嘔而口渴咽乾柴葛解肌湯三消吳氏三消飲達原吳氏達原飲其或脈反沉則邪伏募原未出表而非陽虛其或口不渴則邪未入胃不消水而非內寒此半表半裏熱證之似寒者倘半表半裏之證用和解消導不痊則肝木傷而火獨燥逆亦脾胃傷而氣不回旋加以四君四物庶乎戰汗霍然

合四君子湯六君子湯於和解藥中合四物湯於清解藥中始能戰汗而解此半表半裏虛證之似實者

邪退正虛發熱偏亢此須畧去證狀而專消息陰陽陽虛則嘔利悸眩之證多責在脾宜陳夏君子六君子湯陰虛則熱渴枯竭之證多責在腎宜六味地黃知大虛有餘侯而瀉含寃王太僕語必晝夜頻進藥而大作湯餘邪發熱當用表藥者柴葛豆豉足矣愈後發熱另受風寒者葛根重用何妨發熱證狀明顯施治自無難處若夫脈證夾雜須以舌苔爲據白苔而厚在表可叙或中黃邊白而相兼亦半表半裏之非誤黃苔以及醬黑固爲裏之徵舌燥不論何形皆由裏而著惟虛證發熱却難明其故又不能據夫病之舌苔必有以探夫病之來路

以上辨表裏虛實法雖多指發熱時言類而推之凡證皆可依此爲辨

汗下清和與補時邪五法須明風寒汗早不厭時疫汗遲正應風寒發汗必兼辛溫辛熱以宣陽時疫發汗必兼辛

凉辛寒以救陰風寒發汗治表而裏不犯時疫發汗治表而裏兼行辛寒發汗則兩大青龍羌活大青龍湯辛凉發汗則敗毒荊防荊防敗毒散人參人參敗毒散發表通裏汗解瀉淋則通聖防風通聖散三消飲與通解六神六神通解散蓋時邪實多由裏之鬱故汗法不專在表之升自汗有邪正之各異時疫自內蒸出於表初起作寒熱時多自汗不可以表虛論兼頭痛身痛仍以解表爲主用羌獨柴葛之類戰汗爲邪正之交爭陽亢者汗可得之飲水陰竭者汗可得之生津開導而汗者氣滯消瘀而汗者血凝以上汗法舌變卷短與乾舌生芒刺及黑齒燥鼻煤胸腹痛窒譫狂發熱汗多身冷沉昏呃逆時疫下證惟此爲急舌黃譫語善忘頭脹躁煩協熱協熱利當下之證以此爲別其熱如潮其口微渴板齒燥而舌苔淡黃

大便閉而小便黃赤緩下之證又有可說蓄血蓄水不在胸脇蓄水者大便微利而小便難蓄血者小便自利而大便黑消息二便下之亦得夫下不厭遲者傷寒而下不厭早者時疫傷寒在下其燥屎時疫在下其鬱熱傷寒必表證全罷後疏下奪之方時疫只裏證但兼可議攻通之貼傷寒之下慮其上焦邪蟠時疫之下莫待中下邪結傷寒一下即已時疫屢下休怯在胸上則貝母重用爲宜及心下則小陷(邪結在胸及心下小陷胸湯下之)大柴(邪結在胸脇連心下大柴胡湯下之)爲捷臍上當臍臍下之必分小承調承(邪結在臍上小承氣湯當臍及臍下調胃承氣湯)大承(痞滿燥實三焦俱結大承氣湯)之可決若質虛病久之候不任峻攻斯麻仁(丸)蜜導諸方(蜜煎導法猪胆導法)所由特設(以上下法)熱在營衛身熱汗出頭項

周身紅腫唇燥鼻乾惡熱煩躁身重不惡寒斑疹遺尿舌苔白清之以膏(石膏)芩(黃芩)輔之以柴(柴胡)葛(葛根)咳嘔身熱反減譫語咽乾作渴胸前紅腫苔厚白色花粉貝(貝母)蔞(蔞仁)梔(梔子)豉(豆豉)清其熱在胸膈熱在腸胃便膿便血餘詳下證條中下或兼清亦得熱入心包及心昏狂多睡舌黑黃連犀(犀角)羚(羚羊角)爲主犯臟牛黃多入(須用錢許)然心若受邪或百中救一故夫清之之法寒涼直折視熱邪之淺深濟汗下之不及(以上清法)大小便閉而寒熱口舌乾燥而寒慄舌苔而二便自利舌苔而體弱不盼凡此表裏虛實寒熱相乘不可枚舉和法須明補瀉並施則歸芎參芪合乎硝(芒硝)黃(大黃)枳(枳實)朴(厚朴)寒熱並用則半薑朮果參諸知石連芩(如黃連生薑同用黃芩半夏同用石膏蒼朮同用知母草果同用)邪兼表裏而雙解邪餘亢厲而必平又藥用清涼而熱不退視邪所附麗而熱乃清(凡熱之所附麗非痰即滯非滯即血)蓋無所附麗之熱爲虛如炎夏之解於風雨而有所附麗之熱爲實必釜底之抽去柴薪(以上和法)時疫本無補法汗下無奈屢經舌乾舌黑俱無苔生體瘦而骨節痛耳聾而目不明服攻下藥而舌苔愈長服清涼藥而煩熱轉增利其水道溺愈不行暨乎多睡俱宜補陰六味四物生脈養營汗出多而冷小便多而清嘔吐用清熱藥而更甚自利用清下藥而不停痞滿爲患消導罔靈又宜補陽乃得病情或理中建中或六君四君若夫陰陽氣血不足由天勞慾病後(大病後久病後)四損由人則養正與祛邪以進退爲將迎(以上

補法)時疫兼寒之證無汗脈浮爲候惟疫煩躁口苦口臭時疫兼風表證無異惟風鼻鳴咳嗽噴嚏大抵寒主凝泣疫病之重可增風主游揚疫病之解反易時疫兼暑長夏有之證見胸滿嘔利脈兼弦細芤遲時疫似瘧有轉有兼餘邪不解邪正爭焉是爲轉瘧養正爲先至如兼瘧寒少熱偏二三七八發後晝夜煩熱忽然舌上苔刺渴不惡寒心腹痞滿食不下咽疫見瘧隱治疫宜專總之時疫與瘧不甚相懸疫則濕溫二氣合病瘧則風寒暑濕相干其病邪之氣皆龐雜而容邪之地總募原惟疫之溫氣發爲亢陽故清下有當若瘧之暑氣停爲鬱滯故宜利可痊疫痢初起不從痢治表裏俱病休虛裏氣用倉廩湯解表一意表

解裏熱淸下方議一切痢證身熱未去苦寒淡滲早用均忌恐增嘔逆愼毋輕試果係疫毒太甚如𤺋發卽下純紅純紫惡血或兼舌燥譫妄諸惡證大黃黃連又宜急用則又不在此例以上兼病又有時邪夾痞夾食夾心胃痛夾痰水鬱或夾脾虛腎虛或夾瘀血亡血夾邪必審輕重疫毒方能透達以上夾證

凡言兼者疫邪兼他邪二邪自外入者也凡言夾者疫邪夾內病內外夾發者也二邪兼發以疫爲重故畧兼治他邪而病卽解二邪夾發如夾水食血氣痰等實邪則以夾邪爲先蓋淸其夾邪而疫毒始得透達傳變解利也如夾脾虛腎虛亡血諸虛證則以治邪爲主養正爲輔蓋疫邪最易傷正故不可養正遺邪也如夾疝哮心胃痛諸舊證則但治疫邪舊病自已蓋舊病乃邪所迫而發也

瘟疫證治賦

下篇

養三軒學人陸儋辰編

詳夫疫邪所犯須明表裏之分諸證惡寒無時而勢非至極疫證惡寒有時而勢若不勝

時疫惡寒之後必見發熱非若諸證惡寒發熱之相兼也時疫惡寒傳裏之後少在表之時多若邪深入裏失於攻下熱深厥深反欲挾被向火甚則四肢反厥此雖惡寒實非寒也乃陽氣爲邪所鬱通鬱爲主○此表證惡寒凡表證已見上篇者不贅

寒熱往來無定少陽邪已加臨纔則熱多而寒却少再則但熱而寒不憎爾乃壯熱漸減或復寒熱相乘及爲戰汗厥差就平其始之寒熱往來也爲表邪裏入其終之寒熱往來也爲裏邪外呈透達達原飲和解小柴胡湯首尾可論屢經汗下神氣頹傾炙甘草湯三白參胡三白湯益氣補中益氣湯養榮淸燥養榮湯○寒熱往來

風寒頭痛不昏悶是上部有寒束時疫頭痛却昏悶是上部被熱蒸頭眩之故約有三層屬風熱則發熱寸浮屬痰水則弦滑脈沉屬乎虛者三部細捫何部不及維虛之云大抵時疫之眩多係熱因虛乃變證治必盡淸

頭眩屬虛乃時疫變證多見於汗下淸解後或素有怯證者

非傷寒亡陽頭眩斯仲景治法休稱頭脹目脹類由胃薰

時疫頭脹胃熱上蒸也下之則愈兼表者防風通聖散大柴胡湯目珠脹者陽明經病也兼表證葛根葱白湯加石膏若胸滿舌有黃苔宿食也食

壅陽明其脈不下行而上逆故目珠脹宜平胃散加山查枳殼等消導之
若屢清解而目珠脹痛不愈當消息其肝藏以養陰如再不愈則滋腎乙
癸同源之治也

疫起項強背痛邪在太陽可憑

兼發熱者故以羌活爲主狂躁而項強者熱壅其經脈也石膏黃芩爲主
背痛兼胸脇脹者邪客募原也草果朴檳等爲主若屢經汗下發熱已退
而項強背痛者此經脈亡血也四物六味酌用

與夫腰痛發熱兼縈獨羌分主太陽同根兼重則加蒼朮以挾濕爲患兼脹則加檳榔以氣滯不行牽引少腹兩脇元胡赤芍烏藥青皮肝腎疏通氣血清寧（此皆初起腰痛實證治法）**若腎虛挾乎時疫則腰痛甚於周身尺無力須防傳變陰預顧**

加用地（生地）**參**（人參）**至如膝脛足腿巨陽經脈酸疼**（亦以獨活爲主）**脛痛兼腫者有木通赤芍治在肉脛痛兼攣者有木瓜秦艽治在筋脚倘兼軟是屬濕溫每一二日間卽死用蒼朮黃柏圖存**（宜白虎加蒼朮湯或蒼朮黃柏）**周身骨節酸痛大法疏表推尋**

痛在一處邪有專注宜通其凝泣痛在周身邪有分布宜解其束縛

頭腫屬之太陽（大頭天行）**頸腫責之陽明**

時疫頸項腫俗名捻頭瘟蝦蟆瘟乃陽明風熱癰膿發頤不在此例

面赤腫亦陽明風熱面黃腫乃水氣上騰耳旁腫（少陽風熱）**有黃耳之號胸紅腫**（胸前一片紅腫粟起似麻疹風熱也）**有赤膈之名若周身之紅腫見則皮膚而風熱淫活血消瘀取歸尾紅花赤芍生地淸肌疏竅取梔翹芩石**（膏）**葛芷柴升自汗邪蒸出表盜汗**

表裏適均（邪在半表半裏）**戰汗之時其脈多停邪出於表宜於浮應虛散微濡防有變更**（煎獨參湯以待之防其脫也貧者代以米飲）**吉則神靜危則神昏時疫臨解狂汗駭人脈浮爲邪還於表脈緩爲胃氣調勻若兼洪數滑散**（浮脈所兼）**却爲發狂之徵宿食發黃只在面目鬱熱發黃赤而鮮新**（熱在下焦大小便不利而發黃者鬱熱也）**兼微黑而黯淡者水蓄**（小便不利腹滿而發面目身俱黃蓄水也）**兼微黑而潤澤者血凝**（胸腹有欲痛處小便自利）（大便黑而發黃者瘀血也）**發疹發斑熱總在經專視裏熱解否以爲治法準繩**

時疫發疹發斑熱皆在經而不在胃又他證發疹或無裏熱此則未有不裏熱者他證發疹疹散而愈此則有屢發而病不衰者他證發斑斑消則愈此總不以斑之消否爲輕重惟以裏證爲主每每斑出而譫妄如故必

待裏熱全淸二便淸利而後愈也

凡目赤而舌苔白煩躁而渴不生或喜熱飲其寒匪眞皆爲斑疹將發之候預宜涼透之藥爲君

以上頭痛頭弦頭脹目脹項強酸背痛酸腰痛酸膝痛酸脛腿痛酸周身骨節痛酸頭腫頸項腫面腫耳旁腫胸紅腫周身紅腫自汗盜汗戰汗狂汗發黃發疹發斑〇諸條列之表證者以初起言也若在汗下表散之後有屬虛者有屬裏邪留溢者當消息施治大抵時疫表證皆關乎裏不似他證表裏兩不相關尤須憑上篇之氣色神脈舌苔辨之五者爲辨時疫之大綱亦辨時疫之細目也

謂煩屬陽而躁屬陰謂煩屬心而躁屬腎在他病有如此說在時疫皆爲熱證鬱熱淺而在上則見煩躁鬱熱深而

在下逐漸昏悶故欲知傳變之輕重當先驗煩躁之微甚

時疫初起可即煩躁之輕重辨病勢傳變之輕重不煩躁則非時疫設氣色神脈舌苔有時疫確據亦屬但表不裏輕證

黃黑苔中有魂白潤是爲夾水先令水運

或煩躁夾水如平日胸有痰飲與初煩躁時飲冷太過及用清涼太早皆能停飲於胸膈胃脘之間拂鬱其疫熱外不能達表內不能傳胃故煩躁轉甚更胸脇滿痛而軟漉漉有聲再察其脈右寸關或弦緊或緩皆停水確據當以蒼朮半夏萊菔厚朴先消水氣後治煩躁

煩躁小水不利舌苔即可不問只少腹畧有滿痛從小腸瀉之爲正

用導赤瀉心湯猪苓湯益元散之類所謂心邪不從心瀉而從小腸瀉也

未發熱時表證未見先已作嘔邪犯太陰當辨其口屬太陰寒證者口無臭氣而不粘屬太陰疫證者口有臭氣而粘厚不可遽清遽涼恐閉邪氣此爲裏先表後惟當宣其胃氣藿香正氣散開手若已發熱而嘔者達原飲黃芩湯白虎湯酌用半夏並加

已發熱而嘔達原加半夏兼三陽表證加羌活葛根柴胡若嘔而煩渴身熱不惡寒邪在陽明白虎湯黃芩湯並加半夏

有滿痛處而嘔者胸中臍上少腹須分攻通休陡

嘔而舌黃胸中有滿痛處橘皮半夏湯加枳實山查川貝貝母力緩用至五錢外方能散結心下臍上有痛滿處大柴胡湯若嘔而舌黃或黑少腹有滿痛處拒按當視其前後大便不利調胃承氣湯小便不利四苓加木通或益元散

六君子湯大半夏湯治嘔關中氣之受傷

屢經清下舌無苔多汗心悸痿倦嘔不止者中氣傷也

竹葉石羔湯治嘔因餘熱之現有

寒熱已解二便通利胸腹無滯而嘔者餘熱在胃也

口渴本爲熱象熱證亦有不渴或疫邪發於太陰胸腹滿嘔而不渴或初起兼夫水濕熱未勝濕鬱悶心煩而不渴或熱在經而不在胃則但躁煩或熱在下而不在上則但躁結或但昏沉則在於血不在氣分自此以外渴爲機括渴微熱微渴極熱極渴邪在表脈數舌白通解散達原俱加葛根石羔

初起見發熱頭痛六神通解散加葛根石羔見口苦咽乾目痛邪在半表

裏也達原飲加葛根石羔或小柴胡加花粉知母或亦加石羔

邪已入胃舌黃醬黑邪入胃作渴身熱自汗舌見黃苔或醬色或黑燥就中當按胸脅少腹渴而按無痛處爲有熱無結脈則洪白虎湯渴而按有痛處爲有熱有結脈偏滑大陷胸小陷胸湯承氣三承氣湯投之必察

痛在心下脈必滑大關上尤甚小陷胸湯在臍上及當臍關中滑大小承氣湯在臍下尺中滑大調胃承氣湯心下至少腹俱痛寸關尺皆滑大大承氣湯

渴而右脅痛者右關弦或滑遲渴而左脅痛者左關弦或芤濇治左桃仁桂枝草黃硝桃仁承氣湯治右十棗遂甘遂芫大戟十棗湯渴而小便不利脈之其數在尺少腹拒按四苓散六一散若渴屬亡陰斯病後消息屢經汗下渴而舌上無苔胸腹無滿痛心悸而煩脈虛細浮散

或滴亡陰也六味合生脈至餘邪仍宜利之惟處劑以小爲則口苦口甘
同爲熱因苦爲燥熱在上中二焦多作渴屬三陽甘爲濕
熱在中下二焦多不渴屬三陰口苦特熱證顯據口甘在
時疫休溫梔連黃連薑炒竹茹黃芩烏梅更炒甘以酸平
脾胃屬土稼穡作甘土邪下涉腎位水土相蒸甘味上溢於口多兼嘔吐
人每誤認胃寒而用溫中之劑不知濕熱在於下焦土能尅水溫燥太過
腎水告竭總不見熱渴諸證惟目不見物漸至昏沉而死口甘一證在諸
證初起猶可用溫燥開導之品而亦不可過劑在時疫必以清熱爲主消
痰爲輔如二陳去甘草加薑汁炒黃連山梔及竹茹黃芩等爲口甘要藥
烏梅更炒酸能勝甘也
時疫唇燥陽明之熱亾液宜滋其色淡白大熱宜清其色

深赤若唇燥色却如常津液不達熱在經脈宜葛根通其經脈時疫
齒燥三證分爲前板齒燥身熱目疼鼻乾不眠此陽明在
經之熱爲斑疹衄血之先葛根黃芩宜用石膏知母可兼
胃府乃通口皆燥其甚則黑如煤烟三承氣湯三黃石羔湯選
用無慾腎水涸竭陰火熬煎證爲極重之候陰當峻補休
淹知母生地黃柏元參天冬麥冬丹皮每味兩許作湯液加童便金汁日夜兼進時疫耳聾邪熱挾痰出
表入裏少陽必干加荆防川芎於表傳時候加黃芩知母
於裏藥中間若汗下屢經其聾不愈惟養陰調胃由漸而
安鼻如烟煤肺爲熱爍急當清下慎毋擔擱承氣白虎合
用明礶三黃石羔青黛可着或小陷胸加以犀角鼻孔扇
張痰壅熱鬱痰則蘇子桑皮瓜蔞貝母可通痰壅於肺氣出入有聲喘欬胸滿不渴肺

氣通自愈熱則葛根芩連湯可徹
熱鬱於肺氣出入多熱有微表束其鬱熱古人獨主越婢蓋散其外束清
其內鬱也用於時疫中以葛根易麻黃或葛根黃芩黃連湯亦可
倘出入氣微乃腎虛上逆大劑六味生脈合用再加枸杞牛
膝此證多死百中救一咽痛熱淫於肺有結無結休淆無
結微紅用元參桔梗花粉芩可治有結紅腫加牛蒡赤芍
能消結甚乳蛾起紫白泡一名喉痺急證難料速長喉嚨
閉塞開其膿血用刀急喉風證咽痛喘哮壅於肺痰邪夾
熱法取吐皂角有膏此皆時疫內旦發夕死之險證多由
平素間厚味鬱怒之所招中宮堵截腎水不交火炎土燥
舌乃乾焦白苔而燥膈上痰綢音叨綢也此苔名曰白砂非下

不變分毫
白苔而燥疫邪在表痰已結於膈上吳氏達原飲加石羔川貝蔞仁大黃
此吳氏名白砂苔熱極不變黃色下之即黃不可緩也
黃燥傳胃別證焉逃小承氣湯小陷胸湯大柴胡湯同條醬色苔
而燥及中下焦用大承氣而胃必調調胃承氣湯黑燥塊裂熱
深迢遥大承氣湯朴枳黃硝至變卷短禍不崇朝
時疫之舌一見黃苔即當下失下則由黃而變醬色變燥變黑變生芒刺
再失下則變卷變短宜大下屢下方和緩則不救
倘屢下燥苔愈長或腹中痰水結牢揉按作响脾胃已受其困
津液不能上潮改用二陳平胃不必溫燥終拋又腎陰涸
竭燥苔休下用地黃湯合生脈散滋液還勞至於燥而無苔

辨色爲高正赤深紫熱蘊心包血分之熱已極犀連之屬
須抄犀角黃連石羔知母牛黃爲主鮮紅亾陰冬地參膠二冬生地元參阿膠淨知母人參爲主夫
舌燥誠屬胃而以熱病若舌強則屬心而有痰擠
史記扁鵲傳舌撟然而不下撟讀渠廟切舉也此借平韵叶又撟然強貌
見荀子
苔亦如前分等痰可別夫煎熬
舌白苔而強膈間未經煎熬其痰尚濕佐以半夏大柴胡湯是也兼黃苔
者已經煎熬其痰漸燥佐以川貝瓜蔞小陷胸湯是也兼黑苔者熱極痰
亦爲火佐以牛黃方効舌強雖與舌燥相類而燥屬胃主熱強屬心主痰
惟無痰裂燥兼強仍從色推敲若無痰舌色正赤深紫裂燥而強者熱毒蘊心包三黃石膏加犀角牛黃
舌萎枯小虛脫昭昭滋潤大補計本無聊其有曾經汗下清熱消痰而舌強者又當與此治舌萎同法

胸滿不痛邪未結着爲氣無形無痰稀薄俱宜達
原因病加藥胸痛不滿病在經絡屢汗下而屢虛者倍白
當歸於養氣血藥中倍用白當歸宜解表而屬實者初起加元胡索於解表藥中加元胡烏藥舒經絡之血氣
胸滿且痛邪結爲虛痰結者牽引串痛而兼嘔食
結者硬痛成塊而憎摸痰則陷胸推詳用小陷胸湯或大柴胡湯或二方合用甚則大陷胸湯大陷胸丸
食則平胃斟酌食在膈上爲危瓜蒂散吐之勿錯
食結多在心下宜平胃散加枳實萊菔白芥子等亦有在膈上者爲危證
宜瓜蒂散吐之
血結拒按而軟其脈芤弦而濇解表清裏方中破血亟宜
裁度脇滿而不痛者達原飲邪蟠踞於募原之地脇痛而
不滿者小柴胡湯邪分布於少陽之經滿痛並作左右當

分右有氣痰之別左有屬血之徵
痰大柴胡倍半夏加牡蠣萊菔子甚則白芥子甘遂大戟芫花氣加青皮
萊菔子木香大腹皮痰與氣痛皆無常所而有聚散痰散仍有所苦氣散
則無所苦血小柴胡去人參加元胡當歸紅花桃仁甚者加莪朮三七五
靈脂
夫胸腹譬之通衢塞不能久而兩脅譬之僻巷驟閉不能
處方用藥此意須明脅痛不愈清利屢行嘔利者養氣煩
熱者養陰再別證脅痛宜分寒熱惟時疫脅痛總主黃芩
胃與小腸正界曰腹時疫腹滿滿而不築痛此爲邪在氣
分亦爲散漫水穀氣沉或弦水穀滑脈且水穀之滿自有
分界而氣分之滿如塡虛谷通腹皆滿也氣分靑陳皮朴枳水

穀半夏查萊菔麯若舌苔之黃已多則傳胃之邪卽逐小承氣湯
腹痛不滿血分邪蓄水穀燥結是亦可卜在他病或有
冷因在時疫總爲熱局拒按無鞕加赤芍於清裏方中拒
按有鞕用承氣以調胃之目若腹滿痛兼作則大承氣宜
服兼自利多爲熱結旁流豈虛冷可用溫燥之屬下焦大
腸膀胱厥陰分界之地是曰少腹與中焦異少腹滿而不
痛由於濕勝氣滯蒼朮朴檳榔是爲要劑痛而不滿血分
生厲赤芍歸尾活血先議用黃芩清厥陰之熱傷用柴胡
升厥陰之清氣其方中加入秦艽則痛引過乎陰器牽引陰器及兩膀夾縫
滿痛兼作前後當視有畜水者小便難行有燥矢者
大便乃秘有無鞕塊亦當加意

滿痛拒按有鞕塊方屬燥矢滿痛如鼓拒按而却無塊屬溺畜脬中
畜血拒按而軟可訴大便色黑小便轉利時疫自利大概
須拈屬熱與虛冷自別黃醬非淡白可言惟裏急而暴注
不稀薄而稠粘在初起或太陰似矣
時疫初起有手足厥冷惡寒嘔吐腹痛自利者全似太陰寒證只口中穢
氣作粘舌上白苔粗厚小便黃神情煩躁可知非寒中太陰是疫發太陰
也分煩躁輕重用藥服後即見三陽熱證忌用溫中藥
於口舌則時疫分焉煩躁輕藿香正氣煩躁甚吳氏達原
誤投溫藥夭人天年自利用九味羌活因疫起頭疼發熱
自利主黃芩湯嘔加半夏因合病身熱咽乾太陽少陽合病舌黃譫
妄其邪裏傳心下至少腹手按必全無鞕痛而大黃亦用

主下法則邪熱乃痊
有鞕痛處與大承氣無鞕痛處小承氣小陷胸大柴胡選用此在下其熱
不必以結爲主
時疫熱邪深入便血以色而殊鮮紅者清熱紫黯成塊者消
瘀須按腹脇有痛處用之爲確若血散晦而夾涎水則藏府傷而脾胃虛
歸脾八珍梅韮加烏便血之後亡陰可虞舌燥無苔身不
自如身痛不可以轉側耳聾無聞神氣糢糊雖峻補陰生脈六味加阿膠庸必
濟乎燥熱便血濕熱兼膿初起頭疼發熱勿早苦寒攻通
邪方在表清裏則內陷深入湯惟取乎倉廩表先解而裏鬆及入裏兮傳變
再邪結於腹中
在半表半裏柴葛解肌湯加芩澤木通黃芩入裏煩渴譫妄黃芩湯葛根

芩連湯選用裏急後重腹中拒按加梹榔大黃
清熱分利斟酌從容時疫屬乎濕熱大便閉者少見若平
素本胃陽强盛則濕熱從燥氣而變雖初起表邪未散而
下法三消爲善
時疫邪從內發每每發表不得汗必待裏氣通而後表始得汗
至大便閉而屢下不應斯他邪夾而細心體驗初起小便
不利時疫在表時頭痛發熱小便不利熱入膀胱之府兼渴則用淡滲以其熱
在上焦不渴則用苦寒以其熱在下部本東垣法時疫傳裏二
便滯阻大便先通小便無苦此蓋時疫爲然不與他證同
伍病後陰竭滋潤是主滲利即等操刀少腹防其如鼓時
疫傳裏之後胃土或變燥熱小便多者急下因其色黃煩

渴時疫既下溺頻證別陰虛則喜飲而脈沉不及浮尺不
及寸氣虛不喜飲而脈浮不及沉寸不及尺非若風寒小
便之多專屬病者陽虛之律三陽合病遺溺陰虛陽實惟表
之熱也極盛欲裏之守也安得上則已見神昏下不自知
尿出獨主白虎汗下犯逆
此證不可下以邪全盛在表在經下之則表邪內陷故額上生汗手足逆
冷尤不可汗以邪本屬熱汗之則增其熱故心憒憒反作譫語惟以白虎
清其浮越之熱若別兼燥結鞕痛者可於本湯加大黃下之
時疫囊縮熱入厥陰有熱有結則下有熱無結則清較陰
證之囊縮亦身冷而脈沉然一寒一熱自有攸分陰證囊
縮韮縮陰器時疫囊縮不縮陰莖陰證之縮小便清少腹

牽痛喜按多自利而神不擾（神清不煩）時疫之縮小便赤少腹
滿痛拒按大便閉而神且昏時疫譫語熱蒸於心由經熱
者三陽之經脈浮大而發熱舌白苔而頭疼九味（羌活湯）通
聖（防風通聖散）三消（飲）六神（通解散）由膈熱者洪脈可捫身熱惡寒
汗出濈淋胸中無結白虎（湯）黃芩（湯）脈滑實大由胃熱蒸
舌黃黑燥芒刺乃生腹滿拒按選用三承（氣湯）痰涎搏結聚
熱上薰其脈弦滑按胸（及心下）痛增小陷（胸湯）大柴（胡湯）是爲法
門熱入血分畜血脈濇或結而沉心下至腹（少腹）而有痛處
按之雖拒而不堅凝（痛處拒按而軟）地黃犀角（犀角地黃湯）承氣桃仁（桃仁承氣湯）
小腸膀胱熱入水氣犯乎宮城脈道浮數少腹瞋小便
不利益元（散）豬苓（湯）至若胸腹無滯二便調平脈則結代
而虛弱法以汗下之屢曾陰陽兩虧神無依憑又當審三
焦而用藥

虛在上焦心悸神倦生脈加棗仁天王補心丹虛在中焦面色痿黃四肢倦怠歸脾湯虛在下焦耳聾直視六味地黃加遠志五味龍骨茯神

不得從實證而問津譫甚爲狂治可比倫時疫善忘證主
畜血畜在上焦脈芤可說畜在中焦芤或弦濇畜在下焦
脈多沉結小便自利大便必黑否則仍當另參治審譫狂
諸法時疫昏沉熱入至深心神不安蒸心之經其候夢囈
醒時尚清蒸及心包心神漸昏居處多言妄見妄聞熱直
犯藏全不省人此熱入之次第爲見證之重輕輕者梔芩
石羔重者連（黃連）牛（黃）犀羚更審夾證加藥細分（如胸滿舌白係夾痰氣加）

（瓜貝半夏萊菔子於犀連藥中之類）病後虛象大命必傾循衣摸床（撮空）見於時疫
熱甚神昏爲四肢實有熱無結舌苔自白（或無苔）有熱有結
燥裂黃黑

有熱無結犀角黃連石羔爲主有熱有結以大黃芒硝爲主

陽亢陰虛安神乃吉

屢經汗下後胸脇無拒痛而見循衣等證陰虛陽亢也生地麥冬棗仁茯神安神爲主

初起身重多睡邪阻經脈彰彰有汗則用白虎無汗或加
麻黃屢經汗下表裏熱亢二便利而身痛其多睡者陰傷
四物六味生脈大劑合用三方若平素多痰嗜睡則治痰
用藥須詳（當於時疫藥中加理脾滑痰之品）諸病身冷皆屬陰時疫身冷多熱
證氣色諸條端倪可認

時疫初起往往有身冷自利腹痛作嘔全似陰證者若舌有厚白苔身有穢氣心煩多汗面色油垢小便黃短數有一二日見證便是疫邪直入太陰先裏後表兼嘔利藿香正氣散四苓散無嘔利達原飲一二劑後即發熱矣

或少待之湯劑且勿妄投在傳變後結否還宜細論

時疫傳變發熱之後譫妄昏沉舌燥腹滿便秘而身冷者熱深厥深大柴胡三承氣選用無結證者白虎湯

末路汗下屢經表裏無邪留頓（胸腹無滯二便自調）身冷脈虛細而不
振用藥太過成脫平補陰陽宜迅（生脈散加芪朮苓芍）加熱附子因其
冷甚傷寒呃逆可分虛實寒熱時疫呃逆惟有熱結下焦

逐臍腹之鞕痛自腸胃之通調傷寒吐呃寒熱錯雜時疫吐呃有熱無寒當審傳變之勢勿用烏梅之丸

當審傳變大勢惟加烏梅黃連安之愼勿用烏梅丸諸辛熱藥致成危篤

發腫發痿發瘖發頤發蒸索澤病後諸遺或由餘熱或由正虧醫當善後消息治之以上各證毫釐休差允矣死生所寄寔乎大方之家

燥火證治賦

養三軒學人陸儋辰編

燥之與濕水火分張春月地氣動而濕勝斯草木暢茂秋月天氣肅而燥甚斯草木萎黃以傷燥而爲傷濕則沿誤而未求詳

喻嘉言曰燥者天之氣濕者地之氣水流濕火就燥各從其類奈何病機十九條獨遺燥氣他凡秋傷於燥皆謂秋傷於濕歷代諸賢隨文作解弗正其訛

分至以後王氣乃當所以春夏秋冬孟月之脈仍循冬春夏秋季日之常儻方始春而脈已弦加嫌躁促將不三時而終歲度世豈能長其秋月之脈忌數以新秋爲燥所傷

若其人不病帶微數何妨

喻云上古脈要曰春不沉夏不弦秋不數冬不濇是謂四塞謂脈之從四時者不循序漸進則四塞而不通也所以春夏秋冬孟月之脈仍循冬春夏秋季月之常不改其度俟二至二分以後始轉而從本令之王氣使在人之脈方春即以弦應方夏即以數應躁促所加不三時而歲度終矣其能長世乎即是推之秋月之所以忌數脈者以新秋爲燥所勝故忌之也若不病之人新秋脈帶微數乃天眞之脈何反忌之耶

且夫金位之下火氣相承時維十月初候反溫非從涼轉正從燥生持循其脈仍從濇金本爲生水之金故濇繼爲水中之金乃沉方珠輝而玉映豈傷燥之可云

經謂陽明所至始爲燥終爲涼喻嘉言云大熱之後繼以涼生涼生而熱

解漸至大涼燥令行焉或疑燥從火化故先燥而後涼此非理也夫始燥終涼涼已即當寒矣何至十月而反溫耶十月之溫不從涼轉正從燥生蓋金位之下火氣承之以故初冬常溫其脈之應仍從乎金之濇耳由濇而沉其濇也爲生水之金其沉也即爲水中之金矣珠輝玉映傷燥云乎哉

彼夫暑汗不出秋成風瘧內傷生冷滯下乃作原皆暑濕之邪同從秋風而發若夫秋深燥氣相薄乾於外而皮膚皺揭乾於內而精血枯涸營衛氣衰肌肉消爍

經云燥甚則乾劉河間原病式引例云諸濇枯涸乾勁皮揭皆屬於燥

上下中外大經小絡各爲病所難可促摸燥之所勝既熯燥之所傷更惡清肅之令不行堅剛之質自削

喻云燥金所傷本摧肝木甚則自戕肺金金受火形化剛爲柔經謂欬不止而出白血者死白血色淺紅而似肉似肺者非肺經自削何以有此

燥金摧肝散見紛若嗌乾面塵身無膏澤叶鐸足外反熱左胠痛着婦人少腹時痛男子㿗疝爲虐目昧眥瘡筋攣駭愕肝肺見證分之須確在肝清肺庶乎從本爲先在肺治肝立見迂圖成錯自來病機諸條獨遺燥氣之說然經云逆秋氣則太陰不收肺氣焦滿又云傷於燥則上逆而欬發爲痿厥是諸氣膹鬱諸痿喘嘔明指燥病而言且傳爲鬲消傳爲息賁亦與燥病相合

喻曰經云諸氣膹鬱皆屬於肺者屬於肺之燥非屬於肺之濕也苟肺氣不燥則諸氣禀清肅之令而周身四達胡至膹鬱耶諸痿喘嘔皆屬於上者上亦指肺不指心也若統上焦心肺並言則心病不主痿喘及嘔也惟肺葉痿而不用肺氣逆而喘鳴食難過膈而嘔出三者燥證之極者也經文原有逆秋氣則太陰不收肺氣焦滿之文其可稱爲濕病乎氣厥論云心移熱於肺傳爲鬲消肺燥之由來遠矣苟其腎水上升而交於心則心火下降而交於腎心火不傳於肺曾何傷燥之虞哉即腎水或見不足其腸胃津血足以協濟上供肺亦不致過傷也若中下之澤盡竭而高源之水猶得措於不傾此必無之事矣所以陰陽別論又云二陽結謂之消手陽明大腸熱結而津不潤足陽明胃熱結而血不榮證成消渴舌上赤裂大渴引飲與心移熱於肺傳爲鬲消文雖異而義則一也治鬲消者用白虎加人參湯專救其肺以施於諸氣膹鬱諸痿喘嘔罔不合矣又陰陽別論云二陽之病發心脾有不得隱曲男子少精女子不月其傳爲風消其

傳爲息賁死不治此亦肺燥所由來而未經揭出者夫燥而令男子精液衰少女子津血枯閉亦云極矣然其始但不利於隱曲之事耳其既則胃之燥傳入於脾而爲風消風消者風熱熾而肌肉消削也大腸之燥傳入於肺而爲息賁息賁者息有音而上賁不下也是則腸胃合心脾以共成肺金之燥三藏二府陰氣消亡殆盡尚可救乎夫由心之肺已爲死陰之屬然脾氣散二陽之精上輸於肺猶得少甦涸鮒今以燥之爲害令生我者盡轉而浚我以生故斷爲死而不治也

考內經燥淫所勝其主治則以苦溫宜補佐用酸宜瀉佐用辛然畏寒者燥畏熱者金藥物宜平寒苦甘方制取冷熱和平又下承之氣已見斯處劑之法須更

喻云內經燥淫所勝治以苦溫者用火之氣味而制其勝也要知金性畏

熱燥復畏寒有宜用平寒而佐以苦甘者必以冷熱和平爲方制乃盡善也又六氣凡見下承之氣方制卽宜少變如金位之下火氣承之則苦溫之屬宜減恐其以火濟火也卽用下亦當變苦溫而從寒下也此內經治燥淫可贊一詞者也

惟救肺家燥劇却非勝制所能

喻云肺氣膹鬱痿喘嘔欬皆傷燥之劇病又非制勝一法之所能理也

是故瀉心火陽熱補腎水眞陰除腸中之燥益胃中之津使道路不結而散津液不枯而生明表裏之別知氣血之分

喻云風熱燥甚怫鬱在表而裏氣平者善伸數欠筋脈拘急或時惡寒或筋惕而搐脈浮數而弦若風熱燥並鬱甚於裏則必爲煩滿爲悶結故燥有表裏氣血之分也

細商治法其術乃精丹溪折衷雜證熱鬱湯有發明謂燥藥之不用恐助火於無形

方用連翹薄荷黃芩山梔麥冬甘草鬱金瓜蔞皮穰八味竹葉爲引方後設爲問答云何不用蒼朮香附撫芎曰火就燥燥藥皆能助火故不用也

然大意雖隱然可會而厥旨則暢發未曾若仲醇（繆氏）**喜用潤劑似治燥獨闢一門千方一律略有加增止可治內傷之燥又未達外感之因汎覽醫籍所載多方滋燥養榮**（湯）**六味地黃**（丸）**丹溪大補**（丸）**東垣潤腸**（丸）**千金五味**（子湯）**四順清涼**（飲）**獨清燥救肺出嘉言喻昌刋入醫門法律枇杷**（葉）**桑葉經霜參**（人參）**麥**（冬）**麻仁**（胡麻仁）**膏**（石膏）**草**（甘草）**阿膠杏子成湯燥熱太甚犀角羚羊血枯可生地熟地痰多加貝母瓜穰**（瓜蔞）

蓋屏苦寒而不用誠虞金母之重傷也

火主於動應乎五行陽中之陽君火以明君火人火在上主心心不主令相火代君五性感物厥陽炊騰相火之動緣煽而生火起於妄煎熬陰精陰虛則病出陰絕則命傾君火之氣經言暑熱相火之氣經以火論故酷烈之勢惟相火獨臻夫相火卽爲天火胡東垣加以賊名曰包絡三焦曰肝腎命門命門司相火之總一陽畫坎卦之文處至陰之下從水中而升復有龍雷之象應乎肝腎之經三焦言焦肝腎之分在下兩枚爲腎包絡之配以成一陽所動遊行無垠至少火爲壯火遂能燎而能焚必道心使人心

聽命而相火乃守位爲臣

喻嘉言曰丹溪云相火易起五性厥陽之火相扇則妄動矣火起於妄變化莫測無時不有煎熬眞陰陰虛則病陰絕則死君火之氣經以暑與熱言之相火之氣經以火言之蓋表其暴悍酷烈有甚於君火者也然則厥陰風木之後少陽相火雖分主六十日而相火實隨觸而動四時皆然不定主於春夏之間矣○丹溪相火論曰五行各一其性惟火有二曰君火人火也曰相火天火也火內陰而外陽主乎動者也故凡動皆屬火天主生物故恆於動人有此生亦恒於動其所以恆於動者皆相火之所爲也○東垣曰飮食不節寒溫不適則脾胃乃傷喜怒憂恐勞役過度而損耗元氣既脾胃虛衰元氣不足而心火獨盛心火者陰火也起於下焦其系繫於心心不主令相火代之相火下焦包絡之火元氣之賊也○馮楚瞻

曰相火有二乃腎與肝腎應北方壬癸於卦爲坎於象爲龍龍潛海底龍起而火隨之肝應東方甲乙於卦爲震於象爲雷雷藏澤中雷起而火隨之澤也海也莫非水也莫非下也故曰乙癸同源但使龍歸海底必無迅發之雷但使雷藏澤中必無飛騰之龍故曰腎肝同治○翟玉華曰或曰相火乃二火之一也今曰肝腎命門又曰胞絡三焦者何也曰火起於水中至陰之下謂之龍雷之火而肝腎應之命門乃相火之總司一陽處二陰之中成乎坎也胞絡腎之配三焦以焦言下焦司肝腎之分皆陰而下者也總一陽之氣所互動而迭見者况君火者人火也人火心外又有五志之火相火者天火也天火命門外有肝腎胞絡三焦之火正書所云水木金土四行分之則愈少火分之則愈多也○張石頑曰火在丹田之下者爲少火少火則生氣離丹田而上者爲壯火壯火則食氣食氣之火是爲邪火生氣之火是爲眞火○丹溪曰朱子云必使道心常爲一身之主而人心每聽命焉此善處乎火者彼五火之動皆中節相火惟裨補造化以爲生生不息之運用耳何賊之有哉

然而君火爲神明之主相火實發生之原君火不可殘因夫虛化相火不可縱却以有形宜分邪正貴握虧盈若邪火則不可向邇斯君相並未許同稱彼夫河間丹溪諸說每以偏談已見解經柏齋(何氏)**景岳**(張氏)**頗肆譏評休泥陽常有餘而抑火致令元陽衰憊而夭人**

張景岳曰火本陽也陽之在上者爲陽中之陽故曰君火主於心陽之在下者爲陰中之陽故曰相火出於腎主於心者爲神明之主故曰君火以明出於腎者爲發生之根故曰相火以位至其爲病則以明者其化虛故

君火之氣有晦有明以位者其化實故相火之病能燎能焚夫生以神全病惟形見故火邪之爲病必依於有位有形之相火所謂邪火者即凡火也即燎原之火也而實非可以君相並言也又曰火得其正即爲陽氣火失其正是爲邪熱陽以元氣言火以病氣言凡病在元氣者不得以火論又曰經曰人有五藏化五氣以生喜怒思憂恐是即所謂五志也或以用志失宜未免有傷藏氣故經又言五藏之傷各有所屬五氣之傷各有所病未聞以五志之傷皆云火也乃劉河間謂五志所傷皆熱丹溪述河間而衍之曰五志之動各有火起劉宗厚又述丹溪而衍之曰大怒則火起於肝醉飽則火起於胃房勞則火起於腎悲哀動中則火起於肺心爲君主自焚則死矣自三子之說行似乎五行悉化爲火理豈然乎余嘗察五志所傷之人但見其憔悴日增未見其俱爲熱病也即因志動火者非曰必無但傷氣者十之九動火者十之一又豈五志皆能動火乎又曰劉朱二家之說無非偏執言火故但見經文有火字則必引以爲證既曰讀經何以不顧上下文而單扯一句豈謂後世之人都無目耶又曰嘗見丹溪陽常有餘陰常不足論謂人生氣常有餘血常不足而專以抑火爲言丹溪但知精血皆屬陰故曰陰常不足而不知所以生精血者先由此陽氣儻精血之不足又安能陽氣之有餘其所立補陰等方謂其能補陰也然知柏止堪降火安能補陰若任用之戕伐生氣陰以愈亡○何柏齋論丹溪相火主動等悞有曰足相火屬膽配肝主血者也手相火屬三焦配腎之命門主精者也肝與命門皆屬風木木中有火則精血之中有熱氣也然精血體潤水也火與水相守故不發至發而爲熱則皆精血將枯之所致也譬木枯則火易焚耳故相火發者難治今虛勞骨蒸之病皆相火發

熱證也法當補陰則熱自退

內經病機多所論列五條言火四條言熱虛實有無四字總結（恐後人誤以火熱二字悉認爲真因故復曉示如此）蓋本文只言運氣之大凡在他篇更取病情之詳悉或此言熱而彼言寒或此言虛而彼言實所當讀岐軒而認眞因不可遵河間而拘病式實火治火微熱從薪（飲）黃芩清肺（飲）二陰（煎）四陰（煎）大熱之氣用寒乃勝抽薪（飲）三補（丸）玉泉（散）太清（飲）火由虛發却有兩層陰虛者眞陰虧損水不制火陽虛者元陽敗竭火不歸源格陽之火陽浮於外（發於皮膚肌肉之間外雖熱而內則寒）陰虛之火陽亢而乘（見於精血髓液之間此金水敗而鉛汞乾也）陽陷於下而火失位（見於便溺二陰之間下雖熱而中則寒）陽戴於上而火無根（見於頭面咽喉之間上雖熱而下則寒）陰虛者壯水以制陽

光可用左歸（飲）六味（地黃丸）陽虛者益火而消陰翳參諸右歸（飲）理陰（煎○薛立齋治韓州同之勞熱以加減八味丸料一斤內肉桂一兩煎五六碗用水浸冷與服）要之實火外火食飲六淫虛火內火勞役七情外火發（風寒擁閉火邪內鬱宜升發之如升陽散火湯之類喻嘉言曰胃虛過食冷物抑遏陽氣於脾土爲火鬱之病以升散之劑發之如升麻葛根之屬）清（內熱極盛宜用寒涼）攻（火氣鬱結大便不通法當攻下此釜底抽薪法如承氣湯之類喻云心火亢極鬱熱內實爲陽强之病以鹹冷之劑折之如大黃朴硝之屬）制（熱氣怫鬱清之不去攻之不可此本來之水有虧不能制火所謂寒之不寒是無水也用地黃湯之類）內火達（肝經氣結五鬱相因木鬱達之如逍遙散之類）引（腎氣虛寒逼無根失守之火浮遊於上當辛熱雜於壯水藥中所謂引龍入海如八味丸之類喻云命門火衰爲陽脫之病以溫熱之劑濟之如附子乾薑之屬）滋（虛火上炎必滋腎水）溫（勞役神疲元氣受傷陰火乘其土位經曰勞者溫之又甘溫能除大熱如補中益氣之類喻云飲食勞倦內傷元氣火不兩立爲陽虛之病以甘溫之劑除之如黃芪人參甘草之屬）是則治兼八法出於程氏鍾齡

風溫辨治賦

養三軒學人陸儋辰編

風溫上受首先犯肺

風爲天之陽氣溫乃化熱之邪兩陽薰灼先傷上焦種種變幻情狀不外手三陰爲病藪頭脹汗出身熱欬嗽必然並見與冬傷於寒冬不藏精之溫熱不同

次及心胞逆傳之謂心主血而屬營肺主氣而屬衛邪初在表辛涼輕劑（如香豉山梔杏仁鬱金瓜蔞皮之屬）風挾溫而生燥清竅煎乾（加薄荷牛蒡之類）溫合濕而鬱蒸清竅蒙痺（加滑石蘆根之類）漸欲入營夜甚無寐斑疹有無隨之作計

既辛涼散風甘淡驅濕不解是漸欲入營也營分受熱則血液受刦心神不安夜甚無寐或斑點隱隱卽撤去氣藥如從風熱陷入者用犀角竹葉之屬如從濕熱陷入者用犀角花露之品參入凉血清熱方中急速透斑爲要若斑出熱不解者胃津亡也主以甘寒重則玉女煎輕則梨皮蔗漿之類○凡斑疹初見用紙燃照看胸背兩脇點大而在皮膚之上者爲斑或雲頭隱隱或瑣碎小粒爲疹又宜見而不宜多見方書謂斑色紅者胃熱紫者熱極黑者胃爛然亦必合之外證方可斷之春夏之間濕病俱發斑疹爲甚如淡紅色四肢清口不甚渴脈不洪數此非虛斑卽屬陰斑或胸前微見數點面赤足冷或下利清穀此陰盛格陽於上當溫之若斑色紫而點小者心胞熱也紫而點大者胃中熱也斑黑而光亮者熱毒極熾多屬不治惟其人氣血充者依法治之或有可救又或黑而隱隱四旁赤色乃火鬱內伏大用清涼透發亦間有轉紅而得生者若色黑而晦必死

斑疹皆邪氣外露之象斑屬血者恒多疹屬氣者不少發出之時宜神情清爽方爲外解裏和如斑疹出而昏者此正不勝邪而內陷或胃津內涸之候矣

或者血分不傳而於三焦留滯亦猶傷寒少陽所繫彼則和解表裏之半此則分消上下之勢如近時杏朴苓等類或如溫膽湯之走泄**有瘧病之可轉有戰汗之可冀**

溫邪終始在氣分流連者可冀其戰汗透邪法宜益胃令邪與汗併熱達腠開邪從汗出解後胃氣空虛當膚冷一晝夜待氣還自溫煖如常矣但診其脈虛軟和緩却非脫證更有邪盛正虛不能一戰而解停一二日再戰汗而愈者

裏結用下當從輕例

邪留三焦不從外解必致裏結裏結於何在陽明胃與腸也亦須用下法不可以氣血之分謂其不可下也惟傷寒熱邪在裏刧爍津液下之宜猛此多濕邪內搏下之宜輕傷寒大便溏爲邪已盡不可再下濕溫病大便溏爲邪未盡必大便鞕乃爲無濕始不可再攻也

病勢有先後之殊療法有緩急之異故衛之後而氣分始可言亦營之後而血分方議治

在衛汗之可也到氣纔宜清氣乍入營分猶可透熱仍從氣分而解如犀角元參羚羊角等物是也至入於血則恐耗血動血須涼血散血如生地丹皮阿膠赤芍等物是也

若夫舌苔總宜加意苔白而薄風寒外感也當投疎散若乾則肺液受傷加麥冬花露蘆根汁等輕清之品**苔白而膩濕熱氣聚也當用芳香**

白苔粘膩吐濁厚涎沫口甜此爲脾癉乃濕熱氣聚與穀氣相搏土有餘也盈滿則上泛當用佩蘭葉芳香辛散以逐之○佩蘭葉即省頭草

如鍼則中焦恐閉

苔如鍼者胃中宿滯挾穢濁鬱伏急當開泄否則閉結中焦不能從募原達出矣

白厚乾燥津傷於胃滋潤藥中甘草必備甘守津還之意**白而底絳濕熱伏內泄濕透熱庶無乾慮舌黃或濁脘痛痞氣陷胸瀉心苦泄可議然其黃也要須有地儻或光滑前法大忌**

人之體脘在腹上其位居中按之痛或自痛或痞脹當用苦泄以其入腹

近也必驗之於舌或黃或濁可與小陷胸湯或瀉心湯隨證治之若白不燥或黃白相兼或灰白不渴愼不可亂投苦泄其中有外邪未解裏先結者或邪鬱未伸或素屬中冷者雖有脘中痞痛宜從開泄宣通氣滯以達歸於肺如近世之杏蔻橘桔等輕苦微辛具流動之品可耳又舌黃或濁當用陷胸瀉心須要有地之黃若光滑者乃無形濕熱已有中虛之象大忌前法

黃不甚厚而滑者可疏清透之方黃若雖薄而乾者宜進甘寒之劑

黃苔不甚厚而滑者熱未傷津猶可清熱透表若雖薄而乾者邪雖去而津受傷也苦重之藥當禁宜甘寒輕劑養之

驗舌黃甚斷紋或繼腹滿脹痛又爲下諦

臍上爲大腹或滿或脹或痛此必邪已入裏表證必無或存十之一二亦須驗之於舌或黃甚或如沉香色或如灰黃色或老黃色或中有斷紋皆當下之如小承氣湯或用檳榔青皮枳實玄明粉生首烏等皆可若未見此等舌不宜用此等藥恐其中濕聚太陰爲滿或寒濕錯雜爲痛或氣壅爲脹則又當以別法治之矣

邪熱傳營舌乃絳色（深紅）絳色初傳中兼黃白此血分已受邪干而氣分尚有邪客泄衛透營兩和毋忒胞絡受邪純絳鮮澤犀角生地菖蒲翹（連翹）鬱（金）心虛有痰或緣平昔外熱一陷裏絡閉塞須用至寶（丹）牛黃（丸）恐其作痙昏厥舌絳若乾（望之若乾手捫之原有津液）此津虧而濕熱蒸也將濁痰蒙蔽於膻中舌絳而乾此營封而火邪灼也須藥味清涼乎營

血舌心獨絳而乾者胃熱相灼必清心（胃熱心營受灼當於清胃方中加清心之品否則延及於尖爲津乾火盛之候）舌尖獨絳而乾者心火上炎用導赤（散）舌絳光亮以濡潤救胃陰之亡色絳膩粘加芳香逐穢濁而出舌絳而有黃白點者疳將生舌絳而有大紅點者毒內逼（熱毒乘心宜用黃連金汁）舌絳抵齒難伸（難伸出口）舌根痰阻內風且來舌絳不鮮枯萎腎臟陰傷化源恐絕（急以阿膠雞子黃地黃天冬等救之緩則涸極而無救也）素有瘀傷宿血（在胸膈間）再遭邪熱傳營舌必紫暗潮濕可捫丹參琥珀丹皮桃仁如狂發狂預防變生（加散血之品者恐瘀血與熱相搏阻遏正氣變如狂發狂之證）紫而乾晦爲腎肝色泛（難治）紫而腫大乃酒毒衝心舌黑而乾津枯火熾急急處方瀉南補北其或黑燥中心厚積土不濡而水涸任鹹苦以下奪舌黑而滑火被水尅是爲陰證溫之毋忽若見短縮斯腎氣竭人參五味（子）冀倖萬一烟煤隱隱却非苦式如口渴煩熱而燥者（此平時胃燥也不可攻之）甘寒益胃爲佳如不渴肢寒而潤者（此挾陰病外露而裏無也）甘溫扶中乃得舌或淡紅而無色色或不榮而乾亢化液無氣實胃津傷當投復脈（湯）休用寒涼煩渴煩熱舌中心乾中黃或白紅在四邊氣熱灼津涼膈速煎休用血藥致邪留連

上焦氣熱灼津急用涼膈散散其無形之熱再看後轉變可也此非血分愼勿用血藥反致滋膩留邪

舌中心白如粉膩滑四邊紫絳募原邪入未歸胃府透解須急此舌多凶治在溫疫舌生芒刺其色不拘皆係上焦

熱極堪虞（用青布拭冷薄荷水揩之即去者輕旋即生者險矣）舌苔不燥自覺極悶欲審所屬殆脾濕盛或有傷痕血跡曾否搔挖須問豈其有血便爲枯證脾濕胃熱鬱結化風毒延於口舌脹難容（神情清爽舌脹大不能出口）磨大黃汁入藥劑中齒爲腎之餘齦爲胃所約病深動血齒上結着陽血紫如乾漆安胃何待躊躇陰血黃如醬瓣救腎豈堪差錯

齒爲腎之餘齦爲胃之絡熱邪不燥胃津必耗腎液且二經之血走於此處病深動血結瓣於上陽血色紫紫如乾漆陰血色黃黃如醬瓣陽血若見安胃爲主陰血若見救腎爲要然豆瓣色者多險惟證尚不逆者猶可治否則難治矣蓋陰下竭陽上厥也

齒如石而光燥者胃熱甚（證見無汗惡寒衛偏勝也辛涼泄衛透汗爲要）齒如骨而色

枯者腎液涸（難治）濕熱化風咬牙聲惡作痙胃熱氣走其絡若脈證衰其因可索胃無穀氣以內榮虛則喜實而自嚙齒衄覺痛者爲胃火衝激齒衄不痛者爲龍火燔灼齒焦有垢者下之當微（腎熱胃劫當微下之或玉女煎清胃救腎可也）齒焦無垢者治之徒藥然或齒垢之樣如灰糕斯乂胃氣之權移濕濁也（胃氣無權）（津亡而濕濁用事也難治）

溫熱證治賦

養三軒學人陸儋辰編

冬傷於寒邪藏肌膚謂卽邪中三陽冬不藏精邪入陰藏謂卽邪中三陰此嘉言創爲三例之說（既冬傷於寒又冬不藏精合上爲三大例）而禹載謂無陰陽之分蓋腠理開於冬有溫氣實寒邪襲夫人不藏精水正旺時邪潛鬱既久而已自成熱春行令兮水匱木失涵而奚以發生故所傷者寒而所病者溫伏於少陰之經氣不閉發於少陽之木令行春其曰太陽病發熱而渴不惡寒者此伏邪內發耗液明太陽少陰爲表裏其曰太陽與少陽合病自下利者此鬱邪下走作利或耳聾脇滿之交並師言治法湯主黃芩加減出入遠熱遠辛或用半（夏）薑治嘔仍以黃芩（湯）爲君若多眠則膽熱其脈大屬陽明（浮大上關上）且少陰之邪火與少陽而同升是以目合汗出成爲三陽病因至如伏氣時而見病不及陽而發陰若脈微弱指下可捫當喉痛似傷非痺此少陰經脈所循然腎司開闔陰熱奔騰咽雖上發利必下行如止見咽痛而無下利無滿煩（胸滿心煩）妄治須防甘草（湯）桔梗（湯）遞用如未見咽痛而却心煩却不臥陰血已耗黃連阿膠（湯）可憑仲師既（有）成法後學尤貴引伸三陽合病用大柴胡（湯）或（[illegible]）少陽客邪（脈弦而額旁痛寒熱口苦）減小柴胡（去人參薑半有嘔者但去人參）加括蔞根脈微緊而兼惡寒頭痛益元（散加）葱豉薄荷熱甚加減涼膈（去大黃朴硝加葱豉）脈沉實而見腹滿煩渴勢劇黃連解毒抑或

選用三承（氣湯）外熱譫語脈則洪大而數三黃石膏（湯）治夫三焦熱蒸下後仍熱脈濇咽痛胸滿而且多汗此熱傷血分也葶藶苦酒（湯）取吐裏熱已甚陽邪怫鬱作戰而不能汗雖下證未全者連翹飲子（即涼膈散）可清溫病既發少陰客邪更感太陽發熱咽痛口苦微寒（但微惡寒）之宜審陽脈浮滑陰脈濡弱之須詳是曰風溫葱豉先嘗（先撤其外後用黃芩湯）或用黃芩（湯）桂（枝）膏（石膏）添入甚則葳蕤加減成湯若太陽誤汗之風溫灼熱乃自汗鼻鼾而多眠睡由太陽誤下則小便不利且直視失溲而絕膀胱誤汗風溫之證仲師亦未出方後人麻黃升麻（湯）內減二麻朮薑溫瘧之病却有二端有伏邪之自發有外邪之重干

陰陽例云脈陰陽俱盛重感於寒變爲溫瘧壯證寒熱交作胸脇滿煩渴而嘔微惡寒者

重干者小柴胡（湯）加減（去參半加瓜蔞根石膏）惟其溫病未愈寒熱交作自發者人參白虎惟其風中骨髓先熱後寒冬溫之脈尺數寸洪

周禹載曰冬溫脈必寸洪尺數或實大心煩嘔逆身熱不惡寒或頭痛身重面腫欬嗽咽痛下利與溫無異

與溫無異時令不同湯宜陽旦加減通融

張石頑曰冬月當寒而反不寒則少陰之氣不藏而不正之氣得以入傷其經原非脅藏受病故但於桂枝湯中加黃芩一味專主驅散風熱此仲景陽旦湯所由立也

內有寒食停滯須溫散加厚朴一味於內

仲景之陰旦本加乾薑以治內挾寒食非厚朴也此依周氏全書

外被嚴寒遏抑生煩擾加麻黃石膏於中

發熱而微惡寒汗不出而煩擾此先感溫氣即被嚴寒遏抑也陽旦加麻黃石膏以發之○張石頑曰冬溫誤認傷寒而與辛溫表藥熱邪益甚胸腹滿悶醫者見其脹悶屢用下藥仍發熱無休止脈反數者此陰血傷也宜朝用獨參湯暮進六味丸以資陽生陰長

苟冬溫妄治則貽禍無窮斑黃喉痺吐利血膿溫毒發斑胃府熱蘊失於汗下乃見斯證足冷耳聾嗽嘔煩悶起臥不安機來甚迅其證則溫與熱交並（春病溫之人更遇時熱爲未至而至之異氣）其脈則浮與沉俱盛大凡紅赤胃熱紫黑胃傷鮮紅起發雖

大不妨既出之後生死分彊脈貴洪數有力足貴溫暖不涼若燥結不通而氣短或大便自利而言狂皆爲不治立見危亡斑不透者犀角大青一貼斑色紫者地黃（犀角地黃湯）解毒（黃連解毒湯）合湯（此證雖藥十中僅救二三若黑色下陷者必死也）煩渴自汗者人參化斑（湯）燥狂無汗者石膏三黃（三黃石膏湯）然而病情每有變幻叔微或用附薑

許叔微治一人內寒外熱而發斑六脈沉細肩背胸脇斑出數點隨出隨隱旋更發出語言狂亂乃陽爲陰逼上入於肺傳之皮毛故錯亂如狂非譫語也肌表雖熱以手按之冷透如氷與薑附等藥數劑乃大汗而愈

伯仁滄洲承氣處方

滑伯仁治一人身大熱脈沉實而滑四末微清以燈燭之遍體赤斑舌上

苔黑而燥裂芒刺神昏譫語以小柴胡加知母石膏一夕連進三服次用大承氣下之而安呂滄洲治一人脈虛自汗誤與眞武湯遂致神昏時時熟睡脈伏不至而肌熱灼指此營熱致斑之候非陽病陰脈之比先以白虎加人參湯化其斑復以桃核承氣湯下之愈

此非犯辛熱攻下之禁而實盡化裁達變之長

交夏至後熱病乃得發熱身疼不寒大渴濕熱上蒸邪從胃發故少陰其伏藏而陽明所從出脈滑且浮脈滑而厥均用白虎以治其熱三陽合病腹滿身重難以轉側口不仁而面垢語或譫而遺溺（本奴弔切與尿同此借叶）發汗則津液外亡若下則陽氣上脫本用白虎加參救逆乃有陽明熱病反見浮緊之脈此則邪盛所致實爲浮甚有力蓋夏時原多邪

風之襲人而有汗却非腠理之閉塞若加溫鍼煩燥怵惕汗之則心憒而譫語反來下之則胃虛而客氣動膈舌上苔者梔子豉湯主之（舌上苔仲景不言何色成註云苔白知熱氣客於胸中胸中胃口也若熱聚胃中當見苔黃熱結大腸當見苔黑矣）口燥渴者白虎人參毋忒若發熱其脈但浮而渴飲小溲不適四苓休投豬苓可決緣傷寒之小便不利在氣惟熱病之小便不利在血補虛特用阿膠袪熱專宜滑石鬱邪耗液無取白朮脈浮發熱無汗不可與白虎辛涼宜先

其有表者必外受風邪先宜解外用通解散加減去麻黃蒼朮加葱白香豉或葱白香豉湯去生薑此治脈之輕舉見緊畧按則仍洪盛者又法不論脈浮緊惡風惡寒宜解不宜下者通用雙解散去硝黃於中加減如去白朮芎藥桔梗二三味加知母葱豉最安

陽明汗多而渴不可與豬苓淨府莫潔再詳熱病或兼暑濕散用天水合諸涼膈小便不利石膏竹葉（竹葉石膏湯倍石膏）或兼風痰分飲藥汁煎河間之雙解演子和之吐法

用雙解散煎一大碗先飲半作探吐法再盡劑微覆令汗涼藥熱飲發汗百無一失也河間製雙解散子和演爲吐法甚妙

惡熱煩渴腹滿舌苔黃燥乾黑大便閉者數朝（五六日）承氣用夫三一（三一承氣湯或涼膈散）總之溫熱之脈多在肌肉之分右手盛於左手良由怫鬱之甚其或左手盛浮必且重感不正盛而有力弦毎相兼寒若暴干緊休借認蓋緊則邪外束而熱內結故脈遂外繃急而內洪盛（脈伏見暑證）溫熱二病云

何待斃太陽之脈色榮顴肯與厥陰爭見者將亡少陽之脈色榮頰前與少陰爭見者不治汗生於精精爲穀氣輙復熱者邪不衰不能食者精無俾其病溫而成陰陽交且脈燥而兼狂失志溫病搏二陽之經溫病發三陰之地溫病大熱而四肢逆冷溫病大熱而脈反微細失血痙搐卜其終凶促結代沉難乎爲計熱病不知所痛耳聾口乾涔至陽熱甚而陰頗有寒熱在髓而病入不次

外內之熱合並交爭即玉機眞藏論所云病不以次入也

熱病已得汗脈尚燥盛復發熱而喘熱病汗不出嘔吐下血或顴赤（大顴發赤）而咳熱病泄甚而腹愈滿熱病目昏而熱愈肆熱而痙腰折瘈瘲欬而衄足無汗至與夫舌本之爛

皆爲熱病所忌

秋時晚發證治賦

養三軒學人陸儋辰編

天之暑熱一動，地之濕氣自騰，口鼻吸入之邪，氣分先阻，水穀精微之化，中脘不行。當三氣之雜合，見諸病於人身，暑淫爲祟，卻匪一端。驟者當時卽發，緩則伏氣相干。其候也，脈色滯而口舌粘膩；其熱也，胸脘痞而渴悶煩冤。或單發熱，或微有寒，午後則甚，入暮更劇，天明得汗，諸恙稍寬，必兩三候外而減，亦調理法當而痊。古訓載者寥寥，已任（楊雲峯已任編）言之鑿鑿。秋時晚發感證似瘧，非在表則汗之不徹，非入裏則攻之成錯。蓋暑熱挾濕，邪本薰蒸而粘着。暑熱從陽上熵而傷陰化燥，濕邪從陰下沉而傷陽變濁。過燥則耳聾舌乾齦血，過清則洞泄肢冷嘔惡。逆走膻中，蔓延橫絡，閉脫之象頓生，司命之權焉托？治法如何，三焦先分：上焦用辛涼微苦，如薄翹杏竹（薄荷、連翹、杏仁、竹葉之屬）；中焦用苦辛宣通，如半夏瀉心（之類）；下焦質重開下，寒性卻以溫行，張劉甘露，冠以桂苓（張子和、劉河間桂苓甘露飲）。再就暑熱濕氣，細詳孰重孰輕：陽虛者濕勝，邪多傷氣；陰虛者熱旺，邪多歸營。氣分宜寒者，諸白虎（湯）及天水（散）；氣分宜溫者，正氣散與二陳（湯）；營分宜補者，人參地冬（三才湯）或復脈（湯）；營分宜清者，犀角地黃（湯）加入經（之品）。濕熱混沉，蒼朮石膏可用；氣血燔灼，景岳玉女可憑。或開閉而投牛黃（丸）、至寶（丹）、紫雪（丹），或扶虛而進兩儀（煎）、熟附人參。凡此運用之妙，又皆存乎其人。

腫脹證治賦

養三軒學人陸儋辰編

結謂之水脾肺三陰肺主通調水道脾因轉輸水精二藏氣結胃中水停然而腎爲胃關開闔攸分腎氣從陽則開陽太盛則關門大開水直下爲消渴腎氣從陰則闔陰太盛則關門常闔水不泄而浸淫水之積本在於腎而末在於肺水之候目視始起而腹按已成唇黑臍突肝脾可驚（唇黑傷肝臍突傷脾）足底平爲傷腎缺盆平爲傷心背平肩聳傷乎肺金四肢初起而後歸於腹陰囊無縫而腐及於莖胕下種而膝如斗泄後腫而肚青筋皆爲難治其候既輕水病脈出死期可論出與浮異下取無根尤氏謂眞氣脫離反出

邪水之上喻氏謂腎沉爲有外出少陰之經

喻嘉言曰少陰腎水其脈本沉忽焉沉之爲有而反外出則主死耳

凡水氣以太陰少陰爲綱領在金匱有五水五藏之主名風水邪在經絡外證骨節疼痛汗出惡風脈浮身重防已黃芪（湯）主之方與濕家相共

此方仲景治風濕用之今風水又用之後人復附入水氣後謂腰以下腫及陰難以屈伸亦主此方

若一身盡腫則風多氣強又續自汗出則內熱蒸動湯名越婢（一作越脾）成方可奉加附子者惡風之甚加白朮者錄驗所用皮水爲病其水在皮胕腫沒指浮脈應之其病去經故無惡風外候其腹如鼓卽爲膚脹互詞

尤在涇曰腹如鼓卽內經鼛鼛然不堅之意外有脹形內無喘滿也

鼛鼛而動腫及四肢湯處防已茯苓彷彿防已黃芪顧鬼門之開同法而標中之本須窺在風水下鬱其營之居（脾者倉廩之本營之居也此至陰之類通於土氣）則用薑棗和中白朮崇土在皮水內合於魄之處（肺者氣之本魄之處也外合皮毛下合大腸）則用茯苓淡滲桂枝解肌其太陽脈浮緊骨節不疼而纖爲風水者以風爲水柔身重體痠不渴

尤在涇曰太陽有寒則脈緊骨疼有濕則脈濡身重有風則脈浮體痠此明辨也今得傷寒脈而骨節不疼身體反重而痠卽非傷寒乃風水外勝也風水在表而非裏故不渴〇徐忠可曰太陽病脈浮緊當骨節疼痛所以前敘風水亦曰骨節疼痛此反不疼又太陽病不重今得太陽寒脈身

體反重而痠却不渴汗出卽愈明是風爲水所柔故不疼而重然既汗不宜惡寒復惡寒者明是人爲汗虛故又曰此爲極虛發汗得之

其寸口脈沉滑中有水氣而亦名風水者以水因風奏面腫有熱可知

徐忠可曰風水脈本浮今沉滑似屬正水然而面目腫大有熱高巔之上惟風可到風爲陽邪故熱

皮水外方盛而裏猶和（未入裏）初無渴證皮水外留皮而內薄肺又有渴時在傷寒表受風邪發汗已伸明禁惟水氣渴而利數發汗始爲非宜

魏栢鄉曰風邪在表不宜發汗傷寒論中屢戒之矣水邪在則爲陰邪相雜非同風陽邪之專治忌發汗如傷寒論中治濕病之法歷歷可考總有

風邪盡而水邪未盡又不可以風水皮水名病矣又曰水邪在內應不渴渴者必邪熱在內隨濕上衝也兼是下利必寒濕下泄而上焦津液反枯上熱下寒之證也又水邪在內應小便不利小便數者陰寒下脫無陽足以收攝其下流之勢也重發其汗立亡其陽故曰皆不可發汗此仲景委曲至盡之婆心也

夫水病之成並非一蹴寸口浮熱遲潛熱潛斯不外發曰沉趺陽浮熱數止熱止斯不運行曰伏肺合皮毛沉則絡脈之氣不充脾行津液伏則小便之化不速水走皮膚是爲定局寸口弦緊水寒所屬不沾流者水却走於腸間卽惡寒者衛不溫夫分肉趺陽當伏反數本自有熱消穀小便數則爲消不利作水可卜故陽氣竭者水與寒積而陰

氣傷者水爲熱畜正水亦云裹水

徐忠可曰魏柏鄉註裹水皆作正水喻嘉言謂裹水乃軀殼之裹非藏府之裏張石頑又謂裹水爲石水

沉遲不同浮脈腎爲本病夫壬癸肺爲標見其薄迫上爲喘呼不臥下爲胕腫大腹腫而色黃一身面目若溺利斯渴而亡津用越婢亦朮加可服蓋陽津非陰水可代而陽旺自陰水能逐寸口沉遲亦水寒諦趺陽脈伏陰寒用事鶩溏衰脾身腫衰胃少陽脈細卑少陰脈細婦人經水不通男子小便不利水偏下焦血分阻滯

尤在涇曰此水寒甚而胃陽不行也胃陽不行則水穀不化水穀不化則脾胃俱衰衰則鶩溏胃氣主表衰則身重少陽生氣也少陰地道也俱受氣於脾胃脾胃衰則少陽脈卑而生氣不榮少陰脈細而地道不通皆陽氣不行陰氣乃結之故曰血分者謂雖病於水實出於血也

經斷而腫此血化爲水也歸脾湯下 椒仁丸 可投腫而經斷此血爲水敗也歸脾湯 葶藶丸 可治此張氏通治法 寸口沉數數出爲陽實陽 沉入爲陰結陰 趺陽微弦弦不得息微無胃氣少陰沉滑胞門血結叶計 其瘕不瀉陰陽壅閉石水其脈自沉外證腹滿不喘陰寒之氣固結腰臍以下道遠病主乎腎未與肺藏相干水積於胞適在厥陰所管經云肝腎並沉陰陽結斜爲皆石水又謂腎脈微大臍腹腫然忌至胃脘趺陽當伏反緊本自有寒伏竄疝瘕腹痛石不可轉夫風根爲陽動之則乘陰而病水溺內經腫滿環臍痛名風根不可動動之爲水溺濇之病 疝瘕

爲陰喻云寒病瘕卽石水之類 下之則乘陽而患滿短下之而傷其胸中之陽則濁陰上攻胸滿短氣

大法惟振陽補氣不可遲救逆亦燥土利肺不容緩少陰之脈緊沉爲痛爲水非舛沉小脈屬少陰麻黃附子中窾

麻黃附子湯於甘草麻黃湯內因少陰而加附子發其龍火之眞陽協力麻黃甘草二味以開久蝕之陰

蓋正水乘陽之虛而上焦侵惟石水因陰之盛而少腹滿石水於少陰求責正水本少陰流衍故正水經不專言而石水方無另選

經不專言正水可知正水亦有屬少陰者故不若以脈沉爲斷惟麻黃附子湯爲少陰主方耳又脈沉小屬少陰小字宜玩可知正水而不喘脈沉而加小卽從少陰論治亦卽石水治法故石水不出方也

厥而皮水散用蒲灰雖次少陰之後非必裏陽已微衛氣之行不滯四肢之厥可回義從言外勘出脈不沉小可推

魏柏鄉曰皮水之邪既盛必溢於四肢周身之衛氣凝滯不行矣故令得厥非必裏陽已微方見厥逆也水去而衛氣得行於皮膚四肢可以回溫而厥亦已矣此方繼杏子湯而出殆爲脈浮者言如脈沉見厥豈蒲灰散可主救耶吾恐附子白朮甘草生薑用之不遑矣仲景無字句中有絕妙文理此等是也〇徐忠可又謂此叚承脈沉者爲少陰之義專爲少陰水之兼皮水而不堪過溫者言

黃汗營氣不和水從汗孔而入其脈沉遲匪風皮脈四肢面腫胸滿身熱久而不愈癰膿可必（此括舉黃汗證）身腫或重（身體腫重一作重）汗出而渴狀如風水惡風却不且汗沾衣黃如蘗汁

風水在表中之衛其熱也初感俱來黃汗在表中之營其熱也遲之漸熾風水爲風氣外合黃汗乃水氣內鬱芪芍桂（枝）酒（湯）

苦酒即社醋古人稱醋曰苦酒

入血驅濕

魏柏鄉曰在傷寒濕熱內瘀則發黃然彼濕熱內瘀又不專在血分其內瘀者裏分也而發黃者表分也在裏則氣血兼有而在表則營衛兼有也今黃汗之證專在血分故汗出之色黃而身不黃與發黃之證不同也更與風水皮水風寒外感之氣分大不同也仲景用黃芪補氣固表芍藥苦酒治在血分引桂枝入營驅其水濕之邪一方而專血分兼表裏其義備矣

再如黃汗須詳顛末初起小便通利上焦有寒蘊結

徐忠可曰小便通利非三陰結也更口多涎是水寒之氣纏綿上焦也此惟黃汗之病因汗出而傷水則內入於胸膈故即別之曰上焦多寒云云不脫前黃證中胸滿之意也

兩脛自冷異於歷節

黃汗由水氣傷心君火不能下交於腎每兩脛自冷自冷者眞氣不下非足下另受邪也假令發熱而足脛亦熱是風寒歷於肢節而痛矣

洎乎陰躁盜汗暮出繼身甲錯惡瘡斯得身重身瞤腰下汗隔（腰下無汗）腰髖弛痛皮中有物（如有物在皮中不便捷也）劇者小便不利煩躁身疼不食綜黃汗之變態皆大氣之阻塞（病始營氣久之而大氣阻塞爲病）

徐忠可曰正水由腎受邪發於下焦下焦血爲主用故論正水而因及於經血不通黃汗由心受邪發於上焦上焦氣爲主用故論黃汗而推及於大氣不轉

桂枝湯加黃芪稀粥助夫藥力

桂枝加黃芪調和營衛而暢其氣也不用防巳肌表之濕原不多也比治血痺桂枝黃芪五物湯多生甘草取其瀉入心之邪也

心水身重少氣陰腫不臥躁煩肺水時時鴨溏身重小便自難脾水腹大四肢不安（苦重）氣不行於上下職乃失夫運旋

脾主腹而氣行四肢脾受水氣則腹大四肢重津液生於穀穀氣運於脾脾失旋運津液不生故上則苦少氣下則小便難也

腎水腹大腰（痛）臍（腫）難堪足冷面瘦溺閉爲患（不得溺則不止於小便難）
陰下濕汗冷而且粘肝水腹大腹痛脇下少陽往還
肝經有水必存兩脇故腹大而脇下痛少陽陰陽往來之道路也
津液微生者斯口中有淡水之證小便續通者以疎泄爲
將軍之官（肝喜衝逆而主疏泄水液隨之而上下也）心下堅大其形如盤屬水飲所
作者泄之以枳實七枚白朮二兩屬大氣不轉者散之以
麻辛附子薑棗桂甘（水有形用枳朮湯以苦泄之氣無形用桂甘薑棗麻辛附子湯以辛甘散之）千金
出證又有數端大腸乍虛乍實小腸口苦燥乾膀胱肢瘦
而腹腫胃水肢腫而腹漫（腹滿）總之陰水由於內發陽水由
於外忤腰以上腫當開鬼門腰以下腫當潔淨府去菀陳
莖遂（甘遂）芫（花）大戟足珍宣布五陽附（子）桂（肉桂）乾薑可與金

匱出方謹嚴峻藥概夫未吐惟始因水病而人消渴繼益
病水而中遏阻脈沉絕者下之勢太甚分戰撫
水氣足以潤皮膚而壅營衛故水病人目下有臥蠶面目鮮澤脈伏消渴
者陽氣被鬱而生熱也病水因水而爲病也腹大小便不利脈沉絕水亦
太甚矣故曰可下之
千金每任毒攻西北地氣逼處故中軍侯黑丸治膽元水
首取芫花巴豆桂心桔梗杏仁合杵（從頭面至脚腫頭眩痛身虛熱名曰元水體腫大小便澀宜此丸名黑丸者取杏仁熬黑也）謂葶藶久服令人大虛獨水病瀉之其利
甚普
孫眞人論曰百脈之中氣水俱實治者皆欲令瀉之羊頭蹄肉極補那得
瘥愈所以治水藥多用葶藶等本草云葶藶久服令人大虛故水病非久

虛不得絕其根本
集仲景例王海藏語十棗葶藶二方特舉以三花神祐卽
從十棗訂方以除濕（丹）元青（丹）又與三花接武
喻嘉言論海藏集仲景水氣例云海藏於治水腫門務爲致詳其云高低
內外輕重表裏隨經補瀉要當詳察肺胃腎三經此語最爲扼要然終未
到家內經明謂三陰結謂之水三陰太陰足太陰脾手太陰肺氣結不行
卽成水病而水之源出於腎故足少陰腎亦司之但當言肺脾腎胃不必
言也胃本水穀之海五臟六腑之大源脾不能散胃之水精於肺而病於
中肺不能通胃之水道而病於上腎不能司胃之關門時其輸泄而病於
下所以胃中積水浸淫無所底止耳海藏舉胃遺脾一間未達至於集仲
景治肺癰葶藶大棗瀉肺湯爲例是欲以瀉肺之法爲瀉水之法矣集仲

景治傷寒痞連兩脇雜證支飲在脇之十棗湯爲例是欲以瀉胸脇及膀
胱爲瀉水之法矣不但此也謂三化神祐丸卽十棗湯加牽牛大黃輕粉
除濕丹卽神祐丸加乳香沒藥元青丹又卽神祐丸加黃連黃柏青黛集
仲景之方以附會後人矣後來依樣葫蘆更改一二味卽成一方不傷脾
卽瀉肺不瀉肺卽瀉膀胱乃致積水滔天載胥及溺絕無人追悔從前用
藥之咎正以由來者非一日耳求一救肺氣之䐜鬱而伸其治節之方無
有也求一救膀胱之阻絕而伸其氣化之方無有也
後人附會來學聾瞽迄今方士寫子摹母舟車（丸）百順（丸）
濬（濬川散）導（導水丸）豆（赤金豆）禹（禹功散）脈實氣強效或可覩究水
腫多精血所變則治法以化氣爲主濟生腎氣附子首數
改君茯苓訂於新甫（薛氏）豈知胃關不開抑且終爲水苦重

用回陽開關乃許

喻嘉言曰濟生腎氣以附子爲君薛新甫重訂以茯苓爲君合之牛膝車前治腰以下水其力最大然而腎之關門不開必以附子回陽蒸動腎氣其關始開胃中積水始下

實脾(散)復元(丹)溫腎培土若烏鱧魚湯則深心可嘉其導水茯苓(湯)亦煎法奇古水分氣分腫脹之帝

張景岳曰腫脹之病原有內外之分蓋中滿者謂之脹而肌膚之脹亦謂之脹若以腫言則單言肌表此其所以當辨也但脹於內者本由藏病而腫於外者亦無不由藏病第藏氣之病雖方書有濕熱寒暑血氣水食之辨然余察之經旨驗之病情則惟水氣二字足以盡之矣

有熱脹寒脹濕脹之因有腎實脾實胃實之異細察病情治非一例實者脈滑有力虛者弦浮微細實者先滯於內而後及於外虛者先腫於表而漸及於內實者氣息粗盛形色紅黃虛者聲音短促形容憔悴實者二便多不清濇虛者二便多非赤秘和中(大和中飲 小和中飲)強中(湯)平胃(散)溫胃(湯)解肝(煎)清肝(芍藥清肝散)瀉肝(龍膽瀉肝湯)流氣(飲)排氣(飲)導氣(丸)神香(散)見晛(丸)廓清(飲)化滯(化滯調中湯)健脾(參朮健脾湯)四磨(飲)理陰(煎)八味(湯)小溫中作於朱丹溪(脾虛作脹不宜用大黃之藥散其脾氣丹溪小溫中丸可取用)禹餘糧(丸)稱乎許學士(許學士及丹溪皆云此方治膨脹之要藥)氣結不散散結爲先氣散不收收散爲貴

喻嘉言曰治病用藥貴得其宜病有氣結而不散者當散其結甚有除下蕩滌而其氣之結尚未遽散者漸積使然也今脹病氣散而不收更散其氣豈欲直裂其腹乎收之不能遽收亦漸積使然緩緩圖成可也

單腹脹爲危候太陰脾虛所致中空如鼓有形腹色蒼黃可記人參白朮爲君茯(苓)朴(厚朴薑製)蒼(朮)陳(皮)爲貳塞因塞用丹溪論治脈見滑實有物附麗

項彥章治一女腹脹如鼓四體骨立診其脈告曰此氣薄血室乃以蘇合香丸投之三日腰作痛曰血欲行矣急以芒硝大黃逐之下污血而愈緣其六脈弦滑而數弦爲氣結滑爲血聚實邪也又一女病同而診異項曰此不治法當數月死脈虛元氣奪矣又一女病同而六脈俱弦項曰眞藏脈見當踰日死後皆如之張石頑治顧若雨鼓脹喘滿因前醫屢用消尅破氣少腹至心下遂堅滿如石腰脇皆疼痛如折診其脈弦大而革按之漸小舉指復大大便八九日不通小便雖少而清白如常此因尅削太過

中氣受傷濁陰乘虛竊據淸陽之位而然以濁氣在上不便行益氣之劑先與生料六味丸加肉桂三錢沉香三分下黑錫丹三錢導其濁陰脹減六七再劑胸腹全寬少腹反覺微硬不時攻痛此大便欲行津液耗竭不能卽去故也診脈僅存一絲用獨參湯加當歸枳殼大便略去結塊腰痛稍可少腹遂和又與六味地黃仍加肉桂沉香調理而安

血則小便利而大便黑腹筋青紫金匱却用下瘀(下瘀血湯 瘀字集韻讀平聲義同)蟲則其脣紅而其腹疼口好肥甘孫氏曾投阿魏

孫一奎治王鄉官子腹脹大按之有塊形如稍瓜四肢瘦削發熱晝夜不退喉中兩耳俱瘡診之脈滑數脣紅腹疼又嗜肥甘遂投以阿魏積塊丸下蟲數十大者二一紅一黑長尺餘蟲身紅線自首貫尾蟲下則熱漸減脹漸消三下而愈

分氣血陰結之微甚用附子雄入九軍擬腹脇堅大如杯盤舉水氣爲之比類喻昌所言別有見地

喻嘉言曰仲景謂水病氣分心下堅大如盤邊如旋盃水飲所作然則脹病豈無血分腹中堅大如盤者乎多血少氣豈無左脇堅大如盤者乎多氣少血豈無右脇堅大如盤者乎故不病之人凡有癥瘕積塊即是脹病之根日積月累腹大如箕如甕是名單腹脹不似水氣散於皮膚面目四肢也仲景於心下堅大如盤者兩出其方一治陰氣結用桂枝去芍藥加麻黃附子細辛湯一治陽氣結用枳朮湯夫胸中陽位尚分陰氣陽氣而異治況腹中至陰之處可不從陰獨治之乎陰氣包裹陰血陰氣不散陰血且不露可驅其血乎舍雄入九軍單刀取勝之附子更有何藥可散其陰氣破其堅壘乎

總之大堅以濇（大堅爲陽濇爲陰陰爲藏陽爲府以子宜分看）脈應寸口部位內排藏府（排者排擠之也）而舍於胸脇之空廓外脹皮膚而滯及三焦之通會

脹之舍於內者皆在藏府之外空廓之中在外者脹於皮膚腠理之間三焦通會元眞之處爲腠

明知逆順是關營衛

衛氣與脈內之營氣常然並循於分肉衛出於下焦陰中微陽行至中焦從中焦之有陰有陽者升於上焦以獨生陽氣其氣慓悍不隨上焦之宗氣同行經隧而自行各經皮膚分肉之間晝行於陽二十五度當其王即自外而入交於營營出於中焦陽中之陰行至上焦隨上焦之宗氣降於下焦以生陰氣其氣靜專故隨宗氣同行於經隧夜行於陰二十五度當其王則自內而出交於衛衛偏衰則身寒營偏衰則身熱營衛之氣不行則水漿不入形體不仁營衛之氣泣除則精氣弛壞神去而不可收邪入之淺氣留而不行其衛先病邪入漸深血凝不濡其營乃病衛出於太陽膀胱經之睛明穴太陽主外也故衛行脈外營始於手太陰肺經之大淵穴太陰主內也故營行脈中是相逆順以爲行也譬如日月之行雖無晝夜之分各有經天之度譬如安營之法士卒自然衛外將帥自然居中經謂陽氣破散陰氣乃消亡是衛氣者保護營氣之金湯又謂省察衛氣爲百病母是衛氣者出納病邪之喉舌若衛氣並脈順行而乘於脈中則爲脈脹並脈循於分肉則爲膚脹此衛氣之行於陽而逆者若逆於陰則爲空廓之鼓脹及五藏六府之脹矣故曰若順逆也

久塞其空良工可謂（外無使經脈膚脹空疎內使藏府之神充足此良工治未病也）腎虛則寒動藏寒則滿生金匱書中推勘發明趺陽微弦腹滿法應腹不滿者便難胠疼此虛寒從下而上卽脾部爲肝所乘腹滿不減者實滿須下腹滿時減者虛滿當溫再按痛否虛實詳分實爲胃實舌黃可徵下宜厚朴枳實大黃芒硝承氣溫宜厚朴生薑甘草半夏人參

御纂金鑑曰趺陽胃脈也當緩而和今見弦脈是肝木也肝脈見於脾部是木盛土虛也法當腹滿今腹不滿者肝脈微弦不盛而脾不虛故脾未受病也肝自鬱則失條達之性必本經自病故便難兩胠疼痛也然非肝火實病乃虛寒從下上也當以溫藥服之此篇無治虛寒腹滿之方當與溫藥之下當有宜厚朴生薑甘草半夏人參湯主之十四字必是脫簡閱傷寒論太陰篇自知

痛而閉者府氣不行厚朴三物（湯即小承氣藥物）小承不名蓋承氣

意在蕩邪故大黃重用三物意在行氣故厚朴爲君心下滿痛邪結上層不投大承氣者爲獨主裏實之治宜用大柴胡者有兼通陽痺之能然實熱爲脹之標病而厥寒乃脹之本眞寒氣雷鳴用附粳配半夏草（甘草）棗（腹中寒氣雷鳴切痛胸脇逆滿嘔吐附子粳米湯主之）寒氣厥逆用赤丸之烏（頭）細（辛）半（夏）苓（茯苓）病者痿黃但燥屬寒實兮最忌下利不止

痿黃乃土敗之象燥而不渴乃陰盛陽微之象胸中寒實乃堅冰凝沍之象加以下利不止即極力溫之無能濟矣蓋堅在胸而癥在腹堅處拒藥不納勢必轉趨其瘕而奔迫無度徒促其藏氣之絕耳○尤在涇曰痿黃脾虛而色敗也氣不至故燥中無陽故不渴氣竭陽衰中土已敗而復寒結於上藏脫於下何恃而可以通之止之乎故死○燥一作躁魏氏作陰躁解

瘦人繞臍疼痛必風冷耳所以穀氣不行（宜溫藥以助脾之行）上下痛而嘔逆不可觸近此胸腹寒甚也用人參乾薑蜀椒

腹中上連心胸大痛寒邪衝逆嘔不能食其衝起之邪出見有頭足至上下痛而不可觸近按之愈不可忍矣若以實邪按之痛即爲可下未有不大惧者仲景出大建中湯見脹滿實熱之邪可下者居其一而虛熱虛寒及實寒不可下者居其三主治者容可昧哉

脇下痛而發熱其脈緊弦此肝脾寒邪也用大黃附子細辛

御纂金鑑曰腹滿而痛脾實邪也脇下滿痛肝實邪也發熱若脈數大胃熱實邪也今脈緊弦脾寒實邪也當以溫藥下之故以大黃附子湯下其寒實方中伏細辛者以散肝邪此下肝脾寒實之法也

腹滿脈弦而緊弦緊之脈皆陰緊之陰從外入入則痺其胃府之陽而食不欲弦之陰從內出出則痺其衛外之陽而寒乃憎陽反不治而下伏陰遂無畏而上凌邪正相搏即爲寒疝

寒入營中與胃衛相搏則營即爲邪衛即爲正疝取山義謂根深重着而難拔故內經有七疝但彼乃任脈爲病此則寒結腹中故曰寒疝非病專下焦者比也故又連腹脇言之

手足厥冷而出白津

白津徐忠可以爲冷涎魏柏鄉以爲似汗非汗本下部虛寒陰邪逼迫外尤在涇以爲汗之淡而不鹹者御纂金鑑本文作白汗以白字爲自字之誤

當歸生薑羊肉（湯）治寒疝腹痛脅痛裏急抵當烏頭桂枝（湯）治寒疝腹痛身痛不仁

腹痛逆冷陽絕於裏手足不仁或身疼痛陽痺於外故當表裏並治烏頭溫裏桂枝湯解外也

中州氣弱饑飽不勝脈濇脈滑脈緊俱關宿食留停

寸口候上胃有積聚則穀氣壅而上衝陽不入裏故浮大按之反濇者內有邪阻脈道不利也浮大浮取之濇則中取之也尺中亦微有濇者中州閉塞陽氣難於下達也此寸口與尺中就右手而言凡滑大皆邪實兼數則爲熱宿食停未有不生內熱者滑與濇相反何以俱爲實宜大承氣湯滑者濇之淺而實邪欲成未成者濇者滑之深而實邪已成者故不論爲

滑爲濇兼大而見於關部則有物積聚宜施攻治無二理也脈緊主寒如轉索亦可謂緊之狀然轉索無常是轉之甚類於滑矣此宿食中阻氣道難於順趨曲屈旁行之象但不浮大而緊其無表可知其所傷爲寒飲食亦可知也

此蓋詳腹滿之證而並搜致滿之根者也

欬嗽證治賦

養三軒學人陸儋辰編

肺令人欬黃帝討論藏欬移府岐伯縷陳肺欬之狀喘息有音於其甚也唾血可徵肝欬則兩脅之下痛或難轉腎欬則腰背相引痛或涎生心欬則心痛而病喉中如梗狀兮介介脾欬則胠痛而當右下引肩背兮陰陰

胠脥下脇也張介賓曰脾欬則右胠下痛者蓋陰土之氣應於坤出西南也觀平人氣象論曰胃之大絡名曰虛里貫膈絡肺出於左乳下豈非陽土之氣應於艮而出東北乎

欬而嘔長蟲者胃爲水穀之海欬而嘔膽汁者官有中正之稱大腸之遺失有據（甲乙經作遺矢）小腸之失氣相循（小腸之下大腸也大腸之氣由於小腸之化小腸受邪而欬則下奔失氣）膀胱欬而遺溺由足少陰傳及三焦欬而腹滿謂欲飲食何曾（久欬不已則上中下三焦俱病出納升降皆失其和故腹滿不能飲食）觀聚胃關肺數言涕唾面浮從來氣逆

諸欬皆聚於胃關於肺者胃者彙也號爲都市肺主氣又屬金主聲馬仲化曰使人多涕唾而面浮腫皆以氣逆於上故耳張介賓曰陽明之脈起於鼻會於面出於口故使人多涕唾而面浮腫肺爲藏府之蓋而主氣故欬而氣逆吳鶴皋曰土不能制五液故多涕唾金不能施降下故面浮腫氣逆○王冰以此皆聚於胃云云爲單承三焦欬接言吳鶴皋宗之王之解三焦欬曰三焦者非謂手少陽正謂上焦中焦耳不謂下焦也此是扭合聚胃之義不若從馬仲化張介賓等謂爲總結諸欬爲確○三焦心主膀胱辨詳內景賦註

詳內外合邪四字治時感受各是相乘

欬論本篇云五藏六府皆令人欬非獨肺也此是推欬之因又云皮毛者肺之合也皮毛先受邪氣邪氣以從其合也其寒飲食入胃從肺脈上至於肺則肺寒肺寒則外內合邪因而客之則爲肺欬此舉形寒寒飲傷肺之一端以明欬始之因耳經謂天氣通於肺地氣通於嗌外內合邪四字最爲扼要由風寒而暑濕燥火可比類也由外內而上下可比類也又云五藏各以其時受病非其時各傳以與之此兼他藏傳肺肺傳他藏二義又云人與天地相參故五藏各以治時感於寒則受病微則爲欬甚者爲泄爲痛乘秋則肺先受邪乘春則肝先受之乘夏則心先受之乘至陰則脾先受之乘冬則腎先受之此言五藏治時感受之病苟非因聚胃關肺則各爲其藏之病若移於他藏又爲他病故感邪之在表在經而干肺者

乃令人欬然病久傳變傷肺而欬者又重證也靈樞營衛生會篇云人受氣於穀穀入於胃以傳於肺五藏六府皆以受氣又經脈篇謂肺脈循胃口上膈心脈從心系却上肺肝脈夾胃支者上注肺腎脈入肺脾絡胃正可繹聚胃關肺之旨○按全元起及太素本肺先受邪上無乘秋則三字

評熱病論有勞風之在肺下

張石頑曰經云勞風法在肺下其爲病也使人強上冥視唾出若涕惡風而振寒此爲勞風之病治之以救俯仰巨陽引精者三日中年者五日不精者七日欬出青黃涕其狀如膿大如彈丸從口中若鼻中出不出則傷肺死也此段奧義從無正釋夫人勞力則肺氣脹滿兪穴大開而汗泄斯時感冒風邪直入肺下少頃兪穴已閉其邪有入無出鬱閉不通而生痰聚飲流入膺胸肩背經絡竅隧之中使人强上冥視强上者身半以上爲風所中胸背强戾但可仰臥而不能俯非若腎風之不能正偃也冥視者邪害空竅目睛反戾半開不動不能視物也唾出若涕者痰飲上溢之徵也惡風振寒者肺氣受困木邪反肆也夫風寒之邪必由巨陽而尋出路今邪在肺下逼近胃口既不能從表而解又非實熱燥結可攻下而除勢必借資膀胱陽氣上吸胸中使陰噎鬱閉之邪庶得從上解散故涕從口鼻而出其色青黃其狀如膿者風邪夾肝膽而乘脾胃之候也大如彈丸者乃久已支塞肺竅之結痰見邪畜之甚也故治此證者當急使巨陽上引則肺氣淸肅下行而風邪痰涕方得上出又須知此證邪氣入深即治得其當雖精壯之人亦必服藥三日始效若中年及不精壯者更須五日七日爲期設羸老困憊之人何能計日取效哉治此者惟金匱桂苓五味甘草湯加薑汁竹瀝差爲對證蓋桂枝上散肺下風邪下通膀胱陽氣茯

苓先升後降專袪肺下濁飲五味約束桂枝辛散使精液不隨氣外泄而爲巨陽之嚮導甘草甘緩使三味緩留膈上共成匡濟之功若痰勢逆甚者又當用桂枝二越婢一湯小青龍加石膏湯稟氣素虛者炙甘草湯皆爲合劑奈何守眞宣明論用芎枳丸專治此證未審何所見而云然

示從容論有水氣之並陽明（喘欬）獨煩寃者腎氣上逆之候（亦出示從容論）兼見血者秋脈不及之情（出玉機眞藏論）氣分司天之三再推主客勝復

凡少陰太陰少陽陽明司天少陽司天主勝太陽厥陰司天客勝陽明之勝少陰太陰少陽陽明之復等年俱有欬證見至眞要大論

證見審平之紀與夫從革堅成（凡審平之紀堅成之紀從革之紀俱有欬證見五常政大論）洎乎巢氏十證

一日風欬語言因欬不得竟二日寒欬飲冷食寒入注胃從肺脈上氣內外合因而欬三日支欬心下鞕滿欬則引痛其脈反遲四日肝欬引脇下痛五日心欬欬而吐血引少陰六日脾欬欬而涎出續續不止引少腹七日肺欬引頸項而唾涎沫八日腎欬欬則耳聾引腰臍中九日膽欬欬而引頭痛口苦十日厥陰欬欬而引舌本

許氏則仁**四因**熱嗽冷嗽肺氣嗽飲氣嗽**冬欬改屬燥傷論宗喻氏**

喻嘉言曰內經秋傷於濕冬生欬嗽此脫文也今正之曰夏傷於暑長夏傷於濕秋必痎瘧秋傷於燥冬生欬嗽而六氣配四時之理燦然矣

六氣皆能乘肺說具戴人

戴人曰肺爲諸欬之門戶每爲六氣所乘如風乘肺者日夜無度汗出頭痛痰涎不利熱乘肺者喘急而咳面赤潮熱甚者熱甚於中手足反寒熱

移於下便泄無度火乘肺者欬喘上壅出血甚者七竅血溢燥乘肺者氣壅不利百節內痛頭面汗出寒熱往來皮膚乾枯燥瘡大便秘痰膠血腥寒乘肺者嗽急而喘惡寒無汗鼻塞身痛發熱煩燥濕乘肺者痰涎不利面腫喘急至濕痰內動爲咳又有因風因火因熱因寒所挾之不同其乘肺則一也

楊仁齋謂肺出氣而腎內氣臍下氣奔而欬者由水藏不能收攝

楊仁齋曰肺出氣也腎內氣也肺爲氣之主腎爲氣之本凡欬嗽引動百骸自覺氣從臍下奔逆而上者此腎虛不能收氣歸原地黃丸安腎丸主之此虛則補子之義也

趙養葵謂肺爲母而腎爲子夜間已臥而欬者以金氣不得下沉

趙養葵曰母藏子宮子隱母胎凡人肺金之氣夜臥則藏於腎水之中今因肺受心火之邪欲下避水中而腎水乾枯有火無可容之地於是復上而病矣

肺爲元氣腎爲元精精能氣化氣能精生藏氣傷者由肺而脾而腎自上而下極藏精傷者由腎而脾而肺自下而上行且少陰腎脈亦上入肺金肝膈既貫舌本且縈此勞嗽宜雙收金水而景岳乃獨探本根氣虛邪實必補脾經蓋立齋之意旨謂得養而肺寧

薛立齋云若病日久或誤服表散之劑致元氣虛而邪氣實者宜補脾土爲主則肺金有所養而諸病自然而愈

治欬嗽先勝痰治痰涎先利氣劉河間主氣衝濕動

河間曰欬謂無痰有聲肺氣傷而不清也嗽是無聲有痰脾濕動而爲痰也欬嗽則有痰有聲因傷肺氣而動脾濕也大抵素秋之氣宜淸肅而反動之氣必上衝甚則動於濕而爲痰也欬而無痰者以辛甘潤其肺如蜜煎生薑橘皮之屬若欬而嗽者以治痰爲先治痰必以順氣爲主南星半夏勝其痰而欬咳自愈枳殼陳皮利其氣而痰自下○景岳曰治外感之嗽者誠惟二陳之屬最效以辛能入肺散寒則痰嗽自愈此正所以治本而實非以治痰也若內傷陰虛之嗽則大忌辛燥

肺病右降日遲肝橫左升日速葉醫案有木扣金鳴

葉天士曰手經之病原無遽入足經之理但人身合乎天地自然肺氣從右而降肝氣由左而升肺病主降日遲肝横司升日速欬嗆未已乃肝膽

木反刑肺金之兆邵新甫云有剛藏之威木叩而金鳴者當淸金制木佐以柔肝入絡

因欬有痰治在肺因痰而嗽治在脾王節齋特爲區別久欬嗽者治從虛新欬嗽者治從實徐東皐却有權衡總之嗽爲痰動欬則氣擅肺乃門戶外感內傷外感始自皮毛寒邪襲而傳變內傷起於陰分陽氣浮而偏亢

少陰所謂嘔欬上氣喘者陰氣在下陽氣在上諸陽氣浮無所依從見脈解篇

外感之欬嗽其來暴有寒熱頭痛氣急鼻塞聲重之見證內傷之欬嗽其來徐且夜熱潮熱顴赤喉乾氣短而爲殃外感聲盛而先緩後急日夜無度內傷聲怯而先急後緩早暮不常陰虛欬於午後麥（冬）味（五味子）加平地黃（湯）上半日欬屬胃彰彰胃虛則五味異功散胃火則竹葉石膏湯五更食積胃中方用二陳必加消導黃昏火浮肺葉丸投都氣休進寒涼腹痛下利貫析微芒有水飲與裏寒合作（宜眞武湯）有燥欬而熱移大腸唇口白點如粞（音西）饑時胸痛難當脈來數甚大小難量咽喉或癢或痛欬關寸白猖狂（寸白蟲也）膏熬百部一味加以烏梅檳榔欬嗽聲啞治莫輕嘗暴病多寒鬱熱邪而肺路壅塞久病或熱傷肺痿而眞氣消亡金實則不鳴有寒邪熱邪之可辨金破亦不鳴有精虛氣虛之宜商儻喘咳失紅更加便泄則破金啞颯莫挽歧黃外感之欬其文治各殊火熱內燔金花（水煮金花丸）紫苑（菀湯）風

寒外束華蓋（散）參蘇（飲）用人參荆芥（湯）而風息用六安（煎）三拗（湯）而寒除白朮（湯）五苓（散）醫濕欬之身重脈細淸暑益氣（湯）醫暑欬之自汗脈虛傷燥痰粘血腥氣逆面目或浮淸金潤燥（天門冬丸）鳳髓（湯）蜜酥（煎）橘皮半夏（湯）冷欬可圖（逆冷發欬者）內傷之欬尤宜認證崇土爲其金虛壯水因夫火盛氣逆理肺而平氣鬱舒肝而運食積和中房勞補腎遠熱遠寒藥不宜峻（用熱遠熱用寒遠寒內已先傷藥不宜峻）見血係太陰之損人參養肺（湯）爲宜見血屬心火之形人參芎歸（湯）可任寧肺湯主營衞之兩虛

治營衞兩虛之欬營虛發熱衞虛自汗或惡寒者

回陽飲救眞元之委頓

張景岳曰元陽下虧生氣不布以致脾困於中肺困於上而爲喘促爲痞滿爲痰涎爲嘔惡爲泄瀉畏寒凡脈見細弱證見虛寒而欬嗽不已者但補陽而欬自止如右歸八味大補元煎六味回陽飲理中湯劫勞散之類隨宜速用

乾欬無痰須知底蘊八味丸蒸腎水而使上升（色慾過度腎水不升）瓊玉膏因熱積（傷酒熱積）而投滋潤前後心脹氣口脈濇喉中血腥畜血在膈呷熱薑湯驗其作呃地黃桃仁（犀角地黃湯加童便桃仁大黃攻散之）平胃越鞠（或平胃合越鞠加韭汁童便消伐之）氣竭肝傷蘆茹烏鰂（氣竭肝傷欬唾血腥四烏鰂骨一蘆茹丸）咯粉紅痰謂出白血（喻云經謂欬不止而出白血者死豈非肺受燥火焚煎而腐敗其血亦從金化而色白耶）或赤如硃濃厚似漆皆爲不治綆短奚汲久嗽之候其勢迫急左側不能臥者肝傷少壯可痊右邊不能臥者肺損

湯丸何益外如四陰煎理陰煎左歸右歸丸飲四物桔梗湯
五味黃芪散飲曰麥虋冬散曰桑白皮成方錯出臨證擇
之訶子散九仙散澀莫輕施久嗽酌用貴識權宜
徐東皐曰凡治欬嗽當先求病根伐去邪氣而後可用烏梅訶子五味粟
殻款冬花之類此輩性味燥澀有收斂刼奪之功須相其先後而用之
至於脈驗右寸遲濇肺寒微急者欬當吐血浮短者肺已
摧殘弦濇少血洪滑多痰右關濡大爲飲食傷脾左關弦
數爲疲極傷肝尺內絃緊寸關濇難房勞陰虛脈象可探
久欬之脈弱可無患欬而身熱形脫脈疾則死期近矣欬
而洩血肉脫脈搏則病者何堪要之洪數大堅固屬疲羸
所忌抑或沉緊伏匿均有畢命之歎

若夫久欬上氣須防肺痿肺癰肺痿者肺氣委而不振肺
癰者肺氣壅而不通肺痿屬津液之耗損肺癰責火熱之
蘊隆肺痿之成以漸肺癰之起由風肺痿病無形之氣氣
傷宜徐理肺癰干有形之血血結宜驟攻肺痿因欬上焦
熱客病胡爲來或從汗出或從嘔吐或從消渴或便難又
被快藥下利重亡津液寸口脈數
徐忠可曰寸口自當以右寸爲主然兩手脈皆屬肺則數當不止右寸而
已喻云兩手寸口脈原爲手太陰肺脈此云寸口脈數云滑數云數虛數
實皆指左右三部統言非如氣口獨主右關之上
其人欬逆濁唾涎沫口中汩汩肺癰之證卻有分別欬則
胸中痛隱隱病者口中燥辟辟

尤在涇曰魏柏鄉謂肺癰之痰涎膿血俱蘊蓄結聚於肺藏之內故口中
反乾燥而但辟辟作空響燥欬也然下肺癰條亦云其人欬咽燥不渴多
唾濁沫則肺痿肺癰二證多相同惟胸中痛脈滑數唾膿血則肺癰所獨
也
脈反滑數欬唾膿血然而滑數者癰已成而邪熾盛而微
數者癰初起而火竄伏微則爲風數則爲熱肺癰之風與傷寒之風異處此
在營衛彼在經絡也風中於衛而出尚隨呼熱過於營而入已隨息風
傷皮毛合肺由合時唾濁沫振寒口乾喘滿不渴熱之所
過血爲凝泣畜結癰膿吐如米粥始萌可救膿成何及
喻云風初入衛尚隨呼氣而出不能深入所傷者不過在皮毛皮毛者肺
之合也風由所合以漸舍肺俞而欬唾振寒茲時從外入者從外出之易

易也若熱過於營即隨息氣深入不出而傷其血脈矣衛中之風得營中
之熱留連固結於肺葉之間乃致血爲凝滯以漸結爲癰膿是則有形之
敗濁必從瀉肺之法而下驅之安在始萌不救聽其膿成致肺葉腐敗耶
總之肺痿陰虛故脈數虛肺癰陽實故脈數實至於治法
計十六方金匱十方孫奇林億霍深附六方肺中冷者藥用乾薑甘草甘草乾薑
湯肺經寒者湯主射干麻黃曷訓以肺中冷以不欬吐涎
無渴小便數也溫中爲主曷解以肺經寒以欬而上氣喉
中水雞聲也散外爲良
魏柏鄉曰肺葉如草木之花葉有熱之痿如日炙之則枯有冷之痿如霜
殺之則乾矣在陽明胃土全藉此燥金之用仗其清肅能消胃中腐敗之
氣若在肺金又必用陽明暖土藉其溫和全滋柔脆欬而無取乎過於冷

燥乃至折裂也○徐彬尤怡輩均以肺痿又有屬冷者解之而欬而上氣喉中水雞聲一條獨徐彬解作火吸其痰水從風戰又與諸家不同謹遵御纂金鑑曰欬而不吐涎沫者肺燥欬也欬而吐涎沫者肺燥痿也若似肺痿之吐涎沫而不欬者此爲肺中有冷飲非謂肺中成熱痿也欬而上氣謂欬則氣上衝逆也此條發明欬而不吐涎沫者亦非肺痿亦爲肺冷也上條以不渴小便數多唾涎沫爲肺中冷故以乾薑佐甘草是以溫中爲主也此條以氣上逆喉中有水雞聲爲肺經寒故以生薑佐麻黃是以散外爲主也病同冷飲而有在外在內之別方同辛溫而有主溫主散之異水雞聲者水與氣相觸之聲喉中連連不絕也

於肺中冷可進探屬消之變見

肺中冷條本文謂上虛不能制下此爲肺中冷必眩者經云上虛則眩也

多涎唾者經云上焦有寒其口多涎也甘草乾薑湯溫之若服湯屬消渴者津雖未回而冷已得暖是又將變爲消渴也尤在涇曰小便數而渴者爲消不渴者非下虛即肺冷也

於肺經寒可再推火逆之分張咽喉不利胃液乾亢火逆上氣麥門冬湯欲營衛宜行桂枝去芍藥而加皂莢千金桂枝去芍藥加皂莢湯**解胸咽燥悶甘草**千金甘草湯**配參棗而用生薑**千金生薑甘草湯**洎乎外臺之炙草**炙甘草湯一名復脈湯**皆爲肺痿所宜嘗肺癰血則已結膿尚未成葶藶大棗瀉肺**湯**謂喘滿不得臥也利導最爲吃緊皂莢棗膏爲丸謂唾濁不得眠也環攻可以代鍼**

喻云火熱之毒結聚於肺表之裏之淸之曾不少應此丸豆大三粒朝三服暮一服吞適病所四面環攻庶幾無堅不入胸中手不可及即謂之代鍼丸可矣

用桔梗湯**以開提俾膿血之上行**桔梗湯方下註云分溫再服則吐膿血也**乘新造而未固勿滋蔓以傷生列證雖符夫死例圖功却在於方萌或膈上膈下因勢吐瀉之又有桔梗白散其微熱煩滿胸中甲錯者別有千金葦莖**湯

欬而胸滿振寒脈數咽乾不渴時出濁唾醒臭久久吐膿如米粥者金匱用桔梗湯外臺用桔梗白散以貝母巴豆易去甘草迅利極矣亦治之者殆因其證危在呼吸故用峻劑也葦莖湯較白散差緩然以桃仁行血不令成膿其意甚善合之葦莖苡仁瓜瓣淸熱排膿行濁消瘀潤燥開痰亦堂堂有制之師也

究之肺癰肺痿燥病則同脅骨昂者生癰則津液裹之而不溢肺葉焦兮成痿則津液從化而難容

喻云肺痿肺癰皆燥病也肺稟淸肅之令乃金寒水冷之藏火熱薰灼久久失其淸肅而變爲燥肺中生癰其津液全裹其癰不溢於口故口中辟辟然乾燥肺熱成痿則津液之上供者悉從燥熱化爲涎沫濁唾證多不渴較胃中津液盡傷母病及子之痿又大不同祇是津液之上輸者變爲唾沫肺不霑其惠澤耳夫痿病津液不能滅火反從火化累年積歲肺葉之間釀成一大火聚以淸涼投之扞格不入矣然雖扞格固無害也設以燥熱投之以火濟火有不坐斃者乎半夏燥藥也但淸涼既不能入惟燥與燥相得乃能入之故用半夏之燥入淸涼生津藥中則不但不燥轉足開燥其濁沫隨逆氣下趨久久津液之上輸者不結爲涎沫而肺得霑其

漬潤痿斯起矣

營衛令通行而無滯胃液貫相得而上供肺痿便下濁沫肺癰便下積膿凡胃强而能食卜下傳之非凶欬而上氣此爲肺脹其人喘息目如脫狀（白睛屬肺氣浮於上不得下降即欲外越如脫矣）脈浮大者越婢辛熱發之加半夏（越婢加半夏湯）者飲氣久停可降上氣脈浮欬喘煩躁心下有水用小青龍加石膏（湯）耳欬而脈浮厚樸麻黃（湯）欬而脈沉澤漆（湯）九味此營衛之表裏可分（肺家氣分之表肺家榮分之裏）與傷寒之表裏大異浮則蠲飲而主徹外邪沉則攻堅而不傷元氣上氣面腫肩息其脈浮大不治謂尤甚者又因下利蓋已陰陽兩脫則雖藥之何濟哉

痰飲證治賦

養三軒學人陸儋辰編

太陽司天濕氣變物水飲內穡中滿不食太陰在泉民病飲積太陰所至積飲痞隔太陰勝復土過（歲土太過）土鬱（土鬱之發）少陰（司天）四氣皆病飲發素靈以內並無痰飲之文兩漢以前止有淡飲之說金匱論飲其字始出痰懸溢支詳其名目痰由胃而下流於腸懸由胃而旁流於脇溢由胃而外出於四肢由胃而上入於胸膈素盛今瘦水走腸間瀝瀝有聲其飲屬痰中有痰積外而飲叅或凝或否相雜爲患此飲食精津所結失中州輸散之權溫藥和之苓桂朮甘（湯）若腹滿口苦乾燥則已椒藶黃爲丸懸飲水流脅下欬唾引痛脈道沉弦水爲氣控

徐忠可曰如倒山龍水爲氣吸不能下也

溢飲歸於四肢不汗身體疼重肝奭散者木浮色鮮澤者水動

經云肝木奭而散色澤者當病溢飲

懸飲溢飲暴來相同懸飲主內痛可利而用十棗（湯）

三因方以三味爲末棗肉爲丸亦良

溢飲主外重可汗而用青龍（大青龍湯小青龍湯）

尤在涇曰四肢陽也水在陰者宜利在陽者宜汗徐氏曰大青龍合桂麻而去芍加石膏則水氣不甚而挾熱者宜之倘飲多而寒伏則必以小青龍爲當

欬逆倚息氣短臥妨（不得臥）其形如腫（如腫非腫也氣逆暫浮喘定即平也）支飲難降蓋大腸經脈絡肺下而肺藏支脈絡大腸飲停礙氣徐氏推詳

徐忠可曰飲邪偏注停留上焦曲折之處則肺之支脈絡大腸大腸經脈從柱骨之會上下入缺盆絡肺下膈有飲停之外既不通於表內不循於飲食之道而礙於肺大腸交通之氣道

厥陰心胞筋膜彭彭藏府皆能聯貫系絡即爲總綱經脈起胸中下膈歷絡三焦而爲表裏支者從胸中抵腋行乎心肺而走中央（太陰少陰二經中間行）謂四飲之支飲處此與傷寒之支結同方執是說者魏氏柏鄉心下支飲人苦冒眩

徐云支飲之在心下者因其近心阻抑清陽而見冒眩位稍偏不得以留

飲概之勢不甚不得以痰飲名之若謂飲在心下爲伏則留飲亦在心下何以不言伏也况心下爲孔道何可言伏觀仲景叙伏飲只一條特以吐發二字別之其爲留飲而稍偏義如埋伏然不若支飲之偏脇可知矣

火上格也用澤瀉而兼白朮（澤瀉湯）

高鼓峯曰心下水飲格其心火不能下也而但上衝頭目也

心下支飲嘔反不渴飲固在也

徐云嘔乃胃病諸嘔皆屬火又嘔多亡津液渴乃常理嘔家必寒爲本火爲標嘔至於渴寒邪去矣故渴爲欲解反不渴是胃中客邪可盡而偏旁水飲常存飲氣能制燥也

用半夏而配生薑

小半夏湯另有人參半夏與蜜爲大半夏湯故以小字別之

支飲不得息瀉肺有葶藶大棗（葶藶大棗瀉肺湯）支飲胸滿者散結用厚朴大黃

徐彬曰此即小承氣治腹滿之痛而閉者即三物湯故主散結氣故以厚朴爲主彼乃與七物對言也尤在涇曰胸滿疑作腹滿支飲多胸滿此何以獨用下法厚朴大黃湯與小承氣同設非腹中痛而閉者未可以此輕試也御纂金鑑取尤怡註

胸中支飲淸道乃干動肺則欬動心則煩搏擊陽氣痛而不安於焉榮衛遏絕卒然軀命可捐其或未成卒死百日一歲久延宜十棗湯勉圖其難

魏柏鄉則謂仲景之意謂宜早治以十棗湯至一百日或一歲則難治矣

膈間支飲喘滿痞堅一由氣與水同逆一由血與水相牽

面黧黑者榮衛不行胃中成聚（胃之精華在面）脈沉緊者水寒之應指下恍然醫吐下之不愈木防己湯主焉其虛者水飲氣行卽愈其實者包裹復聚如前前方膏去苓硝加煎（木防已湯去石膏加茯苓芒硝湯）硝以耎之結邪可宜欬家脈弦有水可必脈不數則非虛勞脈不浮豈由邪客主十棗湯何嫌驟折大抵咳嗽之因每緣支飲而得

喻云金匱以欬嗽叙於痰飲之下蓋以欬嗽因之痰飲而五飲之中獨膈上支飲最爲欬嗽根柢外邪入而合之固嗽即無外邪而支飲漬入肺中亦令人嗽况支飲久蓄膈上其下焦之氣衝逆而上者尤易上下合邪也

外寒內飲欬逆倚息且不得臥皆肺氣塞用小靑龍原爲對的若腎氣素虛則衝任易逆上乎胸咽來從小腹

衝任二脈與腎之大絡同起腎下出胞中腎虛不能固守於下則二脈相挾從少腹逆衝而上

多唾口燥沉寸微尺浮陽上薰面而下流陰股手足痺不用而寒並致厥溺難時冒龍雷外越苓桂味甘茯苓桂枝五味甘草湯**氣衝可撥衝氣即低苓桂之力而反更欬胸滿良以水仍在膈夫桂能去陽分之凝滯而不能逐藏內之沉匿前方去桂薑**干薑**辛**細辛**加入**苓甘五味薑辛湯**欬滿即止寒緣日徹惟衝氣得表藥固動而衝氣得熱藥亦發其渴遂作而不止者或治衝氣爲宜**

尤云所云治渴而衝氣動者惜未之見約而言之衝氣爲麻黃所發者治之如桂苓五味甘草從其氣而導之矣其爲薑辛所發者則宜甘淡鹹寒

益其陰以引之也

其渴旋止而冒嘔者則治支飲爲捷苓甘五味薑辛甘去半夏復內

苓甘五味薑辛去甘草加半夏湯御纂金鑑曰欬滿即止而更復渴衝氣復發則知陰火上逆爲乾薑細辛熱藥所動故也若服之時遂渴稍時而渴反止者則爲其人素有支飲也支飲者法當冒冒者是因飲逆胸中作嘔而冒非陽虛爲飲所阻不升之冒也故仍以本方加半夏者以去水也更去甘草者恐甘助嘔也

水去嘔止形腫加杏仁休納麻黃

水腫篇云無水虛腫者謂之氣水發其汗自已發汗宜麻黃也仲景此條云其證應內麻黃以其人遂痺故不內之若逆而內之者必厥所以然者以其人血虛麻黃發其陽故也

若再面熱如醉加大黃專袪胃熱

苓甘五味薑辛半夏杏仁湯苓甘五味薑辛半夏杏仁大黃湯〇按以上證仲景用茯苓五味甘草湯加減此二條云加杏仁加大黃未曾註明諸家既主細辛乾薑半夏加法之方矣何於本湯不去甘草獨去桂枝乎未審所出

此固非衝氣之上薰不得引翕熱以爲說

徐云此面熱如醉與首條翕熱如醉不同前因衝氣病發在下此不過肺氣不利乃滯外而形腫滯內而胃熱故但以杏仁利其胸中之氣復以大黃利其胃陰之熱耳

留飲乃痰飲之積而不甚非支飲之偏而難行留心下之

飲近背妨督脈之陽上升

本文云心下有留飲其人背寒冷如掌大

飲留脅下痛引缺盆邪襲少陽之部位氣結欬嗽而少伸

本文云欬嗽則輒巳一作轉甚

肺不行氣脾不輸精其人短氣而渴胸中留飲之徵四肢歷節疼痛寒邪從表相乘責留飲者謂其脈沉

徐云仲景叙歷節曰脈沉而弱由汗出入水中浴水氣侵心故黃汗出歷節痛則知留飲中歷節痛一條乃亦爲邪從表入者言之若更加黃汗竟當從歷節治矣

膈上病痰伏飲時發滿喘欬唾却生寒熱背痛腰疼目泣自出其人振振身瞤動劇蓋伏飲義如伏兵而邪動即與

邪合在近背高處有盤踞窟宅內則與中氣通外則與表氣接甚或結如橘囊發爲癰毒易於釀禍艱於下出欲其順趨暘胃必先還返胸膈

喻云水所蓄聚之區皆名留飲留飲去而不盡者皆名伏飲其由胃而上胸膈心肺之分者驅其所留之飲還胃下從腸出或從上嘔出皆直截而不至伏匿若由胸膈外出肌膚其清者或從汗出濁者無可出矣必還返於胸膈由胸膈還返於胃乃可入腸而下出驅之必有伏匿肌膚而不勝驅者若由胸膈而深藏於背背爲胸之府更無出路尤必還返胸膈始得趨胃趨腸而順下豈但趨之不勝趨且有挾背間之狂陽壯火發爲癰毒結如橘囊者留飲伏飲仲景不言治法所云宜用溫藥和之者豈不切於此證而急以此通其陽乎所云苓桂朮甘湯者雖治支滿目眩豈不切於此證而可做其意乎○徐云伏飲當從表裏並治如小青龍及木防已湯去石羔加芒硝茯苓之類非從小便可去矣

飲襲藏虛藏收飲氣惡水而心下堅短（堅築短氣）**者水在心欲水而口吐涎沫者水在肺在脾少氣身重在肝脅滿痛嚏**（脅下支滿嚏而痛）**水在於腎心下必悸內入之水與水氣異**

徐云水既所在不定言藏不言府者府屬陽在府則行矣藏屬陰水與陰爲類故久滯也痰飲在胸似不屬藏然虛則受邪病各有着故相援不去也又曰水氣篇論水通身之水也乃藏眞先有病而使水道壅塞妄行故以水腫爲主病而直曰心水等謂其由心也此處言水內入之水也適五藏有偏虛而飲氣襲之故以飲爲主病而曰水在

再如脈象尤貴統論浮而細滑傷飲初成

徐云細脈不專屬飲合滑則爲水象矣浮者客水自表入也不曰有飲而曰傷飲見外飲驟傷也

飲水過多且逆且停（暴喘滿甚者則悸微者短氣）**兩手雙弦者寒之象關前偏弦者飲以名**

徐云雙弦者兩手皆弦寒則衞氣結也非元氣虛不至此故註其因曰皆大下後虛若偏弦則飲無疑以關前皆主中氣明是飲偏而脈偏耳又曰又有一手兩條脈亦曰雙弦元氣不壯之人多見此脈愚概溫補中氣兼化痰即愈

欬家有水弦脈可憑若久欬脈虛苦冒亦胸中支飲常存又肺飲與支飲並短氣而喘鳴惟未妨乎脈道故不弦而脈平

徐云有飲在肺本則肺自病而爲喘阻氣不布而短氣乃肺之形病不妨脈故不弦支飲實邪而偏爲喘爲不能臥爲短氣乃飲邪停膈而陽明氣逆或不妨脈而脈不弦故曰平飲脈本弦特舉異者而言之

懸飲沉弦結甚於內寒飲弦數陽中有陰

徐云病既陽中有陰值大寒大熱病既復因時而變此東垣所謂復病也故曰冬夏難治

其支飲之脈沉而緊暨留飲之脈伏與沉

本文云病者脈伏其人欲自利利反快雖利心下續堅滿此爲留飲欲去故也甘遂半夏湯主之

凡錯出之非一乃脈變而病深謂洪滑痰多可候則王氏脈經所云尺脈初持浮大按之却有濇形氣短溺赤痛見

足跟濁氣聚而爲痰腎藏虛不能行腎虛不能行濁氣凝聚而爲痰也氣丸取腎氣石頑所稱弦細沉滑飲脈是徵關伏而滑痰之所生兩關浮大而實膈上稠痰膠凝爲此胗者又出三因痰飲治法後世有四實脾燥濕降火行氣二陳二朮陰虛則忌言實脾燥濕之法不宜於陰虛者苦寒甘寒虛實分治言降火之法宜分虛實行氣之藥亦非漫試風寒之邪從外入內而裏痰飲用小青龍豈妄投濁陰之氣從下入上而裏痰飲茯苓厚朴湯還須記清痰丸治多憂脾鬱而食不化氣食痰飲結成鱉甲散柴胡鱉甲散治多怒肝逆而血亦隨氣血痰飲凝滯多慾者腎氣上逆結壘直透膜原桂苓丸引氣下趨痰飲豁然順利是故痰因於火無寒有熱飲因於濕有熱有寒

喻云人身熱鬱於內氣血凝滯蒸其津液結而爲痰皆火之變見也水得於濕留戀不消積而成飲究竟飲證熱濕釀成者多寒濕釀成者少內經濕土太過痰飲爲病治以諸熱劑非指痰飲爲寒凡治六淫之邪先從外解故治濕淫所勝亦不遠熱以散表邪及攻裏自不遠於寒矣况始先即不可表而積陰阻遏身中之陽亦必藉溫熱以伸其陽陰邪乃得速去若遂指爲漫用常行之法豈不愚哉

痰飲雖爲同類陰陽正可細參陰盛陽虛則水氣結陰而爲飲陰虛陽盛則水氣結陽而爲痰然果眞元充足脾胃能堪斯運行不愆其度豈飲食反致爲患所以五臟皆生痰病而脾腎實爲要關脾爲濕動而腎爲水泛脾爲痰化而腎爲痰源脾虛聖朮煎異功散理中湯溫胃飲脾實滾痰丸潤下丸二陳湯六安煎至如脾胃分治說本王氏晉三用小半夏湯者因不渴而胃飲嘔逆再加茯苓者因兼悸而胃飲瀰漫自吐宿水見食不甘外臺茯苓飲贊化調元痰則與飲同治脾則以胃相兼以上三法見絳雪園

王晉三絳雪園古方選註云小半夏湯小半夏加茯苓湯外臺茯苓飲三者皆小制之方從脾胃二經分痰飲立治法蓋胃之支脈有飲則胃逆爲嘔而不渴主之以半夏辛溫泄飲生薑辛散行陽獨治陽明微分表裏若卒嘔吐膈間水悸則飲邪彌漫於胃矣加茯苓滲泄水氣並可使腎邪不干二方是飲邪淺深之治法也若胸中有停飲自吐宿水不能食此不獨胃中有飲脾經亦有痰矣仲景引伸外臺茯苓飲取四君有調元贊化之功加枳實陳皮下氣消痰專治脾經功兼及胃此痰飲兼治之法也

若屬腎家虛則可占或由陰中之火不足或由陰中之水不涵治病求本此其發凡葉氏醫案痰飲列證謂飲邪用溫藥和之惟仲景垂絕精之訓外飲用苓桂朮甘等以治脾內飲用腎氣丸眞武湯方而治腎

又苓桂朮甘湯腎氣丸皆能通小便金匱云夫短氣有微飲當從小便去之苓桂朮甘湯主之腎氣丸亦主之蓋呼氣之短用苓桂朮甘以通其陽陽化氣則小便能出矣吸氣之短用腎氣丸以通其陰腎氣通則小便之關門利矣

若外寒之來動飲外寒引動宿飲及膀胱之氣不運洎乎飲逆肺降失令主以青龍小青龍湯加減合越婢湯酌訂謂開太陽以導飲病更有邪伏經絡背痛心映貫脇入腰短氣痞悶飲

邪伏濕傷陽黃沫瀉時人困川烏蜀漆可投通絡溫經宜峻或飲邪上衝膻中則用菖蒲白附南星以驅逐水寒或懸飲流入胃絡則用參苓桂甘薑棗以開闔陽分

懸飲流入胃絡胃虛服苦藥痛嘔以人參茯苓闔陽明以炙草桂枝開太陽並辛香入絡用薑棗通營衛生薑恐伐肝故取煨以護元氣而微開飲氣也

種種商治寧有餘蘊也哉

虛勞證治賦

養三軒學人陸儋辰編

內傷之病陰受可徵

太陰陽明論云太陰陽明爲表裏脾胃脈也生病而異者何也岐伯曰陰陽異位更實更虛更逆更從或從內或從外所從不同故病異也陽者天氣也主外陰者地氣也主內故陽道實陰道虛故犯賊風虛邪者陽受之飲食不節起居不時者陰受之陽受之則入六府陰受之則入五藏入六府則身熱不得臥上爲喘呼入五藏則䐜滿閉塞下爲飧泄久爲腸澼故喉主天氣咽主地氣故陽受風氣陰受濕氣故陰氣從足上行至頭而下行循臂至指端陽氣從手上行至頭而下行至足故曰陽病者上行極而下陰病者下行極而上○李東垣曰外感風寒皆有餘之證其病必見於左手左手主表乃行陽二十五度內傷飲食及飲食不節勞役不節皆不足之病也必見於右手右手主裏乃行陰二十五度故外感寒邪則左寸人迎脈浮緊按之洪大外感風邪則人迎脈緩而大於氣口若飲食不節勞役過甚則右寸氣口脈急大而濇數時一代而濇也代者元氣不相接脾胃不足之脈若不甚勞役惟右關脾脈大而數謂獨大於五脈數中顯緩時一代也宿食不消則右關沉而滑也又曰外傷發熱惡寒寒熱併作其熱也以寒邪鬱遏陽分陽不能伸故發熱其惡寒也雖重衣下幕逼近烈火終不能禦其寒必待傳入裏乃罷內傷之病脾胃不足營氣下流而乘腎肝此痿厥氣逆之漸也營下流則心肺無所禀受皮膚間無陽但見寒見風或居陰寒處便惡寒或避風寒或添衣蓋溫養其皮膚便不惡矣其熱也乃陰火上衝作蒸蒸躁熱上徹頭項旁徹皮毛或熱極而汗出暫

解其表虛無陽不任風寒復見矣此二者不齊躁作寒已寒作躁已非如外傷之寒熱齊作無有間斷也又曰內傷及勞役飲食不節病手心熱外傷風寒手背熱又曰飲食勞役所傷其外證必顯在口必口失穀味必腹中不和必不欲言縱勉强對答聲必怯弱口沃沫多唾鼻中清涕或有或無外傷風寒其外證必顯在鼻鼻氣不利聲重濁不清利其言壅塞盛有力而口中必和傷寒則面赤鼻壅塞而乾傷風則鼻流清涕而已又曰外傷風寒者心肺元氣初無減損又添邪氣助之故氣盛有餘內傷飲食勞倦者心肺之氣先損爲熱所傷故氣短少不足又曰外傷風寒是腎肝之氣已絕於內腎主骨爲寒肝主筋爲風得病之日便着床枕非扶不起筋骨爲之疼痛不能動搖乃形質之傷經云寒傷形又云寒則筋攣骨痛此之謂也內傷等病是心肺之氣已絕於外必怠惰嗜臥四肢沉困不收脾

主四肢無氣以動經云熱傷氣又云熱則骨消筋緩此之謂也又曰外證頭痛常常有之直須傳裏方罷內證頭痛有時而作有時而止此內外證之不同者也。

發揮旁通有秦越人曰損曰至其脈可捫上下下上肺腎互乘肝以緩中爲則肺之益氣可遵心腎分調營衛而益精氣脾胃總調飲食而適寒溫

難經曰脈有損至何謂也然至之脈一呼再至曰平三至曰離經四至曰奪精五至曰死六至曰命絕此至之脈也何謂損一呼一至曰離經再呼一至曰奪精三呼一至曰死四呼一至曰命絕此損之脈也至脈從下上損脈從上下也損脈之爲病奈何然一損損於皮毛皮聚而毛落二損損於血脈血脈虛少不能榮於五藏六府三損損於肌肉肌肉消瘦飲食不能爲肌膚四損損於筋筋緩不能自收持五損損於骨骨痿不能起於床反此者至脈之病也從上下者骨痿不能起於床者死從下上者皮聚而毛落者死治損之法奈何然損其肺者益其氣損其心者調其營衛損其皮者調其飲食適其寒溫損其肝者緩其中損其腎者益其精此治損之法也○損至之脈雖有從上下從下上之殊而五者之病狀則一故言治損而治至之法亦備

虛勞方治出玉函經脈大爲勞卽煩勞則張之義極虛爲勞又勞則氣耗之因勿亟亟於寒涼必水盛而火熄毋拘拘於保肺必土旺而生金安腎者取重坎離之合扶脾者常着胃土之精建中腎氣脾腎分明用酸棗湯桂枝龍蠣湯而水火相得用薯蕷丸大黃䗪蟲丸而氣血調平

金匱曰夫男子平人脈大爲勞極虛亦爲勞○勞之爲病其脈浮大手足煩春夏劇秋冬瘥陰寒精自出痠削不能行○人年五六十其病脈大者痺俠背行若腸鳴馬刀俠癭者皆爲勞得之○脈弦而大弦則爲減大則爲芤減則爲寒芤則爲虛虛寒相搏此名爲革婦人則半產漏下男子則亡血失精○男子脈虛沉弦無寒熱短氣裏急小便不利面色白時目瞑兼衄少腹滿此爲勞使之然○男子脈浮弱而濇爲無子精氣淸冷○男子平人脈虛弱細微者喜盜汗也○脈沉小遲名脫氣其人疾行則喘喝手足逆寒腹滿甚則溏泄食不消化也○夫失精家少腹弦急陰頭寒目眩髮落脈極虛芤遲爲淸穀亡血失精脈得諸芤動微緊男子失精女子夢交桂枝龍骨牡蠣湯主之○虛勞裏急悸衄腹中痛夢失精四肢痠疼手足煩熱咽乾口燥小建中湯主之○虛勞裏急諸不足黃芪建中湯主

之〇虛勞腰痛少腹拘急小便不利者八味腎氣丸主之〇產虛勞諸不足風氣百疾薯蕷丸主之〇虛勞虛煩不得眠酸棗湯主之〇五勞虛極羸瘦腹滿不能飲食食傷憂傷飲傷房室傷肌傷勞傷經絡營衛氣傷內有乾血肌膚甲錯兩目黯黑緩中補虛大黃䗪蟲丸主之

許學士謂補腎不如補脾以脾有輸精之職孫眞人謂補脾不如補腎以腎爲封蟄之根夫損與勞似無定名久虛不復而損以著極損不復而勞可稱五勞六極巢氏始分五蒸而外二十三蒸

巢元方病源云夫虛勞者五勞六極七傷是也五勞者志勞思勞心勞憂勞瘦勞又肺勞者短氣而面腫鼻不聞香臭肝勞者面目乾黑口苦精神不守恐畏不能獨臥目視不明心勞者忽忽喜忘大便苦難或時鴨溏口

內生瘡脾勞者舌本苦直不得咽唾腎勞者背難以俛仰小便不利色赤黃而有餘瀝莖內痛陰濕囊生瘡小腹滿急六極者氣極血極筋極骨極肌極精極七傷者一曰陰寒二曰陰萎三曰裏急四曰精連連五曰精少陰下濕六曰精清七曰小便苦數臨事不卒又一曰大飽傷脾脾傷善噫欲臥面黃二曰大怒氣逆傷肝肝傷少血目闇三曰強力舉重久坐濕地傷腎腎傷少精腰背痛厥逆下冷四曰形寒寒飲傷肺肺傷少氣欬嗽鼻鳴五曰憂愁思慮傷心心傷苦驚喜忘善怒六曰風雨寒暑傷形形傷髮膚枯夭七曰大恐懼不節傷志志傷恍惚不樂〇蒸病有五一曰骨蒸其根在腎二曰脈蒸其根在心三曰皮蒸其根在肺四曰肉蒸其根在脾五曰內蒸亦名血蒸所以名內蒸者必外寒而內熱把手附骨而內熱甚其根在五藏六府又有二十三蒸一胞蒸小便黃赤二玉房蒸男則遺瀝漏精女則月候不調三腦蒸頭眩悶熱四髓蒸髓沸熱五骨蒸齒黑六筋蒸甲焦七血蒸髮焦八脈蒸脈不調九肝蒸眼黑十心蒸脣焦十一脾蒸舌乾十二肺蒸鼻乾十三腎蒸兩耳焦十四膀胱蒸右耳偏焦十五膽蒸眼白失色十六胃蒸舌下痛十七小腸蒸下脣焦十八大腸蒸鼻右孔乾痛十九三焦蒸亦雜病乍寒乍熱二十肉蒸二十一膚蒸二十二皮蒸二十三氣蒸遍身熱

叔微本事尸注紛紛

許叔微本事方云葛稚川言鬼疰者是五尸之一疰又按諸鬼邪爲害其變動乃有三十六種至九十九種大約使人淋瀝沉沉默默的不知其所苦而無處不惡累年積月漸就頓滯以至於死傳於旁人乃至滅門

鑿空生蔓眩惑多門愼柔所述愼柔姓胡毗陵人法名住想愼柔其字也得周愼齋查了吾之學有

愼柔五書**畧有畦町損病自上而下從乎陽勞病自下而上從乎陰損由於陽氣之日以下陷勞由於陰精之不能上承**

五常政大論云陽精所降其人夭陰精所奉其人壽

或驟傷而得

如大勞大病脫氣脫血之診此形體雖壞而藏眞未竭也

或積漸而成

如勞役所傷陰虛火動之候此藏眞先虧而形體徐壞也

分陰陽之體質察高下之病能以損法治勞喘促必致以勞法治損泄瀉必增

損病之起其原可推或傷風寒汗下妄醫眞元不復津液有虧五志怫鬱天君交馳生氣日索營衛中衰飲食總傷

平胃

經云五味入口藏於胃以養五藏氣氣口亦太陰也故氣口脈浮大按之反濇者宿食也數滑遲滑亦宿食也脈沉緊寒食停滯也若兩手脈模糊不清此宿食結滯胃氣不行急下奪之○飲食傷爲有餘東垣有枳朮丸加橘皮麯糵木香半夏三黃等方隨證治之

勞倦重責於脾均秋冬之行令苦清陽之不治

人禀天地之氣猶恐陽陷於陰常使脾胃有春夏之令故宜升舉使清陽發腠理濁陰走五藏也脾氣上升則爲清陽下行則爲邪氣所謂脾氣下溜乘於腎肝而成痿厥氣逆之漸也

髓液皆減而下陰陽不和而違（見五癃津液別篇）**或寒熱欬嗽漸**

作或腹滿食飲不思或陽氣不能內統夫陰精營血（如裹急悸）**或陽氣不能外充夫口咽四肢**（如四肢痠疼手足煩咽乾口燥）**心肺**（衄腹中痛夢失精）**損而色皦肝腎損而形痿始受熱中病在上也必身熱倦煩氣高頭痛未傳寒中病及下也必溺多丸冷骨乏形疲故王安道辯陰虛內熱而李東垣謂損者溫之**

東垣曰飲食不節則胃病胃病則氣短精神少而生大熱有時火上行獨燎其面而黃帝針經云面熱者足陽明病胃既病則脾無所禀受故亦病形體勞倦則脾病脾病則怠惰嗜臥四肢不收大便泄瀉脾既病則不能爲胃行津液故胃亦病胃病其脈緩脾病其脈遲且其人當臍有動氣按之牢若痛又曰飲食失節寒溫不適脾胃乃傷喜怒憂恐則損耗元氣既脾胃氣衰元氣不足而心火獨盛心火者陰火也起於下焦其系繫於心心不主令相火代之元氣之賊也火與元氣不兩立一勝則一負脾胃氣虛則下流於腎陰火得以乘其土位故脾證始得則氣高而喘身熱而煩其脈洪大而頭痛或渴不止其皮膚不任風寒而生寒熱蓋陰火上衝則氣高喘而煩熱爲頭痛爲渴而脈洪脾胃之氣下流使穀氣不得升浮是春生之令不行則無陽以護其營衛故生寒熱惟當以辛甘溫之劑補其中而升其陽甘寒以瀉其火則愈矣經曰勞者溫之損者溫之又云溫能除大熱大忌苦寒之藥損其脾胃今立補中益氣湯始病熱中則用之若未傳寒中則不可用也又曰經言至而不至者謂從後來者爲虛邪心與小腸來乘脾胃也脾胃脈中見浮大而弦其病或煩躁悶亂或四肢發熱或口苦咽乾舌乾所勝妄行者心火旺母實母者肝木也木旺則挾火勢無所畏而妄行故脾胃先受之或身體沉重走痓疼痛或多怒或目病生內障或妄見妄聞四肢滿閉轉筋或生痿或生痺或生厥或生惡瘡或爲上

熱下寒所生受病者言肺受土火木之邪而清肅之氣傷或胸滿少氣短氣者肺主諸氣五藏之氣皆不足而陽道不行也或欬嗽寒熱者濕熱乘其內也所不勝乘之者水乘木之妄行而反來侮土故腎入心爲汗入肝爲泣入脾爲涎入肺爲痰爲涕及唾多溺多而惡寒也土火復之致督衝任三脈盛火旺煎熬令水沸騰而乘脾胃肺亦痰涎唾出於口也下行爲陰汗爲外腎冷爲足不任身爲脚下隱痛或水附木勢而上爲眼澀爲眵爲冷淚也肺之脾胃虛升陽益胃湯雙和散腎之脾胃虛沉香溫胃丸神聖復氣湯○王安道曰經云陰虛生內熱奈何曰有所勞倦形氣衰少穀氣不盛上焦不行下脘不通胃氣熱熱氣薰胸中故內熱此陰虛之陰蓋指人身中之陰氣與水穀之味耳或以下焦陰分爲言或以腎中眞陰爲言皆非也夫有所勞倦者過動屬火也形氣衰少者壯火食氣也穀氣不

盛者勞傷元氣少食而氣衰也上焦不行者淸陽不升也下脘不通者濁陰不降也上不行而下不通則鬱矣鬱則少火皆成壯火而胃居上焦下脘兩者之間故胃氣熱熱則上炎故薰胸中而爲內熱也東垣所謂勞役形體所謂飲食失節而致熱者正與經旨相合固宜引此段經文於內外傷辯以爲之主乃反不引此却謂陰火乘土位故內熱及胸中此不能無疑者也陰火二字素問靈樞難經未嘗言而東垣每言之素問止有七節之傍中有小心二句劉守眞推其爲命門屬火不屬水引仙經心爲君火腎爲相火之說以爲之證然亦不以陰火名之是則名爲陰火者其東垣始歟竊意內熱之作非皆陰火也但氣有鬱則成熱耳雖曰心爲君火君不主令然素問所叙諸病之屬熱者甚衆皆君火病也豈君火不能爲病而直欲純歸之陰火乎至眞要大論云勞者溫之損者益之夫勞則動之太過而神不寧矣故溫之溫者養也今東垣乃以溫爲溫凉之溫謂宜溫藥以補元氣而瀉火邪又改損者益之爲損者溫之又以溫能除大熱爲內經所云偏考內經並無此語亦不能無疑者也然溫藥之補元氣瀉火邪者惟氣溫而味甘者斯可矣蓋溫能益氣甘能助脾而緩火故元氣復而火邪熄也夫宜用溫藥以爲內傷不足之治則可以爲勞者溫之之註則不可苟以補之除之抑之舉之散之等語比類而觀則其義自著矣○淸陽下陷陰火上升若用寒藥則陽愈陷火愈熾火尋出竅虛者受之或目痛或耳聾或齒痛從其虛而散也

升陽補中方義如斯

柯韻伯曰補中之劑得發表之品而中自安益氣之劑賴淸氣之品而氣益培此用藥有相需之妙補脾使地道卑而上行亦可以補心肺損其肺者益其氣損其心者調其營衛也亦可以補肝木鬱則達之也惟不宜於腎陰虛於下者不宜升陽虛於下者更不宜升也

主柔劑則心脾榮養更甘凉則肺胃淸滋胡氏秘訣本於其師方陽氣虛而倒入主四君加以黃耆用紫蘇而走表藉乾葛而開肌譬炎夏之蒸溽必雲行而雨施或用火鬱湯恰當其時若元氣已虛之候則散火又非所宜且禁用苦寒知柏並忌投補血地歸蓋重味反傷及無形恐陽氣愈弱不可支四君保元藥芍麥味蓮肉相隨去頭煎之燥氣任甘淡以扶危丸用七味白朮取渣義亦在茲

愼柔曰脾胃陽氣虛弱倒入於內便化爲火而發熱須用保元或四君加黃芪再加乾葛以開肌紫蘇以開皮毛病未多日者服十五六劑自然汗來損病初發十數日間未經寒凉藥可用火鬱湯升陽散火湯及補中益氣湯若久之則火鬱湯不宜用矣保元四君繼之此爲第二關蓋元氣已虛只助陽氣不宜散火誤以當歸地黃補血並黃柏知母苦寒有形重味反傷無形陽氣陽氣愈弱愈不升發陽絕則陰亦隨之而絕矣損病六脈俱數聲啞口中生瘡晝夜發熱無間經云數則脾氣虛此眞陰虛也爲第三關則前之保元四君皆投之不應須用四君加黃芪山藥白芍蓮肉五味子麥冬煎去頭煎不用止服第二煎三煎此養脾陰秘法也服十餘日發熱漸退口瘡漸好方用丸劑如參苓白朮散亦去頭煎曬乾爲末陳米鈔焦打糊爲丸如菉豆大每日服二錢或上午一錢百沸湯下蓋煮去頭煎則燥氣盡遂成甘淡之味淡養胃氣微甘養脾陰師師相授之語毋輕忽焉又曰愼齋先生內傷治法凡邪火逆行上乘脾位用吳茱萸炒黃連

者以黃連瀉火歸於其位所以木沉則火降

均統會升降浮沉之法而適合陽生陰長之機也

腎藏主水五精皆藏陰虛無氣生乃自戕兩枚分夫水火命門穴在中央左屬水而爲陰右屬火而爲陽

內經論陰陽極爲明白五藏合言之則心肝陽而肺腎陰分言之則五藏各有陰陽惟腎有兩則左屬水而爲陰右屬火而爲陽人之元氣藏於腎中腎之陰陽必宜保護比諸藏爲尤重耳靈樞根結篇云太陽根起於至陰結於命門命門者目也凡內經所指命門皆以目言惟甲乙經云脊骨十四椎下有命門穴臍下二寸亦有命門穴此穴名也後人因謂命門在兩腎各一寸五分之間趙養葵腎藏圖分左爲陰水爲真水左一黑圈爲真水之穴右爲陽水爲相火右一白圈爲相火之穴幻出真假無形有形太極等說且以刺禁論中之小心卽命門欲世之養生者治病者以命門爲君主而加意於火之一字夫曰父母曰小心尊卑自見以小心爲父母之主更與經旨不合噫醫貫主用六味八味兩方經高呂表章之崇信者衆幾何不以牽合之說誤人耶

益火之源以消陰翳壯水之主以制陽光專用六味八味端由趙氏表章

至真要大論云諸寒之而熱者取之陰諸熱之而寒者取之陽所謂求其屬也王太僕註益火之源以消陰翳壯水之主以制陽光故曰求其屬也註意謂以寒藥治熱而熱仍在當於陰分增益其水以配火以熱藥治寒而寒仍在當於陽分增益其火以配水下文卽接云但益心之陽寒亦通行強腎之陰熱之猶可明指心爲陽腎爲陰卽經文司天運氣以心爲火腎爲水之說並不指腎中之陰陽也趙氏乃曰必須六味八味二丸出入增減以補真陰自此說行人俱以益火之源二句專指腎經言而六味八味直王太僕以來不易之神方矣豈不冤哉

或又謂澤苓滲利必須從緩急審量特製二歸左右分張

張景岳曰仲景八味錢氏六味俱用茯苓澤瀉或陰氣[illegible]弱未至大傷或藏氣微滯而兼痰濕水邪者正宜用此若精氣大損年力俱衰真陰內乏虛痰假火等證卽從純補猶嫌不足再加滲利如實漏卮矣故當察微甚緩急而用隨其人余因製二歸丸方與知本者共之

夫拯陰而陽氣烏容再代扶陽而陰氣何可復傷蓋陰虛多熱最嫌辛燥恐助邪 **尤忌苦寒**恐伐生氣 **惟喜純甘壯水之劑**

補陰以配陽則剛爲柔制虛火自降而陽歸乎陰矣

而陽虛多寒最嫌[illegible]潤尤忌辛散只宜甘溫益火之方

補陽以配陰則柔得其[illegible]沉寒自斂而陰從乎陽矣

補之以味爲精不足溫之以氣爲形羸尫參奇經八脈以甦垂絕[illegible]鹿茸杞子羊[illegible]腎[illegible]蓯蓉[illegible]尚存之精 **兼塡固鎭攝而收散亡**如天真丸人參丸封髓丹固精丸[illegible]龍丸之[illegible]黑錫丹[illegible] **金生水而土生金化源宜導木侮金而金畏火勝復須詳鬱熱在肺則參投卻忌**[illegible]家[illegible]肺有火寸大而有力 **虛火乘肺則參用何妨**

東垣云人參甘溫補肺氣肺旺則四藏皆旺精自生而形自盛矣

好古肺熱傷肺之言差爲近理節齋服參必死之說終未當行至血外溢各有其鄉傷[illegible]者[illegible]痰涎而散漫傷肺者帶痰內而縷長欬血見絲[illegible] **腎則隨唾出而血失統**脾不能統 **肝則**

由嘔出而塊必蒼（紫黑成塊）**或傷心胃咯吐難當**

咯出於心吐出於胃咯者不嗽而喉中咯出小塊或血點其勢甚微而證最重

惟元氣大虧而後不攝亦真陰不足而後失常咯血主本事之稨豆散（或天門冬丸又方荷葉焙乾爲末米湯調服）**嘔血任心法之鬱金香**

丹溪心法嘔血用韭汁童便薑汁磨鬱金同飲之又聖惠方用側柏葉焙末米飲調

巢氏分吐血以內衄肺疽傷胃三種

病源云內衄者出血如鼻衄但不從鼻孔出是近於心肺間津出還流入胃內出如豆汁或如衄血凝停胃裏因卽滿悶便吐或去數升乃至一斛是也肺疽者言飲酒之後毒滿便吐吐已後有一合二合或一升半升是

也傷胃者是飲食大飽之後胃內冷不能消化則便煩悶強嘔吐之所食之物與氣共上衝蹙因傷損胃口便吐血色鮮正赤是也凡吐血之後體恒惓惓然心裏煩燥悶亂紛紛顛倒不安寸口脈微而弱血氣俱虛則吐血關上脈微而芤亦吐血脈細沉者生喘欬上氣浮大者死久不瘥面色黃黑無復血氣時寒時熱

繆氏治吐血以行血補肝降氣三綱

繆仲醇曰吐血三要法宜行血不宜止血宜補肝不宜伐肝宜降氣不宜降火

暴崩則花蕊制陰先用

吐血成升斗者葛可久用花蕊石火煆存性研粉童便調服三錢或五錢使瘀血化爲黃水然必陽虛不能制陰陰氣暴逆者爲宜若氣盛血隨火湧誤用必殆宜十灰散若胃脘畜血上溢宜犀角地黃湯加大黃下逐之

驟脫必獨參益氣爲良（葛氏云止血後用人參二兩水二盞棗五枚煎一盞細呷之服後熟睡一覺）**元禮拯勞用七珍而加阿膠百藥**

戴元禮云勞瘵吐咯血七珍散加阿膠當歸各半錢惡甜人更加百藥煎半錢仍調鍾乳粉尤佳一味鐘乳粉用糯米飲調吐血嗽血亦治因飽屈身傷肺吐血者白芨枇杷丸或白芨蓮鬚散○又濟生黃連阿膠丸治勞嗽並嗽血唾血

丹溪從治用童便而調炮黑乾薑楊仁齋謂功收胃藥

血證既久古人多以胃藥收功異功散加丹皮山藥澤瀉若咳嗽更加麥冬此虛家之神劑也

褚侍中謂服忌寒凉

褚澄曰血充目則視明充耳則聽聰充四肢則舉動強充肌膚則身色白漬則黑去則黃外熱則赤內熱則上蒸喉下蒸大腸爲小竅喉有竅則咳血殺人腸有竅則便血殺人便血猶可止咳血不易醫喉不停物毫髮必咳血滲入喉愈滲愈咳愈咳愈滲飲溲溺則百不一死服寒凉則百不一生血雖陰類運之者其陽和乎

乃薛新甫竟加用補中益氣

薛立齋遇張東谷談命時出中庭吐血一二口云久有此證遇勞卽發余意此勞傷肺氣其血必散視之果然與補中益氣湯加門冬五味山藥熟地茯神遠志服之而愈徐靈胎云勞傷肺氣吐血用歸脾湯間或有之但斷不用補中益氣耳況補中益氣湯中門冬五味熟地與升柴同用惟薛氏效法東垣者有之於古人製方之義全失

而趙養葵顧專投六味地黃

趙云血之帶痰而出者腎水挾相火炎上也惟六味地黃丸獨補腎水性不寒涼不損脾胃久服則水升火降而愈○徐靈胎云如有咳嗽等疾及肺氣未清者亦禁用六味丸

骨蒸殗殜傳變何嘗肉如針刺火燎方揚氣虛不能化血中蒸腹脅爲殃腹脹脇痛四肢倦怠蒸上則喘咳痰血耳鳴舌黑蒸下則夢遺淋濁腰痛腰脚痛便溏泄瀉於其初病用五蒸湯

蒸者如甑之蒸熱之象也初病元氣尚强脈氣尚旺照古方五蒸湯加減

按由皮膚而及骨際官分相傳以至作强在行陰之二十五度腎主之責以血中有火在行陽之二十五度肺主之瀉夫氣分偏亢有虛有實貴析微芒

骨蒸亦曰殗殜半臥半起之謂又曰復連內傳五藏之謂由氣虛不能化血血乾則火自沸騰肉如針刺骨熱煩疼或五心俱熱或兩肋如火或子午相應或晝微惡寒而夜反大熱雖腎經所主傳變不常有蒸上蒸中蒸下之異凡骨蒸多汗爲易治以氣血尚未竭也肺熱在皮毛日西則甚其證咳嗽寒熱輕者瀉白散重者凉膈散白虎湯地骨皮散心熱在血脈日中甚心煩心痛掌中熱而噦用黃連瀉心湯導赤散硃砂安神丸脾熱在肌肉遇夜甚怠惰嗜臥四肢不收無氣以動用瀉黃散三白湯肝熱在肉下骨上寅卯時甚四肢滿悶便難轉筋筋痿多怒多驚用瀉青丸人中白散腎熱者按至骨分其熱蒸手骨酥如蟲蝕困熱不能起於床兩手足心如火用滋腎丸此皆治實熱之法虛者人參補肺湯補心湯補肝散人參黃芪散六味丸酌用

傳尸癆瘵沉沉默默寒熱咳嗽下痢遺泄腹內有塊頸上有核氣血凝滯痰涎膠結血化爲蟲蒸極而得蟲證如何痿黃面色眼眶鼻下必顯青黑臉上血絲如蟹爪式或脊中癢而搔難或脊中痛而熱熾

傳尸一曰尸注謂自上注下與前人相似令人沉沉默默寒熱盜汗夢與鬼交遺泄白濁或腹中有塊或腦後兩邊有結核咳嗽膿血下痢羸瘦死而傳注惟崔氏灸法早用有濟煎藥中須加忍冬葉本草稱其治尸注也傳尸癆蟲一十八種由一代至六代種類變幻然亦不必深泥凡蒸病或十日半月熱極致骨中血凝便化爲蟲張仲景立祛血之法䗪蟲丸百癆丸是也儻不能祛血血化爲蟲延及聲啞喉痛寒熱大作脈細而數不思飲食精神視聽俱不能支皆爲不治其火鬱痰凝氣滯咳嗽發熱氣喘者

葛氏保和湯保眞湯次序用之火散痰開熱退總歸八珍湯調理又有吐紅咳嗽脈雖數而有神不至蒸極作蟲者虛實通變在乎心靈矣○凡蟲證眼眶鼻下青黑面色痿黃臉上有幾條血絲如蟹爪分明飲食不進肌肉不生沉重寒熱若不早治相生不已貫心殺人又脊中但覺熱痛不已或時淫淫作癢皆是瘵蟲爲患

肺癆瘦損氣喘咳逆生蟲其狀如蠶反唇有點必白宜五膈下氣丸○薛立齋云反其唇視有白此蟲蝕肺也凡久嗽當視其齒唇若上唇有點蟲蝕上部下唇有點蟲蝕下部心勞蠱蟲而心防貫蟲長尺餘貫心即死宜雷公丸肝勞長蟲而眼當赤提恐不安眼中赤痒宜五鳳丸脾勞白蟲令人好嘔

好嘔而胸中咳吐不出宜茱萸根湯

腎勞蟯蟲四肢腫急宜千金散分屬五藏更有九者之名

一曰伏蟲長四寸許爲諸蟲之長二曰蛔蟲三曰白蟲長一寸母子相生四曰肉蟲狀如爛杏令人心煩滿悶五曰肺蟲狀如蠶令人咳嗽六曰蝟蟲狀如蝦蟆令人嘔吐呃逆嘈雜愛食泥炭生米茶鹽椒薑等物七曰膈蟲如瓜瓣令人多唾八曰赤蟲狀如生肉令人腸鳴九曰蟯蟲狀如菜蟲形至細微居廣腸間多則爲痔劇則爲癩癱疽疥癬多蟲之害

常居肺間所謂膏肓之疾

勞蟲雖分五藏常居肺間所謂膏之上肓之下鍼之不得藥之不行只早灸膏肓四花爲佳○按崔氏取四花穴正合足太陽膀胱經行背二行膈俞膽俞四穴難經曰血會膈俞疏云血病治此蓋骨蒸勞熱血虛火旺故取此以補之膽者肝之府肝藏血故亦取此穴崔氏言四花而不言膈俞膽俞四穴者爲粗工告也崔氏法用蠟繩量病人口長照繩裁紙四方中剪一小孔別用長蠟繩從病人左膊肩髃穴貼肉量至中指頭截斷却絡在結喉下雙垂向背後繩頭盡處用筆點記以前紙小孔當墨點分四方灸紙角上各七壯但此法比量難準莫若揣摸脊骨爲的膈俞在七椎下兩旁膽俞在十椎下兩旁皆去中脊各一寸五分○膏肓二穴主治陽氣虧弱諸風痼冷夢遺瘍嗽狂惑等證取穴法就床平坐曲膝齊胸以兩手圍其足膝使胛骨開離以指按四椎微下一分五椎微上二分點墨記之兩旁去脊各三寸四肋三間是穴胛骨之裏肋間空處容側指許摩膂肉之表筋骨空處按之覺牽引胸肋中手指痛即眞穴也

血肉精髓由漸而蝕蟲食人脂膏其色白食血肉色黃赤甚則蟲黑食精髓乃生五色毛 **用乳香薰乎其手令仰掌覆之以帛手生毛而長寸許曰傳尸而證方的主肘後之獺肝散**或傳尸將軍丸又崔氏有取蟲法丹溪云不必深泥 **灸腰間之鬼眼穴**

令病人舉手向上畧轉後些腰間有陷處可見即是鬼眼穴以筆點記六月癸亥日亥時灸七壯專祛勞蟲不令病人知方應

然而傳尸之説無庸拘執惟血傷由縱慾而來如螢化從腐草而出非必前因豈關房室所由法貴清心而藥難專責與

元陰元陽分先後天藏於左腎陰水中者先天之元陰如此藏於右腎陽水中者先天之元陽有然後天元陰藏脾胃而化見於人迎爲營之母氣脈在心部也後天元陽藏脾胃而變見於氣口爲衛之母氣脈在肺部焉

人之有生二氣相合精血爲胞胎胞胎之中先結兩腎兩腎之中而命門寓焉一陽處於二陰之中五藏六府四支百骸漸次而成母呼亦呼母吸亦吸呼之則眞氣上升於顖門而命門虛吸之則眞氣下降於命門而顖門虛胎息之氣如此所謂先天之元氣在腎也降生之後飲食日進氣血日生水穀入胃脾散精氣灑陳六府而氣生灌溉五藏而血生所謂後天之元氣在脾也元氣之陰化見於人迎其脈在心部其用則見於營血之中元氣之陽變見於氣口其脈在肺部其用則見於衛氣之內故東垣云胃爲衛之本營乃衛之原

肝爲生發之藏脈覘精血之全

不可守肝只是有餘之説一味清熱平肝

內傷之脈與外傷懸殊細濇多在於左部浮大每見於右偏錯綜參伍所貴精研寸口獨大者陽盛之脈

內傷寸脈大於尺脈此陽盛之脈也宜保元加歸芎引下則大脈去而陽氣內收矣

肺部豁大者作瀉之緣

凡虛損肺脈大氣喘下部脈弦細弱者此皆陽上越而不降外熱內寒上熱下寒之證用人參一錢桂製白芍一錢乾薑三分半夏一錢五味子十五粒甘草生炙二分凡虛損肺脈豁大防作瀉內傷作瀉而肺脈豁大者難治

寸口之脈微濇營衛之行力綿根葉枯槁而色萎寒慄咳逆而吐涎

仲景云寸口脈微而濇微者衛氣衰濇者營氣不足衛氣衰面色黃營氣不足面色靑營爲根衛爲葉營衛俱微則根葉枯槁而寒慄咳逆唾腥吐涎沫也

左關沉有力則梔胡山梔柴胡可用右關浮而大則建中酌煎陽氣上浮證當中寒肚疼作瀉宜建中湯收陽入內肝脈細而餘和緩周損痛用補中湯加枸杞者肝獨走脾脈細而帶弦濇溫以益智配山藥者脾必兼

凡脾脈細弦而濇則中氣虛寒宜溫以益智溫之更用山藥以養脾則益智之溫退居下焦補命門火生土遂成連珠之補而火不却矣

左關緩有力加苡仁赤苓於補中內

右關緩有力緩則爲濕又寸尺弱者用補中湯加赤茯苓苡仁蓋補中補寸弱赤苓苡仁行中焦之濕使氣下行而尺自和

右關緩無力用參苓白朮散而黃芪添

凡在右以四君子加減欲上用黃芪欲下用赤苓苡仁在左以四物湯調理若左寸洪而有力加木通黃連赤茯苓之類

寸不起而關沉洪痰令陽閉尺不起而關洪緩鬱則陽懲

查了吾云曾有人病痴寸脈不起脚冷關脈沉洪此陽氣爲痰所閉宜升宜降宜開用紫蘇陳皮半夏赤苓赤芍枳殼乾葛石菖蒲遠志人參之類又曰有人久悲鬱先前五六日倦甚尋得痴證只以手空指人問爲何曰我欲言而不能也其脈二尺微而不起二關洪緩此陽鬱而不能升不能降也用二陳湯加人參開痰助脾goal以升柴助陽石菖蒲遠志赤苓利濕降痰降火四劑卽安又曰一人夢遺關中有動脈如大豆圓此痰凝中焦幸夢遺免鼓證且寸尺俱不起補中加茯苓半夏石菖蒲亦一升一降之道也又曰病人久虛內有宿積舊痰用參朮補之久乃吐出臭痰或綠色

痰當不治蓄積之久而脾胃虛極不運故鬱臭耳

左尺浮大補肺卻宜凡久病左尺浮大宜補肺氣須保元加白芍白茯苓之類乖尺澤則病爲肝腎損脈如數乘人尺澤穴病肝腎下損虛凡洪大按之下者虛損之脈右尺弦弱寒涼須禁見假火則治必二三年左脈微細不已右尺帶數或浮大調治非二三年不愈少陰脈濇者厥逆少陰脈弱者微煩尺緊寸微則衛慄營卑而損

仲景曰寸口脈微尺脈緊其人虛損多汗此陽弱也衛氣弱名曰慄營氣弱名曰卑慄卑相搏名曰損

陰弦陽濇則火鬱水盛相干

仲景曰尺爲陰寸爲陽陰脈弦水挾木勢而侮土也陽脈濇者爲氣有餘是氣分有伏火也火鬱在上水盛在下故腹急痛

少陰脈不至腎氣微少也遂血結心下而熱歸陰股

仲景曰少陰脈不至腎氣微少精血奔氣促迫上入胸膈宗氣反聚血結心下陽氣退下熱歸陰股與陰相動令身不仁此爲尸厥當刺期門巨闕

趺陽脈不出脾不上下也遂營血失濡而溫氣難旋

仲景曰趺陽脈不出脾不上下身冷膚鞕張石頑註云身冷者胃氣不溫膚鞕者營血不濡脾不上下竟成藏厥之證凡言趺陽皆當推之氣口少陰皆當驗之尺部必候諸足在婦人殊爲未便診手不及足之譏所不辭也

寸口浮數損自上而下暨尺中弦急病自下而上延脈大而芤者脫血可必脈沉小遲者脫氣曾傳脈芤而駛得之使內脈緩而弱傷於苦寒

江篁南云得之使內者脈芤而駛眞陰損內熱生也緩而弱者重傷於苦寒之藥也

尺脈弦強而明日反和者恐房室更犯陰陽相和故脈調和今後日之弦強必惡病也**兩手俱芤而一部獨弦者以散瘀爲先**有瘀血未盡也**脈數者甘味四君卻妨胃氣蠲之而穀不納**

虛損六脈俱數而有神初用四君加黃耆五味子十數劑後數脈漸減可治之若退出細如絲尚數決不可治又有退出如絲而不數此猶有胃氣無壯疼作瀉而飲食如常亦可保元參朮調理二三年愈凡數脈右三部退去二三至左尚未退是右表先退左裏未退也海藏云傷寒以左爲表右爲裏雜證以右爲表左爲裏信然

脈緩者保元四君更虛腎氣衰憊而足且蹷

虛損脈緩但咳嗽發熱無惡寒喉痛喉梗等證以爲可治服保元四君之類十餘劑咳嗽畧可熱亦微退至二十劑外咳嗽反甚熱又如故而身反不能展側兩足漸無力至不能行而足蹷何也緣下焦腎氣衰憊百骸間無津液涵溉且陽氣不能四達脾胃之氣不能下輸故足無力而蹷雖藥有效病雖暫減終不治也

細爲藏陰虧也而數則營液日耗浮爲裏氣虛也而大則邪火內炎

仲景曰浮爲虛大爲虛又曰浮爲氣實大爲血虛又曰浮爲風虛大爲氣強又曰浮則無血大則爲寒胡氏云寒字作邪字看

弦數骨蒸爲病短數無胃難痊

查了吾云凡脈細數腎虛弦數肝虛短數肺虛此爲病重之脈有胃氣則生無胃氣則死散數則爲心虛諸數之中尚有舒徐和緩之意是有胃氣

也虛損脈數十數至尚不細短按之有一條者可服獨參湯然後調理又云凡兩手俱數大便燥者八物湯又云虛損大便燥者用杏仁枳殼蘇梗則能去宿糞○汪石山云凡見數脈難治病久脈數尤非所宜又云虛損轉潮熱泄瀉脈短數者不治

轉痢方愈者以病久而脈緩轉瘧方愈者以病久而脈弦

久病得氣血活動故轉病也脈數不得汗卽生癰毒方愈

久病體倦面光脈忌和緩而同三部

凡久病人脈三部不勻或寸浮尺沉或尺浮寸沉但見病脈反屬可治如久病浮中沉俱和緩細察無神而體倦甚者必死再看其面色光潤此精神皆發於外死期速矣蓋久病元氣虛弱脈反和緩者此假氣也與仲景所云三部同等爲陰陽和平寒熱不解雖劇當愈之診不同

久病陽虛瀉作脈忌豁大而在兩邊

凡豁大脈久病按下尚渾渾一條此陰陽未離猶可治之如下無一條開在兩邊陰陽已離不可治此脈常主作瀉蓋豁大陽虛不能固下而陰與陽不相合故下不禁則作瀉也

過用寒涼尅伐以致陽氣久淹血凝氣滯溫補何嫌按脈氣而漸和乃經通之可占

凡服寒涼尅伐之過遂血凝氣滯用溫補之劑其痰決行脈氣漸和須預言將來或有凝血少許此乃通經氣壯而血行也○吐血初證六脈俱洪數須用茯苓補心湯蓋白茯苓能守五藏眞氣能泄腎中伏火能瀉脾濕以健脾二三劑後數脈稍退尚洪以地黄丸納氣洪稍減至弱以四君子加減補脾生肺肺生水之義如或見血加丹皮熟地右關有火加山藥左

關有火加山茱萸左關左尺有火加茯苓澤瀉熟地

陽之動也少陽外還陽明在後太陽在前與陽明併而與太陽併遂成寒熱瘧狀陽明氣達而太陽氣達正當調脾補元

凡久病服寒涼尅伐過多致三陽氣衰痰凝氣滯以調元之劑治之陽氣一動則少陽先升少陽欲先出前有太陽後有陽明遏截不能伸少陽之氣至太陽太陽與之併則寒與陽明併則熱遂成寒熱瘧狀非眞瘧也其太陽氣達遂有傷風之狀鼻塞惡風寒之證見矣陽明氣達則有作瀉之證此時正當調脾補元分頭施治則舊病盡脫矣○愼齋云凡病求汗不出者不治虛損六脈俱數服滋陰降火之品不及四五十劑者猶可治如服至數十劑及百劑眞元耗盡雖脈大洪緩中已無神因用補劑卽退去洪緩變爲細數漸痿困不起而斃矣戴人謂年少不妄服藥易治正此謂也又或服寒涼未多用保元四君加生薑一二錢一二十劑求汗不出而洪緩之脈不退亦屬難救或雖無汗而洪緩漸減病亦漸去且能飲食則無妨矣如此脈大抵秋冬易治春夏難療也○何柏齋云虛損之證皆下寒上熱所謂水火不交者也其重感於寒者則下焦作痛不感寒則不痛至上焦燥熱則一也上焦方苦煩熱得寒涼之藥則暫快不知寒涼之藥不久下注則下元愈寒火熱爲寒逼而上行則上焦熱愈甚遂沉錮而不可救士大夫蓋陰受其害而不知也惟補以寒涼佐以溫熱補三佐二空心涼服所謂熱因寒用也久則精生熱止而病愈矣

虛勞醫方歌括

養三軒學人陸儋辰編

五蒸湯

五蒸湯內地(黃)冬(麥冬)參(人參)芩(黃芩)草(甘草)膏(石膏)知(母)米(粳米)葛
根一撮却加浮小麥立齋加法本醫林(薛氏引醫林集二十三種加法)

穞豆散

穞豆人參白朮薑枇杷(葉)半夏入檳榔

七珍散

七珍散用四君(子)湯山藥黃耆粟米薑

天門冬丸

天門冬丸白茯苓阿膠甘草貝(母)杏仁

百勞丸

仲景丸方有百勞甘瀾水下此名標參歸却與生軍合
水蛭䖟蟲沒(藥)乳(香)桃(仁)

五鳳丸

五鳳粳米烏雞蛋(去黃)黃蠟吳萸(東根 行)乾漆爛(同入鍋內火煉至可丸即)
(丸如小豆大清晨米飲下百二十丸蟲卽爛盡)

五膈下氣丸

五膈下氣君麥冬椒(蜀椒)薑(生薑)遠(志)草(甘草)細(辛)防風人參
白朮黃耆桂(心)百部杏仁入劑中

吳萸根湯

萸根(東根 行)陳皮火麻子合藥禁聲方驗耳

千金散

千金吳萸却用粒貫衆蕪荑與乾漆杏仁胡粉槐白皮
井水服治腎勞熱

雷公丸

雷公丸內廣陳皮亂髮僵蠶貫衆蕪荑乾漆桃仁青葙子
心勞蟲用此力醫

茯苓補心湯　人參清肌散

補心湯用茯苓名四物方須合二陳無汗血虛潮熱治
前胡桔枳葛(乾葛)蘇(紫蘇)參(人參)更有無汗潮熱者治法却以
氣虛分人參清肌歸芎半(夏)柴葛同加入四君

大黃䗪蟲丸

大黃䗪蟲䖟(蟲)蛭(水蛭)螬(蠐螬)芎地(黃)芩(黃芩)甘(草)漆(乾漆)杏(仁)
桃

葛氏甲字十灰散　乙字花(蕊)石散　丙字獨參湯

灰燒十味性須存十藥神書甲字尊梔子大黃荷(葉)柏
葉丹(皮)棕(皮)二薊(大薊小薊)茜(根)茅根(各等分)墨磨藕汁調灰
服失血猶輕效可論更有暴崩關五藏單方花(蕊)便調
溫(花蕊石火煆存性研如粉童便調溫服止血後用丙字獨參湯補之)

丁字保肺湯

欵冬(花)知(母)貝母天門(冬各三錢)五味(子)天花(粉)杏(仁)苡仁
紫苑蘇(葉)荷(葉)甘(草)桔部(百部)阿膠歸地合(百合)兜鈴(五味以下各二
錢紫苑以下各五分)藥加寒熱風痰喘(寒加人參桂枝芎藭熱加梔子芩連風加荊芥防風旋覆花痰加南星半夏茯)

茶枳實喘加桑白皮蘇子葶藶子血亦茅花薊茜根久嗽肺家防燥痿飴糖調服保和稱治久嗽肺燥成痿與保眞間服

戊字保眞湯

保眞湯治體尫羸治體虛骨蒸與保和間服芎地冬苓兩兩隨味骨柴胡知母柏參蓍朮草朴陳歸

辛字潤肺湯

潤肺杏仁膩用羊眞酥眞粉蜜柿霜調黏藥品齊歸肺羹熟頻教嗽者嘗

蘇子降氣湯

蘇子降氣用前胡歸桂肉桂陳皮甘草半夏朴俱

沙辨

辯沙病生於營衛

養三軒學人陸儋辰編

病有名里而義確者沙病是已自宋太宗聖惠方臞仙壽域神方張杲醫說吳恕活人書龔信古今醫鑑戴原禮要訣繆仲醇廣筆記王肯堂準繩江篁南類案李時珍本草凡前代有名之書多載之於沙蝨之外別爲一病乃王養吾郭右陶輩支離穿鑿一似無病非沙又意倣水病之疨霍亂之癟改寫作痧另立斑紅烏鐵青筋紫疱等名致令客僧村婦之流剽竊治法剞放任意貽人殀殃宜乎有道之士斥痧書爲謬談也夫痧之名本不出於經論特後人狀營衛不通之病耳而其義則與經論合湯液醪醴篇曰精氣弛壞營泣同澀衛除氣穴篇曰營衛稽留衛散營溢氣竭血着着者壅而不流必將爲敗正如沙之淤澱者然觀許氏說文以水少沙見解沙方言又以藏蟹膏敗爲沙曾意象形病亦同等嘉言老人謂俗見摸索病狀反可顧名思義者大率類此今外間廣行麻證倉猝變生言痧之書並未詳及而不知此即沙也河間原病式列麻於濇病之下責之氣強攻衝水液衰少不適與沙之字義相符歟以余究病者之狀手麻者由手指入腕足麻者由足指入跟中上踹內皆酸酥不甚痛蠕蠕若蟲行過四關眴仆內慓苑蘊妨於語言與傷寒之傳邪異與溫熱之伏邪異與疫

邪之直走中道溷亂三焦又似同而實異洵乎營衛間病也蓋水穀入於胃中脾藏常著胃土之精營衛皆秉水穀之氣人身經脈爲裏支而橫者爲絡血氣之輸輸於諸絡絡之孫爲別有三百六十五穴會以通營衛以會大氣營氣從絡而行於經脈衛氣從絡而出於皮膚脈中之血氣順行脈外之血氣逆轉有陰陽交感之道焉五亂篇曰營氣順脈衛氣逆行淸濁相干亂於臂脛則爲四厥動輸篇曰營衛之行上下相貫卒遇邪氣及逢大寒手足懈惰（懈惰即懈㑊之義江南以內經解㑊爲沙說）非營衛之與外邪合逆其氣則病也今太歲自倉果移宮毒霧浸淫辛苦勞倦之人重違收拒之戒變病加厲曾何堪搖氣往來決流倒注逆而連藏如此

哉夫陽氣破散陰氣乃消亡麻者破散之象也抑又有說心爲天君營衛譬之日月天明則日月不明邪害空竅陽氣者閉塞地氣者冒明未央絕滅矣故四末爲氣之大絡四街爲氣之徑路心氣熱斯下脈厥而上宗氣之循咽者不得下脈中之血留止經謂厥氣上行滿脈去形旋至神滅機息則營衛逆亂之爲禍烈也總之營卽將營之營衛卽兵衛之衛或逼之而倒戈內潰或召之而反兵內攻遂不止僅僅衄敗而已儋辯別沙病而要諸營衛者以此然則治之奈何護宮城宣化令則華佗危病方可用疏氣血通陰陽則細荆降鬱散可用挽暴絕則急救方之灸臍開臟俞則景岳書之刮背可用若刺法既昧行鍼雜方又嫌任毒故不敢用亦不必用也謹釋沙病之名用破痧書之惑質諸當世之業岐黃者嘉慶庚辰季秋月養三軒學人

陸儋辰具議

辯痧證辨惑之偏申明時行泄注吐逆

道光元年夏秋之交民病水液暴注厥冷脈伏手甲青肌肉消目眶陷大汗煩渴吐逆不止筋縮聲嘶不周時而斃俗呼霍亂痧此亦營衛不通所致也麻證責之衛分居多大氣入藏而死此證責之營分居多陰竭陽亡而死病異而源實同通都大邑僻壤遐陬書貼證名方治者多半臆造無足深辯金陵儒醫某著痧證辨惑就暑門一意貫串大致語有根柢處劑明通鍼砭時輩處不愧仁人之言顧謂改沙爲痧敘證鄙俚治法陋劣則可謂沙病本射工所射之沙而俗呼之痧實無此病則不可按葉氏錄驗方云沙病江南舊無今東西皆有之原其病醫家不載但覺寒

慄頭痛壯熱手足厥冷有雍承節印行方初得病以艾湯試吐即是其證急以五月蠶退紙一片碎剪安碗中以楪蓋密湯淹半碗許仍以紙封楪縫良久乘熱飲就臥厚衣蓋令汗透便愈張杲醫說引之吳蒙齋活人書既載江南溪毒之沙病復載沙證與葉氏小有異文而多嘔惡腹痛悶亂且云須臾能殺人李時珍並採入本草綱目聖惠方又以腹痛手足厥冷而不得嘔下者爲絞腸沙張石頑又以驟發嘔下厥逆無脈爲番沙蓋由宋而來病名遂別出矣使沙病專指射工所射之沙江南向有射工毒蟲千金外臺肘後諸書紀載甚詳葉氏等諒檢及之安得謂江南舊無醫家不載乎孫眞人曰江南江東有蟲名短狐溪毒

亦曰射工以口中毒射人王燾外台秘要作含沙射人影治法甚多初無刮法葛仙翁曰江南有射工毒蟲一曰短狐一曰蜮口中橫骨角弩唧以射人又曰有沙蝨甚細在水中著人皮上正赤痛如刺嶺南人初有此者以茅葉刮去乃刮蟲非刮沙也其毒之中人或如中惡或如傷寒或百節強疼或標起作瘡並無吐瀉脹滿等證今辨惑曰南方近水之地溪澗中有蟲能含沙射人中其毒者或寒熱或吐瀉或脹滿名曰沙病治法當刮去毛孔中射人之沙以不經見之證展轉而牽合之本以辨惑無乃滋疑夫沙寫作痧特俗手僞字辨惑已知其妄加疒矣痧證之爲沙絞腸痧之爲沙準繩綱目自作沙而以爲無痧字卽無痧

病景岳刮沙新按明言陰寒沙毒之氣得祕傳刮沙法而以爲明言治病未言有痧且絞腸沙卽乾霍亂霍亂出內經及傷寒論誠屬古雅加乾字非古也獨何惡於沙之名不雅而必欲抹煞宋以後之名目耶其首簡發明伏暑諸證謂大順散係宋人誤彙已與丹溪之論不合至論當時吐瀉等急證大約不過暑邪閉氣又云夏日中暑急證頃刻傷人者自昔有之而老弱久病之人不勝炎熱猝然而斃亦所時有無如沿門闔境不必老弱久病多有吐瀉不及藥而斃者於是更立證名繫諸簡末曰又有暑毒攻胃一證亦中暑之類其證酷似霍亂但無腹痛腹脹而多煩躁且愈吐愈瀉而不能止經云諸逆衝上皆屬於火暴注

下迫皆屬於火此正黃連解毒湯證輕者亦可四味香薷飲少緩不治則胃陰暴竭熱陷愈深四肢漸冷經所謂熱深者厥亦深也再緩則身冷無脈全似三陰寒證不過一周時而死當肢冷之時苦寒既難驟投酌用金匱大半夏芍藥甘草湯荷米煎之類甘淡養胃待胃氣漸回再以芩連驅熱或可十中救一至脈絕則百無一生矣此證千金方載於霍亂條中而人不察於吐瀉而投羌防蒼枳於肢冷而進桂附薑萸死者相屬又謂痧之害人故附載於此以見言痧之妄此段議論殊難徵實檢千金方霍亂門論二首證四條方治二十八灸法十八於肢冷心煩脈微欲絕仍主四逆理中並無暑毒攻胃名義千金翼中亦無之

或更有別本與此公論中風論厥不主內經皆引仲師爲家法而苦吐利厥逆脈不出之碍難引例因摘取厥陰篇中熱深厥深句以破沙字所擬湯方復與厥應下之不對獨不思注下厥逆之證長沙辨脈篇中固已道著乎仲景曰寸口脈陰陽俱緊者法當清邪中於上焦濁邪中於下焦清邪中上名曰潔也濁邪中下名曰渾也陰中於邪必內慄也表氣微虛裏氣不守故使邪中於陰也陽中於邪必發熱頭痛項強頸攣腰痛脛酸所謂陽中霧露之氣故曰清邪中上濁邪中下陰氣爲慄足膝逆冷便溺妄出此一截言陰邪之由表及裏也脈法營衛之氣候於寸口寸口緩而遲爲陰陽相抱營衛俱行今上取下取皆緊乃邪

搏擊於營衛之象所以然者其人表氣微虛裏氣不守觸冒霧露清而兼濁之邪在表則溜於經入裏則陰氣爲慄而不能禁固如俗傳蝦蟆捻頸便清泄白軟脚等瘟證觀故使字與注明清邪爲霧露霧本濕氣所蒸百邪之氣露則土氣津液從地而生者知清濁非兩歧之邪矣曰表氣微虛裏氣微急三焦相溷內外不通上焦怫鬱藏氣相熏口爛蝕斷矣中焦不治胃氣上衝脾氣不轉胃中爲濁此一截言邪由表裏充斥三焦下行極而上也邪入於陰裏氣急而與邪抗乃還之於府地氣加天皆蒙四塞瀰漫三焦上焦之口爛斷蝕爲藏氣所熏藏氣者脾氣不轉聚濁上衝口齒固脾胃之外候也所以疫邪變見有白鵝風瓜

瓤瘟等名色凡此皆邪伏於營衛而非營衛之專病也曰營衛不通血凝不流若衛氣前通者小便赤黃與熱相搏因熱作使游於經絡出入藏府熱氣所過則爲癰膿若陰氣前通者陽氣厥微陰無所使客氣內入嚏而出之聲嗢咽塞寒厥相逐爲熱所擁血凝自下狀如豚肝此一截因三焦而消息營衛也蓋中焦之化而爲血與上焦宗氣同行於經隧者爲營氣下焦之清氣升於上中二焦者爲衛氣惟脾不能化胃之所納則無水穀精悍之氣以行營衛再者邪逆營衛之氣因而氣竭於脈外卽血著於脈中疾瀉無息經訓甚明是正方書言沙之謬矣下設爲衛氣前通陰氣前通二條一則營氣不從逆於肉裏一則陰中伏陽

衛氣不能泄越若俗呼沙塊及爛喉爛腸等沙證曰陰陽俱厥脾氣孤弱五液注下下焦不闔清便下重令便數難臍築湫痛命將難全此一截由營衛而究極夫陰陽也經謂營衛周營不休陰陽相貫如環無端倘營衛不轉通斯陰陽不順接陽鬱於上陰墜於下求如相搏相逐而不可得中焦之堤防既撤則非僅胃中濁聚之足患早已胃關洞開凡淖澤充膚之液悉注下矣陰厥之狀則肌肉消削身逆冷而脈伏陽厥之狀則嘔吐煩渴汗大泄而聲嘶非即今日時行之病能乎而地道並非下通泉源行且告竭臍為命蒂湫為水藏築而痛去生也幾何夫臍築湫痛乃陰陽俱厥之劇候或無五液注下而干亂內閉又謂之絞

腸沙故結之以命難全沙證之暴注而厥讀此正可得解自來注家或以脈緊釋作寒或以濁邪釋作濕惟喻嘉言指為論疫可稱巨眼今更細為區別言乎邪瀰三焦則謂之疫就其血凝不流因謂之沙一主病氣一主本氣非輕於武斷也是故同一嘔下而證別寒邪傳入中焦為吐利清濁干於腸胃為霍亂又有運氣之霍亂此證似霍亂而不名霍亂者霍亂責之胃多先嘔而後下此專關乎脾多先下而後嘔霍亂夾水穀之邪邪入與正爭腹必脹痛邪去而裏漸平此則先傷五藏之精正不與邪爭腹初不痛精却而裏愈壅且此證與疫邪發於太陰病機頗同蓋疫發脾經並身冷自利嘔逆誤用熱藥肌肉亦青紫而死其

不同者疫邪先身冷而此後身冷疫邪舌苔白厚而此無厚苔也人當氣浮肌表此時伏陰在內迎涼納冷最易遏抑生陽猝遇陰毒之邪腠理不能外衛遂襲入經隧之中甚則營衛之居兩失種種病狀皆係陰陽不相抱之徵而營分之火熱自鬱也當肢冷之時未遑養胃先與扶脾未遑益陰先與通陽若甘淡之品鮮有能變胃而不為咊變者予取不換金正氣散為主清暑加參苓薷藊開閉合砂杏香蘇多汗則蒼朮須更轉筋則木瓜必用倣戴氏木香交加散法一意疏氣理脾其引飲水逆用五苓散去桂加香薷熱渴煩躁酌用地漿陰陽水及太平聖惠治絞腸沙方雖身冷脈伏但得頭巔尚有溫氣無疊進大汗皆可轉

危就安若脫肉破䐃元府不閉用增損木瓜湯還精收耗急招垂絕之陽再商後治亦頗有生者又此證厥回脈續類多胸膈否悶發塊發斑正營中蓄熱所致即行之以蠶退入血分似已見及凡通營宣衛解毒消瘀和中善後諸法臨證必有圓機處方貴參活變耳今者治沙之法幾乎另創一科僭復何敢左袒特引宋時醫說與聖惠等書之所謂沙者推原命名之故既徵之內經以抉其義復本之長沙以發其端見營衛逆而血不流行者乃謂之沙不得混加別病亦不得專主毒蟲彼世之泥守痧書者洵未足與之道古而必並沙證之名辭而闢之醫籍具在安能折言痧者之心塞言痧者之口哉

辯世俗所呼之痧不同

按葉氏指南醫按云痧者疹之通稱卽浙江之所謂瘄子北音曰疹吳音曰痧故葉案於溫邪證或曰發疹或曰發痧外有不時神思躁擾小腹拘痛而呼爲發痧者又有嘔惡脹滿而呼爲吞痧者至有麻瞀吐瀉絞腸痛等急證而均呼爲痧者何以別之蓋小兒痘痧之痧乃陽府經邪有碎粒而色赤也溫邪所發之痧大約表邪失於宣解蘊於胃府而走入營中也躁擾腹痛時而舉發之痧見杭大宗辨解㑊書其證痧篇外見每用拿法此卽素問奇病論中之疹筋因肝虛生寒筋急而凝濇也嘔惡脹滿之痧由中焦淤塞吞入臭穢氣也麻瞀吐瀉絞腸痛等痧則暑毒內薄血泣氣去陰陽不順接也經曰援物比類何必守經不得拘拘於古無痧證以俗字相詬病矣

養三軒加減交加散通治霍亂方

藿梗(晒乾研) 厚朴(炒) 白朮(炒) 藊豆(炒) 杏仁(去皮尖)
黨參(焙) 赤苓(晒研) 木瓜(各二兩) 半夏(製五錢) 廣皮(二兩)
香附(生研) 鬱金(各一兩) 紫蘇(晒研) 甘草(炙各八錢) 砂仁(六錢)

右藥各爲末和勻每三錢地漿煎微溫服

此養三軒配藥施送之方凡吐瀉緊證若初貼入口反出仍須接連濃煎溫服一受藥則陽漸通厥漸回矣儘有只用此而全愈者藥味平穩服之可信無過却有奇効惟連服此藥不受者可加寶華散疏通之是又在臨時消息也

沙病備用方(專備麻瞀吐瀉絞腸等急證採用)

華佗危病方

白礬石(一錢)

沸湯煎服果係沙病入口自不覺澀有護心宣壅解毒之功

細荊降鬱散(證[illegible]衛各宜[illegible]散)

華細辛(六錢) 荊芥穗(五錢) 紫降香(四錢) 眞鬱金(二錢)

生研爲末每用一錢清茶調溫服　此方疏通表裏升降陰陽芳香逐穢非痧藥之專任走竄毒烈者可比

救急方(主治[illegible])

食鹽內臍中艾柱灸二七壯不已再作

景岳全書秘傳刮沙法

用熱湯一鍾入香油一二匙擇光滑細口磁碗將碗口蘸熱油湯內令其煖而且滑乃兩手覆執其碗於病者背心

輕輕向下刮之以漸加重碗乾而寒則再浸再刮景岳云五藏之繫咸附於背向下刮之則邪氣亦隨而降凡毒氣上行則逆下行則順改逆爲順所以得愈藏毒既解然後經氣得行而表裏俱散也雖近有兩臂刮沙之法亦能治痛然毒深病急者非治背不可此係節錄詳具全書刮法新按

不換金正氣散

廣藿香 製半夏 廣陳皮 山厚朴各五錢 茅蒼朮八錢泔浸 粉甘草

右㕮咀每用三錢煎服

木香交加散係六和湯藿香正氣散並用

香薷 厚朴各四兩 藊豆 赤苓 藿香 木瓜 陳皮

桔梗各二兩 黨參 半夏製陽湯用 杏仁去皮尖 砂仁 紫蘇 白芷 白朮 大腹皮黑豆湯洗 甘草各一兩

共爲末每用三錢地漿水澄清煎

六和湯

藿香 藊豆 木瓜 赤苓 砂仁 黨參 半夏製

杏仁去皮尖 甘草 厚朴 香薷廣天民云冬月去之

藿香正氣散

藿香 陳皮 厚朴 半夏 白朮 桔梗 甘草 茯苓 紫蘇 白芷 大腹皮

五苓散去桂加香薷

豬苓一兩 茯苓二兩 白朮二兩 澤瀉一兩 香薷一兩

共爲末每用三錢煎藊豆葉汁和冷服

劉河間桂苓甘露飲

白朮 茯苓 豬苓 滑石各二錢 寒水石 石膏 澤瀉各一錢 肉桂三分

張戴人桂苓甘露散

白朮 茯苓 石膏 寒水石 澤瀉 葛根 甘草各一兩 滑石二兩 官桂 藿香 黨參各五錢 木香一錢

右爲末每服二錢白湯送下

宋太宗太平聖惠治絞腸沙方

童子小便飲之瘥 童便能潤心肺療血悶熱狂

聖惠治熱渴煩悶方

地漿一盞飲之

掘黃土地作坎深三尺以新汲水沃入攪濁少頃取清用故曰地漿羅天益云陰氣者靜則神藏躁則消亡地漿作於墻陰坎中爲陰中之陰能瀉陽中之陽也

增損木瓜湯

木瓜三錢 烏梅三枚 甘草八分 吳萸五分黃連八分同炒

水煎和童便半杯服

半夏瀉心湯去苓棗加枳朮苓朴麥芽即枳實消痞丸

半夏五錢製 黃連八分 乾薑五分 黨參五錢 甘草五分 枳實二錢麩炒 厚朴五錢製 麥芽一錢 白朮一錢 茯苓五錢五分

水煎和童便半杯服

溫膽湯

半夏（錢五分） 枳實（一錢麩炒） 陳皮（錢五分） 茯苓（一錢） 甘草（六分）
竹茹（一錢）

黃連解毒湯

黃連（一錢） 犀角（八分磨） 黑梔（二錢） 黃柏 木香（八分）

消毒犀角引子

牛子（三錢） 荆芥（一錢） 防風（錢五分） 甘草（六分）

以犀角名方者功與犀角同治身發斑塊

人中黃散

雄黃 辰砂（各錢五分） 人中黃（一兩）

用末二錢薄荷桔梗湯下治發斑徧身流走

失笑散

蒲黃（炒） 五靈脂（去砂土炒）

等分爲末用一二錢溫湯調服治心腹血瘀

以上治法皆僕所屢驗者全活頗多凡未試之方不敢妄採至於善後之法養胃陰調營衛俾下焦無失其封蟄中焦無失其轉輸仍於和解劑中以意消息之若峻補性鈍之品固未可驟投也

壬寅年五六月間瘟疫大作朝發夕死黃竹沙先生作此方普濟羣生

紫蘇葉（生曬一斤） 製香附（二兩） 麩炒枳殼（一斤半）
醋炒青皮（八錢） 吳茱萸（四錢） 製小刀半夏（一兩半）
廣藿香（生曬二斤） 川黃連（姜汁炒一兩） 焦山查炭（三兩）
烏藥片（生曬一兩） 廣木香（生曬一兩） 川白胡椒（十粒）
炒陳皮（一兩） 鹽炒澤瀉（一兩半） 炒麥芽（二兩）
粉甘草（三兩） 鹽炒砂仁（八錢） 炒木瓜（三兩）
紫荳蔻（八錢）

右藥遵法炮製共爲細末用灶心土四兩大腹皮三兩煎濃湯法丸

跋

右陸筦泉先生沙辯三篇附以治沙諸方法其書之明白曉暢而實精博所不待言頻年來鄉里之以此證死者夥矣卒然一發而吾醫昏亂雜然投藥以試如黑白之相反者亦衆矣而問其所以然則因莫知所本也余心慼之今得先生沙病生於營衛一語可以解諸家之惑深信而不疑也此書出醫之臨斯證者其不盲乎民之嬰斯疾者庶有瘳乎

民國十年辛酉正月韓國鈞跋

醫方歌括

養三軒學人陸儋辰編

中風尸厥痺歷節痿脚氣痙狂癲癇

桂枝湯　千金獨活湯

桂枝甘芍棗生薑却是風門鼻祖方不但祛風專走絡隨經府藏細推詳

中經中府中藏藥中皆當加入本方以風從外入者究必驅從外出故也

桂枝心換（用桂心）方除棗生葛蔞根（括蔞根）獨活湯能治風懿支嚲（音安）曳

千金云中風大法有四一曰偏枯二曰風痱三曰風懿四曰風痺風懿者奄忽不知人咽中塞窒窒然舌强不能言病在藏府先入陰後入陽

心脾邪入舌根强

大秦艽湯

大秦艽養血榮筋舌强支廢減參珍（八珍湯無人參）生地石膏羌獨活防風白芷細辛芩內無便溺之阻隔外無形證見六經方云養血筋自柔藥多風燥異哉鬪

方下云治中風外無六經之形證內無便溺之阻隔知血弱不能養筋故手足不能運動舌强不能言語養血而筋自柔

此與三化愈風（謂愈風湯非愈風丹）輩通眞子撰無姓名

三化湯愈風湯大秦艽湯皆出機要方中云是通眞子所撰不知其姓名

八味順氣散　局方烏藥順氣散

八味順氣用異功（散）烏藥靑皮白芷從方中白芷和營衛嚴氏調氣不治風

嚴用和云人之元氣强壯營衛和平腠理緻密外邪焉能爲害或因七情飲食勞役致眞氣先虛營衛空疎邪氣乘虛而入故致此疾若內因七情而得者法當調氣不當治風外因六淫而得者亦當先調氣後依所感六氣治之此良法也宜八味順氣散嘉言謂嚴氏此說於理甚當

烏藥順氣甘（草）陳（皮）芷（白芷）麻黃枳殼蠶（白僵蠶）薑（乾薑）芎頑麻風注（風氣攻注）實中絡此方載入局方中

金匱古今錄驗續命湯　千金小續命湯　易老麻黃續命湯　桂枝續命湯　白虎續命湯　葛根續命湯　附子續命湯　桂附續命湯　羌活連翹續命湯　千金八風續命湯　大續命湯　西州續命湯

續命芎歸桂（千金局方俱作桂枝）乾薑參（人參）加麻杏石甘湯歸膏薑去湯名小加附（熟附子）黃芩芍二防（防風防已）薑棗煎治六經證（治中風外顯六經形證）易老加法須推詳惡寒無汗麻（黃）防（風）杏一倍加來治太陽惡風有汗桂芍杏如前加亦治經方陽明有汗身但熱不見惡寒去附（子）良却以石膏知母入卽是風門白虎湯再不惡寒芩桂倍葛根加入亦相當太陰無汗身涼者倍加附（子）草（甘草）益乾薑少陰有汗身涼者附草亦倍桂枝雙中風六經混淆者繫之厥陰與少陽肢體攣痛或麻木本方加味用翹羌醫貫則謂表

有餘直中風寒之的方保命集治厥陰癇厥逆手足沉遲
脈用此湯續命原湯去麻黃芎杏仁獨活為八風續命
湯加荊瀝一作竹瀝芩去參却有大之名中去荊瀝又西州
風痱之證可以投
千金云風痱者身無痛四肢不收志亂不甚言微知則可治甚則不能
言不可治

金匱黃芪桂枝五物湯

五物湯原治血痺
金匱本文云血痺陰陽俱微寸口關上微尺中小緊外證身體不仁如
風痺狀主之
小緊在尺微寸關

魏柏鄉曰診血痺之脈陰陽俱微陰營之診也陽衛之診也營衛之氣
弱胃陽之素虛可知也微在寸口關上上氣不足更可知也營衛之氣
根於胃陽胃陽根於腎陽尺中小緊腎陽亦非充裕矣中於營為血痺
中於皮膚為風痺總不出胃陽虛而營衛弱之理也〇喻云金匱言血
既痺脈自微濇然或寸或關或尺其脈見小緊之處即風入之處也故
鍼藥所施皆引風外出之法也
或主中風虛經絡偏廢神清出語難補衛黃芪起不用
益營桂枝芎棗薑參左歸偏廢在左加當歸右耆黃耆在右倍下牛膝腳膝軟加牛膝
筋瓜筋軟難屈伸加木瓜骨虎骨軟難久立加虎骨附能宣經絡不宣加炮附子有寒亦加

防風通聖散　祛風至寶膏

防風通聖芥荊芥麻黃風防風桔梗膏石膏朮白朮滑石芎歸芎
芩翹梔薄荷黃大黃硝芒硝草七味即涼膈散表裏由來治法通故又名雙
解散二活羌活獨活天麻人參與地熟地細辛全蠍柏黃柏連黃連從
卽是祛風至寶膏諸般風熱不相容

東垣升麻胃風湯　易老人參胃風湯

東垣却有胃風湯二麻升麻麻黃不去節白芷葛根蒼朮藁本
柴胡甘草草豆蔻當歸黃柏蔓荊羌活此驅胃風從外
散能食便血不相當與夫久風成飧泄風必驅之內散
良四君湯中去甘草四物湯中去地黃加以桂枝與粟
米人參胃風易老方

三化湯

三化小承氣湯羌活入專治便溺之阻隔關隘從來虛閉

多峻攻體要眞堅實

金匱侯氏黑散

侯氏黑散菊四十分白朮防風四之一八分桔梗細辛
三其餘藥俱三分式參人參苓茯苓薑乾薑桂枝與芎歸黃芩
牡蠣同礬石初服二旬溫酒調後宜冷食使藥積
魏云喻氏以為中府必在胃中藏必在心乃臨時之外寇也內經所言
五藏之風及胃風皆平日之內賊也論列不同未有異旨謂言胃府心
藏之故胃足陽明也厥陰有邪必犯之心手少陰也少陽有邪必犯之
五藏六府惟足厥陰肝足少陽膽為風木之在人身者內風既盛必發
於肝膽外風相召必及於心胃此可徵信之理也況血虛於營脈絡空
虛其末也而肝藏所統之血未有不先虛而後脈絡方空虛者此血虛

之本也氣虛於衛腠理疎泄亦其末也而胃府所宗之陽未有不先虛而後護衛方疎泄者此氣虛之本也仲景出侯氏黑散一方爲風中經絡者言治而方中無非爲內虛召風立法可見外風非內風無能爲之引致內風之根源亦不外痰也火也氣結之痺也而三者又總不外乎裏虛而已

瀉青丸

瀉青龍膽並羌防梔子芎歸與大黃風入厥陰眞壯實洞垣始可瀉東方

四白丹

四白牛黃(五分)二活(羌活獨活各二錢半)芎四君(參苓朮草以上各五錢)香附縮砂風(防風各五錢半)(同上)辛(細辛二錢)檀(白檀)藿(藿香各錢半)薄(薄荷二錢半)知(知母二錢)龍(龍腦)麝(麝香以上俱用五分喻氏減用二分)竹葉須甜白芷豐(白芷倍用一兩)就中龍麝當裁減眞氣休教耗散空

天麻丸

天麻牛膝酒同漬(二味各四兩用酒同浸三日焙乾用)萆薢元參羌(羌活以上各四兩)俱四杜仲七兩(炒去絲)炮附一(兩)十兩當歸一觔地(生地黃)羌活須用獨本者獨本卽眞獨活是

一方有獨活四兩去腎間風但用羌活之獨本者卽眞獨活不必更加也

腎熱生風用此丸腎不陽虛風不據服藥半月覺塞壅

七宣丸藥能疎利

二丹丸

二丹丹砂與丹參熟地二冬(天冬麥冬)草(甘草)茯神遠志菖蒲參(人參)配合不須湯用愈風吞

喻云中風證心神一虛百骸無主風邪擾亂莫由驅之使出此方安神益虛養血清熱熄風服之安睡功見一斑矣相傳用愈風湯吞下殊失用方之意

千金地黃湯

千金地黃生地汁枸杞薑(汁)酥(眞酥)荆竹瀝此外參(人參)苓(茯苓)與大黃梔子天冬爲五末先將諸汁並煎成却調末藥隨宜服(漸加以利爲度)補虛清熱並除風滌痰潤燥通瘀塞

養血豁痰難於兩用舉此方爲例聽臨證酌量

近效白朮附子湯

近效朮(二兩)附(附子一枚半炮去皮臍)炙甘草(一兩)三味煎時加薑棗(薑五片棗一枚)腎濁上攻並胃虛水土一煖濁陰掃

風挾腎中濁陰之氣厥逆上攻其頭間重眩之苦至難極耐兼胃氣亦虛不知食味方中全不用風門藥但用附子煖水藏白朮甘草煖土藏水土一煖則濁陰之氣盡趨於下治方之義可謂精矣

青州白丸子　三生飲

白丸白附(子二兩生用)半(夏水浸去衣七兩生用)南星(二兩生用)又有川烏末總生(去皮臍五錢生用)水粉細漂澄曬屢糯丸総是性猶溫

上藥雖爲末生絹袋盛於井水內擺出粉再擂再擺以盡爲度用磁盆日曬夜露每日一換新水攪而後澄春五夏三秋七冬十日去水曬乾

以糯米粉作稀糊丸菉豆大每服二十丸薑湯下癱瘓酒下小兒驚風薄荷湯下喻云此方治風痰之上藥也然藥性雖經製煉溫性猶存熱痰迷竅非所宜施

木香換牛三生飲寒甚如虛重用參

生南星一兩生川烏生附子各五錢木香二錢每服一兩加人參一兩煎

竹瀝湯

竹瀝二升兌葛汁生薑汁用十之一開痰清熱並消風安神自可頻頻服

搜風順氣丸

搜風郁李仁白檳榔獨活防風兎絲子大黃山藥麻仁火麻仁車前子膝牛膝枳殼羹調羊肚痛時嘗

方下云婦孕勿服又云如服藥覺藏府微痛以羊肚蹄羹補之則藥有偏峻不可久服明矣惟風燥便閉暫用之以疎風潤燥順氣殊不可少

人參補氣湯

人參補氣用雙甘生甘草炙甘草蓍芎升麻柴胡五味子全手[illegible]指却爲陽起處稠繆麻木非風端

諸陽起於指手指麻木風已見端急補其氣以禦外入之風用此爲綢繆計也

愈風丹與愈風湯不同

愈風丹內用三方通聖防風通聖散黃連解毒湯四物湯二活天麻何首烏細辛薄荷甘菊治從陽

用三方各一料加餘藥七味爲末蜜丸彈子大每服一丸清茶下喻云外風與身中之火熱相合以陽從陽必上攻於頭故痛然風火盛營血必虧故其藥如是也

薏苡仁湯

薏苡仁湯歸芍配蒼朮桂官桂麻黃甘草備風濕相搏治痺痛汗減麻黃熱減桂

排風湯

排風獨活蘚白鮮皮杏仁防風四君四物地參苓肉桂麻黃薑並入能宜冷濕藏之中

風虛冷濕邪氣入藏治法必先宣之使從外散

舒筋保安散

舒筋萆薢續斷天麻防風烏藥五靈脂瓜木瓜葳靈仙松節歸蓍芎牛膝僵蠶虎骨加筋脈拘攣臂脚氣酒浸焙末調服佳用浸藥之酒調下酒盡用米湯

勻氣散

勻氣天麻白芷蘇紫蘇青皮參人參瓜木瓜草甘草朮白朮沉香烏藥身中氣已通無塞外至之風不久居喎邪右急倍甘草倍用生熟甘草麥冬萎蕤竹瀝苡仁並加諸

三聖散　稀涎散　還魂　奪命　正舌散　清心散

轉舌膏

三聖玄胡索歸肉桂等分爲末溫酒調下血虛風入之顯劑稀涎半夏豬牙皂風涎不下開之妙還魂肉桂杏仁甘草麻黃

治經絡閉證卒中惡氣促神昏無汗拘急身偏痛表邪固閉以此開之

奪命葶(藶)南(星)芷(白芷)半(夏)巴(豆)

治藏府閉證腹滿閉昏噤痰結在喉用此方吐下之

正舌茯苓與全蠍(去毒用或酒調服擦牙更效)清心黃連入涼膈(散)涼

膈菖蒲遠志加轉舌膏除心(經)蘊熱

資壽解語湯

解語羌防附(子炮)桂(官桂)甘(草)天麻羚角棗仁酸此方治風

入脾藏腎虛風入不相干嘉言用此羌防去胡烏杞菊

地冬安

喻云資壽解語湯乃治風入脾藏舌强不語之證至少陰脈縈舌本腎

虛風入㫜每用此方去羌防加胡麻仁何首烏枸杞子甘菊熟地天冬

治之獲效

宣明地黃飲子

地黃飲子志(遠志)菖蒲石斛雲苓麥(冬)味(五味子)萸(山茱萸)附

(子炮)桂(官桂)蓯蓉(肉蓯蓉)巴戟者濁陰橫格此爲軀

喻云腎氣厥不至舌下乃藏眞之氣不上榮於舌本耳至其濁陰之氣

必橫格於喉舌之間吞咯維艱昏迷特甚又非如不言之證可以緩調

方中所用附桂巴蓯原爲驅逐濁陰而設用方者不可執已見而輕去

之也

至寶丹

至寶犀(角)雄(黃)珀(琥珀不見火)玳(瑁)硃(砂各一兩)安息(香以無灰酒攪澄飛去砂土淨取一兩火熬成膏如無以蘇合香油代之)牛(黃五錢)龍(腦)麝(香各一錢)箔(金銀箔各五十片用金箔一半爲衣)俱

舌鋒神昏能透裏參湯(人參湯)化下自然甦若緣頭痛魂

升頂此方却不治肝虛

若病起頭痛而後神昏不語是肝虛魂升於頂用牡蠣救逆以降之不

當用此

萬氏牛黃清心丸　清心牛黃丸　局方牛黃清心丸

集解牛黃丸

牛黃丸內用連(黃連)芩(黃芩)梔子硃砂與鬱金熱入心胞邪

在裏方宗萬氏說清心(牛黃丸之方最多此萬氏方治熱閉)清心牛黃用連(黃連)

草(甘草)當歸辰砂膽南星(亦治一切痰閉證)局方牛黃清心者四

君(四君子)龍(腦)麝(香)雄(黃)犀(角)羚(羊角)歸桂(肉桂)共成十二味刪

去原方十味零

原方尚有防風黃芩杏仁川芎白蘞柴胡乾薑等十六味局方裁定刪

去

訒菴所錄牛黃丸星(膽星)蠍(全蠍去足尾)防(風)麻(天麻)白附(子)蠶

(殭蠶)麝香蟬蛻治風癇

局方蘇合香丸(刪去原方白檀香華撥訶黎勒三味因其太燥也)攝生飲

蘇合丸薰(陸香)香附息(安息香)木(青木香)沉(香)丁(香)麝(香)龍(腦)犀

(角)朮(白朮)諸藏辛香陽藥通因寒犀角硃丸特

取諸香以開寒閉用犀角硃砂爲寒因寒用之嚮導

半(夏)細(辛)蒼(朮)菖(蒲)草(甘草)木(香)星(南星濕紙裹煨)攝生飲可調丸

服(調蘇合丸)牛黃(清心丸萬氏方)蘇合(丸)關竅開爲熱爲寒分兩局然

係正氣素虛人擢枯拉朽相隨續

喻云其口開手撒遺尿等死證急用人參附子峻補間有生者若牛黃蘇合入口即斃

星附散

星附南星黑白附(黑附子 白附子) **川烏苓**(茯苓) **半**(夏) **蠶**(殭蠶) **參**(人參) **助**

四肢嚲(音妥) **曳口不仁食遠熱服得汗愈**

喻云此方治虛風寒痰之主藥也風虛則熾痰寒則壅阻遏脾中陽氣不得周行故手足爲之嚲曳用此方熱服以助脾中之陽俾虛風寒痰不相互結乃至得汗則風從外出痰從下出分解而病愈矣凡用附子藥多取溫冷服謂熱因寒用也此用一派溫補絕無發散之藥非熱服何由得汗敬服敬服

黑錫丹

黑錫(二兩) **沉**(香) **茴**(舶茴香) **蔻**(肉豆蔻) **木香葫蘆**(巴 酒浸炒) **陽起**(石 水飛) **破**(故紙 各一兩) **硫黃**(二兩) **金鈴**(子 蒸去皮核 一兩) **附**(子 炮 一兩) **桂**(肉桂 五錢) **同爲末硫錫成砂共研光**

鐵銚內如常法結黑錫硫黃砂子地上出火毒研極細餘藥末和勻自朝至暮以研至黑光色爲度酒糊丸桐子大陰乾入布袋內擦令光瑩每四十丸空心鹽薑或棗湯下女人艾棗湯下急證用百丸喻云此方用黑錫水之精硫黃火之精二味結成靈砂爲君諸香燥純陽之藥爲臣用金鈴子苦寒一味爲反佐用沉香引入至陰之分爲使凡遇陰火逆衝眞陽暴脫氣喘痰鳴之急證舍此藥更無他法可施昌每用小囊佩帶隨身且欲以吾身元氣溫養此藥藉手效靈厥功可紀即如小兒佈豆每有攻之太過如用山甲桑蟲之類其豆雖勃然而起然頭面遍身腫如瓜匏瘡形濕爛乃至眞陽上越氣喘痰鳴兒醫駭去昌每投此丸領其陽氣下入陰中旋以大劑地黃湯峻補其陰以留戀夫眞陽肌膚之熱反清腫反消濕爛反乾而成厚靨全活者不知凡幾因附本方項下以廣用方者之識

又有三建二香湯天雄烏(頭) **附**(子 各二錢 俱生用 去皮臍) **木**(香) **沉香**(各一錢 俱用水磨汁) **陰邪暴甚埋微陽直透重圍挽脫亡**

喻云其人陰邪暴甚埋沒微陽故用此純陽無陰一門三將領以二香直透重圍驅逐極盛之陰拯救垂絕之陽此等大關雖有其方能用者罕方下妄云治中風六脈俱虛又云不可攻風只可補虛全是說夢當知此證其脈必微而欲絕不可以虛之一字漫無着落者言脈其方更猛悍毒厲不可以補虛二字和平無偏者言方此方書所爲以盲引盲耶

金匱風引湯

風引黃薑草桂枝

用大黃爲君以蕩滌風火熱濕之邪隨用乾薑之止而不行者以補之用甘草桂枝以緩其勢

再加龍蠣斂紛馳

龍骨壯蠣以收斂精神魂魄之紛馳

石膏滑石同寒水

用諸石藥之濇以堵其路石膏滑石清金以伐木也寒水石助腎水之陰俾不爲陽光所劫也

紫石英(補心神之虛恐主不安明十二官皆危也) **兼兩石脂**(赤石脂 白石脂 厚土以除濕也) **火退竅**

瘨風自熄病源脚氣亦投之

風者外司厥陰內屬肝木上隸手經下隸足經中見少陽相火所以風自內發者由火熱而生也風生必害中土土病則四末不用聚液成痰癱瘓者以風火挾痰注於四肢故也覯金匱此方可見非退火則風必不熄非瘨竅則風且復生風火一熾則五神無主故用藥如是周到巢氏用此治脚氣豈非以石性易於下達可勝其濕熱不使攻心乎

貝母瓜蔞散

貝母瓜蔞炮南星荊(芥)防(風)羌(活)薄(荷)柏(黃柏)連(黃連)芩(黃芩)朮(白朮)甘(草)陳(皮)夏(半夏)威靈(仙)粉(花粉)痰火能教貫者清

滲濕湯　除濕羌活湯　獨活寄生湯　調氣平胃散

滲濕香(附)砂(仁)平胃(散)入二苓(茯苓 猪苓)芎瀉(澤瀉)還兼朮(白朮)

除濕羌活朮只蒼升麻藁本柴胡防(風)獨活寄生(桑寄生)牛(膝)杜(仲)細(辛)艽(秦艽)防歸芎參(人參)苓(茯苓)地(熟地)甘草減半配爲劑調氣平胃(散)木(香)檀(香)藿(香)砂仁白蔻同烏藥十味薑煎治中惡

防風地黃湯

防風地黃用二防(防風 防己)桂枝甘草合成方却以地黃煎取汁餘同酒漬絞濃漿

三痺湯

三痺參耆四物(芎歸芍地)苓防風獨活杜(仲)牛(膝)秦艽生薑大棗生甘草續斷桂心與細辛

烏頭粥　薏苡湯

烏頭(生研四錢)配米(白晚米二合)煮稀粥一匙薑汁三匙蜜風淫末疾此方醫營衛所生先注力濕痺手足薏苡湯當歸芎草(甘草)桂(心)麻(黃)蒼(朮)汗去麻黃熱去桂食前煎服更加薑

十味剉散

十味剉散治痺臂四物(湯)防風耆附(炮附子)桂(肉桂)白朮茯苓薑棗煎筋脈中除風燥累反佐(方內防風反佐黃耆)却驅肌腠風

通痺散

通陽須附非無謂三氣(風寒濕)混合入陰股足冷至臍不能舉天麻獨藁朮(白朮)芎歸身半以下通痺主

控涎丹　茯苓丸

遍身走痛由濁痰遂(甘遂)戟(大戟)白芥(子)控涎丹又有茯苓硝(風化硝)半(夏)枳(殼)薑糊丸號茯苓丸審爲痰積方堪用否則轉貽血燥患

腎瀝湯

胞中氣痺用腎瀝小腹急痛溺赤澀此緣虛熱壅膀胱肺氣不行端可測木通赤芍五加(皮)犀(角)桑皮杜仲門冬(麥門冬)桔(梗)桑皮或易以螵蛸(桑螵蛸)竹瀝加煎羊腎一

吳茱萸散

寒邪濕邪傷太陰風邪却傷足陽明傷脾腹滿胃飧泄三氣互結腸痺成吳茱萸散乾(薑)良(薑)蔻(肉豆蔻)朴草朮

（白朮）麯（神麯）陳（皮）砂仁專用辛辣以開痹不與胞痹同比倫
喻云脾胃有病三痹互結於腸此宜以辛辣開之非如胞痹爲膀胱之
熱當用清涼之比矣

人參丸

脈痹人參熟地黃麥冬遠志茯（神）龍（齒）菖黃蓍赤石（脂）
丸須蜜補血安神先事防

羚羊角散（喻氏重訂方）

筋痹舒筋君羚角臣須養血芎歸芎附子反佐痹乃開
使以獨活防風薄（荷）

喻氏改製治皮痹羌活湯

皮痹原用羌活湯改訂却有喻西昌沙參丹參杏麻黃

蒺藜（白蒺藜）五味菖羚羊石膏清肺甘（草）和氣反佐少許
加乾薑良以乾薑得五味能收肺氣之逆搶

河間升麻湯

治熱痹肌肉極熱體上如鼠走脣口反縮皮毛變紅黑
河間熱痹升麻湯人參茯神犀羚羊羌防（升麻二錢餘各一錢）爲使
桂（官桂三分）反佐牛蒡竹瀝三片薑麻除陽明肌肉熱餘清
神識制其亢羌防使藥議減少法律之說說頗長

巴戟天湯

巴戟天湯冷痹醫茯（苓）甘（草）膝（牛膝）斛（石斛）附（炮子）加皮（五加皮）
二防（防風防己）爲使萆（薢）反佐歸桂還溫血分宜
喻云冷痹證其三氣皆挾北方寒水之勢有溫之而不易熱者君巴戟
天雄矣然不用當歸肉桂溫血分輔君之藥尚有未切

金匱栝蔞薤白白酒湯（栝蔞一作瓜蔞） 栝蔞薤白半夏湯 枳實
薤白桂枝湯

栝蔞薤白白酒湯外加半夏另疏方枳實薤白桂枝者
中有瓜蔞厚朴藏

金匱桂枝芍藥知母湯

桂枝芍藥知母湯生薑朮草附（子）麻黃

金匱烏頭湯

本文云病歷節不可屈伸疼痛烏頭湯主之方下云亦治脚氣疼痛不
可屈伸
蜜煎烏頭却去烏水煎蓍草芍麻（黃）如（亦去滓）和入蜜煎

煎取服烏頭湯令屈伸舒

東垣健步丸

東垣健步用川烏花粉二防（防風防己）桂（肉桂）活（羌活）胡（柴胡）滑（石）澤
（瀉）苦參甘草炙研成細末酒爲糊

二妙散 加味二妙丸

二妙蒼朮與黃柏生薑煎沸湯調服加味歸（尾）龜（板）己
（防己）萆（薢）牛（膝）能除濕痹輕雙足

金剛丸

金剛兎（絲子）杜肉蓯（蓉）萆（薢）酒煑猪腰（子）丸搗碎

局方虎骨四斤丸 三因加味四斤丸

天麻牛膝木瓜蓯（肉蓯蓉四味各一斤）却加虎（骨）附（子）四斤中加味

四斤無虎附兎絲五味(子)地(熟地)班龍

西蜀石刻安腎丸

石刻安腎用桂附(子)川椒川楝川烏兎(絲子)二茯(神苓)山萸

柏子仁蓯蓉遠志青鹽杜(仲)胡蘆(巴)巴戟(天)韭(子)茴(小茴)

茸(鹿茸)石脂(赤石脂)石斛茅蒼(朮)故(破故紙)酒煑山藥糊爲丸

脚軟夢遺眞氣固

丹溪丸已飲

防已飲中蒼白朮檳郎犀角芎黃柏木通甘草生地黃

患脚氣者水煎服熱益芩連與石膏痰加竹瀝生薑汁

活人犀角散

活人犀角木(香)沉香石膏枳殼尖檳榔麥冬赤茯紫蘇

防(風)

東垣當歸拈痛湯

東垣當歸拈痛湯猪苓澤瀉朮白蒼茵蔯知母黃芩草(甘草)乾葛升麻羌活防苦參人參同㕮咀遍身濕熱不爲

殃

吳茱萸丸　三將軍丸

茱萸丸用木瓜蒸研丸治脚氣上奔方中再有大黃人

三味即名三將軍

本事酒浸牛膝丸

酒浸牛膝虎(骨)附(子)椒(川椒)溫酒鹽湯任意調

良方雞鳴散　立效散

雞鳴蘇葉木瓜榔(檳榔)吳萸桔梗橘生薑溫冷服之乾物

壓下黑糞水眞良方中除桔梗曰立效可知功效捷非

常

三因大黃左經湯

大黃左經出三因四氣流注足陽明

風寒暑濕四氣流注足陽明經腰脚腫痛大小便秘或惡飲食喘滿自

汗嘔吐腹痛等證

杏仁朴枳(殼)芩(黃芩)苓(茯苓)草(炙甘草)羌活前胡與細辛

羌活導滯湯

羌活導滯獨活隨大黃枳實已(防已)當歸

獨活湯

獨活附子桂(肉桂)麻黃芎歸芎膝(牛膝)杜(仲)乾薑參苓朮草

四君子更有黃耆與木香

神應養眞丹

養眞四物(湯)羌(活)天麻兎絲子與乾木瓜

千金半夏湯

千金半夏椒(蜀椒)薑(生薑)辛(細辛)桂(肉桂)附(子)甘草與人參

千金獨活湯

千金獨活歸芎苓(茯苓)黃耆防風豆(黑豆)葛根薑(乾薑)附(子)甘

草與人參

活絡丹

活絡丹中川(烏)草烏膽星乳(香)沒(藥)地龍俱

金匱括蔞桂枝湯　葛根湯

金匱括蔞桂枝湯甘草芍藥棗(大棗)生薑湯去括蔞名葛根葛根湯內有麻黄

新方小營煎(景岳)

枸杞當歸甘(草)熟地小營大營同藥味小者加以芍山藥大者加以牛杜桂(肉桂)

新方清化飲

清化苓㕘芍地(生地)冬(麥冬)丹皮石斛具方中丹溪産後且忌芍然果病熱須圓通

景岳云丹溪謂芍藥酸寒大伐發生之氣産後忌之夫芍藥之寒不過於生血藥中稍覺其清耳芍藥猶忌則其他更寒者尤不可用矣然予每見産家過慎者或因太煖或年力方壯而飲食藥餌太補過度以致産後動火者病熱極多若盡以産後爲虛豈盡善哉且芍藥性清微酸而收於陰氣散失更爲要藥也

新方胃關煎

胃關吳茱萸乾薑朮(白朮)草(甘草)藥(山藥)萹(豆)熟地黄

新方保陰煎

二地(生熟地)二藥(芍藥山藥)甘(草)黄芩黄柏續斷號保陰

新方二柴胡飲　三柴胡飲　五柴胡飲

二柴柴陳(皮)甘草薑(生薑)半夏細辛川厚朴三柴柴陳甘草薑却加當歸與白芍五柴只去三柴薑白朮熟地方中着

新方清膈煎

清膈木通白芥子海石膽星陳(皮)貝(母)耳

新方六安煎

六安杏仁白芥子加入二陳湯內耳

新方排氣飲

排氣飲中用烏藥木香藿香香附朴澤瀉陳皮陳枳殼

推氣散(濟生)

推氣薑黄枳(殼)桂(心)甘(草炙)薑棗湯調藥四般能令右脇脹疼安

四磨飲

四磨飲用四般磨檳(榔)枳(殼)烏(藥)沉(香)逆氣瘥

局方四七湯(即三因七氣湯)得效加味四七湯　七氣湯

局方四七治七情又名七氣見三因蘇(葉)苓(茯苓)半(夏)朴(厚朴)同薑棗加味菖(石菖蒲)甘(草)遠(志)茯神另有七氣治痰痛(七情鬱結心腹絞痛)參(人參)甘(草)半夏桂(肉桂)薑(生薑)充

妙功丸

妙功乳麝木香丁(香)鶴蝨雷丸粉用輕(粉)更有白丁香熊膽陳皮赤豆巴(豆)將軍(大黃)蕎麪每糊末一两丸用硃衣分十停化服一丸治蟲積癲癇善感效如神

集驗龍腦安神丸

龍腦安神集驗方牙硝犀角麝牛黄桑皮地骨(皮)硃砂箔(金箔)茯(神)草人參蜜合良

東垣硃砂安神丸（一名黃連安神丸）

東垣安神硃黃連生地當歸甘草全

子和硃砂滾涎丸

子和硃砂滾涎丸赤石（脂）硝石生白礬

抱膽丸

丸用抱膽黑鉛（用半兩）鎔次結水銀（用二兩）砂子成硃砂乳

香（各用一兩）再投入用柳木鎚熱研勻每丸丸如鷄豆（子）大

空心却用井水吞吞後得睡勿驚動再進一丸可絕根

千金竹瀝湯

竹瀝秦艽附（子）桂心二防（風已）細（辛）葛（根）二麻（黃升麻）苓（黃芩）

乾薑甘草於潜朮治兩脚痺及轉筋（此千金翼中方）千金論方

無白朮却有杏仁與茯苓

又千金竹瀝湯

竹瀝秦艽附（子）桂心二防（風已）細（辛）葛（根）朮（白朮）甘（草）參（人參）

再加歸芎川通草治風入腹手足疼

治風氣入腹短氣心下煩熱手足頑疼口噤方出千金翼

或無通草芎防已加芎藭（生薑）蜀（椒）二麻苓

羚羊角散

羚羊角散獨（活）防風附（子）桂（肉桂）當歸白芎芎肢節之間

筋痺者頓教痛楚退無踪

河間羚羊角湯

羚角湯中遠志參（人參）赤苓甘草更將軍（大黃）河間方却醫

陽厥狂怒知緣逆氣生

千金犀角散

千金犀角散羚羊（角）梔（子）豉升麻射（干）大黃配上前（胡）

苓（黃芩）醫歷節四肢熱毒痛能降

醫方歌括

養三軒學人陸儋辰編

溫熱暑濕疫病燥火

雙解散（即防風通聖散）

雙解麻黃荊芥風（防風）桔（桔梗）膏（石膏）朮（白朮）滑（滑石）芎歸芍芩翹

梔薄黃硝草（七味即涼膈散）溫熱時當表裏（表裏大熱）攻重任益元（滑石）

（倍用甘草生用）巽通聖鬼門淨府俱開通

天水散（即六一散）益元散　碧玉散　雞蘇散　溫六丸　清

六丸　三生益元散

天水散即六一散甘草一分滑石六方加辰砂名益元

此醫方集解所訂據張氏方祖謂益元散一名天水散一名六一散另

有辰砂六一散

方加青黛名碧玉（消斑）方加薄荷曰雞蘇欲汗再加香豉

服白痢溫六加乾薑赤痢清六加神麯三生益元治血

淋藕節車前同側柏（葉）

葛根葱白湯

葛根葱白薑芎芍知母仍加肌表藥頭痛方如欲破時

外邪暴感居先着（後用黃芩湯）

通解散

通解黃芩朮用蒼石膏滑石草（甘草）麻黃更有倚文加用

法中多葱白豉芎羌

葶藶苦酒湯（苦酒即米醋）

葶藶苦酒生艾汁探吐取汗分三服

栝蔞根湯

栝蔞根湯有葛根防風甘草石膏參（人參）六味水煎溫取

服渴無大熱治風溫

龍腦雞蘇丸　利膈散

龍腦雞蘇是薄荷蒲（蒲黃）草（甘草）參蓍麥（麥冬）地（地黃）阿（阿膠）通（木通）

與柴胡同浸汁雙清氣血熱無痾利膈雞蘇參並用荊

防牛子桔（桔梗）甘（甘草）和

導赤瀉心湯

導赤瀉心用芩連（黃連）麥冬知母烏犀尖山梔滑石同甘

草配以參苓薑棗煎

舉斑湯

舉斑歸芍與柴胡白芷升麻鯪鯉俱斑伏脈微空已撮

加參火速托其虛（鯪鯉穿山甲）

犀角大青湯　消斑青黛飲

犀角大青用黑參黃連梔子柏（黃柏）黃芩升麻甘草同煎

服斑如不透此方稱本方芩柏升麻去加上柴胡地（生地）

與參（人參）斑透脈虛身甚熱消斑青黛是方名

調中飲（與調中湯不同）

調中平胃加白朮神麯黃芩查（查肉）枳實草果炮薑合併

投煎成和以木香汁（少許）腹痛桃仁便秘黃（大黃）口乾香草

（省頭草）還須入

三物香薷飲　四味香薷飲　五物香薷飲　六味香薷飲　十味香薷飲　黃連香薷飲

三物香薷朴豆(扁豆)投除煩四味黃連佐三物苓(茯苓)甘(草)為五物六味因之入木瓜參(人參)朮(白朮)陳(皮)耆(黃芪)足十味

黃連香薷只朴加

清暑益氣湯　清燥湯

清暑益氣朮蒼白參芪歸味(五味)甘(草)神麴升麻葛根青陳皮麥冬澤瀉川黃柏方中葛根青皮去二苓(豬茯)生地柴(胡)連(黃連)續皆因脾胃素虛投此湯清燥詳名目

消暑丸　消暑十全散　却暑散

消暑丸惟苓(茯苓)半(醋炒半夏)草(甘草)香薷三物試加來更有木

瓜蘇(葉)藿(香)朮(白朮)豈非消暑十全哉四味藥成却暑散赤苓寒食麵甘(草)偕

宣明桂苓甘露飲　子和桂苓甘露飲

桂(桂肉)苓(茯苓)甘露宣明出朮(白朮)瀉(澤瀉)滑(石)膏(石膏)寒水石加以豬苓八味成子和之方豬(苓)不入乾葛參(人參)甘(草)藿(香)木香肉桂減前三之一張方益虛兼去濁劉專益胃生津液

六和湯

六和藿(香)朴(厚朴)杏(仁)砂仁參(人參)朮(白朮)甘(草)瓜(木瓜)赤茯苓半(夏)扁(豆)煎同薑棗入在天六氣總能平或益香薷或蘇葉傷寒傷暑用須明

加減瀉黃散

加減瀉黃芩(黃芩)連(黃連)柏(黃柏)茵陳梔子澤瀉茯(苓)

地榆散(即潑火散)

地榆散亦名潑火青皮赤芍黃連妥中暑昏迷漿水(點乳)(淡醋也)調其餘血痢醫還可

枇杷葉散

枇杷葉散白茅根木瓜丁香與麥門(冬)香薷厚朴陳皮草(甘草)煩燥須調井水吞

水葫蘆丸

水葫蘆內兩梅(白梅烏梅)全乾葛人參百藥煎

百藥煎用五倍子釀造而成所以染皂治上焦心肺欬嗽痰飲熱渴諸

證尤宜

麥(麥門冬)草(甘草)麵丸如芡實免教暑毒渴煩纏

縮脾飲　清脾飲　冷香飲子

縮脾草果縮砂仁扁豆烏梅葛(乾葛)草(甘草)增清脾草果柴(胡)苓(黃芩)朴(厚朴)朮(白朮)半(夏)青皮草(甘草)茯苓冷香飲子用草果橘紅甘草附(生附子)薑(生薑)成

漿水散

漿水半(夏)甘(草)桂(肉桂)附(子)薑薑炮乾者又高良(薑)喘乏加參(人參)汗蓍味(汗多用黃芪五味子)脈微吐利必須方

羌活勝濕湯

羌活勝濕藁防風蔓荊獨活草(甘草)川芎風能勝濕升能

降不與行水滲濕同

升陽除濕防風湯

升陽除濕防風湯芎藥雲苓朮白蒼白朮蒼朮脾胃下溜成

泄利玉機微義載此方

大順散

大順甘草炒白砂　乾薑杏仁以次加去砂　共合桂

官桂爲末暑月飲冷治法佳見霍亂說

黃龍湯　黃龍丸　大黃龍丸

大承氣湯合草甘草歸當歸參人參黃龍湯已得其稱醋煑黃

連乾作末黃龍丸又標其名大黃龍丸雄黃硫黃並滑

石硝石礬白礬麵白麵麵爲君

香連丸　傷暑霍亂轉筋危急方

香木香連黃連連用吳萸炒枳殼枳實檳榔陳皮地榆槐角

益元散醋糊爲丸劑可清吳萸却用黃連炒只用吳萸

治轉筋專治傷暑霍亂者不復號之爲左金吳萸黃連本左金丸

人參敗毒散即活人敗毒散倉廩湯　荆防敗毒散　柴葛解肌

湯

人參敗毒苓茯苓芎殼枳殼羌獨前柴羌活獨活前胡柴胡甘草桔梗着

或加薑生薑米陳倉米成倉廩或加荆芥防風薄荷柴葛解

肌甘桔羌再加白芷黃芩芎

吳氏達原飲　吳氏三消飲

達原芩黃芩芍甘草知母檳榔厚樸同草果再加羌活葛

根大黃柴胡　三消飲亦吳又可

黑膏

猪膏豆豉地黃熬三分減一成黑膏原麝明雄加少許

疫毒發斑嘔逆消

紫雪

紫雪升麻玄參犀角麝香羚羊角朴硝硝石木香沉香丁

香石膏磁石滑石兼寒水石甘草辰砂並赤金

一方無硝石磁石滑石見傷寒附方內

本事方中金減去叔微所制亦可行

漏蘆湯

漏蘆湯內大黃芩黃芩藍葉升麻又黑參

治藏府積熱發爲腫毒時疫疙瘩頭面洪腫咽嗌堵塞一切危候

腫熱甚加芒硝草甘草連翹牛子效如神

運氣五瘟丹

甲巳甘草乙庚芩黃芩梔子丁壬柏黃柏丙辛戊癸黃連君

藥是紫蘇香附總爲臣丸取大黃三倍汁如雞子大硃

砂雄黃勻爲衣再貼金箔浸泉水七碗浸化服七人

瓜貝養榮湯　柴胡養榮湯　清燥養榮湯　人參養榮

湯俱吳氏方

蔞栝蔞實貝貝母養榮清胸膈花粉知母歸芍與陳皮柴胡

養榮芩黃芩地生地草甘草花知歸芍與陳皮清燥養榮生地

汁草花知歸芍與陳皮人參養榮味五味地生地草甘草麥冬

知歸芎與陳皮
升陽除濕湯
升陽除濕東垣方藁本蔓荆獨活羌歸草升柴防(風)可
合著須生用朮須蒼
滋燥養榮丸
方名滋燥養榮丸歸芎芃(秦艽)防(風)地兩般(生地熟地)甘草黄
芩煎取服皮膚筋爪治枯乾
東垣潤腸丸　東垣導滯通幽湯
潤腸桃(仁)麻(子仁)皂角仁芃羌歸尾大黄增導滯升麻歸
兩地(生地熟地)桃(仁)紅(花)甘草治幽門
喻氏清燥救肺湯

喻氏清燥救肺湯枇杷(葉)杏子(仁)及霜桑(葉)參(人參)阿(膠)
膏(石膏)麥(冬)胡麻(仁)草(甘草)諸氣膹鬱出此方血枯生地痰
瓜(蔞)貝(母)熱甚犀羚或牛黄良以肺經既至燥陰氣一
綫豈容傷
玉泉丸　四順清涼飲子　三補丸
玉泉丸用葛(乾葛)烏(梅)苓(茯苓)花粉參耆草(甘草)麥門四順大
黄歸芎草三補丸只柏(黄柏)連(黄連)芩(黄芩)
瓊玉膏
瓊玉膏用生地汁去渣熬稠加煉蜜參苓研末却和勻
臞仙益以沉香珀(琥珀)
千金五味子湯　補氣丸　又五味子湯　又陳氏五味

子湯
人參麥(冬)味(五味子)本生脈(散)陳(皮)草(甘草)加成味子湯蒸
餅爲丸即補氣專治少氣肺虛方五味子湯另有二或
加杏(仁)橘(紅)或甘(草)黄(耆〇生脈加杏橘亦名五味子湯陳氏生脈加耆草名間)
新方一陰煎　二陰煎　三陰煎　四陰煎　五陰煎
一陰地黄用生熟甘(草)芎(白芍)丹參牛膝麥(冬)二陰生地
麥甘通(木通)黄連酸棗(仁)朮參茯(苓)三陰熟地炙甘參(人參)
歸芎棗仁食遠服四陰生地茯麥甘百合沙參芎藥白
五陰熟地炙甘參藥(山藥)芎茯苓味(五味)扁(豆)朮(白朮)五陰所
顧在脾虛潤滑休投宜此物
新方從薪飲　抽薪飲　太清飲　玉女煎　玉泉散(一名)

(一六甘露散)
從薪麥(冬)柏(黄柏)與芩(黄芩)苓(茯苓)芍藥丹皮又廣陳(皮)抽薪
飲內用芩柏通(木通)斛(石斛)梔(梔子)甘(草)殼(枳殼)瀉(澤瀉)成更方
通(木通)斛(石斛)膏(石膏)知母治胃中熱號太清玉女膏知麥地
(黄)膝(牛膝)水虧火盛效如神一六甘露玉泉散膏(石膏六分)甘
(草一分)一末調湯用參
新方理陰煎　附子理陰煎　六味回陽飲
理陰當歸與熟地乾薑炙草或加桂(肉桂)加附(子)即爲附
理陰加參回陽爲六味

跋

余既爲筦泉先生印運氣辯又鈔得證治賦十二種其目曰傷寒曰中風曰暑溼曰燥火曰風溫曰溫熱曰秋時晚發曰瘟疫曰痰飲曰咳嗽曰腫脹曰虛勞而中風門下又分厥痺癃痞瘕聊氣痙狂癲癇等九篇共二十一篇前六種蓋仰六氣之正病以後蓋旁通隱伏而錯出者也而傷寒證治賦又爲諸篇之要領此外又得沙辯醫方歌括二種蓋自古聖不作而醫經之傳世者惟本草內經難經耳至東漢長沙太守張仲景機始有傷寒論與金匱要略並傳而傷寒特六氣之一謂爲可以括諸病之全不可也然舍傷寒論而欲求古人之意與法理非後學不能徑造善醫者必先通傷寒之微旨而不泥於是即傷寒以悟其餘未言之蘊譬之冬日飲湯夏日必飲水矣舉一隅而三隅可反也因之遂有吳又可之瘟疫論葉天士之溫病論溫病續論諸書出可以補仲景之所未及而諸家注解繁蕪糾葛莫衷一是於傷寒本文且難徹究而欲其發揮旁通及於他證不其難哉先生學無不窺而於諸家注經之書又無不熟且精故能洞有智珠不致目迷五色其於病也分門別類采前賢已定之論不參已意敷爲儷語條注於下使讀者一覽而得其意與法而又易於記誦豈非淮南鴻寶可竟作枕中秘哉遂乃錄其全文亟壘諸版以公於世世有心通其際者由是而參攷古書當自有得之於心而應之於手者若由是而自足焉如經生家射策決科視爲兎園冊子束古書而不觀則非先生之意也

民國十二年癸亥　月韓國鈞跋

校勘記

卷	頁	行	誤	正
序	一	十六	叏折	折叏
一	六	二十二	濇	濇
一	十五	十三	瀉	瀉
一	十七	九	而汗	汗而
一	二十一	十七	跌腸	跌陽
一	二十二	十五	少	面
一	二十四	一	太陽云	云太陽
一	四十五	二十一	趺	趺
一	五十八	二	跌	趺
二	一	十七	韋	草
二	二	二十	穀水	水穀
二	三	十七	褁	裹
二	三	十九	腹下多痛字	
二	四	二	入	入
二	七	十四	承大	大承
二	十四	十六	斋驗	驗斋
二	十七	二十一	白	自

卷	頁	行	誤	正
二	二十二	十三	紛	粉
二	二十三	六	存	好
二	二十四	二十一	其下多久字	
二	二十四	二十二	稍下脫久字	
二	二十五	二	起下多吐字	
二	二十五	三	蚘上脫吐字	
二	三十二	二十一	全	金
二	三十五	一	榮	營
二	三十五	十五	書	晝
二	三十五	十九	韜	韶
二	三十六	十九	熱	熱
二	四十一	十四	前專	專前
二	五十二	十六	經	輕
二	五十五	十六	[illegible]	憲
二	五十五	二十一	唉	喉
二	五十八	九	出汗	汗出
二	五十八	十二	濕	濕
二	七十	八	迴	迥

卷	頁	行	誤	正
三	二	八	氣	風
三	八	十五	別	刻
三	十三	十九	闕	關
三	二十一	二十一	天	地
三	二十四	四	浸水	水浸
三	三十五	二十	索	索
三	四十九	十四	婁	婁
三	五十五	四	魂	塊
三	六十三	十九	候	候
三	六十四	十五	苓	苓
四	一	十	日	月
四	二	十四	陰	嗌
四	二十二	九	種	腫
四	二十三	六	斷	斷
四	二十四	十九	脈下多細字	
四	二十五	五	跌	趺
四	二十七	四	黃下脫汗字	
四	二十八	十三	分	兮

卷	頁	行	誤	正
四	三十五	十	外下脫起字	
四	四十	二十	凡	丸
四	四十二	二十二	其下多文字	
五	二	十	弦	眩
五	十四	一	虛上多產字	
五	十六	十四	未	末
五	十九	十七	間	閒
五	二十一	二	直	眞
五	二十二	九	代	伐
五	二十三	二	甲	呷
五	二十四	五	礫	礫
五	二十五	五	儒	礝
五	三十五	六	力	方
五	四十八	十二	陽	湯
六	十七	七	丸	防

退庵錢譜

（清）夏荃 纂

《退庵錢譜》八卷，清夏荃纂，據上海圖書館藏《海陵叢刻》本影印。

夏荃（一七九三—一八四二），字文若，号退庵，清江蘇泰州人。震三子。廩貢生。歷官豐縣、桃園縣訓導。有異才。生平覃精典籍，考訂詳審。尤好古碑版文字，斷垣殘礎搜羅殆遍。歸里後，搜羅鄉里文獻，纂輯甚富。

是集共八卷，前七卷由秦至明，以時間爲體，録歷代錢幣百餘種；第八卷收『外國品』、『厭勝品』等其他品類數十項，共録古錢三一二種。錢幣種類多却有序而不雜，描述中亦有細枝末節處可耐人尋味。皆究錢幣之源，亦參考編入其他論著之精華，並就其真實性一一作了考證；述古幣之形亦注重細節描實，讀之字句彷佛此物正於眼前。集前由寶應劉寶楠、泰州湯治昭、長洲沈亮、江都湯亮爲其作序言四篇。其中劉寶楠序曰：『世所傳圖志，驗諸正史，往往不合。於是綱羅泉貨，權衡子母，得古錢若干品，爲之辨真贋，别良苦，考其年世，核其異同，旁徵諸家折衷至是，成《錢譜》八卷。』为夏氏作著之緣起；卷二中亦提及『譜凡八卷，非所親得不著於編』以褒其嚴謹治學之精神，評價頗高。四序後亦録歷代錢譜三十餘種，皆考其成譜年代，究其作者，述其内容，羅列詳盡。後録有歷代年號重襲考，分『二字年號』、『三字年號』、『四字年號』、『六字年號』共四類，分别進行整理考證。是集實事求是，字句精研，内容嚴謹，論述詳實，對歷代錢幣逐一詳盡考究。讀之體系清晰，脉絡分明，可謂古錢幣之大觀耳，亦開泰州古錢幣研究之先河也。

（朱穎倩）

海陵叢刻 第三種 退庵錢譜

吾友夏君退庵嗜學好古以金石之學儒者多精通而刀幣獨略世所傳圖志驗諸正史往往不合於是網羅泉貨權衡子母得古錢若干品爲之辨眞贋別良苦考其年世核其異同旁徵諸家折衷至是成錢譜八卷非其所藏不以著錄蓋金石之學非可耳食也其正董逌錢譜之失者若漢高后八銖錢董誤作高帝鑄隋文帝鑄五銖重如其文董誤謂鑄小五銖蜀漢昭烈鑄直百五銖董誤謂梁武帝鑄陳武帝鑄五銖董誤謂鑄布泉宋徽宗鑄聖宋元寶董誤謂太祖鑄理宗寶祐時以皇宋元寶爲錢文董誤載寶祐元寶又梁武對文五銖質本輕小顧恒誤以爲翦其輪郭魏永安四出洪遵誤以爲令公百爐主於誤讀正史如隋書食貨志定平一百五銖稚錢句五銖對文等號連綴成句文獻通考誤以定平一百五銖爲句稚錢五銖爲句其餘如天福誤作天鎭周元誤作周通漢元誤作漢通宋元誤作宋通並援據正史糾繩其失可謂好學深思實事求是者矣且夫圜法之興所以貿遷有無平準物力非以富國家也古者士農工商僅有四民士既仰食於上其三者各安其業以易所無故錢法不甚重秦漢以來士民之外不耕織者其目數十既

各食其技能不能無物以通其財貨於是錢法盛衰繫乎國運民生足以著蔡安危考鏡治忽蓋錢不可太重太重則盜銷盜鑄以孳厚利而州縣所徵銅不足供大府鼓鑄於有銅禁有楮幣銅猶不足於是夾鉛錫或徑以鐵錢質苦商旅不便又濫惡易壞於是矯其弊爲輕小風飄水浮至斯極矣而國運民生因以交敝是以漢之五銖唐之開元獨能久行而無弊者也牽連及之以質諸通古今達事變者寶應劉寶楠序

夏君退庵集所獲古錢千餘品而錄之爲譜譜凡八卷非所親得不著於編可以覘世運之汚隆鏡民風之淳駁必傳之書也世人之嗜古也千金購彝鼎百金爲裝潢深藏什襲請觀者幾於齋戒五日設九賓禮然後出而視之主人指點青綠以爲重寶而見者或掩口胡盧此非通人之一蔽歟蓋古莫眞於退庵之所集矣慨自歲賦租庸概行折變穀帛賤而錢愈爲艱以致劉秩上錮禁之條蘇軾起錢荒之歎無惑乎官鑄之局寖爲薄惡而奸民竊竊私鑄私銷者旋撲而旋起欲求一市價而阜民財準古制而贍國用難已退庵書中每援古托諷而安宜劉君作序亦慨乎其言之僕胸無遠略顧頗好此書者則憶一日退庵偕數友及余飲市中臨行出貲見皇宋通寶一枚君反覆諦視或哂曰恆品耳曷貴焉君莊語曰子胡然此錢在熙甯元豐之間必嘗緊儋州禿鬢翁畫叉之上矣因大詫笑四座愕眙不知云何也其風趣如此余因思退庵當風日清美獨居深念之時必羅列諸品摩娑而玩賞之見隋五銖白錢則欣然曰此必尉遲敬德蓬首冶鐵時乞書生五百貫者也見梁五銖鐵錢太平百錢之類則莞爾曰此必蕭宏之百萬黃標千萬紫標者也見後漢五銖四出錢則踟躕不決曰此其爲會稽父老人賫百錢送劉寵者乎抑爲汝南蒙闇發堂下所埋百三十萬還第五嘗孤孫者乎以區區阿堵物而上下三千年之瑰人奇士奔逸輻輳而來顧不足遣愁蓋日而怡悅性情者乎惜未獲典午氏錢品令君想見顏延之贈錢二萬淵明悉送酒家稍就取酒一段風致耳夫賈長沙之疏高道穆之表則經濟也殷踐猷號五總之龜寶可象識鏡背之號則學問也君此錄撮有其勝而余僅以爲虞卿著書消耗壯心之作淺之乎測退庵矣同里湯治昭譔

泉幣之興久矣軒昊荒遠靡得而稽邦布之名權輿周禮一變而爲刀器再變而爲圜法嬴劉以降其制遞興凡輪郭大小之差銖兩輕重之等沿革異尙軌度各殊自梁顧烜錢譜之著始開厓略厥後作者蠭出云藉紛如至宋李孝美董逌洪遵輩裒羅益廣隱漏畢搜錢制條流粲然大備顧諸家之書歧見錯出不免點竄金根支離胥骨自非參稽正史甄綜諸家其能不如熊安生之好古騰笑於通儒乎海陵夏君退庵蓄古錢千餘品因即所藏而圖志之考其眞贋辨其良窳綱格縷分條目珠貫爛乎若北陸之列星羅布於紙上也揚子云寡聞則無約寡見則無卓今退庵以所見證所聞可謂約且卓矣而予以爲尤切要者莫如年號重襲考一卷夫紀年之制肇迹建元鑄幕之文濫觴宋武其間歷代正統下逮偏閏割據世次既遠圖籙屢更年號相仍每多脗合苟不統同辨異將唐高有開元之寶裴惲蒙太康之寃譬諸杜陵秋胡野人毛遂不知者謬指爲魯儒誤稱爲上客不亦傎乎退庵比而聯之部而分之郛括全史皎若列眉豈非破鬗之寶珠稽疑之著蔡乎且不特此也改元紀年爲國家之鉅典又汲古者所當究心也昔宋太祖諭宰臣曰年號當擇前代所無者後以乾德改元覺襲亡蜀之號因有宰相須用讀書人之歎明熹宗司鑰庫中得天啟古錢數枚問當時擬年號者誰左右以內閣翰林對熹宗怫然嗚呼世之文士墨守老生巾箱中物以弋青紫博公卿苟與之談歷朝掌故茫然張口如墮烟霧者比比皆是則退庵之是編也豈徒爲泉府之狐史博物之龜鑑而已哉吾知後之學士大夫必將手錄一册祕爲枕函非然者亦且斲窗以求之也道光己亥冬至後一日長洲沈亮序

道光二年冬余始識李申耆先生於鮑氏園先生於古物之有文字可識者雖斷磚破釜未嘗棄之余爲校書之暇偶見其笥中古錢數十枚皆汴宋物先生令鳳臺時地中所得也中有元祐一錢徑寸許其幕皆平陰則肉好字畫如新余以質先生曰時非東坡孰能有此哉先生以爲知言於是亦好其錢文之善者而藏焉後遊京師聞馮舍人錢至夥求一見而不能畢其時則知海陵夏君亦癖於錢十九年客海陵交退庵盡發其所藏而觀之且讀其譜廼感於李先生言曰古之錢文四體備皆令一時名書人爲之慎行久遠也近代皆出走吏爐丁之手其事尚能及古耶今退庵之成是書計銖絫證舛謬必據史而書者豈徒癖錢者歟夫泉貨之行於古今一也至私鑄興有司莫能禁廼議改幣改幣行則古錢絕而法亦由此滋弊矣隋初承魏弊更鑄五銖禁民間私鑄及古錢違則沒官銷毁而民便者錢弊之輕重與市物準矣迨宋南渡以還租庸之法壞上下悉皆用銀故錢幣輕銀幣重消長之權在市儈權則市儈有所輕重之則物力盡民財竭國用廼乏由是言之法者不足以喻遠言利者害即在是古今豈有異哉無識之人不可以謀國已道光庚子上巳後二日江都楊亮序

歷代錢譜考

劉氏錢譜

案錢之有譜諸家皆謂始於梁顧烜然考洪氏泉志卷六兩銖錢卷十三八星錢下俱引顧烜曰劉氏泉志所載云云則劉志尚在顧譜之前今首列之以見錢幣譜錄所緣起

梁顧烜錢譜一卷

洪氏泉志序曰泉之興蓋自燧人氏至黃帝成周其法寖具秦漢而降制作相踵第歲久湮沒無傳梁顧烜始爲之書凡歷代造立之原若大小輕重之度皆有倫序使後乎此者可以概見云云

案史記平準書論白金三品之制索隱三引顧氏錢譜當是梁顧烜也隋書經籍志唐書藝文志鄭氏通志晁氏郡齋讀書志皆作一卷宋史藝文志有顧協錢譜一卷協乃烜字之譌

錢圖一卷

案隋書經籍志載錢圖一卷卽繫於錢譜一卷顧烜撰七字下疑卽烜著否亦必齊梁人所纂也錢之有圖實始於此鄭氏通志亦載錢圖一卷不著撰人姓氏疑卽此種

唐封演錢譜一卷

案唐書藝文志鄭氏通志皆作封演續錢譜一卷宋史藝文志同但無續字洪志序曰自梁顧烜始爲之書唐封演輩從而廣之廣者續也唐譜數家蓋莫先於封氏矣演在天寶中爲太學生貞元中歷檢校尚書吏部郎中兼御史中丞卽著封氏見聞者也

姚元澤錢譜

案 欽定錢錄序曰前世纂述如顧烜封演姚元澤張台陶岳金光襲李孝美諸人所著云云元澤世次無考然錢錄列元澤於張台前當是唐人無疑錢錄卷一

曾引之

張台錢譜三卷

案洪志引張台之說十居八九其譜定屬賅博通志作三卷晁志作二卷今從通志

宋史藝文志有張公錢錄一卷公疑台字之譌

薛氏家藏錢譜三卷

唐薛元超撰見錢志新編

附徐氏

敦素

案古今錄云張董二家往往引徐氏及敦素之說疑亦唐人譜也張董蓋指張台董逌台唐人所引當是唐譜

舊譜

案洪志屢引舊譜不詳撰人名氏其卷十五撒帳錢下引舊譜稱景龍中荆山公主

出降事玩其詞義當是唐人所撰楊升庵曰唐人錢譜太昊氏金尊盧氏幣其文具存云云升庵所著唐譜惜亦未著其名氏

錢氏錢譜

案清波雜志稱元豐間龐懋賢於朝士王儀家見錢氏錢譜云云惜未詳其名號世次姑附於唐代諸譜之後考董氏錢譜論五銖錢引錢合之說甚備疑雜志所稱錢氏即董譜所引錢合歟

陶岳貨泉錄一卷

郡齋讀書志貨泉錄一卷皇朝陶岳撰記五代諸侯擅改錢幣之由幽州嶺南福建湖南江南五國

案陶岳潯陽人雍熙二年進士蓋身歷五季因取五代錢幣之制著爲此錄今取以冠宋代譜錄之首

金光襲錢寶錄

案洪志序曰國朝金光襲李孝美董逌之徒纂錄纔出然述事援據頗有疎略云云又論周景王寶貨錢曰余按顧烜錢譜金光襲錢寶李孝美錢譜云云

李孝美歷代錢譜十卷

郡齋讀書志梁顧烜嘗撰錢譜一卷唐張台亦有錢錄兩卷皇朝紹聖間李孝美以兩人所纂舛錯增廣成十卷分八品云

清波雜志煇家舊藏歷代錢譜十卷乃紹聖間李孝美所著蓋唐人顧烜張台先有纂說孝美重修也周秦後錢之品樣具著於帙云云荃按孝美所撰之譜原本二家定屬淹博宜洪志亟引之顧其譜祇具周秦後錢豈周秦以前諸品概從略歟孝美字伯揚趙郡人

董逌錢譜十卷

郡齋讀書志錢譜十卷皇朝董逌撰逌之祖嘗得古錢百令逌考次其文譜之以前世帝王世次爲序且言梁顧烜唐封演之譜漫汗蔽固不可用其譜自太昊葛天氏

至堯舜夏商皆錢幣（案馬氏經籍考引晁志作皆有錢幣）其穿鑿誕妄至此

案陶九成說郛載董逌錢譜一帙其體例至爲蕪雜考洪志不載本朝錢於義爲協今此譜臚列宋歷朝錢直至咸淳德祐而止又下及元代錢鈔且其中復時引董逌錢譜云云其爲後人增竄無疑羅泌路史曰伏羲之貨荚錢書舊譜俱列之於布品封演顧烜咸譜之周秦之幣皇帝少昊高陽帝嚳之貨又皆目爲常平異布汗漫蔽固豈復知有古文也董逌之作錢書也蓋略辨之云云顧今所傳董譜論錢制始於周秦並無辨正古帝貨幣之文路史成於乾道五年羅氏所見必董譜原書與今本異矣遂初堂書目作董彥遠錢譜彥遠逌字也馬氏經籍考世善堂書目均作董逌續錢譜十卷逌東平人累官徽猷閣待制直齋書錄解題載逌著述甚多而獨不及錢譜何歟

洪遵泉志十五卷

直齋書錄解題泉志十五卷洪遵景伯撰記歷代泉貨

讀書敏求記泉志十五卷鄱陽洪遵撰嘉靖壬午秋茶夢庵鈔本

洪志摭拾賅博援據淹通爲談錢幣家所必不可少之書卽　我朝錢錄之纂亦頗資其考正祇其不以編年爲次世代不無混淆正僞諸品未能允協好奇鑿空時近無稽誠有如錢錄所云然封張諸譜世遠久湮鄱陽此志彙萃諸家淹有衆美誠泉幣之津梁錢刀之奧府也

羅泌錢幣考

案路史發揮第一中論幣所自起上自軒轅葛天尊盧之幣下逮太昊九棘神農一金黃刀嚳貨堯泉舜幣無不燦陳足補諸譜志所未及故並錄之

于公甫古今泉貨圖一卷

此圖見宋史藝文志明徐應秋玉芝堂談薈曾引之公甫世次未詳姑附於宋代譜志之後

元歷代錢譜一卷

讀書敏求記歷代錢譜一卷元至大二年十月詔以歷代舊錢與新錢并行是書成於三年季春荃案此譜疑當時奉勅撰撰人名氏未詳此元代錢譜之可考者

明胡我琨錢通三十二卷

四庫全書目錄提要專論明代錢法而因及於古制分十三門

歷代錢志二卷

歷代錢式二卷

見明焦氏經籍志撰人名氏世次未詳姑附於明代譜錄之後

欽定錢錄十六卷

四庫全書目錄提要乾隆十六年奉
勅撰所列古錢前十三卷自伏羲至明崇禎以編年爲次十四卷爲外域諸品十五十六卷則吉語異錢厭勝諸品咸載焉大致用洪遵泉志之例而圖必有徵不似遵之動涉荒唐說必有據不似遵之多所臆斷析疑訂舛於貨泉原委展卷瞭然

續泉志

國朝胡道周撰厲鶚爲之序略云續泉志若干卷吾友胡道周氏續宋鄱陽洪文安公遵之書而作也洪志分九品道周以天品神品鄰於幻誕無稽削而不列限以七品爲有特見云

泉刀匯纂

國朝邱浚撰見　欽定四庫全書附存目錄卷數未詳

錢錄十二卷

國朝張端木撰見　欽定四庫全書附存目錄

歷代鍾官圖經

國朝陳萊孝撰見梁玉繩元號略里貫未詳

古金通考六卷

揚州畫舫錄黃文暘字時若號秋平工詩古文詞嘗得古錢數百品自上古至今一

一摹之而繫以說爲古金通考六卷辨安陽平陽爲戰國錢識神農錢爲倒文皆極精核

方嵩年錢譜十卷

朱近漪古金待問錄

華師道歷代錢譜

右譜錄三種見古金錄所引蓋近人所纂

萬光煒古金錄四卷

國朝無錫萬光煒撰光煒游汴梁値浚河獲古幣自太昊九棘至古瑚戈之屬凡百餘品因摹其狀各繫以考證名古金錄所獲諸品有洪志所未及者

孫倫歷代錢表

國朝高郵孫倫撰取歷代錢幣繪爲圓圖以便觀覽第其考據淺略殆限於篇幅之故余見錢圖尚有數家大率好奇嗜古者之所造也

選錢齋筆記

國朝華亭吳名闕撰見錢志新編

錢志新編二十卷

國朝雲間張崇懿撰崇懿精篆隸擅鐵筆習繪事故志中摹勒泉品最精

張敏齋泉寶錄

陸南軒續泉志

錢述

右志錄三種見錢志新編亦近人所纂

癖談六卷

國朝元和蔡雲撰其書泛論歷代泉刀貨幣諸製不事摹搨無由窺其藏蓄之富然考據精核時出創論能正前人譜錄之誤鐵耕爲錢竹汀入室弟子故其學有本原如此

瀟瀟齋泉譜

見癖談後序未著撰人姓氏

歷代錢幣圖考　古錢待訪錄

國朝錢侗撰

歷代年號重襲考

自漢武以建元紀年後世因之迄我　朝道光改元歷千九百六十一年其正統紀元無論矣下逮偏閏割據夷裔君長以及僭亂篡逆之徒率皆濫竊名號建元稱制史不絕書彙而輯之亦史學之支流也自宋宋元憲司馬文正王深甯類有纂述近代留心元號家著錄尤夥今取華夷正閏重襲年號按世次代首著於篇其僞元僭號本無足采苟所習見亦間甄錄若夫么麽小醜荒裔雜錄屢號紛如更相蹈襲無關統系雖見他書概置不錄夫以年號入錢文自宋孝武孝建錢始未有不精熟歷代紀元而能審訂古今圜法者因撰歷代年號重襲考冠於譜首爲談泉幣家之一助云

建元　漢武帝　晉康帝　漢劉聰　前秦苻堅　齊高帝　新羅金原宗

元光　漢武帝　前秦竇衛　金宣宗

太初　漢武帝　前秦苻登　西秦乞伏乾歸　南涼禿髮烏孤　宋元凶劭

天漢　漢武帝　前蜀王建

太始　漢武帝　梁侯景　渤海大言義

始元　漢昭帝　大長和鄭旻

元康　漢宣帝　晉惠帝

五鳳　漢宣帝　吳廢帝亮　隋末竇建德

甘露　漢宣帝　魏高貴鄉公髦　吳末帝皓　前秦苻堅　遼耶律倍

黃龍　漢宣帝　吳大帝　唐段子璋

永光　漢元帝　宋前廢帝子業

建始　漢成帝　晉趙王司馬倫　後燕慕容詳　後燕慕容熙

永始　漢成帝　晉桓元

建平　漢哀帝　後趙石勒　西燕慕容瑤　後燕慕容盛　南燕慕容德　宋南郡王劉義宣　後魏河西胡白亞栗斯　後魏京兆王元瑜

元壽　漢哀帝　後大理段志連

更始 漢淮陽王劉元　西燕慕容沖　西秦乞伏乾歸
龍興 漢公孫述　後趙安定賊李子揚　南詔勸龍晟　後大理段正興
建武 漢光武帝　後魏北海王元顥　晉惠帝　晉元帝　後趙石虎　西燕慕容忠　齊明
永平 漢明帝　晉惠帝　後魏宣武帝　隋末李密　前蜀王建
建初 漢章帝　成李特　後秦姚萇　西涼李暠
元和 漢章帝　唐憲宗　安南黎甯
永元 漢和帝　齊東昏侯寶卷
元興 漢和帝　吳末主皓　晉安帝　定安烏元明
延平 漢殤帝　後燕慕容麟
永初 漢安帝　宋武帝
永甯 漢安帝　晉惠帝　後趙石祇　安南妖僧范玉
建光 漢安帝　後魏葛逵

退庵錢譜　歷代年號重襲考　二　海陵叢刻　第三種

永建 漢順帝　西涼李恂
永和 漢順帝　晉穆帝　後秦姚泓　北涼沮渠牧犍　閩王璘
建康 漢順帝　晉南陽王司馬保
永嘉 漢沖帝　晉懷帝　後大理段正嚴
建和 漢桓帝　南涼禿髮利鹿孤
和平 漢桓帝　前涼張祚　後魏文成帝
元嘉 漢桓帝　宋文帝
永興 漢桓帝　東賊張惟元　晉惠帝　前秦苻堅　後趙冉閔　後魏明元帝　明末廣
永康 漢桓帝　晉惠帝　後燕慕容寶　西秦乞伏熾磐　柔然予成
興平 漢獻帝　齊唐寓之
建安 漢獻帝　大理段正明
延康 漢獻帝　隋末沈法興　元廣州賊林桂芳

建興 李漢後主　後趙石宏
太和 魏明帝　眞德女主勝曼　晉廢帝奕　日本女主持總天皇　後趙石勒　漢李勢　後魏孝文帝　新羅
青龍 魏明帝　後趙石鑒　後燕蘭汗
正始 魏廢帝芳　北燕高雲　後魏宣武帝　後魏東荊州蠻樊素英
嘉平 魏廢帝芳　漢劉聰　南涼禿髮傉檀
正元 魏高貴鄉公髦　日本後深草院天皇久仁
太元 吳大帝　晉孝武帝
神鳳 吳大帝　晉山都賊邱沈
太平 吳廢帝亮　末林士宏　益州刺史趙廞　遼聖宗　宋建炎盜孝婆偏　北燕馮跋　柔然豆崙　梁敬帝　隋
永安 吳景帝　晉惠帝　北涼沮渠蒙遜　後魏孝莊帝　西夏趙乾順
鳳凰 吳末主皓　前涼張大豫　李漢妖賊李宏
天冊 吳末主皓　唐末董昌

退庵錢譜　歷代年號重襲考　三　海陵叢刻　第三種

天璽 吳末主皓　北涼段業
泰始 晉武帝　宋益州賊程道養　宋明帝
咸甯 晉武帝　後梁呂纂
永熙 晉惠帝　後魏孝武帝
太安 晉惠帝　理段思廉　前秦苻丕　後梁呂光　後魏文成帝　柔然那蓋　大
太興 晉元帝　北燕馮宏
永昌 晉元帝　唐武后　明流賊李自成
太甯 晉明帝　後趙石勒　北齊武成帝　交趾李乾德
咸和 晉成帝　渤海大彝震
咸康 晉成帝　前蜀王衍
元熙 晉恭帝　漢劉聰
天康 晉桓謙　陳文帝

天安 晉桓謙　後魏獻文帝

麟嘉 漢劉聰　後涼呂光

建明 西燕慕容顗　後魏呂荀兒　後魏長廣王曄

皇始 前秦苻健　後魏道武帝

中興 西燕慕容永　南唐李　齊和帝　後魏廢主元　渤海大華嶼　南詔舜化眞

承光 夏赫連昌　北齊幼主恆

建義 西秦伏乞國仁　氐楊難當　齊巴西民雍道晞　後魏孝莊帝

永泰 齊明帝　唐代宗

大同 梁武帝　遼太宗

大寶 梁簡文帝　麟明大足賊蘇伯貫　日本文武天皇　南漢劉鋹　後大理段正興　安南黎

天正 梁豫章王蕭棟　梁武陵王蕭紀　遼末耶律窩幹　日本山城君

天成 梁建安王蕭淵明　唐安慶緒　後唐明宗

天德 梁交州民李賁　閩王延政　金廢帝　元乞奴金山

大定 後梁蕭詧　北周靜帝　金世宗

廣運 後梁蕭琮　北漢劉繼元　西夏趙元昊　後大理段正嚴

至德 陳後主　唐肅宗

天興 後魏道武帝　隋末劉武周　蒙會敖羅孛極烈　金哀宗

天賜 後魏道武帝　金糺軍賊劉永昌

延和 後魏太武帝　唐睿宗

正平 後魏太武帝　梁臨賀王蕭正德　隋末郭子和

延興 後魏孝文帝　齊廢帝昭文

承平 後魏安南王余　日本朱雀院天皇

天平 東魏孝靜帝　日本聖武天皇

眞王 後魏破六韓拔陵　後魏杜洛周

退庵錢譜　歷代年號重襲考

天啓 後魏徐州刺史元法僧　明熹宗　梁永嘉王蕭莊　南詔晟豐祐　元末徐壽輝

天授 後魏陳郡賊劉獲鄭辨　唐武后　高麗王建　後大理段正淳

天統 後魏邢杲　北齊後主緯　元末明玉珍

天保 北齊文宣帝　後梁蕭巋

皇建 北齊孝昭帝　西夏安全

武成 北周明帝　唐李希烈　前蜀王建

建德 北周武帝　後大理段正興

仁壽 隋文帝　後大理段智祥

始興 隋末操師乞　隋末高開道

永隆 隋末梁師都　唐高宗　閩王曦

開明 隋末王世充　後大理段正淳

天明 隋末輔公祏　大理段素興

乾德 隋末輔公祏　前蜀王衍　宋太祖

貞觀 唐太宗　日本　西夏趙乾順

上元 唐高宗　唐肅宗　南詔異牟尋

載初 唐武后　唐安慶緒

長壽 唐武后　南詔閣羅鳳

文明 唐睿宗　日本

天寶 唐元宗　吳越錢鏐

廣德 唐代宗　大理段思聰

貞元 唐德宗　金廢帝亮

永貞 唐順宗　後大理段正興

大和 唐文宗　吳楊溥　安南黎澔

廣明 唐僖宗　大理段素英

海陵叢刻　第三種

文德 唐僖宗　大理段思平
大順 唐昭宗　明嶺州道士段鋹　明流賊張獻忠
景福 唐昭宗　遼興宗
天復 唐昭宗　遼末回鶻保
天祐 唐昭宗　唐哀宗　大理段正明　元末張士誠
應天 唐史思明　唐末董昌　金山東賊郝定　安南黎利
鳳歷 後梁朱友珪　後大理段智連
天福 後晉高祖　後晉出帝　後漢高祖　日本後堀河院天皇
開運 後晉出帝　西夏趙元昊
乾祐 後漢高祖　後漢隱帝　北漢劉旻　北漢劉鈞　西夏趙仁孝
乾貞 吳楊溥　宋自杞蠻
保大 南唐李璟　遼天祚帝

光天 前蜀王建　南漢劉玢
乾亨 南漢劉龑　遼景宗
明德 後蜀孟知祥　後蜀孟昶　大理段思聰　段素英　安南莫登庸
天會 北漢劉鈞　北漢劉繼元　金太宗　金熙宗
天禧 宋眞宗　西遼直魯古
乾興 宋眞宗　大理段素廉
治平 宋英宗　元末徐壽輝
紹興 宋高宗　西遼夷列
祥興 宋少帝　元建甯路總管黃華
隆興 宋趙諗　宋孝宗
乾道 西夏乘常　宋孝宗
大安 西夏秉常　遼道宗　金衛紹王永濟

正德 西夏乾順　日本　明武宗
大德 西夏乾順　元成宗
延慶 西遼德宗　日本
元統 遼耶律留哥　元順帝
天輔 金太祖　後大理段智祥
承安 金章宗　日本高倉院天皇
天順 金楊安兒　元泰定帝子阿速吉八　明英宗
泰定 元泰定帝　明礦盜葉宗留
天慶 日本孝德天皇　遼東京舍利軍詳穩大延琳　遼天祚帝　西夏純祐
天歷 日本孝德天皇　元文宗
天元 日本孝德天皇　北元脫古思帖木耳
永歷 日本高倉院天皇　明永明王

貞祐 大長和鄭旻　金宣宗
至治 大理段思良　元英宗
天聖 大理段素隆　宋仁宗　安南黎季犛
正治 大理段素興　日本土御門院天皇爲人　元溫州妖人陳空崖
天定 後大理段興智　元末徐壽輝　明福建妖僧

一朝中年號自相仍襲

建武 晉惠帝　元帝
太淸 梁武帝　元帝
武平 北齊後主高緯　范陽王高紹義
上元 唐高宗　肅宗
天祐 唐昭宗　哀宗
乾化 後梁太祖　末帝

天福 後晉高祖 出帝

乾祐 後漢高祖 隱帝 北漢劉旻 旻子鈞

顯德 後周太祖 世宗 恭帝

明德 後蜀孟知祥 後主昶

天會 北漢劉鈞 鈞子繼元 金太宗 熙宗

天顯 遼太祖 太宗

大慶 西夏趙元昊 仁孝

至元 元世祖 順帝

用干支紀年

庚子 西涼李暠

丑平 隋末郭子和

丁丑 隋末竇建德

庚戌 宋洞庭賊楊么

三字年號

始建國 漢王莽亦稱建國

中大通 梁武帝

中大同 同前

四字年號

太初元將 漢哀

太平眞君 後魏太武帝

天冊萬歲 唐武后

萬歲登封 唐武后

萬歲通天 同前

中元克復 唐中子重福

太平興國 宋太宗

大中祥符 宋眞宗

建中靖國 宋徽宗

延嗣甯國 西夏諒祚

天祐垂聖 同前

福聖承道 同前

天安禮定 西夏秉常

天儀治平 西夏乾順

天祐民安 同前

天平勝寶 日本女主孝謙天皇

太平寶字 同前

天瑞景星 大長和鄭旻

彰聖嘉慶 交趾李乾德

天紀寶象 同前

明通天聖 大理段素隆

崇興大寶 後大理段正興

六字年號

貞明承智大同 南詔隆舜

天授禮法延祚 西夏元昊

天賜禮盛國慶 西夏秉常

退庵錢譜目錄

隋

五銖白錢

卷三

唐

開元通寳錢

乾封泉寳錢

乾元十當錢

乾元重輪錢

乾元重寳小錢

大曆元寳錢

開元背文錢

唐中葉僞號

得壹元寳大錢

順天元寳大錢

後晉

天福鎭寳錢

後漢

漢元通寳錢

後周

周元通寳錢

南唐

唐國通寳錢

大唐通寳錢

前蜀

通正元寳錢

天漢元寳錢

光天元寳錢

乾德元寳錢

咸康元寳錢

後蜀

大蜀通寳錢

楚

天策府寳錢

閩

永隆通寳錢

天德通寳大錢

卷四

宋

宋元通寳錢

太平通寳錢

淳化元寳錢

至道元寳錢

咸平元寳錢

景德元寳錢

祥符通寳錢

祥符元寳錢

天禧通寳錢

天聖元寳錢

卷五

卷八

外國品

退庵錢譜卷一

秦州夏荃退庵纂

秦

始皇

半兩大錢

史記平準書及至秦中一國之幣爲三等黃金以鎰名爲上幣銅錢識曰半兩重如其文爲下幣荃案杜祐通典作秦一中國之幣爲二等中一二字顛倒讀文義較明古幣皆三等史公祇言上幣下幣不及中幣當是二等也

漢書食貨志秦兼天下銅錢質如周錢（臣瓚曰言錢之形質如周錢唯文異耳）錢文曰半兩重如其文

洪遵泉志顧烜曰秦始皇鑄重十二銖敦素曰嘗得此錢徑寸三分重八銖

至正遺編半兩錢古者煆而酒服可續折骨五銖次之荃案今正體科多屑古錢入藥義取諸此

欽定錢錄凡今稱一錢五分左右之半兩大抵皆秦半兩今稱一錢者漢八銖之半兩今稱重五六分以上者漢四銖之半兩也又按史記平準書漢興以爲秦錢重難用今內府所收半兩有數種其較重者固當是秦半兩耳

乍定文編余今年四月以吏部左侍郞管右侍郞事督理京省錢法既主寶泉局則偕同官而誓之曰此天下錢之所由出也吾自矢不受一錢願與諸公同之居數月監督某從廢銅中得古錢數枚余選其一文曰半兩蓋秦錢也監督曰人言古錢佩之身吉請公佩之余許諾久之悔曰吾誓不受一錢今取其一何以自明立呼寶泉吏喻之意而還之吏歎息持去

癖談洪志於秦半兩一品引敦素曰嘗得此錢徑寸三分重八銖其徑準漢尺定之則其重亦必準漢權定之漢權八銖今重一錢五分余所藏寸三分之半兩其最薄者正重一錢五分其最厚者重至二錢以上則真十二銖之秦半兩也案平

準書既云半兩重如其文又云然各隨時而輕重無常是秦錢容有重八銖者特其初制斷不若是耳敎案目驗而知非沿應氏之誤應氏所見或亦徑寸三分之秦錢特不當謂秦錢本重八銖耳案秦世距今遠錢貨流傳蓋寡今擇半兩中極重大者當時秦鑄據錢錄稱今稱一錢五分左右之半兩大抵皆秦錢余蓄半兩大錢數枚有重二錢二分者有重二錢者一錢八九分一錢五六分者其爲秦鑄無疑史記秦本紀曰惠文王立二年初行錢秦錢蓋自惠文王始矣其錢文未詳故洪志於惠文錢祇具輪郭而已以意揣之當是襲周錢舊文也至始皇兼并天下特鑄半兩錢以自異於周錢平準書紀之而始皇本紀不載者史文略耳

漢

高后

八銖錢

漢書高后紀二年秋七月行八銖錢應劭曰本秦錢質如周錢文曰半兩重如其文即八銖也漢以其太重更鑄莢錢今民間名榆莢錢是也民患其太輕至此復行八銖錢

洪志顧烜曰高后時既患莢錢之輕又苦秦錢之重故更鑄八銖錢舊譜曰重八銖文曰半兩案洪志屢引舊譜未詳撰人名氏

錢錄漢初半兩錢較秦錢稍輕攷二十四銖爲一兩今此錢實八銖而文作半兩然則襲其名耳實非半兩也馬端臨謂漢初患秦錢重更鑄榆莢人患太輕故復行此

案此錢今有重一錢二分乃漢半兩中之極大者爲高后鑄無疑董逌錢譜作漢高祖鑄非是

文帝

四銖錢

漢書文帝紀五年夏四月除盜鑄錢令更造四銖錢應劭曰今民間半兩錢最輕小者是也

食貨志孝文五年爲錢益多而輕乃更鑄四銖錢其文爲半兩除盜鑄錢令使民放鑄

錢錄文帝半兩錢較八銖錢更輕小形模字畫各異按漢書文帝五年更鑄四銖其文爲半兩然則文半兩而稱曰四銖亦猶前八銖但仍半兩之名耳又吳王濞鄧通並盜鑄錢西京雜記謂文字肉好與漢錢同洪志輒謂某爲濞錢某爲通錢實爲臆斷

案此錢極輕小有重四五分者篆文形製不一今世所傳尙多

武帝

三銖錢

漢書武帝紀建元元年春二月行三銖錢師古曰新壞四銖錢造此錢也重如其文食貨志自孝文更造四銖錢至是四十餘年從建元以來用少縣官往往卽多銅山而鑄錢民亦盜鑄不可勝數有司言今半兩錢法重四銖而姦或盜摩錢質而取鋊如淳曰錢一面有文一面幕幕爲質民盜摩漫面而取其鋊以更鑄作錢也臣瓚曰鋊銅屑也師古曰鋊音浴錢益輕薄令縣官銷半兩錢更鑄三銖錢重如其文

洪志封氏曰半兩錢有重三銖兩字之中唯作十字不復爲兩人而穿下有三豎文豈於此以三畫爲三銖之記耶遵曰余按此錢史氏以爲銷半兩更鑄三銖錢重如其文則三銖之文明矣李孝美又畫半兩錢於其下蓋蔽封氏之說

癖談行三銖者行五銖之漸也史公特書文如其重見前此文爲半兩之非實也

漢貨紀實始此故謹書之

案此錢極難得丁亥客婁東以重價得之製作精好篆文刻露其銖字金旁篆作金與五銖作金者不同

有郭半兩錢

漢書武帝紀建元五年春罷三銖錢行半兩錢

洪志李孝美曰張台說半兩之品甚衆有傳形者有肉郭者有對文者有隱起字者

錢錄右爲武帝有郭半兩錢按漢書武帝建元五年罷三銖錢行半兩錢師古注曰又新鑄作也明非八銖四銖之舊然其異同莫辨此品則以有郭爲異故錄之

案凡半兩皆無輪郭獨此品面有肉郭未詳其說洪志錢錄均作武帝鑄今從之

傳形半兩錢

洪志字文坦明背面皆無輪郭徑八分重二銖一絫

錢錄右爲傳形半兩錢張台說是也謂之傳形者半字居左兩字居右如紙背傳模然

案洪志列此錢於不知年代品錢錄附此錢於漢武帝有郭半兩後今攷此錢有大小二種大者字文墳起極古拙斑駁之致眞奇品也斷爲漢鑄無疑特不能辨爲何帝所鑄耳後昭烈帝鑄傳形五銖意蓋倣此

又案傳字平去二音皆訓作轉半兩錢半字本在右今轉在左兩字本在左今轉在右故曰傳形傳形者轉形也傳當讀作轉張台之說非是

五銖錢

史記平準書有司言三銖錢輕易姦詐乃更請諸郡國鑄五銖錢周郭其下令不可磨取鋊焉

漢書武帝紀元狩五年春三月罷半兩錢行五銖錢食貨志有司請郡國鑄五銖錢周郭其質令不可得摩取鋊孟康曰周帀爲郭文漫皆有

洪志張台曰此錢品數最多有傳形者名蜀錢肉好有郭者名梁錢背文四出者名角錢及有赤側當兩女錢之類文皆五銖又於此外有穿上一星至五星穿下一星穿上下各一星漫面穿旁一星至三星五字之內上下各一星穿上橫文穿

下橫文穿面四角決文穿背四角決文有郭無郭闊緣細緣不可窮盡李孝美曰今世所見五銖如張台之說一一甚多但赤側四出文蜀梁當兩女錢並穿上下各一星者自有品目不當更引於此洪遵曰余按五銖沿漢迄隋因革不一品目尤夥文四出謂之角錢去肉郭謂之女錢狹小其制謂之稚錢三面無郭謂之白錢有反其文名傳形者有輪郭去盡名對文者有上下其字名奇品者以至赤側當兩鵝眼雞目四柱兩柱之類文皆五銖外逮龜茲疏勒亦倣此制諸譜載之甚備

錢錄按武帝紀元狩五年罷半兩錢行五銖錢世謂五銖輪郭周正輕重得中可以爲法然行五銖後因民多姦鑄乃鑄赤仄五銖食貨志言後二年赤仄又廢於是禁郡國毋鑄錢專令上林三官鑄故有三官五銖之名蓋漢之錢法屢變惟三官 所收五銖甚夥惟赤仄其 帝五銖有四出文昭烈帝有直百字梁敬帝有四柱文隋文帝五銖錢色白尚可辨至於後漢世

祀建武十六年復行五銖曹魏明帝從司馬芝請行五銖五代宋文帝錢名當兩
亦文曰五銖梁武帝亦鑄五銖又陳文帝天嘉三年元魏世宗永平三年西魏文
帝大統六年並鑄五銖乃至董卓亦鑄五銖見袁宏漢紀涼張軌鑄五銖見晉書
載紀又疏勒龜茲以地近西涼並有五銖錢其形制無考不能名某錢爲某代所
鑄也而洪志必強爲分屬臚列於各朝之下實爲臆斷茲錄其稍有等差者三種
繫之漢武明創始耳日知錄今世所傳五銖錢皆云漢物非也南北朝皆鑄五銖
錢魏書言武定之初私鑄惡濫齊文襄王以錢文五銖名須稱實宜稱一文重五
銖者聽入市用若重不五銖或雖重五銖而多雜鉛鑞並不聽用然竟未施行隋
書高祖既受周禪以天下錢貨輕重不等乃更鑄新錢背面肉好皆有周郭文曰
五銖重如其文每錢一千重四斤二兩悉禁古錢及私鑄置樣於關不如樣者沒
官銷毀之自是錢幣始壹百姓便之是則改幣之議始於齊文襄至隋文帝乃行
之而今之五銖大抵皆隋物也按四斤二兩是六十六兩每一枚當重六分六釐

今五銖錢正符此數不知漢制如何荃案亭林所論隋代錢制乃文帝初受周禪
開皇之政也及大業已後王綱弛紊私鑄益多甚至裁皮糊紙濫惡滋甚新唐書
食貨志稱高祖入長安民間行綫環錢其製輕小凡八九萬纔滿半斛是也錢譜
謂隋文帝鑄小五銖誤矣至謂今世所傳五銖錢皆隋物非漢制似非篤論漢錢
如半兩及新莽大錢貨泉之屬近世流傳甚多此皆隋文所不及盡銷者何獨於
五銖遂疑盡屬隋鑄耶五銖錢自漢武至南北朝代有鼓鑄居今論古並不能指
爲何代何帝所鑄若以錢之銖兩求古之權衡不知漢錢至今歷二千年隋錢亦
千有餘年展轉剝蝕童摩婦鋊分兩有減無增何能復與古合管見所及願與嗜
古家商之
癖談錢法莫良於五銖故行之久而無弊前漢自元狩四年至居攝初歷年百二
十有五後漢自建武十六年至中平末歷年百有五十一變於莽一壞於卓可唱
也

案洪志載各樣五銖錢至三十餘品之多視董譜所載極爲該博第強爲分屬徒
亂人意誠如錢錄所譏余所蓄五銖錢除四出直百傳形隋白錢諸品各有繫屬
不論外一爲面無好郭背有好郭古澤可玩疑卽李孝美所稱漢五銖錢面無好
郭而背有之者是也一爲小五銖錢背面肉好皆無周郭攷諸書或稱晉沈充鑄
小五銖謂之沈郎錢或稱宋武帝鑄小五銖錢謂之帷或稱梁王鑄鵝眼錢或稱
隋文帝鑄小五銖八九萬纔滿半斛記載異詞殊難臆斷顧其制特爲狹小疑卽
所謂梁初五錢稚錢者近是別有穿上一星穿上左角一星穿下左角一星穿上
下各一星五字右側及下各一星穿上橫文穿下橫文橫文當在錢面穿上下口橫畫凸起如隋白錢五字
傍好有一竪文者是錢面穿上居中三竪文錢幕穿左平列四橫文錢面穿上下居中各一
竪文疑卽所謂梁末兩柱錢詳後數種董譜謂皆當時工人之意非有別於年號今亦不必強
爲之說矣

靈帝

五銖四出文錢
後漢書靈帝紀中平三年春二月鑄四出文錢
董逌錢譜四道五銖後漢靈帝鑄錢背內郭四角有路抵於外輪
洪志獻帝春秋曰靈帝作角錢錢猶五銖錢而有四道連於邊輪識者以爲妖徵
竊言錢有四道京師將破壞此錢四出散於四方乎如其言舊譜曰徑寸一分重
四銖文曰五銖背文四出俗謂之角錢洪遵曰余按此錢今世尙有字畫明澈背
文四出徑寸重三銖一絫
錢錄按終後漢數百年俱行五銖錢桓帝時議改鑄大錢劉陶言其不便乃止至
靈帝中平三年鑄四出文錢而獻帝春秋曰靈帝作角錢有四道連於邊輪今所
收或止背文二道其四出者短不及郭是爲小異耳
案此錢四出文及郭者今世尙多余別有面文四出一種文短而銳銅質棱起疑
亦靈帝角錢之屬

附新莽泉布

大錢（文曰大泉五十）

漢書食貨志王莽居攝變漢制以周錢子母相權於是更造大錢徑寸二分重十二銖文曰大錢五十又造契刀錯刀與五銖錢凡四品並行

洪志荀悅漢紀曰居攝二年夏四月更造大錢一直五十與五銖並行敦素曰按今所見模狀不同字體各異小者不及二銖張台曰此錢亦有數種有對文者有穿上一星者有泉字諸畫並方者

錢錄莽錢最多而大錢五十爲初鑄攷漢自武帝鑄三官五銖錢後閱宣元成哀平五世無所變更至是莽始變漢法興作紛然爲改制之漸矣

案此錢有大小數種錢文爲大泉五十而漢書食貨志作文曰大錢五十周官泉府鄭元注曰泉或作錢顧甯人謂泉乃古錢字

小錢（文曰小錢直一）

漢書食貨志莽即眞以爲書劉氏有金刀廼罷錯刀契刀及五銖錢而更作金銀龜貝錢布之品名曰寶貨小錢徑六分重一銖文曰小錢直一次七分三銖曰幺錢一十（師古曰幺小也）次八分五銖曰幼錢二十次九分七銖曰中錢三十次一寸九銖曰壯錢四十因前大錢五十是爲錢貨九品直各如其文文質周郭仿漢五銖錢百姓憒亂其貨不行民私以五銖錢市買莽患之詔敢挾五銖錢者爲惑衆投諸四裔於是農商失業食貨俱廢民涕泣於市道抵罪者不可勝數莽知民愁廼但行小錢直一與大錢五十二品並行龜貝布屬且寢

洪志荀悅漢紀曰王莽建國元年春更作小錢與大錢一直五十者爲二品並行李孝美曰按莽大小錢文無錢字而皆曰泉與食貨志所載不同韋昭所謂古曰泉而後轉之謂錢者豈非是耶

壯布七百

漢書食貨志莽造布貨十品大布次布弟布壯布中布差布厚布幼布幺布小布小布長寸五分重十五銖文曰小布一百自小布以上各相長一分相重一銖文各爲其布名直各加一百上至大布長二寸四分重一兩而直千錢矣

案此布乃布貨十品之一攷洪志錢錄所畫十布圖祇具布名二字不載所直之數余所蓄壯布文曰壯布七百壯布字平列於上七百字平列於下七篆作丅與洪志錢錄所載不同據漢書食貨志稱小布一百是布文本係四字餘可類推又稱自小布以上文各爲其布名直各加一百今由小布遞數至壯布適直七百之數況莽所造錢貨六品及契刀錯刀之屬多具所直之數此布爲莽鑄無疑

貨布

漢書食貨志莽天鳳元年罷大小錢改作貨布長二寸五分廣一寸首長八分有奇廣八分其圜好徑二分半（師古曰好孔也）足枝長八分間廣二分其文右曰貨左曰布重二十五銖直貨泉二十五與貨泉並行

洪志張台曰此布如今最多而易得以今尺量之得寸九分顧烜曰莽所作錢布

皆用銅淆以連錫荃案漢志應劭注連似銅顏師古注許愼曰鏈銅屬也然則以連及錫雜銅而爲錢也

日知錄近富平民掊地得貨布一罌所謂長二寸五分者今鈔尺之一寸六分有奇廣一寸者今之六分有半八分者今之五分而二十五銖者今秤得百分兩之四十二（俗云四錢二分）是則今代之大於古者量爲最權次之度又次之矣

癖談新莽貨布今重四錢六分以一分八厘四毫準古一銖正得二十五銖之數則古之一兩止今之四錢四分一釐六毫獨以貨布定漢權者以其分寸與建初慮傂銅尺合

貨泉

漢書食貨志莽天鳳元年罷大小錢改作貨泉徑一寸重五銖文右曰貨左曰泉枚直一與貨布二品並行又以大錢行久罷之恐民挾不止廼令民且獨行大錢與新貨泉俱枚直一並行盡六年毋得復挾大錢矣

宋書符瑞志莽忌漢而錢文有金（案漢書食貨志莽卽眞以劉字有金刀迺罷錯刀契刀及五銖錢）乃鑄貨泉以易之既而光武起於春陵之白水鄉貨泉之文爲白水眞人也

洪志張台曰此錢今世所見有徑寸四分重二十四銖者有徑六分重二銖者有玉筯篆者有傳形者有肉郭重文者穿面四角決文穿背四角決文穿上一星穿下一星闊緣細緣不少於五銖李孝美曰此錢今世多見之有徑寸五分至四分者凡十餘品而好郭或有或無或作重文種種不一

傳形貨泉

案此品今甚難得泉字居右貨字居左篆文反書如昭烈傳形五銖銖字之狀張台稱貨泉有傳形者蓋亦新莽所鑄殆仿傳形半兩之制耳

對文貨泉

案此品兩面俱作貨泉字貨字居右泉字居左與一面貨泉錢無異但錢文不正對如看面文字列穿左右則背文字卽橫列穿上下矣易觀亦然此品爲張台李

孝美諸家所未及蓋亦新莽所鑄

大布黃千

洪志舊譜曰重七銖長二寸三分文曰大黃布刀張台曰此亦王莽所鑄莽自言黃虞之後又改孝平后爲黃皇室主蓋大黃莽之自稱也意莽初謂布刀爲一物後乃分爲二耶李孝美曰按此製作切類貨布但足外差廣銅色稍赤耳食貨志與莽傳皆所不載洪遵曰余按此布今世所存尙多

金石契吳門張端木曰余得此布有二品形制稍異乃是大布黃千則漢書所云莽布十品大布價値千錢意謂是歟而洪志所云大黃布刀了無意義且篆文刀字豈有中多一點者乎蓋千字也丁傳曰洪氏泉志所載大黃布刀一種沿誤日久今以漢書食貨志及新莽所鑄諸布覈之大黃布刀當作大布橫千旁行讀之文義自顯蓋莽所鑄布自小布一百起次第而至大布是爲布中之第十也故名大布其直當千故名橫千黃卽橫字古橫衡二字通詳禮經鄭康成注毛詩箋等書橫者平也契刀平五百之類也又橫本讀黃古韻庚陽互通國策合從連橫兵革不藏楚詞收恢台之孟夏兮然欲傺而沈藏葉菸邑而無色兮枝煩挐而交橫冀州箴更盛更衰載從載橫漢興定制改列藩王如是者甚多又可證也自泉志至今皆以新莽自認黃帝後裔遂順讀篆文曰大黃如大漢大唐大宋等稱誤矣又此是布非刀而誤讀千字爲刀不但不識篆文千字並不識刀與布之分矣亦因篆文千字類刀其間以點代畫之處未辨明耳篆文以點代畫者如周穆公鼎朱作朱龍生鼎之生作生之類不一而足若寒山趙氏楚藩朱氏皆好古文深於考訂亦復沿謬豈其以微物不足留意也夫

辯談大布黃千之誤爲大黃布刀也自舊譜之不識文字不辨刀布始也張台從而附會之轉議莽不辨刀布李氏洪氏仍之無異詞要其誤實由於班志使志云上至大布長二寸四分重一兩而文曰黃千矣則不至沿譌若此

案此品錢錄亦據洪志定爲王莽所鑄余蓄二品其篆文與洪志錢錄小異疑當

時篆法不一或寫刻之譌後得萬氏古金錄所摹形狀正與此品合至洪志誤讀錢文爲大黃布刀且傳會其說張端木駮之甚精確乎不拔之論也

案大布黃千黃橫字省文橫卽衡也杜佑通典引管子曰珠玉爲上幣黃金爲中幣刀布爲下幣三幣握之非有補於暖也食之非有補於飽也先王以守財物以御人事而平天下也是以命之曰衡衡者使物一高一下不得有調也此莽布黃字所自本莽制刀曰平泉曰直布曰黃亦卽管子權輕重之法

退庵錢譜卷二

泰州夏荃退庵纂

蜀漢

昭烈帝

直百五銖錢

蜀志劉巴傳裴松之引零陵先賢傳曰備初攻劉璋與士衆約若事定府庫百物孤無預焉及拔成都士衆皆舍干赴藏競取寶物軍用不足備甚憂之巴曰易耳但當鑄直百錢平諸物價令吏爲官市備從之數月之間府庫充實洪志晉書食貨志曰梁武帝鑄五銖女錢二品並行百姓或私以古錢交易有直百五銖顧烜曰徑一寸一分重八銖文曰五銖直百劉巴說劉備鑄直百錢傳形五銖此又近之未知孰是張台曰今自巴蜀至於襄漢此錢甚多皆是昭烈舊地斷在不疑李孝美曰皇朝宗正少卿趙安易使蜀以蜀用鐵錢甚賤物價益貴因上言請如劉

備時鑄大錢當百余按此錢封氏列不知年代品然考諸家之說則劉備所鑄審矣錢凡數種有徑九分重三銖者字文明坦肉好背面皆有周郭世多有之有徑七分重三銖八絫者形製麤薄有一種面文相類背肉粗惡穿左有一爲字又有鐵錢重五銖四絫者輪郭重厚字文湮晦

案董譜稱此錢爲梁朝梁武帝鑄一當百蓋因晉書有梁初有此錢語遂誤以爲武帝鑄也

傳形五銖錢

董譜封演曰傳形五銖劉備所鑄文字輕重大小與五銖無別但以五字居左銖字居右謂之傳形

洪志顧烜曰劉備鑄直百錢傳形五銖今所謂蜀錢即傳形

錢錄傳形五銖錢大小二種銖字篆法微有不同五字居左銖字居右蓋仿傳形半兩爲之

案此錢近頗難得余畜大小二品大者篆文刻露峭立近分許離奇脫落不求工整而古拙特甚青綠層積色澤瑰麗奪目眞奇品也其銖字金旁居右朱字居左正視則字反反視則字正此之謂傳形

吳

大帝

大泉當千錢

吳志孫權赤烏元年春鑄當千大錢

江表志孫權赤烏九年詔曰謝宏往日陳鑄大錢云以廣貨故聽之今聞民意不便其省息之鑄爲器物勿復出也

晉書食貨志孫權鑄當千錢故呂蒙定荆州賜錢一億錢既大貴但有空名晉自中原喪亂元帝過江用孫氏舊錢輕重雜行大者謂之比輪小者謂之四文

洪志舊譜曰徑寸四分重十六銖文曰大泉當千洪遵曰余按此錢有二品大者徑寸五分重十二銖六絫字文夷漫輪郭重厚頗艱得之小者徑寸三分重七銖二絫世多有之舊譜以爲重十六銖非也

宋

孝武帝

孝建四銖錢

宋書武帝紀孝建元年春正月壬戌更鑄四銖錢又顏峻傳世祖即位鑄孝建四銖形或薄小輪郭不成於是民間盜鑄者雲起雜以鉛錫並不牢固雖重制嚴刑而盜鑄彌甚

洪志顧烜曰孝建元年鑄四銖錢一邊爲孝建一邊爲四銖舊譜曰徑八分半重四銖文曰孝建背文曰四銖孝建則薤葉四銖則大篆其後稍去四銖専爲孝建漸至薄小文字夷漫至明帝泰始三年罷焉余按此錢徑七分重二銖今世尚有之

辨談孝建四銖蓋即舊鑄之四銖而勒年號於其幕特質稍薄文稍晦耳顧烜謂一邊爲孝建一邊爲四銖良是不必依顏峻傳讀之而以年號爲面文也

案漢文帝鑄四銖錢其錢重雖四銖文仍半兩其名爲四銖者別乎高后所鑄八銖也鑄四銖爲錢文自宋武帝始宋書文帝紀元嘉七年十月戊午立錢署鑄四銖錢杜氏通典曰宋文帝元嘉七年立錢置（案置當作署）法鑄四銖文曰四銖重如其文至孝武帝始以年號入錢顧氏謂一邊爲孝建一邊爲四銖蓋取別於文帝四銖其後稍去四銖專用孝建者亦不欲襲元嘉舊鑄也

梁

武帝

五銖鐵錢

梁書武帝紀普通四年冬十二月戊午始鑄鐵錢

隋書食貨志梁普通中乃議盡罷銅錢更鑄鐵錢人以鐵錢易得並皆私鑄及大同以後所在鐵錢遂如邱山物價騰貴交易者以車載錢不計數惟論貫耳

洪志顧烜曰五銖鐵錢徑一寸一分文曰五銖背爲四出文洪遵曰余按此錢今世有之輪郭重厚字蹟微漫背文四出徑七分重三銖六絫

太平百錢

隋書食貨志梁武帝時百姓或私以古錢交易有直百五銖五銖女錢太平百錢定平一百五銖稚錢五朱對文等號輕重不一詔非新鑄之錢並不許用而趣利之徒私用轉甚至普通中乃議盡罷銅錢更鑄鐵錢

洪志顧烜曰太平四文錢徑一寸重四銖其小者徑七八分重一銖半舊譜曰錢有三種大篆小篆隸書文皆曰太平百錢但字有古今形有大小又有水波及龜背者洪遵曰余按此錢又有一種字含篆隸體錢字漫滅徑九分重二銖七絫

錢錄太平百錢凡五種篆法各不同大小有間末一品錢字作金

案此錢余有大小二種字文漶漫錢字尤甚如洪志所云洪志載此錢四種錢文各異故稱爲太平四文錢也

定平一百錢

洪志顧烜曰徑六分重一銖半文曰定平一百三吳屬縣行之

錢錄定平一百錢定字漶缺

案此錢極輕小定字闇漫難辨餘三字尚可識

五朱錢

洪志顧烜曰徑七分半重三銖半文曰五朱源出稚錢但稍遷異以銖爲朱張台曰今所見朱字錢自有兩種字狹者有內郭字闊者狀如半兩洪遵曰余按此錢徑七分重二銖一絫製作簡古銅質純靑背文坦平外輪有緣今世尚有之

案漢粇家釜銘云粇家容四斗五升重十斤一兩九朱粇家甑銘云粇家容三斗重四斤廿朱漢啟封鐙銘云啟封一斤十二兩十二朱容一升漢十二辰鏡漢靑勝鏡背皆有五朱錢文之飾漢器多以銖作朱此錢或不始於梁也

對文五銖錢

洪志顧烜曰對文錢翦五銖之所成也民利古錢多銅翦鑿取其輪郭所餘甚輕小今世行之其源始未聞也

錢錄按隋書食貨志梁武帝時百姓或私以古錢交易有直百五銖五銖女錢太平百錢定平一百五銖稚錢五銖對文等號輕重不一又通考定平一百五銖文曰定平（案隋書食貨志原文定平一百句五銖稚錢句五銖對文等號云云連綴成句實二錢也五銖即五朱隋志原文仍作銖錢錄今改作朱通考誤截五銖稚錢上二字連屬於上謂之定平一百五銖是六字錢名矣不知定平一百錢從無五銖之號也）稚錢五銖文曰五銖（案梁初有五銖稚錢未聞稱稚錢五銖此亦由誤讀定平一百五銖之所致）

諸錢皆梁以前鑄以其爲武帝時民間所用爰錄於此

諸品內惟稚錢五銖與五銖品同異莫辨故弗志其直百一種已入於蜀漢不重出也

案此錢極輕小面背肉郭隱起五字對五悉居穿右銖字對銖悉居穿左與對文貨泉不同其形製並非翦鑿而成顧烜之說殊爲糾葛

又案以上四品洪志列入不知年代品錢錄繫於梁武帝諸品之後今遵錢錄附錄於此

兩柱五銖錢

隋書食貨志梁末又有兩柱錢及鵝眼錢但兩柱重而鵝眼輕洪遵曰余按隋志但云梁末有是二錢初不詳鑄於梁如鵝眼錢乃宋景和中所鑄李孝美俱以爲梁錢非也

錢錄按隋書食貨志梁末又有兩柱錢與四柱同

案梁敬帝於太平二年鑄四柱錢此錢疑亦當時所鑄當屬之敬帝攷洪志錢錄所摹兩柱錢形均作兩黑子分列穿上下凡錢背面有黑子墳起者皆謂之星五銖錢多有之今所傳兩柱錢乃穿上下各一星耳未可以云柱也余蓄五銖一品面文穿上下居中各有一竪文似與兩柱之義相近然亦未敢臆斷姑存其說以俟考焉

陳

宣帝

太貨六銖錢

陳書宣帝紀大建十一年秋七月辛卯初用太貨六銖錢

隋書食貨志陳宣帝鑄太貨六銖以一當五銖之十與五銖並行後還當一人皆不便乃相與訛言曰六銖錢有不利縣官之象未幾宣帝崩遂廢六銖而行五銖竟至陳亡

董譜徐氏曰謠言太貨六銖有類人叉腰哭未幾宣帝崩嶺南諸州多以鹽米布交易俱不用此錢矣

洪志余按此錢製作精妙肉好皆有周郭徑寸重如其文

元魏

孝莊帝

永安五銖錢

魏書食貨志孝莊永安二年秋詔更改鑄文曰永安五銖官自立鑪起自九月至三年正月而止後盜鑄者衆輕重不一遷鄴之後輕濫尤多武定東魏孝靜帝年號初齊文襄王奏革其弊於是詔遣使人詣諸州鎮收銅及錢悉更改鑄其文仍舊然姦僥之徒越法趨利未幾之間漸復細薄六年文襄王以錢文五銖名須稱實宜稱錢一文重五銖者聽入市用凡有私鑄悉不禁斷但重五銖然後聽用若入市之錢重不五銖或雖重五銖而多雜鉛鑞並不聽用時以穀貴請待有年乃止

隋書食貨志齊神武霸政之初承魏猶用永安五銖遷鄴已後百姓私鑄體制漸別遂各以爲名有雍州青赤梁州生厚緊錢吉錢河陽生澀天柱赤牽之稱神武帝乃收境內之銅及錢仍依舊文更鑄流之四境未幾之間姦僞競起漸復細薄

文宣受禪除永安之錢改鑄常平五銖

洪志余按齊神武文襄皆相東魏至文宣帝始受禪此錢當繫之東魏董逌謂之北齊永安五銖非也

錢錄按通考孝莊帝初私鑄者益更薄小從祕書郎楊侃議乃鑄五銖錢文曰永安五銖官自立鑪亦聽人就鑄又隋書食貨志齊神武霸政之初承魏猶用永安五銖蓋此錢行用頗久故董逌又謂爲北齊永安五銖而洪志又別繫於東魏之末其實非二種也

案永安五銖其始鑄於後魏孝莊帝永安二年蓋以年號繫錢也至東魏孝靜帝武定初因私鑄濫惡從齊文襄奏搜括銅錢悉更改鑄仍如舊文是孝莊所鑄永安五銖悉銷於孝靜之世所存應無幾矣今世流傳永安五銖殆東魏更鑄之品乎此錢今有大小二種大者闊緣銅色深赤小者銅色青白製作不逮疑當時私鑄之品

永安四出文錢

洪志封氏曰背文四出張台曰徑八分重二銖五絫

錢略洪志引三國典略云是令公百鑪錢未可爲據今附於土字錢之後

案此錢篆文與永安五銖錢無少異祇背文四出連於邊輪與幕有土字品均當爲元魏所鑄洪志列此品於神品名令公百鑪錢引邱悅三國典略爲據好奇立異此臆斷之甚者

鷄目五銖錢

案此錢以今尺量之徑三分以今稱稱之重一分此古錢之至輕小者考董譜稱文帝後魏宣帝魏文帝又有鷄目五銖語欠明晰蓋董譜曾經後人增竄字句多有脫誤不足據也洪志祇載有鷄目之名未見專條詮注後閱事林廣記載陳文帝後魏宣帝西魏文帝又有鷄目五銖文義甚明其所引必董譜原文與今本異矣此錢陳魏俱經鼓鑄難以臆斷姑附於魏錢之後以俟考云

又案魏書食貨志熙平初尚書令任城王澄奏請並下諸方州鎮其太和及新鑄五銖並古錢內外全好者不限大小悉聽行之鷄眼鐶鑿依律而禁詔從之鷄眼即鷄目疑宣武時鑄此錢至孝明熙平初因澄奏而禁之也

北齊

文宣帝

常平五銖錢

北史齊文宣帝紀天保四年春正月己丑鑄新錢文曰常平五銖

隋書食貨志文宣受禪除永安之錢改鑄常平五銖重如其文其錢甚貴且制造甚精至乾明皇建之間往往私鑄鄴中用錢有赤郭青熟細眉赤生之異河南所用有青薄鉛錫之別青齊徐兗梁豫等州輩類各殊武平已後私鑄轉甚至齊亡卒不能禁

董譜常平五銖北齊文帝天保三年改鑄徑八分重五銖皆篆文

洪志李孝美曰此錢徑寸舊譜列在僞品

癖談漢耿壽昌名倉曰常平而北齊因以名其錢正取流通不匱之義不紀元號而立新名泉文於是一變而後代之用通字實權輿於此

後周

武帝

布泉錢

周書武帝紀保定元年秋七月更鑄錢文曰布泉以一當五與五銖並行建德五年春正月廢布泉錢

隋書食貨志後魏之初尙有魏錢及武帝保定元年乃更鑄布泉之錢

洪志舊譜曰徑寸其文皆玉筯篆非男錢男錢見厭勝品

案布泉錢有二種玉筯篆者爲宇文氏所鑄此品是也懸針書者爲男錢洪志引舊譜曰徑寸重四銖文曰布泉婦人配之則生男也其錢自梁武帝以來已有之敎素疑王莽所鑄亦無所據蓋不知年代之品董譜云陳文帝天嘉二年鑄布泉錢文曰布泉一當百與五銖並行後周武帝保定元年亦鑄布錢以一當五云云考陳書文帝紀天嘉三年改鑄五銖錢宣帝紀大建十一年初用大貨六銖錢幷無鑄布泉之文若據董譜所云是布泉錢於周錢男錢二種外又別有一種爲陳文帝天嘉年鑄其說最爲無據今陶氏說郛所載董氏錢譜體例蕪雜斷非董氏原書當求董譜單行善本正之董譜又云此錢有玉筯篆者有柳葉篆者有重郭者

五行大布錢

周書武帝紀建德三年六月壬子更鑄五行大布錢以一當十與布泉並行四年秋七月己未禁五行大布錢不得出入關布泉錢聽入而不聽出案是時因邊境多盜鑄故申禁如此見隋書食貨志

洪志舊譜曰徑寸一分張台曰此錢小者至徑六分其舊錢之文上五下行左大右布又有大布字翻者上下者

錢錄今按大字據篆法乃泉字殊不可曉

案洪志錢錄所載錢文大字俱篆作冋乃泉字非大字也余所蓄五行大布錢三

枚大字俱篆作巾與王莽大錢篆文同又行篆作北布篆作𠮷與洪志錢錄均異卽洪志錢錄所載亦有互異處疑此錢當時篆文不一本無關於義例也

張鵬翮奉使俄羅斯行程錄云十一日十二日仍駐軍喀爾喀鵬翮牧人李之旺於石峯頂得古錢篆文曰五行大布按文獻通考知爲後周武帝建德三年鑄

宣帝

永通萬國錢

周書宣帝紀大象元年十一月丁巳初鑄永通萬國錢以一當十與五行大布幷行（案隋書食貨志武帝建德五年以布泉漸賤而人不用遂廢之故今祇令與五行大布幷行也）

洪志舊譜曰徑寸三分重十二銖背面肉好皆有周郭又有徑寸二分半重八銖以下者張台曰此錢輪郭與布泉相似其小者至徑七分亦有輪郭闊厚及對文者李孝美曰此錢今世所見亦多又有徑寸五分重十八銖背面皆有此四字者銅色青白製作尤佳

錢錄本紀及隋志並稱大象元年鑄以一當十通考謂大成元年又鑄永通萬國錢以一當千與五行大布五銖三品並用今按宣帝大成元年二月辛巳改大成元年爲大象元年此錢爲十一月所鑄自應稱大象通考稱大成非是又千字亦十字之誤

案此錢篆法絕精視布泉五行大布二錢爲難得

隋

文帝

五銖白錢

隋書高祖紀開皇元年九月行五銖錢食貨志高祖受周禪以天下錢貨輕重不等乃更鑄新錢背面肉好皆有周郭文曰五銖重如其文每錢一千重四斤二兩錢既新出百姓或私有鎔鑄三年四月詔四關各付百錢爲樣不同者卽壞以爲銅入官時詔行新錢而前代舊錢有五行大布永通萬國及齊常平所在用以貿易不止四年詔依舊不禁者縣令奪半年祿五年正月詔又嚴其制自是錢貨始一百姓便之是時見用之錢皆須和以錫鑞錫鑞既賤求利者多私鑄不可禁約其年詔禁出錫鑞之處並不得私有採取後詔晉王廣漢王諒蜀王秀聽於揚鄂幷益四州各立五爐鑄錢是時錢益惡濫乃令有司括天下邸肆見錢非官鑄者皆毀之其銅入官數年之間私鑄頗息大業已後王綱弛紊遂多私鑄錢轉薄惡初每千猶重二斤後漸輕至一斤或翦鐵鍱裁皮糊紙以爲錢相雜用之貨賤物貴以至於亡

唐書食貨志隋五銖白錢

洪志舊譜曰徑一寸重一銖六絫肉郭平闊五字右邊傍好有一畫餘三面無郭用鑞和鑄故錢色白

錢錄錫鑞和鑄故錢色白人遂謂之白錢今雖歲久晦蝕其白處猶可見舊譜右字當作左今仍原文後開通諸錢仿此

辨談好郭獨留其右不知取意云何五字上下二畫又與好郭相連作凶試旋其文於上而觀之竟成区字此豈四出破京師六銖哭天子比哉阿麼實萬古凶人之魁宜其兆先見於錢文也

案此錢今世所傳尚多以五字左邊傍好有一豎文者爲最確背肉好皆有周郭面有肉郭而無好郭所謂餘三面無郭是也錢色灰白廼雜用錫鑞之故篆文形

製去漢五銖及南北朝諸品遠甚蓋圜法至隋而古意寖失矣亭林謂今世所傳五銖錢皆開皇年鑄恐非篤論也錢錄據通考所云疑隋代以三斤爲一斤今觀此錢銅質輕小以今稱稱之每千錢不過五六斤耳恐無十二斤之多也且按高祖本紀行五銖錢廼開皇元年非五年也管見所見附錄於此

退庵錢譜卷三

泰州夏荃退庵纂

唐

高祖

開元通寶錢

篆書隸書二種隸書品元字有左挑者有右挑者穿上有仰月文者穿上右角有斜月文者穿下有偃月文者穿下有橫文者穿左有偃月文者穿左右有雙偃月文者

舊唐書食貨志高祖卽位仍用隋五銖錢武德四年七月廢五銖錢行開元通寶錢給事中歐陽詢制詞及書其字含八分及隸體其詞先上後下次右後左讀之自上及右迴環讀之其義亦通流俗謂之開通元寶錢

新唐書食貨志高祖入長安民間行綫環錢其製輕小凡八九萬纔滿半斛武德四年鑄開元通寶徑八分重二銖四絫積十錢重一兩得輕重大小之中其文以八分篆隸三體洛并幽益桂等州皆置監賜秦王齊王三鑪右僕射裴寂一鑪以鑄

洪志李孝美曰此錢元字次畫端或有挑向左者世謂之左挑俗甚愛重背文亦有兩甲痕者銅色黑濁不至精好洪遵曰余按開元錢唐高祖始鑄其後高宗乾封肅宗乾元以至大歷建中咸通各因其年以名錢然行之不久惟開元錢唐三百年冶鑄相繼故流行至今甚多詳考此錢郭有大小肉有輕重皆歲久適然凡八分篆隸三品而背有甲文者制作精好今世尤多李孝美獨圖其一失之略矣

談賓錄武德初行開元通寶錢初進樣時文德皇后掐一粉甲痕因不復改

畫墁錄唐高祖武德初鑄開通錢用篆隸八分體皆有眉乃文德竇后指甲痕也進樣時誤以甲承之今獨隸體錢行於世八分與篆體錢皆不復見矣開元之識已見武德年

會粹熙甯中劉斧撰青瑣高議謂事由明皇貴妃而天下謂之兒錢謬矣彼徒見

錢文有開元字便謂明皇開元事爾亦不考實之過也

夢溪筆談毘陵郡李氏女年十六詠破錢云半輪殘月掩塵埃依稀猶見開元字想見清光未破時買盡人間不平事

研北雜志唐開元錢燒之有水銀出可治小兒急驚

日知錄自宋以後皆先有年號而後有錢文唐之開元先有錢文而後有年號馬永卿曰開元通寶蓋唐二百八十九年獨鑄此錢故開元錢如此之多其後明皇紀號特偶相合耳

高宗

乾封泉寶錢

體兼隸楷右旋讀

舊唐書食貨志乾封元年封嶽之後改造新錢文曰乾封泉寶初開元錢俗謂之開通元寶錢及鑄新錢乃同流俗乾字直上封字在右尋悟錢文之誤卻用舊錢

二年正月詔乾封新鑄之錢令所司鑄納更不須鑄仍令天下置鑪之處並鑄開元通寶錢

新唐書食貨志乾封元年改鑄乾封泉寶徑寸重二十銖六分以一當舊錢之十踰年而舊錢多廢明年以商賈不通米帛踊貴復行開元通寶錢

肅宗

乾元十當錢

文曰乾元重寶上下讀

新唐書食貨志肅宗乾元元年經費不給鑄錢使第五琦請鑄乾元重寶錢徑一寸每緡重十斤與開元通寶參用以一當十亦號乾元十當錢

乾元重輪錢

文曰乾元重寶上下讀背之外郭有重輪

新唐書食貨志第五琦爲相復命絳州諸鑪鑄重輪乾元錢徑一寸二分其文亦曰乾元重寶背之外郭爲重輪每緡重十二斤與開元通寶錢並行以一當五十肅宗以新錢不便上元元年減重輪錢以一當三十開元舊錢與乾元十當錢皆以一當十代宗卽位乾元重寶錢以一當二重輪錢以一當三凡三月而大小錢皆以一當一自第五琦更鑄犯法者日數百州縣不能禁止至是人甚便之

唐肅宗實錄乾元二年九月戊辰新鑄大錢其文依乾元重寶而重其輪以別之一當五十

洪志舊譜曰徑一寸四分重十二銖李孝美曰此錢有兩品小者至薄而文字昏暗徑寸重五銖大者極厚而製作精好徑寸五分重十四銖與唐志舊譜所載不同

錢錄舊唐書乾元元年詔曰御史中丞第五琦奏請改錢以一當十別爲新鑄不廢舊錢宜聽於諸監別鑄一當十錢文曰乾元重寶二年三月琦入爲相又請更鑄重輪乾元錢一當五十詔從之按此則乾元錢似止於當十當五十小大二種

然攷寶應元年改行乾元錢一以當三乾元重棱小錢一以當二重棱大錢一以當三尋又改行乾元大小錢並以一當一則當日所鑄大小雜出而重輪又名重棱且匪獨大錢名重輪明矣

乾元重寶小錢

體兼隸楷上下讀有穿上仰月穿下偃月二種

洪志金光襲曰乾元二年新鑄小錢一當一洪遵曰余按此錢重三銖三絫徑與開元錢同今世所存至多計肅宗所鑄而史氏疏略不載金氏之說未知何憑也

案近時別有小乾元錢一種較前乾元小錢復減一外郭至爲輕小錢文乾元重寶與前品同銅質頗舊疑亦當時所鑄或私鑄之品

代宗

大歷元寶錢

體兼隸楷右旋讀

洪志余按此錢徑九分重三銖六絫銅色昏濁字畫遒勁史氏不敘鑄作之因竊考代宗實錄云大歷四年正月丁酉開内道鑄錢等使第五琦上言請於絳州汾陽銅源兩監增置五鑪鑄錢許之豈非當時鑄此耶

案此錢形製不逮開元乾封諸品誠如洪志所云

武宗

開元背文錢

昌 武宗會昌朝揚州節度使李紳於新鑄錢背加昌字以表年號而進之並請天下以州名鑄錢京師爲京錢云云遂勅鑄錢之所各以本州郡名爲背文

京 京兆府

洛 洛陽

梓 東川

益 西川

兗 兗州

潤 浙西

鄂 鄂州

平 平州

興 興元府

福 福州

丹 丹州

梁 梁州

以上十三品背文俱在穿上

案洪志所列背文二十三品梁字在穿右余所蓄背文梁字卻在穿上李孝美云梁字或在穿上即此品也穿右梁字品反闕

越 越州

背文在穿下

案背文在穿下者祇越字一品

藍 藍田縣

襄 襄州

案洪志背文襄字在穿上余所蓄背文襄字卻在穿右李孝美云襄字或在穿右即此品也穿上襄字品反闕

荆 江陵府

案洪志背文荆字在穿右余所蓄背文荆字有在穿右者有在穿上者穿上品字尤精好李孝美亦未之及

廣 廣州

案洪志背文廣字在穿右余所蓄背文廣字有在穿右者有在穿上者穿上品字尤精好李孝美亦未之及

桂 桂陽

以上五品背文俱在穿右内有荆字廣字在穿上二品

宣 宣州

案此品穿上有仰月文

潭 湖南

以上二品背文俱在穿左

洪 江西

案洪志背文洪字在穿上余所蓄背文洪字有三種一洪字在穿下倒書穿上有仰月文一洪字在穿右字體橫書外向攲斜不正一洪字在穿左亦橫書外向穿上品反闕

案泉志所列開元背文二十三品其楊字品久闕實二十二品戊子冬客吳門於賣錢陳叟處購得背文全品內如鄂平丹梁越襄諸錢最不易得勿以銅質昏闇字畫漫漶忽之

新唐書食貨志武宗廢浮屠法永平監官李郁彥請以銅像鐘磬鑪鐸皆歸巡院州縣銅益多鹽鐵使以工有常力不足以加鑄許諸道觀察使皆得置錢坊淮南節度使李紳請天下以州名鑄錢京師爲京錢大小徑寸如開元通寶交易禁用舊錢會宣宗卽位盡黜會昌之政新錢以字可辨復鑄爲像

洪志引舊譜曰武宗會昌年廢天下佛寺宰相李德裕請以廢寺銅鐘佛像僧尼瓶椀等所在本道鑄錢揚州節度使李紳乃於新錢背加昌字以表年號而進之遂勅鑄錢之所各以本州郡名爲背文於是京兆以京字洛陽以洛字揚州改以楊字西川以益字在穿上藍田縣以藍字在穿右襄州以襄字在穿上江陵府以荆字在穿右越州以越字在穿下宣州以宣字在穿左江西以洪字在穿上湖南以潭字在穿左兗州以兗字浙西以潤字鄂州以鄂字平州以平字興元府以興字在穿上梁州以梁字廣州以廣字在穿右東川以梓字福州以福字丹州以丹字在穿上桂陽監以桂字在穿右

案開元背文董譜洪志及錢錄所列次序互異京洛興梁荆桂潭廣福越洪潤昌鄂兗梓襄丹益宣平楊藍此董譜次序也京洛昌益藍襄荆越宣洪潭兗潤鄂平興梁廣梓福丹桂楊此洪志次序也昌京洛楊藍襄荆越宣洪潭兗潤鄂平興梁廣梓益福丹桂此錢錄次序也董譜洪志首京字重京師也錢錄首昌字表始事也義各有取今余編諸品始穿上背文次穿下次穿右又次穿左仍以昌字冠其首

唐中葉僞號

得壹元寶大錢

體兼隸楷闊緣厚重背文有仰月形

新唐書食貨志史思明據東都鑄得一元寶錢徑一寸四分以一當開元通寶之百既而惡得一非長祚之兆改其文曰順天元寶

洪志舊譜曰得壹錢徑寸三分重十二銖余按此錢重十二銖六絫

順天元寶大錢

體兼隸楷闊緣厚重背文有仰月形

洪志張台曰得壹順天錢思明並銷洛陽佛銅所鑄賊平之後還將鑄佛今所餘伊洛閒甚多李孝美曰二錢大小如一但順天重而得壹輕耳

文昌雜錄後唐同光三年洛京蕃漢馬步使朱守殷於積善坊役所得古文錢四百五十六文曰得壹元寶四百四十文曰順天元寶史不載何代鑄近見朝士王口儀家有錢氏錢譜云史思明再陷洛陽鑄得一錢賊黨以爲得壹非佳號乃改順天蓋史思明所鑄錢也

夢溪筆談熙甯中常發地得大錢三十餘千文皆順天得壹當時在庭皆疑古無得一年號莫知何代物余按唐書史思明僭號鑄順天得壹錢順天乃其僞年號得壹特以名鑄錢耳非年號也

清波雜志煇於洪氏見得壹順天二錢文皆漢隸徑寸四分以一當開元通寶之百

案史思明於肅宗戊戌稱大聖周王改元應天己亥稱帝國號燕改元順天辛亥爲其子朝義所殺改元顯聖癸卯其將李懷仙殺朝義降唐凡六年今此錢輪郭闊大舊譜稱順天錢徑寸五分重十五銖是也別有一重順天元寶錢輕小殊甚乃安南國王黎利所鑄

又案後唐莊宗宣示朱守殷進古錢勅云凡窺奇異盡繫休明所獲錢文式昭元

睍得壹者佇歸於一統順天者式契於天心道煥一時事光千載殊休繼出信史
必書宜付史館觀此則守殷所進古錢乃思明得壹順天二種事涉本朝詎難考
核乃守殷不知爲僭逆之品祇取錢文獻諛貢媚在朝廷亦漫不之考優詔褒美
宜付史館君憒臣瞶此其所以爲沙陀立國也歟
又案陔餘叢考年號重襲條云史思明號順天而董昌郝儀亦俱號順天此外又
有安南國王黎利亦有順天之號爲叢考所未及考董昌於唐末據越州郝儀爲
南宋時山東賊黎利纂陳氏有其國何順天一號多出自僭逆之徒耶

後晉
高祖
天福鎭寶錢
眞書幕有黎字在穿上
舊五代史晉高祖紀天福三年十一月癸亥詔許天下私鑄錢以天福元寶爲文
四年十一月己亥詔建錢鑪於欒州
新五代史晉本紀天福三年十一月壬戌除鑄錢令四年七月丙辰復禁鑄錢
董譜天福鎭寶晉氏舊史以爲石晉所鑄
洪志李孝美曰此錢徑八分重四銖六絫文曰天鎭福寶背文有一黎字在穿上
字體形製與石晉天福錢殊不相侔今世所見圭多洪遵曰余按此錢面文湮沒
存於今甚多董氏以爲見之晉史今無其書可考矣
錢錄天福錢自上及下讀之曰鎭寶者蓋如通寶重寶之變易其文而李孝美讀
作天鎭竊恐不然董逌曰天福鎭寶錢文則得之矣背文黎字意所鑄之地也
案後晉高祖天福三年勅三京鄴都諸道州府曉示無問公私應有銅者並許鑄
錢仍以天福元寶爲文右環讀之董譜祇載天福鎭寶而不詳背文又不載天福
元寶此董譜之闕然其據晉史定爲石晉所鑄錢文上下讀最爲不刊洪志以天
福元寶錢列入正用品據續通典五代開皇紀定爲後晉所鑄是矣而以天福鎭
寶錢列入不知年代品承李孝美之謬自生枝節孝美以天福作天鎭以周元作
周通遵以漢元作漢通好奇立異蓋襲流俗讀開通元寶錢文而失之也凡背文
或繫國號或繫地名義各有取如殷王延政鑄天德重寶錢幕有殷字五代十國
時閩有此種不足異也

後漢

隱帝

漢元通寶錢

體兼隸楷元字左挑

洪志宋白續通典曰漢乾祐元年四月膳部郎中羅周裔上言請在京置錢監俾銅盡爲錢以濟軍用蘇耆開譚錄漢乾祐中以晉室鼓鑄錢幣僞濫非一乃禁銅貨悉歸公務洪遵曰余按此錢徑寸重三銖六絫文曰漢通元寶字文明坦製作頗精蓋懲天福之幣則漢代所鑄明矣

錢錄按後漢高祖劉知遠於天福十二年丁未稱帝不改元未聞有鑄錢之令戊申隱帝立改元乾祐膳部郎中羅中引請在京置監鑄錢俾銅盡爲錢以濟軍用疏奏不報則隱帝亦未嘗鑄錢也然此錢文曰漢元通寶意與後周周元宋初宋元同特未知鑄於何歲時耳洪志譌作漢通元寶非是

案此錢爲後漢所鑄無疑五代國祚後漢最促故史文闕耳又別有漢元通寶小錢一種至爲輕小銅質頗舊未審何代私僞之品

後周

世宗

周元通寶錢

體兼篆隸元字左挑與開元同背文數種有穿上一星者穿下一星者穿上有仰月文者穿上右角有仰月文者穿上左角有仰月文者穿下左角有仰月文者兩面對文者

舊五代史周世宗紀顯德二年九月丙寅詔禁天下銅器始議立監鑄錢

新五代史周本紀世宗即位之明年廢天下佛寺三千三百三十六是時國中乏錢乃詔毀銅佛像鑄錢嘗曰吾聞佛說以身世爲妄而以利人爲急使其眞身尚在苟利於世猶欲割截况此銅像豈有所惜哉

洪志五代會要顯德二年九月勅云今採銅興冶立監鑄錢冀便公私宜行條制今後除朝廷法物軍器官物及鏡並寺觀內鐘磬鈸相輪火珠鈴鐸外其餘銅器

一切禁斷四夷附錄周世宗遣尙書水部員外郎韓彥卿以帛數千匹市銅於高麗以鑄錢蘇耆開譚錄世宗朝鑄周通元寶錢於後殿設巨鑪數十親觀鼓鑄李孝美曰徑寸重五銖文曰周通元寶形製精妙與唐開元錢同影書夏振叔言其鄉數年前癘大作或教於古錢中檢取周元通寶一文持之卽愈初不知此說倡自何人一時喧傳寶爲符籙一文須時錢一緡按此錢乃周世宗毀天下銅佛所鑄其卻癘者或亦仰藉瞿曇之靈歟黃俞邰云金陵人傳此錢難產者持之卽下亦不知何故

案此錢董譜作周元通寶洪志襲李孝美之譌作周通元寶誤非是

南唐

元宗

唐國通寶錢

篆書一種　隸書一種　眞書大小二種

江南野史初嗣主鑄唐國錢其眉曰唐國通寶約一千重三斤十二兩至數年而弊百姓盜鑄僅至一斤餘以一文置水上不沈雖嚴禁不止

十國紀年元宗以周師南侵及割地歲貢方物府藏空竭錢貨益少遂鑄唐國通寶錢二當開元錢一

馬令南唐書烈祖將殂詔元宗曰德昌宮泉布億萬緡以給軍用吾死善修鄰好北方有事不可失也及元宗卽位兵屢起德昌泉布旣竭遂鑄唐國錢其文曰唐國通寶

陸游南唐書顯德六年（案馬令南唐書嗣主十六年三月改元交泰五月去帝號奉周正朔以交泰元年爲顯德五年今稱顯德六年乃南唐國主李璟十七年也）秋七月鑄唐國通寶錢二當開通錢之一

洪志此錢制度大小各殊有徑九分重三銖者有徑七分重二銖二絫者字文並類大唐錢有徑寸二分重八銖與徑九分重三銖者形製相肖文皆篆字有徑八分重二銖六絫者字含八分及隸體又有小唐國鐵錢重一銖八絫形製肖銅錢之小者

錢錄元宗唐國錢大小凡五按通考五代相承用唐錢諸國割據者江南曰唐國通寶又別鑄如唐制而篆文

大唐通寶錢

體兼隸楷穿上有仰月文

洪志此錢徑八分重二銖四絫文曰大唐通寶又有徑七分者字文相類豈當時盜鑄耶

案此錢最爲輕小遠遜唐國諸品蓋盜鑄濫惡之弊

前蜀

高祖

通正元寶錢

體兼隸楷右旋讀

天漢元寶錢

體兼隸楷右旋讀

光天元寶錢

體兼行楷右旋讀

五國故事建在僞位十有二年凡五改元曰武成曰永平曰通正曰天漢曰光天仍以其僞號易錢文而鑄之今惡錢中尙有

錢錄五代史蜀世家武成三年八月有龍見洵陽水中十月麟見璧州十二月大赦改明年爲永平元年六年黃龍見大昌池十月大赦改元通正十二月又改明

年元曰天漢國號漢天漢元年十二月大赦又改明年元曰光天復國號蜀錢文並自上及右讀之

案前蜀高祖王建據蜀十六年凡五改元初元武成未鑄錢餘皆鼓鑄余所蓄祇通正天漢光天三品永平錢闕又考南漢殤帝亦有光天年號此錢非南漢鑄

後主

乾德元寶錢

眞書右旋讀

案宋太祖建隆四年改元乾德自謂自古未有後於宮中見鏡有乾德四年字以問竇儀儀奏曰蜀少主之號驗之果鏡自蜀中來乃歎曰宰相須用讀書人攷隋唐閒輔公祏據丹陽稱宋帝亦有乾德之號匪獨蜀後王也

咸康元寶錢

體兼隸楷右旋讀

洪志李孝美曰按此五錢（指通正元寶以下五品）皆王氏父子年號計當時所鑄並徑七分重五銖形製麤惡今世所存甚多洪遵曰余按通正天漢光天乾德錢皆重三銖

蜀咸康錢重三銖三絫

案前蜀錢五品形製率皆麤劣字文昏濁咸康錢尤爲濫惡

後蜀

高祖

大蜀通寶錢

體兼隸楷上下讀

案後蜀高祖孟知祥於唐長興五年閏正月己巳即皇帝位於成都國號蜀遣使持書至洛稱大蜀皇帝此錢體兼隸楷製作甚精背色青綠黝然斷非近時所鑄且錢文大蜀當是知祥鑄也雖知祥曾於是年四月改元明德然不數月而殂故諸家並無明德鑄錢之說後主昶於廣政元年鑄廣政通寶錢十八年又鑄鐵錢似不應復鑄大蜀錢也又攷前蜀高祖王建並後主衍所鑄永平通正天漢光天乾德咸康諸品皆著於史册則此錢亦非前蜀鑄明矣然則舍知祥其誰屬耶

楚

武穆王

天策府寶錢

眞書右旋讀

五代史楚世家馬殷請依唐太宗故事開天策府置官屬太祖拜殷天策上將軍

洪志張台曰馬氏錢也董逌曰馬殷據湖南八州地建天策府因鑄天策府寶余按此錢文曰天策府寶徑寸七分重三十銖二絫銅質渾重字文明坦史氏失其傳張董之說當有所憑也

十國春秋開平四年夏六月王表求天策上將梁加王天策上將軍王始開天策府乾化元年開冶鑄天策錢文曰天策府寶

閩

景宗

永隆通寶錢

眞書上下讀

五代史閩世家王延羲立改元永隆鑄大鐵錢以一當十

十國紀年閩史王延羲永隆四年八月鑄永隆通寶大鐵錢一當鉛錢百案鉛錢爲景宗父王審知所鑄審知據閩十七年奉梁唐正朔未改元其八年當梁貞明二年審知鑄鉛錢與銅錢並行其十四年又鑄大鐵錢以開元通寶爲文則鉛錢當亦襲開元舊文也十國紀年云汀州寧化縣出鉛置鉛場故閩用鉛錢久而不廢

洪志此錢徑寸四分重十銖二絫文曰永隆通寶字文夷漫製作不精以銅爲之五代史不載錢文十國史又遺銅品此錢計當時所鑄

錢錄按五代史延羲審知之少子也既立更名曦改元永隆鑄大鐵錢以一當十又十國紀年亦云延羲永隆四年八月鑄永隆通寶大鐵錢一當鉛錢百俱不言銅錢今此品乃銅質與洪志所載同據錢文蓋延羲鑄無疑案余所蓄亦銅品輪郭楷書制作頗精不盡如洪志所云

閩主

天德通寶大錢

隸書上下讀

十國紀年閩史王延政天德二年鑄天德通寶大鐵錢一當百

洪志王延政以建州建國稱殷故幕文爲殷字通寶重寶之異亦當時鑄此二品耳

案洪志祇列通寶錢錢錄列重寶通寶二品重寶錢幕有殷字通寶錢無殷字皆以鐵爲之余所蓄乃銅品無背文豈當時鑄銅鐵二種耶

退庵錢譜卷四

泰州夏荃退庵纂

宋

太祖

宋元通寶錢

體兼隸楷元字左挑

宋史食貨志五代以來相承用唐舊錢其別鑄者殊鮮太祖初鑄錢文曰宋通元寶凡諸州輕小惡錢及鐵鑞錢悉禁之

歸田錄國家開寶中所鑄錢文曰宋通元寶至寶元中（仁宗年號）則曰皇宋通寶近世錢文皆著年號惟此二錢不然者以年號有寶字文不可重故也

錢錄宋史食貨志太祖初鑄錢文曰宋通元寶今按唐鑄開元錢舊唐書言歐陽詢制詞曰開元流俗讀爲開通元寶然則此錢亦當自上及下讀之而史緣淳化

以下諸錢多右旋讀故併此稱爲宋通元寶也

案此蓋小平錢也爲有宋一代通行之品崇甯而後錢制屢更間有罷鑄小平之令然旋罷旋復卒不能廢今譜內宋錢其直書某錢者皆小平錢也後仿此

太宗

太平通寶錢

體兼隸楷

宋史食貨志太宗改元太平興國更鑄太平通寶詔昇州鑄錢令轉運使按行所部凡小山之出銅者悉禁民採並以給官鑄爲八年詔增市鉛錫炭價於是得銅八十一萬斤鉛二十六萬斤錫十六萬斤歲鑄錢三十萬貫案太平通寶錢別有一種形製惡濫字畫麤肥銅色純青驗之宋歷代錢並無此種斷非宋鑄然其面幕銅垢積久斑駁亦非近時所鑄也攷以太平二字紀元在宋前者如吳廢帝北燕文成帝梁敬帝元魏太武帝（太平眞君四字年號）隋唐閒林士宏據江南稱楚帝改元太平是也在宋後者遼聖宗是也續文獻通考稱遼聖宗鑄太平錢董譜曰太平元寶宋天禧五年耶律隆序鑄（卽遼聖宗）今此錢文乃太平通寶形製既不類宋鑄又與遼鑄錢文小異未審何代所鑄又有太平聖寶眞書小錢一種錢小而薄銅質頗舊疑亦當時所鑄或私鑄之品

淳化元寶錢

眞書一種元字左挑　行書一種　草書一種

宋史食貨志淳化改鑄帝親書淳化元寶作眞行草三體後改元更鑄皆曰元寶而冠以年號律歷志淳化二年詔定秤法以御書三體淳化錢較實二銖四絫爲一錢者二千四百得十有五斤爲一秤之則

侯鯖錄前世錢文未有草書者淳化中太宗皇帝始以宸翰爲之既成以賜近臣崇甯大觀御書錢蓋襲故事也王元之謫商於有詩云謫官無俸突無煙惟擁琴書盡日眠還有一般勝趙壹囊中猶貯御書錢

夾漈鄭氏曰改元更鑄自宋太宗始

至道元寶錢

眞書一種元字左挑　行書一種　草書一種

宋史食貨志至道中歲鑄八十萬貫景德中增至一百八十三萬貫大中祥符後銅坑多不發天禧末鑄一百五萬貫

錢錄太宗至道元寶亦三體書

眞宗

咸平元寶錢

眞書一種

研北雜志魏文靖云咸平錢十文重一兩

案別有咸平元寶小錢一種體兼篆隸錢小而薄銅質頗舊疑亦當時所鑄或私鑄之品

景德元寶錢

篆書一種

祥符通寶錢

眞書二種

祥符元寶錢

眞書一種

案眞宗景德四年改元大中祥符董譜載大中通寶祥符通寶二錢及檢諸家錢譜有祥符而無大中攷太宗太平興國年號祇鑄太平通寶錢徽宗建中靖國年號祇鑄建中通寶錢（史無徽宗鑄建中錢之說此錢見孫氏歷代錢表）未聞一年號分鑄二錢也今世所傳大中通寶錢乃明太祖大中等錢中之最小者非宋鑄也董譜不足據前已辨明之

天禧通寶錢

眞書一種

宋史食貨志天禧時銅錢有四監饒州曰永平池州曰永豐江州曰廣寧建州曰豐國京師昇鄂杭州安南軍舊皆有監後廢之凡鑄錢用銅三斤十兩鉛一斤八兩錫八兩得錢千重五斤唯建州增銅五兩減鉛如其數

錢錄按眞宗朝凡五改元皆著於錢文至天禧六年改元乾興未開鑄

仁宗

天聖元寶錢

篆書一種　眞書一種

案別有天聖元寶小錢一種體兼篆楷錢小而薄銅質頗舊疑亦當時所鑄或私鑄之品

明道元寶錢

篆書一種　眞書一種

景祐元寶錢

篆書一種　眞書一種

宋史食貨志景祐時許申爲三司度支判官建議以藥化鐵與銅雜鑄輕重如銅錢法銅居三分鐵六分皆有奇贏亦得錢千費省而利厚詔申用其法鑄於京師大率鑄錢雜鉛錫則其液流速而易成申雜以鐵流澁而多不就工人苦之卒無成功

皇宋通寶錢

篆書四種　隸楷二種　眞書一種

宋史食貨志改元寶元文當曰寶元元寶仁宗特命以皇宋通寶爲文慶歷以後復冠以年號如舊

慶歷重寶當十錢

眞書二種

宋史食貨志慶歷時軍興陝西移用不足陝西都轉運使張奎知永興軍范雍請鑄大銅錢與小錢兼行大錢一當小錢十遂採儀州竹尖嶺黃銅置博濟監鑄大錢並勅江南鑄大銅錢大約小銅錢三可鑄當十大銅錢一以故民間盜鑄者衆慶歷末葉清臣爲三司使與學士張方平等上陝西錢議曰關中用大錢縣官取利太多致姦人盜鑄其用日輕比年以來皆虛高物估始增直於下終取償於上縣官雖有折當之虛名乃受虧損之實害請以江南儀商等州大銅錢一當小錢三罷官所置鑪自是姦人稍無利猶未能絕其後詔商州罷鑄靑黃錢又令陝西大銅錢大鐵錢皆以一當二盜鑄乃止

案當十錢二種錢文一上下讀一右旋讀文皆重寶其初當十後從清臣等議改爲當三當二也攷宋一代通行錢惟小平錢折二二種折二稍後出此錢雖由當十遞減爲當二然實爲折二錢所自仿

慶歷重寶錢

眞書一種

至和通寶錢

眞書一種

至和元寶錢

篆書二種　眞書二種

嘉祐通寶錢

篆書一種　隸楷一種　眞書一種

嘉祐元寶錢

篆書一種　眞書一種

英宗

治平通寶錢

篆書二種　眞書一種

治平元寶錢

篆書二種　眞書一種

宋史食貨志治平中饒池江建韶儀六州鑄錢百七十萬緡

案別有治平元寶小錢一種體兼篆隸又治平聖寶小錢一種體兼隸楷錢小而薄銅質頗舊疑亦當時所鑄或私鑄之品

神宗

熙甯重寶折二錢

篆書一種　隸楷一種　眞書一種

宋史食貨志熙甯四年陝西轉運副使皮公弼奏自行當二錢銅費相當盜鑄衰息請以舊銅鉛盡鑄詔聽之自是折二錢遂行於天下

案自慶歷當十錢遞減爲當二當二卽折二也後遂以小平錢增料徑鑄折二錢矣然其時尚未通行也自公弼奏後折二錢遂通行於天下與小平錢相輔而行爲有宋歷朝所不可廢之品匪特銅錢鐵錢亦有折二也

熙甯元寶錢

篆書四種　眞書五種

熙甯重寶錢

眞書一種

宋史食貨志熙甯時詔京西淮南兩浙江西荆湖五路各置鑄錢監江西湖南十五萬緡餘路十萬緡爲額又以興國軍睦衡舒鄂惠州旣置監六通舊十六監水陸回遠增提點官時諸路大率務於增額詔惠州永通阜民監舊額八十萬至七年增三十萬及折二凡五十萬衞州黎陽監歲增折二凡九萬緡西京阜財監歲增十萬緡興州濟衆監歲增七萬二千餘緡陝西三銅錢監各歲增五萬緡而睦州則置神泉徐州則置寶豐梧州以鉛錫易得萬州以多鐵鑛皆置監又詔秦鳳等路卽鳳翔府斜谷置監

案有宋一代歲緡增額鼓鑄之盛無過於神宗朝通考載諸路鑄錢總二十六監每年鑄銅鐵錢五百四十九萬九千二百三十四貫故熙甯元豐折二小平錢至今多也

元豐通寶折二錢

篆書一種　行書一種

宋史食貨志元豐以後西師大擧邊用匱闕徐州置寶豐下監歲鑄折二錢二十萬緡轉移陝府時弛錢禁民之銷毀與夫闌出境外者多張方平諫曰比年公私並苦乏錢百貨不通謂之錢荒夫禁銅之法舊矣自熙甯七年削除錢禁以此邊關重車而出海舶飽載而回沿邊州軍錢出外界但每貫收稅錢而已又自罷銅禁民間銷鎔十錢得精銅一兩造作器用獲利五倍如此則逐州置鑪每鑪增數猶畎澮之益而供尾閭之泄也

元豐通寶錢

篆書二種　眞書一種　行書一種

案別有元豐通寶小錢一種體兼篆隸錢小而薄銅質頗舊疑亦當時所鑄或私鑄之品

哲宗

元祐通寶折二錢

行書一種

宋史食貨志哲宗嗣位罷徐州寶豐鼓鑄凡增置鑄錢監十四皆罷之元祐八年令折二銅錢聽行於陝西一路及河東京西等州餘路則禁仍限二年毋吏用尋以河東安撫提刑司言禁折二銅錢不通行非便乃聽行使如舊

元祐通寶錢

篆書二種　行書一種

宋史食貨志元祐八年詔史鑄小銅錢

案別有元祐通寶小錢一種體兼篆楷錢小而薄銅質頗舊疑亦當時所鑄或私鑄之品

紹聖元寶折二錢

篆書一種

紹聖元寶錢

篆書一種　行書一種

宋史哲宗本紀紹聖元年正月辛丑罷河東大銅錢二年十二月癸酉置施州鑄錢廣積監

元符通寶折二錢

篆書一種　行書一種

元符通寶錢

篆書一種　行書一種

宋史食貨志元符二年下陝西諸路安撫司博究利害於是詔陝西悉禁銅錢在民間者令盡送官而官銅悉取就京西置監

徽宗

聖宋元寶當五錢

篆書一種　行書一種

宋史徽宗本紀崇甯元年十二月庚申鑄當五錢食貨志崇甯二年蔡京當政將以利惑人主有許天啟者京之黨也時爲陝西轉運副使迎合京意請鑄當十錢五月令陝西及江池饒建州以歲所鑄小平錢增料改鑄當五大銅錢以聖宋通寶爲文

錢錄今錢文皆曰聖宋元寶豈當時原有通寶元寶兩品耶

案聖宋元寶大錢與熙甯等折二錢大小相似今諸當五者是由折二增爲當五猶慶歷錢始由當十減爲當三後又遞減爲當二錢質輕重大小仍如舊製不隨

增減爲小大也

聖宋元寶錢

篆書一種　行書一種

錢錄按此錢與前折五錢皆一時所鑄食貨志稱三年遂罷鑄小平錢及折五錢（案折五錢卽崇甯二年五月所鑄）令鑄錢監並改鑄折二錢爲折十蓋此錢與折五錢鑄於崇甯三年以前及蔡京秉國銳意欲興當十錢遂未久與新當五舊折二等錢咸罷廢不行也

崇甯重寶當十錢

隸書一種

崇甯通寶當十錢

眞書一種

宋史食貨志崇甯初蔡京當政用其黨許天啓請鑄當十錢議始鑄當五錢繼鑄

折十錢限今歲鑄三十萬緡通行諸路自熙甯以來折二錢雖行民閒法不許運至京師故諸州所積甚多至是發運司因請以官帑所有折二錢改鑄折十錢三年遂罷鑄小平錢及折五錢四年崇甯監以所鑄御書當十錢來上緡用銅九斤七兩有奇鉛半之錫居三之一詔頒其式於諸路令赤仄烏背書畫分明時趙挺之拜右僕射與蔡京議多不合因極言當十錢不便私鑄寖廣乃命荆湖南北江南東西兩浙並以折十錢爲折五舊折二錢仍舊五年兩浙盜鑄尤甚小平錢益少遂令江池饒建韶州錢監歲課以八分鑄小平錢二分鑄當十錢俄詔廣南江南福建兩浙荆湖淮南用折二錢改鑄折十錢者皆罷繼復罷鑄當十二分之令盡鑄小平錢荆湖江南兩浙淮南重寶錢作當三京畿京東西河東河北陝西熙河作當五通寶所鑄未多在官者悉封樁在民者以小平錢納換旋復詔京畿京東西河北河東陝西熙甯當十錢仍舊兩浙作當三江南淮南荆湖作當五時錢轄苦重條序不一私鑄日甚御史沈畸奏小錢便民久當十鼓鑄有數倍之息雖日漸之勢不可遏未幾詔當十錢止行於京師陝西河東河北餘路悉禁期一年送官償以小錢折十爲幣既重一旦更令民驟失厚利又諸路或用或否往往不盡輸於官冒法私販御史張茂直請嚴私販當十之令

通考尚書省言崇甯監鑄御書當十錢每貫重一十四斤七兩用銅九斤七兩一錢鉛四斤一十二兩六錢錫一斤九兩二錢去火耗一斤五兩每錢重三錢

蔡絛國史補國朝鑄錢慶歷元豐閒爲最盛銅鐵歲無慮三百餘萬貫及元祐紹聖而廢弛崇甯初已不及祖宗之數多矣魯公秉政思復舊額以銅少終不能得乃考古人子母相權之說因作大錢以一當十至大觀上又爲親書錢文焉（案崇甯通寶大錢徽宗御書親書錢文不始於大觀也）蓋昔者鼓冶凡物料火工之費率鑄十錢得息者一二而贍官吏運銅鐵悉在外也苟稍加工則費一錢之用始能成一錢而當十錢者其重三錢加以鑄三錢之費則制作極精妙已得大錢一是十得息四矣始得通流又以其精緻人愛重之然利之所在故多有盜鑄大觀三年魯公罷政朝議改爲當三當二則折閱倍焉雖縣官亦不能鑄矣而大錢遂廢

案志稱繼鑄折十錢而不著錢文者蒙上文以聖宋通寶爲文而言也聖宋通寶折十錢今不傳或當時鑄額少也崇甯四年崇甯監以所鑄御書當十錢來上明是年始鑄崇甯當十錢稱御書者別夫聖宋通寶大錢而言也兩浙盜鑄尤甚小平錢益少言姦民即盜取小平錢改鑄崇甯當十錢故小平錢益少也後因當十不便於用改爲當五當三而兩浙前後皆令作當三行用者以浙民工盜鑄故抑其直也重寶錢隸書通寶錢眞書志稱御書錢統重寶通寶而言徽宗工書疑二錢皆出於宸翰也通寶錢所鑄未多故至今通寶大錢較少也論者謂當十錢利重弊深縈擾特甚爲京誤國之一端不知當十之制始於淳化再行於慶歷趙安易張奎范雍之徒首先作俑京特踵而行之京愛子絛撰國史補巧爲飾說思幹乃父之蠱獨不知援先朝故事爲阿翁分謗抑又何也

又案淳化二年趙安易請鑄當十大錢御書錢式川陝路諸州冶鑄所在並爲御書錢監大錢用御書亦不始於崇甯也獨醒雜志崇甯三年鑄大錢蔡元長建議俾爲折十民閒不便之優人因內宴爲賣漿

崇甯重寶錢

隸書一種

案此錢較小平錢稍大似折二錢然崇甯未聞鑄折二也

崇甯通寶錢

眞書一種

案此爲小平錢也錢文與御書大錢無稍異制作精好凡古錢小者易得大者罕遘惟崇甯大錢多而小錢少緣當日盛行當十錢小錢鑄額日減重以姦民取小錢盜鑄大錢故流傳無幾端平錢亦然

大觀通寶當十錢

眞書一種

宋史食貨志大觀元年蔡京復相再主用折十錢二月首鑄御書當十錢復京畿兩監以轉運使宋喬年領之喬年鑄烏背漉銅錢來上詔以漉銅式頒作諸路京之初爲折十錢人不以爲便帝亦知之故崇甯四年以後稍更其法京再得政復行之於是頒行大觀新修錢法於天下是歲京畿既置錢監乃專鑄當十大錢而小平錢則鑄於諸路既而當十錢少復置眞州鑄錢監鑄當十錢三年中當十錢行使之令益以京東京西而河北並邊州縣鎭砦四榷場及登萊密州緣海縣鎭等皆禁時蔡京復罷相矣政和元年詔往歲圖利之臣鼓鑄當十錢苟濟目前不究悠久公私爲害用之幾十年其法日弊姦猾之民所在盜鑄百物增價若不早革弊無已時其官私見在當十錢並作當三以爲定制

案大觀四年京再逐張商英爲相奏當十錢爲害久請限民半年所在送官每十千給內庫並密院諸司封樁銀一兩絹一匹限竟毋更用俟錢入官擇其惡者鑄小平錢好者折三行用故政和元年有並作當三以爲定制詔也

大觀通寶錢

眞書一種

宋史食貨志大觀二年令江池饒建州錢監自來歲以鑄當十五分鑄小平錢四年詔鼓鑄當十錢多慮法隨以弊其止鑄舊額小平錢

案此爲小平錢也錢文與御書大錢無稍異制作精好余別蓄大觀通寶錢二種俱眞書一品視當十錢差小與慶元當三錢等疑亦當三之屬一品大如折二然大觀錢止有當十小平二種當三當二之說未詳

政和通寶折二錢

篆書一種　隸楷一種

案宋史食貨志初蔡京主行夾錫錢會罷政大觀元年京復相遂降錢式及錫母於鑄錢之路專用鼓鑄三年京復罷政詔凡鑄夾錫錢者皆罷政和二年京復得政奏昨鑄夾錫錢精善請復鑄如故命諸路以銅錢監復改鑄夾錫遂以政和錢頒式焉

政和通寶錢

篆書一種　隸楷一種

宋史食貨志政和元年詔今諸路所鑄小品錢行之久而無弊多而不壅爲利甚溥

案時張商英爲相請收折十錢毋更用俟錢入官擇其惡者鑄小平錢此錢是也

重和通寶錢

體兼隸楷

宋史食貨志重和元年權罷京西鑄夾錫錢繼以關中羅買用之通流復命鼓鑄小民往往以藥點染與銅錢相亂

宣和通寶折二錢

篆書二種　隸楷二種

宣和通寶錢

篆書二種　隸楷二種　眞書一種幕有陝字在穿上

宋史食貨志時御府之用日廣東南錢額不敷宣和以後尤甚乃令饒贛錢監鑄小平錢每緡用鐵三兩而倍損其銅稍損其鉛繼又令江池饒錢監盡以小平錢改鑄當二錢以紓用度

案此錢背文陝字紀所鑄之地也淳化四年詔錢每貫及四斤半有官監字號者皆許用不分新舊然則宋錢背文有官監字號自國初時已然也

欽宗

靖康元寶折二錢

體兼隸楷元字左挑

靖康通寶錢

眞書一種

退庵錢譜卷五

泰州夏荃退庵纂

高宗

建炎通寶折二錢

篆書一種　眞書一種

錢錄本紀建炎元年九月庚戌始通當三大錢於淮浙荆湖諸路按高宗朝祇當二及小平錢二種不聞別鑄此大錢意即當二本紀蓋指先朝大觀等舊錢後改爲當三者非新鑄也

建炎通寶錢

眞書一種

宋史高宗本紀建炎元年九月壬辰鑄建炎通寶錢

紹興通寶折二錢

眞書一種

紹興元寶折二錢

篆書一種　眞書一種 內有一種背有星月文如開元製

宋史高宗紀紹興元年八月壬午鑄紹興錢食貨志紹興初併廣甯監於虔州併永豐監於饒州歲鑄纔及八萬緡以銅鐵鉛錫之入不及於舊而官吏稍廩工作之費視前日自若也每鑄錢一千率用本錢二千四百文時范汝爲作亂權罷建州鼓鑄贛饒二監新額錢四十萬緡提點官趙伯瑜以爲得不償費罷鼓鑄十三年韓球爲使復鑄新錢興廢坑冶至於發冢墓壞廬舍籍冶戶姓名無銅可輸者至鎔錢爲銅然所鑄纔及十萬緡二十七年復饒贛韶鑄錢監二十八年出御府銅器千五百事付泉司大索民間銅器得銅二百餘萬斤寺觀鐘磬鐃鈸既籍定投稅外不得添鑄二十九年以李植提點鑄錢公事植言歲額銅三十九萬五千八百斤鉛三十七萬七千九百斤錫一萬九千八百七十五斤鐵二百三十二萬八千斤比歲取權十無二三每當二錢千重四斤五兩小平錢重四斤十三兩視舊制銅少鉛多愈鍥薄矣

宋史高宗紀內每當二錢千重四斤五兩小平錢重四斤十三兩句疑有誤須查宋史高宗紀並食貨志

孝宗

隆興元寶折二錢

篆書一種　眞書一種

宋史食貨志隆興元年詔鑄當二小平錢如紹興之初 原注乾淳迄於嘉泰開禧皆如之案乾淳謂乾道淳熙也

乾道元寶折二錢

眞書一種

宋史食貨志乾道八年饒州贛州復各置提點官以新鑄錢殽雜提點鑄錢等官責降有差九年大江之西及湖廣間多毀錢夾以沙泥重鑄號沙尾錢詔嚴禁之

淳熙元寶折二錢

眞書一種 幕有柒字捌字九字十二十三十四十五等字

淳熙元寶錢

篆書一種　眞書一種 幕有八字十字十二字又一種幕有星月文

眞草隸合體一種

宋史孝宗紀淳熙元年十二月丙辰罷鐵錢改鑄銅錢案淳熙折二小平錢背文多有數目字者記所鑄之年分鑄錢記年分自淳熙錢始淳熙鑄錢紀年分自七年始

光宗

紹熙元寶折二錢

眞書一種 幕有四字

紹熙元寶錢

眞書一種 幕有元字 三字四字

甯宗

慶元通寶當三錢

眞書一種 幕有四字五字 六字在穿下

宋史食貨志慶元三年復禁銅器期兩月鬻於官每兩三十復神泉監以所括銅器鑄當三大錢

案此錢大於前折二諸品是當三錢也甯宗四改元以慶元紀年者六故背文止於六也

慶元通寶折二錢

眞書一種 幕有元字五 字在穿下

慶元通寶錢

眞書一種 幕有二字五字 六字在穿下

嘉泰通寶當三錢

眞書一種

案此錢與慶元當三同蓋當三錢也宋志不載者宋諸帝好改元每改元輒更鑄其錢質有銅鐵夾錫之殊其行用有當十當五當三折二之異或由多減少或由少增多朝令夕更條教不一無怪纂志者之不能遍載也

嘉泰通寶錢

眞書一種 幕有元字二 字在穿上

開禧通寶折二錢

眞書一種 幕有二字 在穿上

開禧通寶錢

眞書一種 幕有元字 在穿上

嘉定通寶折二錢

眞書一種 幕有元字八字在穿上十 二十三等字在穿上下

嘉定通寶錢

眞書一種 幕有三字六字九字在穿上 十二十三等字在穿上下

理宗

大宋元寶折二錢

眞書一種 幕有二字 在穿下

大宋元寶錢

眞書一種 幕有元字二字 三字在穿下

宋史理宗紀寶慶元年秋七月乙酉詔行大宋元寶錢食貨志寶慶元年新錢以大宋元寶爲文

案歸田錄稱太祖仁宗因開寶寶元年號有寶字文不可重故改鑄宋元皇宋二

錢以代之理宗八改元其初及位也改元寶慶元年新錢以大宋元寶爲文其再改寶祐也以皇宋元寶爲文皆避年號寶字如祖宗朝故事然余攷諸家譜錄又有寶慶元寶 幕有漢 元二字 寶祐元寶二錢諒亦當時所鑄何以又不避寶字耶

紹定通寶折二錢

眞書一種 幕有元字 在穿上

紹定通寶錢

眞書一種 幕有五字六 字在穿上

端平通寶當三錢

眞書一種

宋史理宗紀端平元年六月癸巳禁毁銅錢食貨志元年申嚴下海之禁錢錄此錢與嘉泰當三錢同應是當三錢也理宗朝專措置楮幣而銅冶大衰

端平元寶錢

眞書一種 幕有元字在穿上

嘉熙重寶當三錢

眞書一種

案此錢與慶元嘉泰當三錢同是當三錢也

嘉熙通寶折二錢

眞書一種 幕有元字二字在穿下

宋史食貨志嘉熙元年新錢當二並小平錢並以嘉熙通寶爲文當三錢以嘉熙重寶爲文

淳祐通寶當百錢

眞書一種 幕有當百二字在穿上下

錢錄淳祐通寶大錢背文有當百字錢質厚重過於諸大錢數倍而史無明文按本紀淳祐九年三月乙酉以程元鳳爲江淮等路都大提點坑冶鑄錢公事蓋是時所鑄

按此錢流傳不多自有圜法以來錢之大者無出此右矣宋歷朝折十錢視此品減三之一

淳祐元寶折二錢

眞書一種 幕有元字三字四字八字十字十一字在穿上下

淳祐元寶錢

眞書一種 幕有三字四字五字十字在穿上

皇宋元寶折二錢

眞書一種 幕有元字二字五字在穿上

皇宋元寶錢

眞書一種 幕有四字在穿上

宋史食貨志寶祐元年新錢以皇宋元寶爲文

按此錢以皇宋元寶爲文者因淳祐十三年改元寶祐年號有寶字文不可重猶太祖開寶鑄宋元仁宗寶元鑄皇宋理宗初寶慶鑄大宋均各有所避也祇徽宗鑄聖宋元寶錢義無所避攷宋歷朝年號有寶字者自開寶始至寶祐終前仁宗錢文皇宋通寶今理宗錢文皇宋元寶想當時亦祇以通寶元寶爲差別耳

開慶通寶折二錢

眞書一種 幕有元字在穿上

開慶通寶錢

眞書一種

宋史理宗紀開慶元年五月乙丑行開慶通寶錢

景定元寶折二錢

眞書一種 幕有元字三字四字五字在穿上

續文獻通考景定元年九月詔鑄新錢以景定元寶爲文

景定元寶錢

眞書一種 幕有元字二字在穿上

度宗

咸淳元寶折二錢

眞書一種 幕有元字三字四字五字七字八字在穿上

錢錄考咸淳七年元建國號越三年爲帝㬎德祐元年又一年景炎一年祥興而宋皆無復置監開鑄之事矣

附宋代鐵錢

大觀通寶錢

宋史食貨志大觀二年江南東西兩浙福建許鑄使鐵錢四年利州路提刑司言舊銅鐵錢輕重相尋以大鐵錢一折小銅錢二今大鐵錢五止當一銅錢比舊輕十倍又流入川界錢輕物重頗類陝西欲將折二大鐵錢以一折一雖稍減錢數錢必稍重詔許陝西鐵錢入蜀仍舊盡釋其禁

政和通寶錢

宋史食貨志政和二年陝西用政和通寶舊大鐵錢

宣和通寶錢

按此錢幕有陝字在穿上與宣和小平銅錢背文同

紹興通寶錢

宋史食貨志前宋時川陝皆行鐵錢益利夔皆即山鑄冶紹興九年詔陝西諸路復行鐵錢十五年置利州紹興監鑄錢十萬緡二十二年復嘉之豐遠邛之惠民二監鑄小平錢二十三年詔利州並鑄折二錢後又鑄折三錢

按志稱紹興鐵錢有折三折二小平三種余所蓄蓋小平錢也

乾道元寶錢

宋史孝宗紀乾道六年二月丁亥復置舒州同安監六月癸酉置蘄州蘄春監黄州齊安監十二月甲子置江州廣甯監臨江軍豐餘監撫州裕國監皆鑄鐵錢食貨志淮南舊鑄銅錢乾道初詔兩淮京西悉用鐵錢荆門隸湖北以地接襄峴亦用鐵錢先是以利州舊有錢監舒州山口鎮亦有古監詔司農丞許子中往淮西措置於是子中以舒蘄黄皆產鐵請各置監且鑄折二錢以發運司通領四監子中所領三監歲合認三十萬貫其大小鐵錢令兩淮通行七年舒蘄守臣皆以鑄錢增羨遷官然淮民爲之大擾

按乾道鐵錢有大小二種大者折二志稱且鑄折二錢又稱大小鐵錢令兩淮通行是也余所蓄蓋折二品

淳熙通寶錢

宋史食貨志淳熙十二年詔舒蘄鑄鐵錢並增五萬貫以淳熙通寶爲文

按此錢錢文一上下讀幕有春十一字在穿上下一右旋讀幕有春三字在穿上下其用春字者紀所鑄之地當是蘄州蘄春監所鑄凡錢背文有春字者倣此其用數目等字記所鑄之年分也

淳熙元寶錢

宋史食貨志淳熙十五年四川餉臣言諸州行使兩界錢引全藉鐵錢稱提止有利州紹興監歲鑄折三錢三萬四千五百貫有奇邛州惠民監歲鑄折三錢一萬二千五百貫今大安軍淳熙新興迎恩三爐出生鐵四十九萬三千斤利之昭化嘉川縣亦有爐新產鐵三十餘萬斤乞從鼓鑄

按此錢文右旋讀幕有同字在穿上穿下有十四二字

紹熙通寶錢

宋史食貨志紹熙二年減蘄春同安兩監歲鑄各十萬貫

按此錢有大小二種大者錢文上下讀幕有同二字在穿上下當是舒州同安監所鑄凡錢背文有同字者倣此小者錢文右旋讀幕有同三字在穿上下

紹熙元寶錢

按此錢有大小二種錢文俱右旋讀大者幕有同五字小者幕有春四字在穿上下

慶元通寶錢

按此錢有大小二種錢文俱右旋讀大者幕有同三同四同五春六漢六等字在穿上下其用漢字者宋史食貨志京西湖北之鐵錢則取給於漢陽監及興國富民監後併富民監於漢陽監此錢蓋漢陽監所鑄凡錢背文有漢字者倣此小者幕有同元字在穿上下

嘉泰通寶錢

按此錢幕有同二同三字在穿上下

開禧通寶錢

宋史食貨志嘉泰三年罷舒蘄鼓鑄開禧三年復之

按此錢幕有同元春二漢三等字在穿上下

嘉定通寶錢

宋史食貨志嘉定元年卽利州鑄當五大錢三年又於紹興惠民二監歲鑄三十萬貫其料並同當三五年臣僚言今江北以銅錢一折鐵錢四禁之

按此錢文一上下讀幕有漢二春五字一右旋讀幕有春六春八字在穿上下

嘉定元寶錢

按此錢文右旋讀幕有漢字在穿上穿下有偃月文

西夏

崇宗

元德通寶錢

按崇宗乾順雍甯六年改元元德時爲宋徽宗宣和元年遼天祚帝天慶九年金太祖輔國四年也攷宋史夏國傳無乾順鑄錢之說且錢文以通寶爲文上下讀體兼隸楷與夏錢天盛皇建光定諸品純用眞書錢文元寶右旋讀者不同然玩其字畫形製絕非私鑄濫惡者比當是乾順所鑄

仁宗

天盛元寶錢

宋史夏國傳紹興十七年夏改元天盛二十八年立通泰監鑄錢

西夏書事天盛十年夏五月立通濟監鑄錢夏自茶山鐵冶入於中國國中乏鐵常以青白鹽易陝西大鐵錢爲用及金人據關右置蘭州等處榷場若以中國錢貿易價輒倍增商人苦之仁孝仁宗名乃立通濟監命監察御史梁惟忠掌之鑄天盛永寶錢與金正隆元寶錢並用金主禁之仁孝再表請乃許通行

錢錄按夏人慶六年改元天盛則南宋高宗之紹興十九年按宋史作十七年而金煬王之天德元年也

乾祐元寶錢

按仁宗仁孝天盛二十二年改元乾祐爲南宋孝宗乾道六年金世宗大定十年也攷後漢隱帝有乾祐年號然史稱戊申隱帝立改元乾祐膳部郎中請置監鑄錢以濟軍用疏奏不報則隱帝時固未嘗鑄錢也今此錢當爲仁孝所鑄其以鐵爲之者夏國常以青白鹽易宋陝西大鐵錢爲用故其國亦鑄鐵錢也

襄宗

皇建元寶錢

按襄宗安全應天五年改元皇建時爲南宋甯宗嘉泰二年金衛紹王大安二年

蒙古太祖五年也攷宋史夏國傳無安全鑄錢之說今此錢銅質字畫俱精好類天盛品當爲安全所鑄

按北齊孝昭帝有皇建年號然攷北史齊紀及董譜洪志祇載北齊常平五銖錢隋食貨志稱其制造甚精至乾明皇建間往往私鑄蓋終北齊之世祇鑄常平五銖一種未聞別有鼓鑄況自唐以上錢文多篆書無作眞書者此又不待辨也

神宗

光定元寶錢

按神宗遵頊嗣位改元光定是爲南宋甯宗嘉定四年金衛紹王大安三年蒙古太祖六年也今此錢形製與天盛皇建二錢同爲遵頊鑄無疑

宋中葉僞號

阜昌重寶大錢

金史食貨志金初用遼宋舊錢天會末雖劉豫阜昌元寶阜昌重寶亦用之

按宋史劉豫傳豫景州阜城人今河間府阜城縣元符中登第建炎二年除知濟南府叛降金四年七月丁卯金人册豫爲皇帝國號齊都大名府置丞相以下官時金天會八年也明年豫改元阜昌紹興二年遷都汴七年金人廢之封爲蜀王僭號凡八年十三年卒初豫自以生阜城故以阜昌紀元其廢也籍其府庫得金銀若干萬兩錢九十八百七十餘萬緡當是阜昌錢也

按此錢僞齊劉豫錢文眞書上下讀別有篆書大錢製作尤精好余曾於吳市陳叟處見之在當日當幾行用史缘僭僞之品故略而不書也

阜昌元寶小錢

按此錢似宋小平錢也錢文眞書上下讀製作尤精亦劉豫鑄

退庵錢譜卷六

泰州夏荃退庵纂

遼

聖宗

統和元寶錢

董譜統和元寶宋太平興國八年耶律隆緒鑄

按遼聖宗統和元年當宋太宗太平興國八年聖宗鑄統和元寶錢遼史失載董譜云云蓋臆度之辭

道宗

清甯通寶錢

遼史道宗紀清甯二年閏（按閏三月也）己亥始行東京所鑄錢九年正月辛未禁民鬻銅

董譜清甯通寶宋至和二年耶律洪基鑄按遼道宗清甯元年宋仁宗至和二年也

洪志此錢徑九分重三銖文曰清甯通寶

按遼史食貨志開泰中每歲春秋以官錢宴饗將士錢不勝多故東京所鑄至清甯中始用或疑清甯皆用開泰舊錢未嘗鼓鑄不知志特言開泰中東京積錢甚多至清甯時始用非謂清甯十年中遂廢鼓鑄也今此錢形製及右旋讀與咸雍諸錢相似斷爲道宗所鑄無疑

咸雍通寶錢

董譜咸雍通寶宋治平二年耶律洪基鑄按遼道宗咸雍元年宋英宗治平二年也

大康通寶錢

大康元寶錢

遼史道宗紀大康元年六月戊戌知三司使事韓操以錢穀增羨授三司使十年六月壬辰禁毀銅錢爲器

董譜大康元寶大康通寶宋熙甯七年耶律洪基鑄按遼道宗大康元年當宋神宗熙甯八年董譜作七年誤

洪志此錢有二品並徑九分重二銖四絫以大康通寶大康元寶爲文

大安元寶錢

遼史道宗紀大安三年五月庚申海雲寺進濟民錢千萬四年七月己巳禁錢出境

董譜大安元寶宋神宗元豐七年耶律洪基鑄按遼道宗大安元年當宋神宗元豐八年董譜作七年誤

洪志此錢徑八分重二銖八絫文曰大安元寶今世多有

按以大安紀年者遼道宗外又有西夏秉常金衛王允濟今此錢形製麤惡與清甯諸品相似斷爲遼道宗所鑄

壽昌元寶錢

遼史食貨志道宗之世錢有四等曰咸雍曰大康曰大安曰壽隆皆因改元易名其肉好銖數亦無所考

洪志李季興東北諸蕃樞要曰契丹主天祐年號壽昌余按此錢徑九分重二銖四絫文曰壽昌

錢錄右西遼壽昌錢按李季興東北諸蕃樞要云契丹天祐年號壽昌今攷天祐帝卽西遼耶律大石也據天祚帝紀百官冊立大石爲帝號葛兒罕復上漢尊號曰天祐皇帝改元延慶無壽昌紀元之說豈正史失之而樞要所云或別有據歟至洪志引北遼通書曰天祚卽位壽昌七年云云壽昌蓋壽隆之誤耳

十駕齋養新錄道宗初改元清甯次咸雍次大康次大安各十年次壽隆至七年止此見於遼史者也按洪遵泉志引李季與東北諸蕃樞要云契丹主天祐年號

壽昌又引北遼通書云天祚卽位壽昌七年改元乾統鼂公邁歷代紀年遼道宗改元淸甯咸雍大康大安壽昌東都事略附錄紹聖三年改元壽昌原注今刊本作昌壽誤文獻通考洪基在位四十七年其紀元自咸雍改大康又改大安皆盡十年然後爲壽昌主七年終予家所藏遼石刻作壽昌者多矣文字完好灼然可信且遼人謹於避諱道宗爲聖宗之孫斷無取聖宗諱紀元之理此遼史之誤不可不改正

按洪志編壽昌錢於淸甯大康大安三錢後乾統天慶二錢前世次犂然鄱陽不以此錢爲西遼大石鑄明矣祇其於大安壽昌二錢下引李季興東北諸蕃樞要均作契丹主天祐年號致啓後人疑議然天祐必洪基二字之譌不難辨也

天祚帝

乾統元寶錢

遼史食貨志天祚之世更鑄乾統天慶二等新錢

洪志此錢徑寸重三銖二絫文曰乾通元寶按遼史食貨志鼓鑄之法先代撒刺的爲夷离菫以土產多銅始造錢幣太祖襲而用之遂致富彊以開帝業太宗置五冶太師以總四力錢鐵景宗以舊錢不足於用始鑄乾亨新錢錢用流布聖宗鑿大安山取劉守光所藏錢散諸五計司兼鑄太平錢新舊互用由是國家之錢演迤域中道宗之世錢貨充溢屢出官錢振諸宮分及邊戍貧戶是時雖未有貫朽不可較之積亦可謂富矣至其末年經費浩穰鼓鑄仍舊國用不給因禁民錢不得出境及天祚之世上下困窮府庫無餘積以至於亡

金

廢帝

正隆元寶錢

金史食貨志正隆三年二月中都置錢監二東曰寶源西曰寶豐京兆置監一曰利用三監鑄錢文曰正隆通寶輕重如宋小平錢而肉好字文峻整過之與舊錢通行

董譜正隆元寶金海陵王鑄於大元府

按志稱正隆二年歷四十餘歲始議鑄錢蓋金初用遼宋舊錢自太祖立國至廢帝正隆鑄錢之歲歷四十四年始議鼓鑄金用圜法自海陵始也今正隆錢皆元寶而無通寶志稱錢文正隆通寶而不及元寶者史文略也

世宗

大定通寶錢

幕有中字酉字在穿上亦有在穿下者

金史食貨志大定十八年代州立監鑄錢命震武軍節度使李天吉知保德軍事高季孫往監之而所鑄斑駁黑澀不可用詔削天吉等官更命工部郎中張大節吏部員外郎龐珪監鑄其錢文曰大定通寶字文肉好又勝正隆之制世傳其錢料徵用銀云十九年始鑄至萬六千餘貫二十年十一月名代州監曰阜通二十三年上以阜通監鼓鑄歲久而錢不加多遂設副監監丞爲正員而以節度領監事二十七年二月曲陽縣鑄錢別爲一監以利通爲名二十九年丁用楫言今阜通利用兩監歲鑄錢十四萬餘貫而歲所費乃至八十餘萬貫病民而多費未見其利遂罷代州曲陽二監按世宗紀二十八年十月乙丑京府及節度州增置流泉務凡二十八所章宗初用丁用楫言罷代州曲陽二監此二十八所當同時並罷也

按大定錢背文祇有申酉二字或云所以紀年不知世宗在位二十九年年號大定未曾改元中間申年有甲申丙申戊申之別酉年有乙酉丁酉己酉之殊如云

以申酉紀年果安屬乎疑當日別有取義未敢臆斷也其申酉字在穿下者尤難得又有一種大定通寶小錢體兼隸楷銅質頗舊未審何時所鑄

章宗

泰和重寶當十錢

金史食貨志泰和四年八月鑄大錢一直十篆文曰泰和重寶與鈔參行

錢錄章宗卽位罷鑄錢承安二年鑄銀名承安寶貨一兩至十兩分五等每兩折錢二貫尋以私鑄多濫不行亦罷之至是始鑄錢計自明昌改元以來凡十二年無置監鑄錢之事

按此錢銅質精良金背爛然篆書峻整字稜墳起規製極爲粹美金源立國重用鈔法錢不甚行泰和間改鑄大錢尤屬僅見然如正隆大定諸錢凡鑄一錢諸損數錢之値不惜工費力求精好故遠勝遼元諸品

哀宗

天興通寶錢

按金史食貨志天興二年十月印天興寶會於蔡州自一錢至四錢四等同見銀流轉不數月國亡並無天興鑄錢明文攷以天興紀元者元魏道武帝皇始三年改元天興隋末劉武周據定陽改元天興後唐明宗天成二年趙氏代鄭氏改國號曰大天興然自唐以前以年號繫錢者不過如太元貨泉孝建四銖一二種從未有四字眞書以通寶爲文者趙善政以丁亥代鄭氏未及改元戊子卽爲楊干眞所奪且趙以天興爲國號非年號可斷其無鑄錢事此錢形製楷畫類正隆錢疑爲金哀宗所鑄哀宗於正大九年改元天興三年而國亡未造倥偬縱有鼓鑄史多略而不載亦勢使然也

錢志新編定以安南黎灝鑄說似可據須確攷更正未可遽定爲金錢也

元

武帝

至大通寶錢

眞書

元史武宗紀至大二年九月己亥大都立資國院山東河東遼陽江淮湖廣川漢立泉貨監六產銅之地立提舉司十九冬十月庚戌以行銅錢法詔天下三年正月丙申命以歷代銅錢與至大錢相參行用

葉子奇草木子元朝只行鈔法而不鑄錢獨至大官裏行至大二等錢當五以蒙古字書小錢以楷書

按據草木子則至大錢有二種今世所傳多至大眞書小錢蒙古字書當五錢絕少或疑所云當五錢卽指蒙古書大元通寶大錢不知大元通寶乃當十非當五也抑草木子譌當十爲當五歟

大元通寶當十錢

蒙古書

元史食貨志武宗至大三年初行錢法立資國院泉貨監以領之其錢曰至大通寶者一文準至大銀鈔一釐曰大元通寶者一文準至大通寶錢一十文歷代銅錢與至大錢通用其當五當三折二並以舊數用之明年仁宗復下詔以鼓鑄弗給新舊資用其弊滋甚與銀鈔皆廢不行所立院監亦皆罷革而專用至元中統鈔云

順帝

至正通寶當十錢

眞書幕有[illegible]字在穿上

至正通寶當三錢

眞書二種幕有[illegible]字[illegible]字俱在穿上

錢錄背文西番篆𠼷字讀作巴納蓋梵語錢字也

至正通寶折二錢

眞書二種幕有𠼷二字在穿上下其穿上𠼷字一種讀作巴納與前大錢同

錢錄背文上一字亦西番篆讀作額下楷書曰二蓋當二耳

至正通寶錢

眞書幕有𠼷字在穿上讀作巴納與前同

元史順帝紀至正十年冬十月辛丑置諸路寶泉都提舉司於京城十一月己巳詔天下以中統交鈔壹貫文權銅錢一千文準至元寶鈔貳貫仍鑄至正通寶錢並用以實鈔法十一年冬十月癸未立寶泉提舉司於河南行省及濟南冀甯等路凡九江浙江江西湖廣行省等處凡三□十四年十二月丁酉罷寶泉司十六年二月乙丑禁銷毀販賣銅錢錢錄按史元世交鈔寶鈔皆印造錢文無鼓鑄之事惟武宗一置監鑄錢然仁宗皇慶元年即下詔廢不行所立院監悉皆罷革而專用至元中統鈔順帝至正十年丞相脫脫始復建議開鑄置寶泉提舉司鑄至正錢與交鈔通用謂子母相權顧所鑄不能流通至其後乃並鈔不行所在郡縣皆以物貨相貿易公私所積之鈔人視之若廢楮蓋自錢法敝而鈔法亦壞矣

按余所蓄至正錢四種當十當三折二以次遞小其最小者亦如宋之小平錢也其西番篆可辨者二種餘二種未審讀作何字疑當日背文字體甚多殆不止此數也

元史順帝紀凡九江浙江江西湖廣行省等處凡三案三字下當有脫文須查元史

元末僞號

宋

龍鳳通寶大錢

眞書上下讀

元史順帝紀至正十五年二月己未劉福通等自碭山夾河迎韓林兒至立爲皇帝又號小明王建都亳州國號宋改元龍鳳

按此錢韓林兒鑄銅質精美楷書端整其規製與至正當三錢等疑作當三行用惜無背文可考耳

周

天祐通寶當五錢

眞書上下幕有篆書五字在穿上

天祐通寶當三錢

眞書上下讀幕有篆書參字在穿上

元史順帝紀至正十三年五月乙未泰州白駒場亭民張士誠及其弟士德士信爲亂陷泰州及興化縣遂陷高郵據之僭國號大周自稱誠王建元天祐

按淮張於元順帝至正十六年二月壬子朔陷平江士誠來自高郵改至正十六年爲天祐三年據承天寺以爲宮佛像悉毀壞銅觀音鑄爲錢此淮張鑄錢之一證元明二史俱稱士誠建元天祐今錢文從佑不從祐可據錢文以正史册之譌

天完

天定通寶大錢

眞書上下讀

天定通寶小錢

眞書上下讀

元史順帝紀至正十一年冬十月丙子徐壽輝據蘄水爲都國號天完僭稱皇帝

改元治平

按天完徐壽輝於至正辛卯僭帝號建元治平戊戌改元天啟己亥四月又改元天定明年五月丁亥爲其將陳友諒所弒明史不爲壽輝立傳附見友諒傳中合觀元明二史祇稱壽輝建元治平而不及改元之事蓋僭僞之制史從略也攷後理段興智亦有天定年號此錢非興智鑄

按此錢大小二種大者與龍鳳大錢規製相等厚重過之而精好不逮疑當時亦作當三行用惜無背文可攷耳小者視大錢具體而微質頗厚重字亦明坦

漢

大義通寶大錢

眞書上下讀

元史順帝紀至正二十年五月丁亥陳友諒殺其僞主徐壽輝於太平路遂稱皇帝國號大漢改元大義

按此錢大小二種大者視天定大錢規製稍殺而其字文刻露狹緣厚重略倣其制其小者亦與天定小錢等疑當時工人倣天定二錢而爲之也

退庵錢譜卷七

泰州夏荃退庵纂

明

太祖

大中通寶當十錢

幕有十字在穿上

明史食貨志太祖初置寶源局於應天鑄大中通寶錢與歷代錢兼行以四百文爲一貫四十文爲一兩四文爲一錢及平陳友諒命江西行省置貨泉局頒大中通寶錢大小五等錢式

池北偶談明太祖初定天下建國號意在大中既而祈天乃得大明故當時錢文有大中通寶

大中通寶當三錢

此錢無背文揆其規製是當三錢也

大中通寶當二錢

此錢無背文揆其規製是當二錢也

大中通寶小錢

背文二種有廣字在穿左者有北平字在穿上者

錢錄大中錢蓋太祖未紀元以前自稱吳王時鑄

洪武通寶當十錢

背文數種有京字在穿上十字在穿右者有十字在穿上浙字在穿下者有十字在穿上一兩二字在穿右者

洪武通寶當五錢

背文數種有浙字在穿上者有五字在穿上福字在穿下者有五錢二字在穿右者

洪武通寶當三錢

背文有三錢二字在穿右

洪武通寶當二錢

背文有二錢二字在穿右

洪武通寶小錢

背文數種有治字浙字桂字北平二字在穿上者有福字在穿下者有廣字一錢二字在穿右者

明史食貨志太祖即位頒洪武通寶錢其制凡五等曰當十當五當三當二當一當十錢重一兩餘遞降至當一錢止各行省皆設寶泉局與寶源局並鑄而嚴私鑄之禁洪武四年改鑄大中洪武通寶大錢爲小錢初寶源局錢鑄京字於背後多不鑄民間無京字者不行故改鑄小錢以便之時商賈沿元之舊習用鈔多不便用錢七年帝乃設寶鈔提舉司每鈔一貫準錢千文遂罷寶源寶泉局越二年後設寶泉局鑄小錢與鈔兼行二十二年詔更定錢式生銅一斤鑄小錢百六十折二半之當三至當十準是爲差

惠宗

建文通寶錢

按明史惠帝紀食貨志俱無惠宗鑄錢明文明初沿元舊俗便用鈔而不便用錢太祖於洪武八年改用大明寶鈔遂罷寶源寶泉局鼓鑄益衰惠宗嗣位仍行鈔法而錢制從略故建文錢至今少也

成祖

永樂通寶錢

明史食貨志成祖九年鑄永樂錢

明會典永樂六年鑄永樂通寶錢九年令差官於浙江江西廣東福建四布政司鑄永樂通寶錢

按湧幢小品稱日本國亦用銅錢只鑄洪武通寶永樂通寶若自鑄其國年號則不能成

仁宗

洪熙通寶大錢

按明史仁宗紀食貨志俱無仁宗鑄錢明文而志稱仁宗卽位以鈔不行詢夏原吉原吉言鈔多則輕少則重自今官鈔宜少出民間得鈔難則自然重矣蓋當時重用鈔法鼓鑄不常今此錢輪郭規制與洪武當五錢等疑作當五用也仁宗嗣位祇十閱月故史文略歟

按明會典武宗正德五年命將洪武永樂洪熙宣德弘治與歷代大錢相兼行使此仁宗鑄錢之證、

宣宗

宣德通寶錢

明史食貨志宣德九年鑄宣德錢

明會典宣德九年令南京工部並浙江等布政司鑄宣德通寶錢

代宗

景泰通寶錢

錢錄按嘉靖三十二年令照新式鑄洪武以下紀元九號錢云云今考仁宗英宗憲宗諸朝其鼓鑄事蹟別無明文然則洪熙正統天順成化等錢皆嘉靖所補鑄而景泰以出廟遂獨無錢文也

按明史景帝紀食貨志俱無景帝鑄錢明文而明會典亦稱景泰四年令民間將銅錢折鈔阻壞鈔法者依律究治其時重用鈔法不事鼓鑄故景泰錢至今少也

孝宗

弘治通寶錢

明史食貨志弘治元年京城稅課司順天山東河南戶口食鹽俱收鈔各鈔關俱錢鈔兼收其後乃皆改折用銀而洪武永樂宣德錢積不用詔發之令與歷代錢

兼用戶部請鼓鑄乃復開局鑄錢

明會典弘治十六年鑄弘治通寶錢十八年題准每文重一錢二分

按明會典稱天順四年令民間除假錢錫錢外凡歷代並洪武永樂宣德銅錢及折二當三依數准使不許挑揀成化十七年令京城內外軍民人等買賣許行使歷代及洪武永樂宣德舊錢弘治十八年令兩京內府司鑰等庫及南北直隸府州並十三布政司查盤洪武永樂宣德等錢並鑄完弘治通寶錢發與太常寺等衙門買辦等項支領可見自孝宗而上凡八帝九年號其鑄錢最多者祇洪武永樂宣德三朝他帝不逮蓋自明世已然余所蓄建文洪熙景泰三錢皆以重價得之若正統天順成化錢則都未之見

武宗

正德通寶錢

明會典正德五年題准將新鑄鉛錫薄小低錢倒好皮棍等項名色盡革將洪武永樂洪熙弘治通寶及歷代眞正大樣舊錢相兼行使

庭聞州世說十年前以重價購求正德錢一二文可値銀一金云正德爲游龍佩之渡江河無波濤之厄近遂有僞爲求售者甚或錢背鑄一龍前此未聞

池北偶談於慈仁寺市見正德錢錢面幕皆有文若蟠螭狀與今制殊異正德又夏國僞年號也錢不知何年所造

世宗

大明通寶錢

幕有戶字在穿上

明會典嘉靖六年令曉諭京城內外商賈人等但有收積新錢限一月內盡數赴府縣並各城兵馬司出首具呈戶部照銅價給與價銀免其私販之罪收過新錢即與銷化貯庫聽候鑄造大明通寶取用

按會典則大明通寶錢嘉靖時鑄而明史食貨志稱隆慶初錢法不行兵部侍郎譚綸上言以年號識錢未免壅而不通請歲鑄重錢以大明通寶識之而令民得以錢輸官時直隸巡按楊家相亦請鑄大明通寶錢不識年號於是課稅稍收錢而大明通寶之議卒不行楊譚當日先後以改鑄爲請亦因嘉靖朝本有大明通寶之鑄故欲踵而行之非務更張也今此錢背文有戶字凡幕有工戶等字皆明代鑄明以前未之有也

嘉靖通寶當五錢

幕有五錢二字在穿右

明會典嘉靖十三年命工部造嘉靖通寶錢依洪武折二當三當五當十式各三萬文續解貯庫

嘉靖通寶小錢

明史食貨志嘉靖六年大鑄嘉靖錢每文重一錢三分且補鑄累朝未鑄者三十二年鑄洪武至正德九號錢每號百萬錠嘉靖錢千萬錠一錠五千文時所鑄錢有金背有火漆有鏇邊議者以鑄錢艱難工匠勞費革鏇車用鑪鑢於是鑄工競雜鉛錫便剉治而輪郭麤糲色澤黯黲姦僞倣傚盜鑄日滋金背錢反阻不行大學士徐階請停寶源局鑄錢從之

明會典嘉靖六年奏准鑄嘉靖通寶一千八百八十三萬四百文南京寶源局鑄造二千二百六十六萬八百文又令工部差官於直隸河南閩廣鑄造嘉靖通寶解京貯內府司鑰庫

按日知錄稱嘉靖所鑄之錢最爲精工隆慶萬歷加重半銖

穆宗

隆慶通寶錢

明史食貨志隆慶初錢法不行高拱言錢法朝議夕更迄無成說小民恐今日得錢而明日不用是以愈更愈亂愈禁愈疑請一從民便勿多爲制帝深然之錢法復稍稍通矣時寶鈔不用垂百餘年惟俸錢獨支鈔如故四年始以新鑄隆慶錢

給京官俸云

明會典隆慶四年鑄隆慶通寶錢仍令以新鑄者送戶部發太倉庫量放京官折俸

神宗

萬歷通寶當二錢

池北偶談南來蒼雪法師居吳之中峯嘗夜誦楞嚴月明如水忽語侍者庭心中萬歷大錢一枚可往檢取視之果然

此錢銅質甚精字畫刻露雖無背文的是當二金背錢也

萬歷通寶小錢

幕有公字在穿上

明史食貨志萬歷四年命戶工二部準嘉靖錢式鑄萬歷通寶金背及火漆錢一文重一錢二分五釐又鑄鏇邊錢一文重一錢三分頒行天下尋命十三布政司

皆開局鑄錢以五銖錢爲準用四火黃銅鑄金背二火黃銅鑄火漆麤惡者罪之時王府皆鑄造私錢吏不敢詰古錢阻滯不行國用不足乃命南北寶源局拓地增鑪鼓鑄

明會典萬歷六年覆准將嘉靖隆慶萬歷制錢每金背八文准銀一分火漆鏇邊各十文准銀一分洪武等錢與前代舊錢各十二文准銀一分相兼行使

按吳野人一錢行爲林茂之賦其詩云先生春秋八十五芒鞋重蹋揚州土故交但有邱塋存白楊摧盡留枯根昔游倏過五十載江山宛然人代改滿地干戈杜老貧囊底徒餘一錢在桃花李花三月天同君扶杖上漁船杯深顏熱城市遠卻展空囊碧水前酒人一見皆垂淚乃是先朝萬歷錢

光宗

泰昌通寶錢

明史食貨志天啟元年鑄泰昌錢

按萬歷四十八年八月丙午朔光宗即位詔以明年爲泰昌元年九月乙亥朔熹宗即位詔以明年爲天啓元年改萬歷四十八年八月後爲泰昌元年光宗立祇一月耳志稱天啓元年鑄泰昌錢蓋補鑄也

熹宗

天啓通寶當十錢

幕有十字在穿上一兩二字在穿右

明史食貨志兵部尚書王象乾請鑄當十當百當千三等大錢用龍文略倣白金三品之制於是兩京皆鑄大錢後有言大錢之弊者詔南京停鑄大錢收大錢發局改鑄

金陵瑣事天啓三年正月鑄一樣大錢背有壹兩字十文字蓋欲以一當十文人情不便非通寶也（案今天啓大錢有十一兩字無文字）

按日知錄稱天啓大錢始鑄一兩字然背文鑄一兩字洪武大錢已有之不始於

天啓也

天啓通寶小錢

幕有云字工字戶字在穿上又有工字在穿下者有一錢二字在穿上下有一錢二分四字在穿左右有新一錢一分五字在穿上及穿左右者按背文五字此至多者也

金陵瑣事天啓初鑄錢時庫有倭鉛倭錫雜銅鑄錢純白色字與輪郭分明人呼爲白沙錢銅匠將白沙錢二文打小茶匙一張可賣錢十文故白沙錢最少私鑄者不能鑄又初鑄之錢錢千文重八斤八兩後雖漸輕至天啓二年秋小薄之甚擲地即碎僅四斤八兩較初鑄者少四斤矣此四斤之利歸於朝廷乎官吏乎工人乎史外叢談明熹宗時司鑰庫檢得古天啓錢數枚不知何代物進至御前熹宗問昔年擬年號者誰改日召來面問左右以閣臣及翰林官對帝容怫然明日客氏入見諛詞稱賀謂此天降嘉祥錢源不絕之兆也熹宗始解頤爲改前命

寄園寄所寄蘇州逮周公順昌民變擊斃校尉後蘇民倡議天啓無道互戒天啓錢不用各州府縣皆和其說將天啓錢積下後傳至京中各直省出示曉諭錢乃復行私禁凡十閱月

堅瓠集明初陳友諒始據江南改元天啓明年己亥爲天啓二年四月又改天定（案元順帝至正辛卯天完徐壽輝僭稱帝改元治平戊戌改元天啓明年己亥四月又改天定作友諒誤）萬歷庚申熹宗卽位詔以明年爲天啓元年宰相不讀書襲古年號者有矣未有襲叛臣及勝國羣雄者此則內閣劉一燝也

莊烈帝

崇禎通寶當五錢

幕有監五二字在穿左右

按明史食貨志稱崇禎末年敕鑄當五錢不及鑄而明亡今此錢確是明鑄當是敕鑄時所鑄也

崇禎通寶當二錢

幕有二字在穿右

崇禎通寶小錢

幕有工字戶字沪字新字重字季字局字加字官字府字忠字應字江字廣字貴字甲字戊字己字在穿上戶字捌字青字在穿下一錢二字工二二字戶臼二字清忠二字在穿上下一錢二字八錢二字在穿右川戶二字在穿左右奉制二字制字在穿上奉字在穿右又有穿上一星者穿下有奔馬形者

明史食貨志荆州抽分主事朱大受陳錢法便宜四事遂定錢式每文重一錢每千直銀一兩南都錢輕薄乃定每文重八分初制歷代錢與制錢（謂洪武下歷代錢）通行啓禎時廣鑄錢始刮古錢以充廢銅民間市易擯古錢不用帝初卽位給事中黃承昊疏請銷毁古錢大學士劉鴻訓言北方皆用古錢驟廢之於民不便旣以御史王燮言收銷舊錢但行新錢於是古錢銷毁頓盡蓋自隋世盡銷古錢至是凡再見云

按崇禎小錢背文多至七十餘種余所蓄祇半數耳其穿下有奔馬形者俗呼崇禎一匹馬其義未詳攷漢書食貨志武帝造銀錫白金以爲天用莫如龍地用莫如馬人用莫如龜故白金三品一曰其文龍直三千二曰其文馬直五百三曰其文龜直三百史記索隱曰白金三品其二肉好皆乃隱起馬形在好之下今此錢馬亦在好下殆倣白金三品之制歟或曰此錢崇禎季年所鑄門下有馬闖賊應之又爲弘光用馬士英爲相而明亡之兆俗又云跑馬崇禎可治難產催生

明季三王

福王

弘光通寶當二錢

眞書上下讀幕有貳字在穿上

按此錢是當二錢也

弘光通寶小錢

隸書眞書二種上下讀隸書者幕有鳳字在穿上眞書者穿上一星又有光幕無文者

明史稿三王傳福王由崧神宗第二字福恭王之長子崇禎十七年五月壬寅立於南京號曰弘光　順治二年滅之

唐王

隆武通寶當二錢

眞書上下讀無背文

按此錢規製與弘光當二錢等銅質字畫不逮雖無背文其爲當二無疑

隆武通寶小錢

眞書上下讀幕有工字戶字在穿上又有穿上一星者有光幕無文者

明史稿三王傳唐王聿鍵太祖九世孫　順治二年閏六月丁未立於福州建號隆武　順治三年滅之

永明王

永曆通寶當二錢

篆書眞書行書三種無背文

按此錢有篆楷行三種眞書者稍大雖無背文是當二錢也

永曆通寶小錢

隸書眞書二種上下讀隸書者幕有督字在穿上眞書者幕有戶字明字定字𠱓字輔字國字粵字在穿上又有工字在穿下者有光幕無文者

明史稿三王傳永明王由榔神宗孫　順治三年十一月立於肇慶建號永曆　順治十六年正月王走南甸入緬境十八年滅之

明末僞號

永昌通寶錢

明史流賊傳崇禎十七年正月庚寅朔李自成稱王於西安僭國號曰大順改元永昌三月十八日自成陷都城賊黨牛金星等三表勸進從之及升御座自成忽見白衣人長數丈手劍怒視座下龍爪鬣俱動自成恐亟下鑄金璽及永昌錢皆不就

綏寇紀略甲申李賊居武昌五十日改江夏爲瑞符縣設僞令運銅炭鑄永昌錢

案明史流賊傳自成棄西安走武昌是乙酉事非甲申也

按孫豹人村居雜感十首其六云長物吾家少樽罍伴管絃獨醒惟病後取醉更愁邊童子提壺出先生待酒眠檣頭竟空返不用啓禎錢自注賊新鑄永昌錢此詩作於甲申爲闖賊鑄錢之證

大順通寶錢

幕有工字在穿下

明史流賊傳崇禎十七年张獻忠陷成都遂僭號大西改元大順冬十一月庚寅即僞位

興朝通寶錢

有大小二種大者幕有一分二字在穿上下小者幕有工字在穿下亦有光幕者

按此錢孫可望鑄可望獻忠養子獻忠死降於永明王丙戌可望入雲南略地時永明王雖稱號於肇慶而詔令不至前御史臨安任僎議尊可望爲國主以干支紀年鑄興朝通寶錢見明史楊畏知傳

退庵錢譜卷八

泰州夏荃退庵纂

外國品

高麗

三韓通寶錢

宋史高麗傳國俗上下以貿販利入爲事日中爲虛用米布貿易地產銅不知鑄錢中國所予錢藏之府庫時出傳翫而已崇甯後始學鼓鑄有海東通寶重寶三韓通寶三種錢然其俗不便也

洪志孫穆雞林類事曰高麗做本朝鑄錢以錢交易但其國人與海賈未以爲便其錢規模與中國同皆以海東通寶或海東重寶三韓通寶爲記徐兢高麗圖經曰廣化門東南即鑄錢監他貨皆以物交易惟市藥則間以錢貨

錢錄宋史高麗一曰高句麗地產銅崇甯後始知鼓鑄有海東通寶重寶三韓通

寶三種錢又按朝鮮史略三韓馬韓辰韓弁韓也

東國重寶錢

洪志余按此錢徑寸重三銖四釐文曰東國重寶輪郭渾厚字畫明坦計高麗所鑄

錢錄東國重寶錢董譜洪志並謂高麗所鑄

按此二錢蓋宋時高麗所鑄其製頗類宋小平錢特精好絕倫

朝鮮

朝鮮通寶錢

按明史朝鮮傳及七修類稾朝鮮古箕子封國漢以前曰朝鮮漢武滅之分其地爲四郡漢末有扶餘人高氏據其地改國號曰高麗又曰高句麗唐太宗伐之遂爲屬邑置都護焉唐末五代中原多事復自立爲君後唐長興中王建代高氏之位宋太祖時來朝端拱以後不復入貢元豐中國王王徽慕華風復來修好歷遼

金元子孫世守朝貢時舉洪武二年其主王顓表賀即位貢方物太祖遣使齎詔及金印封顓爲高麗國王二十五年其主荒淫衆推侍郎李成桂主國事詔許之復請更國號命仍古號曰朝鮮終明之世朝貢不絕雖稱屬國無異域內云後於崇禎十年爲我　大清兵所滅不數載而明亦亡矣今錢文曰朝鮮通寶眞書爲詔吏國號朝鮮後所鑄無疑此錢松太間極多江以北不常見也

金陵瑣事寶錢唐士貴積唐宋元錢三百樣亦有外國者送余朝鮮通寶一文云此錢最少

日本

神功開珍錢

萬年通寶錢

隆平永寶錢

洪志舊譜曰日本國錢四品並徑寸重五銖其文隸書一曰和同開珍二曰神功開珍三曰萬年通寶四曰隆平永寶其國延歷中鑄

按日本桓武天皇年號延歷唐建中三年立此三錢爲唐時日本所鑄無疑

寶永通寶大錢

此錢眞書闊緣背有永久世用四字眞書分列於緣之上下左右銅質楷畫俱精凡錢文有二寶字者不多見此其一也

按梁玉繩元號略稱寶永乃日本年號見其國人大學頭藤信篤所刻小本孝經跋稱寶永三年第未知何主年號當中國何時

大治元寶錢

此錢眞書右旋讀字文昏闇形質頗舊梁玉繩元號略稱日本有大治年號未知何主當宋何代據此則此錢當爲宋時日本所鑄

慶長通寶錢

寬永通寶錢

朱彝尊曝書亭集吾妻鏡五十二卷亦名東鑑（按太史書海東諸國紀後云若日本之東鑑自注卽吾妻鏡）撰人姓氏未詳前有慶長十年序後有寬永三年國人林道春後序則鏤板之歲也慶長十年者明萬歷三十二年寬永三年者明天啓四年也

徐葆光中山傳信錄琉球國用日本寬永通寶錢每百值銀一錢二分封使至則市中交易皆用小錢一貫不及三四寸重不踰兩許每千值銀二分二釐稱爲鳩字錢使還則復其舊

按日本古倭奴國唐咸亨中改日本以近東海日出而名之也國主世以王爲姓宋以前皆通中國朝貢不絕惟元世祖數遣使招之不至乃命將帥舟師十萬征之至五龍山遭暴風軍盡沒後屢招不至終元世未相通也洪武十四年國王良懷上謾書帝惱甚然終鑑蒙古之轍未嘗加兵後太祖著祖訓列不征之國十五日本與焉蓋其國環海東北限大山負固恃險陽修職貢陰肆剽掠終明之世倭患最劇事具明史日本傳至其國歷主年號明史未詳

又按寬永錢近時通用甚多有新舊二種舊者字畫端好銅質純赤新者頗輕小規製遠不逮也幕有文字小字元字長字佐字足字仇字仙字諸品文字品製作獨精婦孺輩喜蓄之慶長錢較少

安南

聖元通寶錢

按明史安南傳安南古交阯地唐以前皆隸中國五代時始爲土人曲承美竊據宋初封丁部領爲交阯郡王三傳爲大臣黎桓所篡黎氏亦三傳爲大臣李公蘊所篡李氏八傳無子傳其壻陳日炬元時屢破其國洪武二年王日煃表貢方物建文初國相黎季犛弒其君而自立尋自稱太上皇傳位子蒼永樂五年討平之改安南爲交阯設郡縣季犛改元天聖明史誤以天聖爲元聖今此錢體兼篆隸特其形製輕小不類安南諸品今據梁玉繩元號略定爲黎蒼所鑄

順天元寶錢

按明史安南傳永樂七年安南陳季擴稱帝十二年張輔沐晟等討平之明年輔晟班師還京有黎利者初仕季擴爲金吾將軍後歸正用爲淸化府俄樂縣巡檢邑邑不得志及大軍還遂反自稱平定王屢討不能克宣德三年利表稱陳氏子孫絕國人推利守其國謹俟朝命帝心知其詐不得已命利權署安南國事八年利卒利雖受敕命其居國稱帝紀元順天僭位六年私謚太祖子麟繼

按唐史思明僭稱大聖周王改元應天後又改元順天其僞鑄得壹順天元寶皆係大錢未聞鑄小錢之說今此錢視宋小平錢尚輕小頗類安南諸品當非思明所鑄

紹平通寶錢

大寶通寶錢

明史安南傳正統元年帝以陳氏宗支既絕欲使麟正位廷議以爲宜乃命兵部右侍郎李郁等齎敕印封麟爲安南國王七年麟卒私謚太宗改元二紹平六年

大寶三年子濬繼

按梁簡文帝南漢後主鋹後理段正興皆以大寶紀年今此錢眞書形製類安南諸品當是黎麟所鑄凡錢文有二寶字者余所蓄僅二種

大和通寶錢

延甯通寶錢

明史安南傳天順三年十月濬庶兄諒山王琮弑濬自立濬改元二大利（案當作大和）十一年延甯六年私謚仁宗

按以大和紀年者唐文宗吳楊溥然考唐書本紀食貨志及五國故事十國春秋均無文宗楊吳鑄錢之說此錢形製與安南諸錢相似當是黎濬所鑄且利爲濬祖黎雖僻處南荒然自利開國設科選士頗習華風詎有以祖名紀元之理史紀大利乃大和之譌和利相近易致誤耳

光順通寶錢

洪德通寶錢

明史安南傳琮篡位九月爲國人所誅以濬弟灝繼弘治十年卒私謚聖宗改元二光順十年洪德二十八年子暉繼

景統通寶錢

明史安南傳弘治十七年暉卒私謚憲宗改元一曰景統子澤繼

端慶通寶錢

明史安南傳澤七月而卒私謚肅宗弟誼繼正德四年其臣阮种等逼誼自殺擁立其弟阮伯勝國人黎廣等討誅之立灝孫晭改謚誼威穆帝誼在位四年改元端慶

洪順通寶錢

明史安南傳晭繼立多行不義正德十一年其臣陳暠殺晭而自立晭臣莫登庸等起兵討之暠敗走登庸等乃立晭兄灝之子譓改謚晭襄翼帝晭在位七年改

元洪順

元和通寶錢

明史安南傳嘉靖元年登庸謀弑譓譓與其臣閒行以免居於淸華登庸立其庶弟懬譓卒國人立其子甯權主國事甯之據淸華也仍僭帝號以嘉靖九年改元元和今此錢篆書與安南眞書諸品不同考漢章帝唐憲宗皆以元和紀年漢代無以年號繫錢及用通寶文者此不待辨即新舊唐書亦無憲宗鑄錢之說此錢疑黎甯所鑄

景興重寶錢

景興大寶錢

景興方寶錢

景興正寶錢

景興至寶錢

景興順寶錢

景興永寶錢

景興巨寶錢

景興泉寶錢

景興通寶錢

自景興泉寶上九錢皆眞書上下讀通寶錢有篆隸眞行四種亦上下讀其眞書錢有背文數種工字在穿下京字在穿上山南山西字在穿左右諸品中山南錢尤難得自重寶至通寶江以南蓄古錢家謂之景興十寶

按歷代紀元韻覽景興年號下注安南黎維禑於乾隆五十一年八月卒立其孫黎維祁被廣南阮光平追逐失國據此則景興諸錢當是 本朝安南黎氏所鑄

厭勝品 吉語附

三辰錢

董譜今見大泉五十鏝有斗劍龜蛇文者未之考也

洪志北斗錢舊譜曰文曰大泉五十背爲北斗之狀

錢錄北斗錢一面作七星文凡二一面曰大泉五十用新莽錢文也舊譜謂蓄之禦火又一種一面作七星又龜劍各一一面曰大泉五十與前同一名北斗錢又一種右文卓劍左文爲龜蛇各一背文大泉五十與前北斗錢同

按此錢洪志列入奇品錢錄列入厭勝品余所蓄一面作日月及七星文一面文曰大泉五十與董譜洪志錢錄所載五品俱小異議此錢製作不一大率不外日月北斗玄武蛇劍諸文也考錢錄厭勝品別載三辰錢一面作日月七星之狀一面曰常平五銖合日月星爲三辰故名三辰錢今此錢文悉合故亦名曰三辰且別於後北斗錢也以其蓄之能禦火故列入厭勝品

男錢

洪志舊譜曰徑寸重四銖懸針書文曰布泉世人謂之男錢言佩之則生男也敦素曰徑寸一分形製精巧字體與貨泉略同疑王莽時鑄後周亦有布泉字皆玉筯與此相並殊不侔也李孝美曰此錢徑九分重五銖背面肉好皆有周郭舊譜列在不知年代品今移於此

按此錢懸針書肉好有郭與後周武帝所鑄布泉錢不殊祇懸針玉筯小異耳古錢有一錢而篆文不同多至五六種者未聞以篆文爲差別也攷梁武帝鑄五銖女錢梁武周武中間相去僅十數年或其時民間因先有女錢之號復名布泉爲男錢取男女字配合傅會其說初不過流俗之談積久相沿遂有此號非眞能佩之生男也此雖臆揣理或近之至敦素疑爲新莽所鑄尤爲無據新莽刀布錢品漢書及諸家載之甚詳亦無庸置辨矣

又按錢錄稱後趙石勒鑄豐貨錢梁初猶行之引通考謂豐貨錢代謂之男錢婦

人佩之卽生男也錢錄又論梁武帝公式女錢曰以其官鑄故謂之公式曰女錢者因其時有豐貨名男錢故謂之女錢也然則男錢又不止布泉一種矣今考通典稱豐貨錢徑一寸重四銖代謂之富錢藏之令人富也布泉錢徑一寸重四銖半代謂之男錢婦人佩之卽生男也文義甚明

北斗錢

此錢一面右卓劍左七星上蛇下龜一面文曰五行大布用後周武帝錢文也

按洪志奇品錢錄厭勝品載一錢一面作玄武星劍之象一面文曰永通萬國洪志名爲玄武錢錢錄名爲北斗錢其實一錢也其錢用後周宣帝永通萬國錢文與此錢用後周武帝五行大布錢文相類疑當時本有此兩種錢文耳今從錢錄入厭勝品

玄武錢

此錢一面左右皆卓劍上蛇下龜一面文曰五行大布亦用後周武帝錢文也洪

志錢錄俱未載今名爲玄武者以其錢無北斗文故直以玄武爲名參用洪志奇品內玄武錢例也

按上三品面文背文各異說如北斗錢有大泉五十文者洪志引舊譜曰背爲北斗之狀是以錢文四字爲面文也錢錄別有玄武蛇劍一種稱爲背文大泉五十是以玄武蛇劍爲面文也永通萬國有玄武星劍文者本一錢也洪志引李孝美曰背文爲玄武星劍之象而錢錄則云背文曰永通萬國是一錢而面文背文異說也然於義例無甚重輕可兩存之

貴富長壽大錢

此錢面文上一字不可識下一字似篆書富字兩字之上皆絡以三星冒之兩旁又各貫以二星縈繞之類符篆左右篆書長壽二字背文穿上七星穿下作龜蛇纏繞之狀魏伯陽所謂玄武龜蛇蟠糾相扶者是也頃見馮氏金石索定爲貴富長壽錢當有所據姑從之

辟兵莫當錢

洪志舊譜曰徑八分重三銖背面皆有周郭其文一面曰去殃除凶一面曰辟兵莫當皆篆字其間有八柱郭外仍有小柄

錢錄辟兵錢一面曰去殃除凶一面曰辟兵莫當旁作星文繞之

此錢篆書辟字橫列穿上兵字正列穿右莫字模糊橫列穿下當字倒列穿左讀法從辟字右旋蟬聯而下方得別有四柱列於穿之四角背文漶漫字跡隱隱疑卽洪志所云一面爲去殃除凶字也亦有四柱文不甚明澈

天淸豐樂錢

洪志舊譜曰徑八分重二銖五絫面文有四字皆科斗書其可識者豐樂肉好背面皆有周郭李孝美曰此錢文曰天淸豐樂

此錢天淸二字平列穿左右豐樂二字橫列穿上下皆篆書形製差小與洪志錢錄所載豐樂錢天字正列穿上者小異

太平安泉錢

此錢體兼隸楷泉字結體尤古其文上下讀玩其色澤非近時所鑄蓋亦吉語類也

佛法僧寶錢

此錢篆書右旋讀銅質字畫俱精

元聰道寶錢

此錢穿上一字諱避作元元聰二字隸書道寶二字草書上下讀製作亦精玩佛法元聰二錢文皆釋老家言

富壽神寶錢

此錢隸書右旋讀製作極精尤爲難購之品合觀三錢文甚相類疑一時所鑄且其形製頗舊絕非近時新造然諸家譜錄俱未詳其說疑亦吉語厭勝類也吳市賣錢陳叟云此三錢皆唐時所鑄未審何據

闡圜錢

此錢一面眞書闡圜二字列穿之左右穿上作雲日之象穿下鳥形穿外用花紋環繞之一面篆書五行大布四字用後周武帝錢文也好之四周亦匝以花紋蓋以代好郭也

長命富貴錢

此錢一面眞書長命富貴四字上下讀一面作七星朱雀玄武之象蓋吉語類也

奇品 馬錢附

四曲文錢

洪志舊譜曰形製類半兩肉好無輪郭面有四曲文外向有二字右類文字左不可識

錢錄右曰文左一字不可識穿角作曲文如四出

按此錢洪志列不知年代品名曰四曲文錢蓋象錢文而名之也錢錄附此錢於卷七末不著錢名

明月錢

洪志徐氏曰此錢文曰明月逴按此錢徑九分重四銖二絫製作鍥薄形質簡古外無輪郭背文明澈舊譜所圖與此小異又不載輕重大小計得其名而未之見也

錢錄明月錢如篆書明月二字

按此錢洪志列入奇品錢錄列入厭勝品形質簡古如洪志所稱特製作不甚鍥薄耳洪志又稱其背文明澈背文疑面文之譌

四龍錢

洪志龍文錢敎素曰徑九分重三銖兩旁有文如日月皆不可識製作肉好皆如半兩

錢錄雙龍錢面文凸起背文無

按洪志列龍文錢入奇品錢錄列雙龍錢入異錢各種余所蓄四龍錢面背俱作雙龍龍文凸起有肉郭形質簡古製作甚精與洪志所載龍文錢不類頗近錢錄雙龍錢特此錢面背俱作龍文爲小異耳

龍鳳錢

洪志余按此錢徑九分重三銖九絫面文爲龍鳳之象背文夷平

按此錢一面作龍鳳之狀一面光幕無文洪志謂之單面龍鳳錢列奇品

七寶錢

此錢兩面俱作七寶文體質厚重花紋棱起其色黝然

藕心錢

宣和博古圖藕心錢四種大小雖殊皆若破藕狀李孝美錢譜稱世有藕心錢不著出於何時及觀其畫象與此雖異然其說以爲上下通缺如藕挺中破狀與此乃正相合但未知其何世物耳

按洪志列此錢入奇品其大小四種長短廣狹輕重之數悉與宣和博古圖錄相同鄱陽蓋據博古原文而錄之也道光丙申再游吳門從賣錢陳叟獲此品其製作詭異不類錢形然見於李孝美圖譜則自唐世已有惜其原始李譜已不能詳楊升庵丹鉛總錄謂漢有藕心錢不知何本頃見近人錢志謂據賈人云是俄羅斯及回部混入中國者殆亦臆度之辭

齊將田單錢

此錢一面爲介士持槍騎馬之狀人勢抖擻馬勢奮迅各極其妙一面文曰齊將田單楷書精絕色澤亦古眞奇品也爲諸家譜錄所未及

秦將白起錢

此錢一面亦作介士持鎗騎馬之狀一面文曰秦將白起楷書亦精

齊騎青駒錢

此錢一面作介士挾弓騎馬之狀一面文曰齊騎青駒上三錢蓋同時所鑄

白驌錢

此錢一面作馬形一面有白驌二字眞書在穿上下白義爲周穆王八駿之一見穆天子傳今錢文義旁增馬乃流俗相沿也

騉駼錢

此錢一面眞書騉駼二字在穿上下中作馬形横亙穿左右一面光幕與上諸品小異案騉駼馬名

神駿錢

此錢一面作馬形一面有神駿二字行楷書在穿上下世說支道林常養數匹馬或言道人畜馬不韻支曰貧道重其神駿錢文蓋取諸此

流星錢

此錢一面作馬形一面有流星二字行書在穿上下陳琳答東阿王牋譬猶飛兎流星超山越海飛兎騣馬名流星言馬行之疾亦如閃電追風之類錢文蓋取諸此

午時錢

此錢一面眞書午時二字在穿左右穿上有雲日之象穿下馬形馬蓋午屬也一面作篆書五行大布四字用後周武帝錢文也

不知年代品

古幣品

幣形作凸面有乇上二字不可識幕有𠕁文按錢錄謂高陽金云幕作斜直文象水蓋泉耳今此品幕文正合當是泉字疑三代以前物

大泉五十大錢

此錢篆書上下讀面文四出背方好有郭

洪志大泉五十四出錢徑寸一分重三銖六絫面背文皆四出字畫漫昧大泉五十本王莽所鑄初無四出之說

錢錄此品篆法如王莽大泉而面背俱作四出文

按大泉五十四出錢洪志收入不知年代品錢錄收入第七卷列唐代諸品前大率是唐以前物其爲莽鑄難臆斷也第洪志錢錄所摹錢製面背皆作四出文余所蓄祇面文四出背方好有郭爲差異耳玩其規製精妙篆法入神眞奇品也辛卯仲冬獲此遂爲所蓄大錢之冠

又按洪志於新莽所鑄大泉五十錢下引敦素曰按今所見模狀不同字體各異小者不及二銖又有面文重出外高內下精妙可觀殊不知莽之所鑄復是後人仿效何不相同如此據此則大泉五十錢模製大小篆體變化不一其狀此品足補洪志錢錄所未備

金圓世寶錢

此錢眞書上下讀銅質最精規製極美與日本神功開珍品相似未審爲何代何國所鑄

仙臺通寶錢

此錢眞書上下讀輪郭皆方以鐵爲之太倉甚多吳市賣錢陳叟云此臺灣錢蓋因錢文有臺字故傅會其說耳究未審何國何代所鑄

馮氏金石索謂仙臺鐵錢筆畫與寬永錢相類同爲琉球國錢說未確

世高通寶錢

此錢眞書上下讀西鄰徐次卿所贈惜穿上右角微缺世字不全且世字偏右高字偏左不相連屬然銅質頗舊卻非近鑄

明定宋寶錢

此錢宋字篆書餘字眞書定字在穿下宋字在穿右當作右旋讀銅質頗舊略似宋錢特字畫不逮耳

福平元寶錢

此錢篆書右旋讀銅色深赤製作暗濫不至精好

永定通寶錢

此錢眞書上下讀錢極輕小疑私鑄之品然其形製頗舊亦非近時所鑄後十三品俱類此

按陳武帝有永定年號此錢非是

允祐通寶錢

此錢眞書右旋讀銅質甚舊

祥聖通寶錢

此錢眞書又一種兼隸楷行三體俱右旋讀

祥元通寶錢

此錢體兼篆楷上下讀

熙元通寶錢

此錢體兼篆楷上下讀

正元通寶錢

此錢眞書上下讀魏高貴鄉公有正元年號此錢非是又日本後深草院天皇久仁亦有正元年號今此錢特輕小不類日本諸品

紹豐元寶錢

此錢兼篆眞草三體右旋讀梁玉繩元號略謂紹豐或云是安南陳裕宗年號存以俟攷

紹豐平寶錢

此錢兼隸眞草三體右旋讀安南黎麟有紹平年號今右旋讀作紹豐者蒙上紹豐元寶錢文而類推之也

紹符元寶錢

此錢篆書右旋讀

天符元寶錢

此錢體兼篆楷右旋讀

安法元寶錢

此錢兼篆隸楷三體右旋讀

崇明通寶錢

此錢眞書上下讀上十三種俱小而薄疑私鑄之品然其銅質頗舊殆非近時所鑄爾來流傳甚多究莫詳其所自也

天明通寶錢

此錢眞書上下讀錢質較上諸品稍大似以鉛錫爲之其品最爲惡劣

按隋末輔公祏據丹陽稱宋帝有天明年號宋慶曆元年大理段素興立亦以天明紀年又錢大昕養新餘錄稱日本人刻羣書治要五十卷其前序題云天明五年乙巳春二月未知當中國何年攷梁玉繩元號略謂日本天明五年爲康熙三年否則乾隆五十年也今此錢製作濫惡形質甚新必非公祏大理所鑄或日本新鑄之品

光中通寶錢

此錢眞書上下讀質大如常品闊緣細字最爲輕薄銅質有紫赤色者有爛黃者如明金背錢樣

景盛通寶錢

此錢眞書上下讀其品最下

嘉隆通寶錢

此錢眞書上下讀形製與景盛錢同

泰德通寶錢

此錢眞書上下讀有一種幕有二字在穿左右潦草不可辨製作麤惡

明德通寶錢

此錢眞書上下讀幕有二字在穿左右潦草不可辨形製與泰德錢同

按安南臣莫登庸於嘉靖六年令其黨僞爲其主黎𢡟禪詔遂簒其位改元明德今此錢文正與登庸年號相符然安南諸錢類皆精好絕無此濫惡之品亦從未有錢背鑄字者今此錢與泰德錢如出一范當爲一時所鑄故編入安南諸品中而終揞之又後蜀孟知祥大理段思聰均有明德年號此錢非蜀理所鑄

明命通寶錢

此錢眞書上下讀

昭統通寶錢

此錢眞書上下讀幕有中字在穿下

保泰通寶錢

此錢眞書上下讀

永盛通寶錢

此錢眞書上下讀幕有巳字在穿左此錢規製略具較勝光中以下諸品

永壽通寶錢

此錢有眞書行書二種上下讀

按漢桓帝永興二年改元永壽今世所傳永壽通寶錢斷非漢物固不待辨疑係外藩所鑄流入中國者或取永壽二字吉祥民間私鑄者如吉語厭勝之類均難

臆斷總之此錢近世流傳甚多其銅質字畫不類新造恐非無本陔餘叢考稱道經有延康開皇永壽等號見隋志錢文或取諸此

夏退庵錢譜後序

嚮讀海陵文徵見湯懋齋治昭先生退庵錢譜敍愛其詼奇宕逸諷誦無厭顧欲求其書不得邇年夏氏書藁落殆盡余先後得退翁遺稿數種則是書在焉爲卷者八前有歷代年號重襲攷歷代錢譜攷湯敍而外又有劉楚楨寶楠沈朗亭亮楊季子亮三敍合共四首志泉幣者自梁顧烜以下凡數十家或存或佚莫可盡見是書鉤稽羣籍網羅廢墜證以所蓄古金千餘品鉥析縷分審其是非辨其得失能訂董廣川洪景伯諸家之誤其攷年號重襲亦與趙甌北李申耆相伯仲洵乎爲史學之津梁圜府之龜鑑也然余嘗見遼天贊錢一其贊字文絕奇不可辨識有語余者曰此遼太祖錢也而是書無之許叔重云郡國往往從山川得鼎彝天地之祕固不能以一朝盡於以知學之攷證難也今錢制大變百物騰貴民生國計交受其困昔之寶源所鑄則已如張方平所謂邊關重車而出海舶飽載而回者矣而余乃於摩挲故籍中思傳退翁書讀楚楨先生敍辭則又未能釋然於懷也夫民國八年九月韓國鈞譔

儀禮瑣辨

（清）常增撰

《儀禮瑣辨》一卷，清常增撰，據南京圖書館藏清光緒刻本影印。

常增，生卒年未詳。字子壽，一字益之，又字美質，號繼香，又號高庵，清泰州人。早年遇粵東傅竹漪先生，習舉子業，道光五年（一八二五）拔貢生。聰穎過人，嗜學不倦。安化陶澍督兩江時，以畫梅卷冊屬題，增運筆如飛，頃成三十首，時人稱爲『江左奇才』。著述甚富，家貧，歿後子鬻田刻其書，今《四書緯》四卷、《竹葉山房外集》《閬城詩集》（一作《歲暮懷人詩》）一卷、《小酉山房集一卷外集》（一作《七十二候詩》）一卷、《延令游草》一卷、《高庵詩話》三卷有存。

是書爲校勘里中新刻《儀禮聚考》一編而作。增得新刻書，察其注文多齟齬與前人不合，痛感聖人之言舛誤非常，遂以《儀禮注疏》《儀禮經傳通解》、吳中林《儀禮章句》并《儀禮》版本數種互相考校。旁及可与《士冠禮》相明者，悉为采入。得訛謬之説三十餘條，故曰《儀禮瑣辨》。行文先列《聚考》之説，再接己之按語，力引鄭注賈疏，直陳其曲妄；參會諸家，以理推之，置其非而存其是。書尾附《冠而敝之解》《元子四加解》《拜腆非拜子辨補》《以爵韋爲之曰爵弁補》《宿由速也前期已速之也》《附論》六篇，以充前文。覽其書，《士冠禮》之精要語詞頗見推闡，如冠與士之義、元子四加之類；士冠禮之名物紹介精準，如爵弁與爵韋之别、緇布冠與元冠之别；冠禮之制度亦有考究，如『周以前無天子冠禮』、『酌而無酬酢，此夏殷之禮』之屬。如斯之類，考核折衷，多深得经义，實可嘉惠後學。其《附論》更談及古冠禮雖去時久遠，自不必復用，然誠可以此篇『訓導家之童蒙將冠者，知昔成人之禮，如是之鄭重而不可苟者，消其亢戾流蕩之心』，免其『放於邪出無補於蒼生』『白首醉夢，茫然不知讀書之果爲何事』，是説有裨於童蒙，明禮經於今之新用，其用意實非俗儒所能及，亦足資禮家之采擇焉。

（李　姣）

儀禮瑣辨

宋吳元美作吳縝新唐書糾謬序曰唐人稱杜征南顔秘書爲左邱明班孟堅忠臣今觀其推廣發明二子信有功矣至班左語意乖戾處往往曲爲說以傅附之安在其爲忠也今吳君於歐宋大手筆乃能糾謬箴誤力裨前闕殆晏子所謂獻可替否和而不同者此其忠何如哉然則唐人之論忠也陋矣幼觀斯語乃知讀書未可苟沿其誤凡疑義之有可參考者不妨抒所見以駁正之其與之辨正其所以爲忠也童時竊有志於此而管窺所及至爲淺陋雖嘗小有纂輯十餘種藏於家然未敢遽以問世亦懼躬行有愧不欲垂空文以自見也迨二十一歲遇粵東傅竹漪先生勸習舉子業意取借徑出身庶幾行其所學而十餘年來一第艱難中更家難鹿鹿爲衣食計大有下喬入谷之慨於是全廢舊學而不知

兩鬢忽忽其如絲矣道光乙酉二月二日晚過湯悔庵家出里中某新刻儀禮聚考一編見示携而歸一燈披覽不慊於懷急取儀禮註疏儀禮經傳通解吳中林儀禮章句三書是夜爲校正二十餘條至三鼓後就寢次日復從友人借坊刻儀禮本數種讎爲勘定名曰瑣辨豈好辨哉夫聖人之經與天地並壽一字不容增損豈得妄加芟薙屈聖人垂世之經取便今日帖括之業得罪名教莫此爲甚卽或抄撮典故求備文料此科名之士專務速化宜其私爲秘本羞以示人而乃公然鐫刻流布以當著述何其妄也近見汪氏儀禮約編觀厥命名不值一噱借使可約聖人早約之矣何可輒轉相效愈出愈陋且其名曰聚考觀其書第本汪氏約編鄉黨圖考並近今所刻儀禮精義顚倒更竄抄以成帙鄭注賈疏並

未入目何聚考之有自居編譔沿厥陋解無所謂譔問逞私臆不可云編至其淆亂聖經紕繆義出此尤無忌憚者竊以童蒙束髮受書荒州僻邑旣乏賢師益友講明闗閩濂洛之書導以正學訓詁毛鄭賈孔之言深以經術英材化爲俗士固已可哀加以此種書本一出後生茫無知識鮮不據爲經傳必至承襲訛謬深入肌髓則其貽誤夫豈淺哉故不敢曲爲之說如杜顏之于左班而獻可替否竊效吳縝之所爲雖僭妄之罪亦知難逃然而忠矣所愧見聞寡尠儀禮一家之學素未留心兼以匆遽不精欲與其書相輔而行免其流毒以故廹於鏤板刻期速竣鹵莽十日遂有兹刻俟他日得暇博觀羣書當覆按焉泰州常增

儀禮瑣辨

泰州 常增 參

士冠禮

某叙畧云士冠禮蓋爲士者冠其子之禮也

案記冠義謂元子猶士天下無生而貴者也故以士稱以明王朝侯國上下通行此禮註謂童子任職居士位年二十而冠主人元端朝服則是仕於天子諸侯之士賈疏謂鄭據士身自加冠爲目也吳中林章句已議其于禮未合

自王大子以下皆同（元子四加餘依士禮）

案元子四加經無正文惟大戴禮公冠篇公冠四加天子亦四加其說已不可據然亦未言元子四加觀冠義猶士之文（郊特牲無猶字）則知元子與凡爲學士者皆同此禮此正士冠名篇之義賈疏云元子雖四加與十二而冠（案公冠篇天子諸侯十二而冠）其行事猶依士禮蓋据家語冠頌擬冠之文謂擬諸侯四加然記言無生而貴元子四加是生而貴矣究於猶士二字難解賈故加雖字以融之賈謂李孟悊疏經之與記都無天子冠法而李云委貌與弁皆天子始冠之冠李之謬也然則經之與記都無元子四加而云四加焉知非賈之謬乎故吳中林謂据冠義則知公冠與注疏之非且疏以四加兼十二而冠以明元子惟此二者爲異而篇首又云若天子之子則亦二十而冠引祭法檀弓兩證之觀十二而冠之說自爲矛盾可知四加之說亦難信爲定論矣至三加後服元冠此旣冠易服疏謂有此四種之冠不得謂四加亦士冠通禮不主元子說不詳四加之說所由來而直斷爲元子四加餘依士禮則亦

未嘗知其說可據與否也

其禮前期預筮日次筮賓戒賓戒約也

此仝不知經之節次考經徹筮席宗人告事畢主人戒賓賓禮辭許主人再拜賓答拜主人退賓拜送前期三日筮賓如求日之儀乃宿賓是筮日後即戒賓戒賓然後筮賓然後宿賓戒告也將冠子廣告衆賓注所謂有吉事則樂與賢者歡成之也筮賓筮加冠之賓既戒又獨筮之凡以重其事也宿賓者所筮之賓既定擯介傳辭以宿之也下宿賓則親致其辭也此經之顯然可據者賈疏凡取人之法先筮後戒今以其賢恒自吉故先戒後筮豈得謂預筮日次筮賓而戒賓反在筮賓之後得無因筮賓上有前期三日四字遂妄作聰明斷爲筮賓在前耶不知期謂冠期疏云加冠日爲期冠日之

前空二日外爲前期三日所以前三日者冠前二日有宿賓宿贊冠者及夕爲期之事也此自在戒賓之後非謂戒賓前三日也觀其所注戒約也後又注宿猶速也前期以速之也意以賓必先筮而後約之而後速之如今之請客先約而後速者然不知戒訓爲告宿進也禮記注讀爲肅戒輕宿重也書理不明輒敢執臆見以顛倒聖經何狂悖至此且通考此篇筮賓後無復有戒賓之文蓋既筮賓無待再告也惟末章儐辭戒賓曰某有子某云云考朱子儀禮經傳通解移此下諸辭按經分附其後以儐辭即戒賓之辭也此尤足証其妄矣至冠義筮日筮賓連言之者舉其重也使筮賓下不載戒賓二字亦從其例反不至謬

至期設二筵一在東序西面爲加冠之筵一在戶西南面爲酌醴之筵

少經主人之贊者筵于東序少北西面在迎賓入廟揖讓升堂之後又筵于戶西南面仁徹皮弁冠櫛筵入于房之後今云筮賓戒賓至期設二筵一在東序西面一在戶西南面下接云夙興陳祭服橫插变亂全紊經序而謬加至期二字以爲不悖不知布冠席醴子之席此序之必不可亂者豈容叙于夙興陳服之前若以陳服時經有蒲筵二在南之文章句注蒲筵爲席卷之置服南與篋簞同在南其側尊一甒醴在服北皆房中所陳之物以所用先後爲次故先南後北非設筵也疏云筵二者一爲冠子即下云筵于東序少北是也一爲醴子即下云筵于戶西南面是也此蓋著其用也又云鄭注數陳曰筵籍之曰席然其散言之筵席通矣此蓋釋筵席

二字之義恐非此時布席之謂觀陳服于房中疏曰自此至東面論設衣服器物之等以待冠者可見蒲筵即物言之筵于云者乃布席之謂文義似有死活烏容相混既叙經文自宜順經叙之非若今文可倒裝預提也且筵于東序少北一讀西面一句此在堂上之東以其近序謂之東序適子冠於阼少北者辟主人則少北二字何可妄截不曰東序少北而曰東序西面此並句讀之不知矣

夙興陳祭服爵弁服一皮弁服一元端服一緇布冠各一匴

經陳服于房中服三加服忽于陳服二字中橫加一祭字乃云陳祭服爵弁服一皮弁服一元端服一此何說也即汪氏約編所載江氏叙畧已不免識者所哂然觀其書亦云陳器

服非祭服也器服一二字蓋兼籩簞筐匴諸物言之于理尚通未有妄陋若此者

冠者取脯出闈門

案經冠者取脯降自西階適東壁東壁廟之東牆母人廟宜在東房辟贊者及陳設故在此近于房鄭註母時在闈門外于禮未合吳中林已言之不得舍經從註遽改經爲出闈門仍約編之陋

見母母拜之脯自廟中來拜脯非拜子也不言見父者以父爲冠主耳

案母拜肅拜也朱子以肅拜爲低手祇揖而已疏云婦人皆俠拜所謂成人而與爲有禮也拜脯非拜子此盛氏竊取疏說辨見後 取脯降自西階者父在不由阼階其時父爲主人又何待言本不必再言見父

奠摯見于君及鄉大夫鄉先生

鄉先生賈疏鄉中老人爲卿大夫致仕者先生亦有士鄭不言者經云卿大夫不言士据此賈所見儀禮本作卿大夫今改作鄉劉端臨遺書嘗辨之此亦不可不知

適子冠于阼階庶子冠于房外孤子冠於廟門外以庶兄爲主

經孤子叙于前庶子叙于後孤子禮于阼凡拜北面于阼階上賓亦北面于西階上答拜若殺則舉鼎陳于門外明陳鼎之所在門外疏云周與夏殷孤子同冠於阼階禮之於客位惟一醮三醴不同耳据此何得竟以冠于廟門外斷之此尤妄矣且經明言父兄戒宿鄭注諸父諸兄約編本妄節諸父

二字僅載諸兄爲主不得更易諸爲庶案鄭庶兄弟𥜥注云庶兄弟即衆兄弟也疏云士言衆子大夫言庶子庶者疏遠之稱据此不得變諸言庶矣又案庶子不得爲長子三年鄭注言庶者遠別之也賈疏庶子妾子之號適妻所生第二者是衆子今同名庶子遠別于長故與妾子同號也今妄改庶字初學承習不明此義鮮不以庶兄爲妾子矣又何取徒亂人意所謂貽誤此類皆是

冠禮三加備三代之制緇布冠元端元裳夏尚忠也皮弁服素積素韠商尚質也爵弁服纁裳韎韐周尚文也

案記委貌周道章甫殷道毋追夏后氏之道周弁殷冔夏收黄氏日抄載方氏說委貌章甫毋追三代常服之冠即初加之緇布冠弁冔收三代齊祭之冠即三加之爵弁也皮弁素積上古之服三代共之而不敢易即再加之皮弁也亦見郊特牲注据此則三代之冠皆緇布冠不得以緇布冠屬夏三王共皮弁不得以皮弁屬商弁冔收皆爵弁不得以爵弁屬周又方氏說初加緇布冠欲其尚質重古皮弁欲其行三王之德爵弁欲其敬事神明据此何得謂緇布冠夏尚忠皮弁服商尚質爵弁服周尚文不詳冠制妄配三代不考冠義謬分所尚又考緇布冠玉藻與大白冠並舉謂大古布冠緇撮見詩元端玉藻爲燕居服又朝服注謂入廟服元裳鄭謂上士元裳中士黄裳下士雜裳吳中林謂與本經可字義未協可者三裳可隨用又元端本元冠服不言元冠者明爲緇布冠陳之鄭注元冠委貌傳元冠紫緌註謂僭宋王者之後服三代皆緇布冠可以互證卒有以緇布冠元端元裳爲夏制

古皮弁註謂鹿皮爲冠象上古也玉藻眂朝則皮弁服又覜朔服素韠白韋韠也長三尺未聞以皮弁素積素韠斷爲商制爵弁注色赤微黑如爵頭然注謂與君祭之服韎韐緼韍士緼韍而幽衡合韋爲之士染以茅蒐因以名焉据三加服分祭朔朝則可分屬三代則不可且陳服有尊卑之次不得升元端于前以爲夏尚忠退爵弁于後以爲周尚文循三加之次亦不得謂始加爲夏再加爲商三加爲周此郝氏無理取鬧之談不可從馬德淳儀禮易讀本亦載此說似皆未深究

弁是古冠之大號

賈疏弁是古冠之大號鄭注冕之次又云弁名出於槃槃大也吳中林章句注弁象合手以注疏謂弁冕而無旒爲非案

古文奇字𠈉象形弁亦此聲而稍別作𡭟又作覍𠬝𠬜弁卞

爵色如今之天青

此直流俗之談不青尙誤作天不成文理案賈疏以目驗爵頭赤多黑少故以爲喻以紺再入黑汁與爵同故取鍾氏緅色解之可謂今之靛青無異古之緅乎淮南子以涅染紺則黑於涅況更一入黑爲緅乎故巾車云雀飾鄭注又云雀黑多赤少之色尤不得遽以今之靛青擬之又考雀頭曰纔微黑如紺纔淺也緅頳纁緅緇次第之色今有水紅銀紅桃紅古但謂之紅荔枝沉香則綪緅之類也此方密之通雅所載則爵色之非靛青也可證通雅又云緅是今之醬色也其紫近絳謂之北紫亦未嘗以爲如今之靛青也妄憑私臆何異盲人道黑白哉

韐韠

案鄭注韍之制似韠似者不定之辭不得云即韠

以爵韋爲之曰爵弁

案爵弁鄭注其布三十升是用三十升布爲之賈疏凡冕以木爲體長尺六寸廣八寸績麻三十升布上以元下以纁前後有旒其爵弁制大同唯無旒未聞以爵韋爲之檀弓爵弁胡氏謂即韋弁此異諸侯所服考工之弔服有素爵弁與此不同若以雜記朝服十五升皮弁之衣用布亦十五升誤以其布三十升爲即爵弁服言之無論注疏皆明即爵弁言之非即服言之且注又云餘衣皆用布惟冕與爵弁服用絲耳据此則爵弁服並不用布矣此更無可辨者疏又云其布三十升者取冠倍之義是以喪服衰三升冠六升朝服十五升

故冕三十升也則爵弁用布不用韋斷無可疑且考司服凡兵事韋弁服注去毛熟皮爲韋韋弁以赤色之韋爲弁别韋弁於五冕之外可知其制其用判然不同又疏云庶人弔者素委貌一命之大夫冕而無旒士變冕爲爵弁不取於韋弁弁經乃依命數之事又考兵事韋弁以韎韋爲弁又以爲衣裳聘禮卿韋弁歸饔餼注云韎韋之弁蓋韎布爲衣而素裳與此又不同者彼非兵事入廟不可純如兵服又司服凡甸冠弁服疏云據習兵之時若正田時則當戎服左傳衛獻公不釋皮冠皮弁韋弁同但色異耳是正田用韋弁也据此韋弁之用有不同而爵弁韋弁更不得混而爲一惟江愼修以用三十升布爲非按其說第以今尺準古布幅而疑其不能爲三十升也亦非謂爵弁不用布也且古布廣狹之制并織

布之法恐後世難以意揣似未可以古尺今尺相較江云古布幅廣二尺二寸本前漢食貨志雙峰饒氏亦云程子言古尺當今五寸五分弱如此則二尺二寸只是今一尺二寸爾却用二千四百縷爲經是一寸布用二百經其細密難成可知此第贊其細密亦未以爲必不能爲惟仁山金氏云古尺僅當今尺五寸五分弱其二千四百縷雖用細絲減半亦無所容況麻質粗又非可甚細者升八十縷豈注疏相傳之誤耶江之說蓋本於此而饒氏金氏並本程子作當今尺五寸五分弱饒推之作當今一尺二寸江又云當今尺一尺三寸七分半說與程子異（案江從温公布帛尺則温公以周尺當今布帛尺七寸五分弱于今浙尺爲八寸四分朱晦菴謂伊川省尺五寸五分者誤蓋從温公也見賓退録又三器圖義載司馬光布帛尺比周一尺三寸五分而江又云古尺尺二寸當今尺七寸五分是又與温公異矣）案鄭孔同云三十升布鄭夾

漈亦云有虞氏皇蓋爵弁之類夏因之曰收前小後大商因之曰冔前大後小周因制爵弁三代以來皆廣八寸長尺二寸皆三十升布爲之其說必有所據朱子麻冕註又引之加以細密難成四字則所謂三十升布應必有至細至密者似亦難斷其必不能爲也惟吳氏斗南云鄭謂升當作登登成也今織具曰簆每簆用六成七成多至十五成以止以成之多少爲布之精粗大率四十齒爲一成而兩縷共一齒正合康成之說近晉寅谷摭餘說亦謂以吳解參之成至十五而止則齒至六百而止縷至一千二百而止每一寸布用一百經而周布二尺二寸之幅不必疑即鄭氏八十縷爲一升之說亦非注疏之誤矣則吳說似亦可從江云冕者冠之有延有旒孔以緇布冠解之與始冠之緇布冠相混後又引賈疏

大夫無旒之冕並附記孔子不脫冕此冕是無旒之冕然則無旒亦得冕名又何以議孔氏乎冠倍之說賈疏所云江又歸之孔氏加意蓋謂三字懸揣其意而破之引喪服自齊衰以下非倍半之數以爲禮無冠倍於衣之例案十五升三十升即冠倍之例何能抹倒賈氏之說而以爲無其例耶江又云麻冕之制不過十五升孔注則明言三十升矣又不知何據故因辨此而附參之（江說並見鄉黨圖考）又案爵韋之說其誤有自蓋因江氏所圖爵弁上有爵韋板三字遂妄據爲以爵韋爲之致有此謬注不知圖前爵弁二字下江已明言以緅色之布覆板有武有笄獨未之見耶又考鄭注弁經云如爵弁而素加環絰疏云言爵弁者制如冕以木爲中朝（案朝當作幹近校勘記本傳寫之訛因考舊本是幹字）廣八寸長尺六寸前低一寸二分以三升布

上元下纁爵弁之體廣長亦然亦以三升布但染作爵頭色亦多黑少之色置之於版上今則以素爲之据此則板上亦三升布染爵頭色而爲之其非爵韋益可証矣又衡紞紘綖疏云以元布衣其上謂之綖參考諸說絶無言爵韋者案禮有宜用爵韋者玉藻韠君朱大夫素士爵韋是韠用爵韋爲之則非爵弁也不學無術妄加箋註自誤誤人吾服其膽（又案周尺蔡邕獨斷作八寸鄭注則云十寸以八寸論應當布帛尺八寸而布帛尺較長五寸五分乃合比周一尺三寸五分之數温公云七寸五分弱是周尺並不足八寸矣江從程子五寸五分則二尺二寸之幅應當十寸之尺一尺二寸一分如饒氏之說江從温公七寸五分則二尺二寸應當十寸之尺一尺六寸半傾皆非一尺三寸七分半則又不知江所云古尺據何分寸所云當今尺據何分寸矣附參）

其服純衣純作緇

案周禮純帛注純實緇字然鄭此注純衣絲衣也疏云鄭解

純字或爲絲或爲色兩解不同者皆望經爲注若色理明者以絲解之若絲理明者以色解之此經元衣與纁裳相對上元下纁色理自明則以絲解之据此純可作緇惟有此經純字鄭不欲以緇解之不在色解之例何得混斷

凡衣與冠同色屨與裳同色

案鄭爵弁注先裳後衣者欲令下近緇明衣與帶同色疏云若衣與冠同色者先言衣後言裳今爵弁與衣異故退純衣於下使與帶同色也据此則衣與冠即此有不同色者矣何以云凡屨夏用葛注屨順裳色疏順裳色者禮之通例衣與冠同屨與裳同注云元端黑屨以元裳爲正以元端有元裳黃裳雜裳以同色爲正据此則屨與裳同色特言其正耳似亦不得以凡字貫蓋衣冠裳屨同色是當如此下一凡字是皆如此矣而同之中不無異者故曰不得云凡又考裳亦有與韠同色者故纁裳韎韐即纁之類

天子諸侯之冠皆四加天子加衮冕諸侯加元冕

案疏引公冠篇云公冠四加者緇布皮弁爵弁後加元冕天子亦四加後當加衮冕矣賈加當字推測之辭未嘗直云加衮冕總之經無天子冠禮可據周禮注疏序議鄭氏之失云戴氏之言多雜其可引援以證聖經耶

周以前無天子冠禮

天子冠禮經無文賈疏天子自然有冠禮但儀禮之內亡耳是賈以意解之又黃氏謂後世有天子冠禮則成王爲之兆矣案漢改皇帝冠爲加元服儀從冠禮直不名冠禮矣後漢遵前制至魏天子冠惟一加禮冠於廟自魏不復在廟矣東晉諸帝冠儀亦惟一加幘冕北齊制皇帝亦名加元服矣唐宋以來以意斟酌多從其簡孫毓以爲一加再加皆非禮也然則後世雖有天子冠禮或不名冠禮或冠惟一加皆非可以成例責之又豈獨周以前無天子冠禮哉

成王十三而冠見家語

案家語武王崩成王年十三而嗣立明年六月既葬冠成王非十三而冠又案賈疏天子亦與諸侯同十二而冠金縢云王與大夫盡弁時成王年十五云王與大夫盡弁則知天子亦十二而冠矣又黃氏謂成王十四冠而字蓋當虞祭之期則亦非十三矣又考譙周五經然否論云古文尚書武王崩成王年十三推武王庚戌歲崩周公以壬午歲出居東癸未歲反禮公冠記周公冠成王命史作祝辭告是除喪冠也周

公未反成王冠弁開金縢之書時十六矣是成王十五周公冠之而出也按禮傳天子之年近則十二遠則十五必冠矣据此是成王十五而冠皆無作十三者不詳家語明年二字誤爲十三而冠可矣

孟子父命之而冠禮無父命之文意父假于賓之祝辭醴辭醮辭以命子與抑別有其辭而今闕與

案孟子趙氏註云男子之冠則命曰就爾成德蓋取冠禮祝辭順爾成德而變順言就以意斷之如此然孟子言父命者似對下母命爲文亦以凡冠子父爲冠主此所謂命明冠以父爲主應即父命行此冠禮之意觀母命之下加戒之曰三字則知命非辭命之義不然可直曰母命之曰往之女家何爲既曰命之又曰戒之乎中庸注所謂命猶令也非諄諄然命之之謂也孫奭疏冠者丈夫之事故父命之以責其成人

之道嫁者女子之事故母命之以責其爲婦之道釋孟子語意甚明至行冠禮則以冠子之事託諸賓矣觀其辭曰願吾子之教之又曰願吾子之終教之可知其時不應參以父命之文賓之所謂棄爾幼志諸辭皆賓所以教之也使旣宿賓以教之父又有命子之辭則無待賓教並于禮不合矣又何以處賓乎今人延師訓子設當師教之時父又自命之爲之師者樂焉否也鮮不以其父爲妄參末議矣況父命二字而横生疑論皆于禮繆也且賓旣有祝辭醴辭醮辭父復假其辭以命子不亦贅乎詳冠禮一篇主賓揖讓何等敬愼將冠之時賓降主人降賓盥卒先升主人升復初位在東序端自始加賓祝之時至三加畢惟賓降主人陪降三加皆然其餘主人不得妄干見母之後賓將字子賓降直西序東面主人

乃降復初位在阼階直東序西面之位則當賓祝之時父又何得輕離東序而命之況盛禮之下主人不爲禮所範而遂妄動妄言輒假賓之祝辭以聒於其旁有是禮乎揆諸禮而難通更不必疑其有辭今闕矣且孟子不又嘗言古者易子而教父子不責善乎禮之有其辭而闕者省互居多吳中林云曲禮命辭云爲日假爾泰筮有常蓋命筮之辭也此文省爾賈疏筮賓命辭雖無文[illegible]蓋云主人某爲適子某加冠筮某爲賓庶幾從之若庶子則改適字爲庶字其餘亦同此經不云命筮并上筮日亦不云命筮者皆文不具也案疏與吳氏所云皆經有其文云不詳其辭禮本無父命之文而可疑其辭之闕乎趙氏之說亦揣父命行此冠禮之意而云然耳其變順言就者竊意因孟子立言之旨引此以對證妾婦

之順不便於丈夫之冠露出順字故變順言就與

將加布于其首布卽冠也

案疏加布初加緇布冠也此雖共知爲緇布冠而旣注則不得率略而混又章句冠爵弁皆布皮弁用皮曰布者舉多旨言之說更精案此說亦足證爵弁非韋

黃耇面凍黎色

賈疏面似凍黎色鄭注作凍梨

酌而無酬酢曰醮此夏殷之制

鄭注酌而無酬酢曰醮疏云鄭注曲禮盡爵曰醮是醮不專於無酬酢者醴亦無酬酢不爲醮名者醴太古之物自然質無酬酢此醮用酒酒本有酬酢故無酬酢得名醮吳云疏夏殷禮非也

不用醴周公因人情隨土俗

鄭注不求變俗疏謂君子所往之國不求變彼國之俗若衛居殷墟者也疏又云不求變俗有二途據鄭注謹修其法而審行之其法謂先祖之制謂居他國不變己國之俗

甫男子之稱

鄭注丈夫之美稱某有子注子男子之美稱此云甫男子之稱則以注子者注甫而不知美字必不可節又穀梁傳邾儀父父猶傅也男子之美稱也亦不僅作男子之稱章句易讀並約編諸本皆無節去美字者無美字甫字之義不彰

三加彌尊始加賓降西階一等再加降二等三加降三等此彌尊之義

案降一等降二等因冠彌尊而禮彌下也以降等論此彌下之義非彌尊之義以降等釋彌尊句可乎方氏說緇布之粗

不若皮弁之精皮弁之質不若爵弁之文故曰三加彌尊此乃確解目無所見轉不足怪豈文義亦不知耶降等而曰彌尊降可謂彌尊耶以降等作彌尊之證則可謂降等曰彌尊謬極

敬其名所受于父母之名非君父之前不呼之也

此易讀本所添之注案鄭注名者質所受于父母冠成人益文故敬之疏內則云子生三月父名之不言母今云受于父母夫婦一體受父卽是受于母故兼言也云冠成人益文者對名是受于父母爲質字者受于賓爲文故君父之前稱名至于他人稱字也是字敬名也馬亦融會疏文而不詳疏說義究不暢

何大夫冠禮之有此或殷制非周制也春秋以來多世卿年未冠而爲大夫者多矣五十乃命爲大夫疑爲崛起者言之耳

案鄭注據時有未冠而命爲大夫者周之初禮年未五十而有賢才者試以大夫之事猶服士服行士禮二十而冠急成人也五十乃爵重人也賈疏下文古者生無爵鄭云古爲殷此經以古爲周初者下云古者生無爵對周時士生有爵故知古者生無爵據殷也今此云古者以周末時大夫冠對周初時無若以古者爲殷時則周家有大夫冠禮何得言周末始有乎明古者據初而言也据此其爲周初之制無疑斷不可曰殷制乃曰此或殷制非周制也無知亂道謬妄已極且五十乃爵是周之初禮如此正惟春秋以來有未冠而爲大夫者故記者非之今乃云年未冠而爲大夫者多矣五十乃命爲大夫疑爲崛起者言之耳此全不知周家之禮目不覩

注疏一字輒敢臆說成何議論亦可嘆矣叙畧中可疑者甚多冥然不疑而獨爲此崛起之疑乎其疑也尤爲可笑

毋牟追音堆

毋音牟相沿久矣漢人謂絞頭布爲牟𧜳衡岑牟是也案易貫魚徐邈讀貫爲冠谷永傳以次貫行韻增收入平聲是貫有冠音貫古作毌毌丘地名象人冠形而名遂有毌丘氏後訛爲毋諸家複姓毋丘音無升菴曰當音貫釋名曰冠貫也所以貫韜髮梁氏言毋追亦毌字象形則毋追當音冠堆不必音牟堆矣此亦一說又毋追猶堥堆卽牟敦古語堆起之狀並詳通雅

附緇布冠元冠解云按記云始加緇布冠冠而敝之可也釋者以爲緇布冠非時王之制

案賈疏稱釋釋者釋鄭注也此稱釋者直釋記矣鄭釋經與記皆稱注不稱釋此釋者不知何指玉藻注非時王之法服据此則云非時王之制猶云非時王之法服耳

故已冠則敝之而用元冠此說不然蓋緇布冠本無緌後世飾之以緌孔子以緌非古禮故旣冠欲聽其敝非並緇布冠而亦敝之也

考吳中林云按敝以緌言注云此冠非時王制不恒著故冠畢敝之其說與其緌也三字不合且都人士固有著緇撮者何必敝此章句所載今加其說不然四字下用蓋字申說似直爲創論矣不知而爲此論是並章句未之見也其陋也知而爲此論是衍說炫博而無恥也其攘也自序云所採注疏精義之說或加參訂私便塡載姓氏非敢攘善也案近人抄騈語數則名曰精義方未成書乃與注疏並稱已可笑矣或加參訂四字蓋指

諸疏後諸家之說而援所據何爲文則又似自加參[illegible]
不明至所採姓氏惟坊本儀禮所引之故斷公郝仲輿[illegible]
三寥寥數人何嘗有援引至瑣之處而曰未便瑣載乎曰即
不瑣截矣今自作緇布冠解篇中一吳氏之名而不可截乎
非據而何不得以序中
著此一言反爲據地　且此說吳氏做以綏言四字盡之何
用詞費又按疏云冠而敝之可也者據士以上冠時用之冠
訖則敝之不復著也若庶人猶著之故詩云彼都人士臺笠
緇撮說與吳氏異又案疏云玉藻云緇布冠繢緌諸侯之冠
也鄭云尊者飾也士冠不得緌也据此則孔子曰未聞者似
以其僭也非因緇布冠本無緌後世飾以緌以緌非古禮矣
何得妄衍其說

且緇布冠與元冠亦非兩物以麻布爲之謂之緇布冠矣
黑繒爲之則謂之元冠總謂之委貌

案委貌即緇布冠鄭注或謂委貌爲元冠鄭加或謂二字是
委貌之爲元冠鄭此注尚未作斷詞則緇布冠與元冠經有
始加易服之分雖非兩物究不得謂非兩物記云大古冠布
齊則緇之是解緇布冠必兼緇言之若僅云以麻布爲之此
大古白布冠非緇布冠也鄭前注主人元冠云元冠委貌也
疏云實一物也又云此委貌即解經元冠此元冠之即爲委
貌無疑又委貌章甫毋追疏云記人歷陳此三代冠者上緇
布冠也是委貌之即緇布冠也無疑又三禮舊圖云委貌章
甫毋追三冠制相似皆漆布殼以緇縫其上前廣四寸高五
寸後廣四寸高三寸殷冠委大臨前夏周冠委前小損吳中
林謂說似有據但漆布恐後世之制是委貌以緇布爲之並
舊有其制豈得謂以麻布爲之謂之緇布冠以黑繒爲之則
謂之元冠總謂之委貌乎將謂元冠爲布無解於黑繒之說

儀禮瑣辨　十六

將謂元冠爲繒更無解於非兩物之說此不可解

配深衣爲燕居之服配元衣元裳爲元端服配元衣素裳
則爲諸侯之朝服

鄭注元端即朝服之衣易其裳耳論語端章甫鄭云端元端
諸侯視朝之服据此元端即諸侯之朝服爲諸侯之朝服上
不得加則字以異之

又考周之五冕皆以麻布蒙之故麻冕亦稱緇布冠統指
五冕而言非專指始冠之緇布冠也

案左傳袞冕黻珽疏引麻冕以明其制衡紞紘綖疏云論語
尙書皆云麻冕知其當用布也弁師五冕皆元冕知其色用
元也孔注麻冕謂緇布冠此皆以其同用麻布而言之也非
之者以其一爲冕一爲冠冕與冠有別無旒之冕亦與爵弁
不殊皆以低得名此江氏以孔註爲混之說所由來也不知
冕與冠形制雖殊用麻布則同以其同用麻布故疏以冕言
之孔以緇布冠言之義主于麻而冕與冠之名在所不拘且
冠冕古亦通稱觀朱注論語黻冕云冕冠也可證蓋冕之名
布理不明則以麻解之麻冕之名布理已明則以冠解之緇
布冠得沿冕名者亦以制用麻布與冕同或當時即謂緇布
冠爲麻冕亦未可知也說文冠弁冕之總名可知冠兼冕稱
不必泥矣麻冕二字似渾言麻布之冠兼冕與緇布冠言概
辭也非專名也疏云冕孔云緇布冠明所謂麻冕有此二種
不得不分別言之也疏引麻冕特言冕制當用布耳至五冕
皆朱裏延紐五采繅十有二就皆五采玉十有二玉笄朱紘
諸侯及孤卿大夫之冕各以其等爲之又豈得僅謂之麻冕

儀禮瑣辨　十七

而與緇布冠同稱乎意孔注政恐用麻並同渾稱麻冕人誤以五冕當之故別其爲緇布冠也孔注既有明文自當專指緇布冠言又不得謂統指五冕而言非專指緇布冠也設不專指緇布冠豈冕之十二旒九旒而下者皆可謂之緇布冠乎蓋冕與緇布冠皆可言麻冕者論其制猶未定其名也至定爲五冕之名定爲緇布冠之名冕與緇布冠則大有別矣故孔注緇布冠以別於元冕今云論語注而又謂統指五冕全失孔注之意矣若從江氏說似麻冕不得謂之冠則專主冕言並不兼緇布冠言若從孔注則專主冠言更不得統指五冕若亦論麻冕之制謂冕與冠皆麻爲之可謂麻冕亦稱緇布冠統指五冕則不可緇布冠可稱麻冕非麻冕亦稱緇布冠孔註冕緇布冠也若謂此謂冕乃緇布冠也蓋以麻冕

非專名舉其物而實之也謂麻冕爲亦稱緇布冠是麻冕有此稱矣何用註爲若卽指孔註而言應云麻冕孔注緇布冠乃明詳孔註意正以冕不專稱緇布冠乃注初無麻冕稱緇布冠意引孔氏說不曰麻冕有指緇布冠言者而曰麻冕亦稱緇布冠可乎孔注兼別之斷之實之意皆非稱之孔非稱意則亦不得云稱五冕皆用麻布非麻冕統指五冕詳左傳疏則知引證其制亦非謂五冕通稱麻冕也尙書云麻冕亦昭其制耳且孔注麻冕爲緇布冠則緇布用緇與五冕用元色亦微別推其立論蓋承江氏謂孔注與始冠之緇布冠相混故調停其說謂統指五冕又加非專指三字而不知騎牆之論其辭愈枝反無一途可歸矣使云考周五冕皆以麻布爲之故麻冕孔注緇布冠左傳疏又引麻冕以證冕制麻冕

兼冕與緇布冠言非專指始冠之緇布冠也孔注緇布冠恐其混于冕也于義庶合今曰亦稱曰統指又冕上加五字不知單言冕制是論其制實指五冕則定其名與渾稱麻冕不同卽不得謂麻冕統指五冕非專指緇布冠矣麻冕應兼冕與緇布冠言而如此疏說是並不知麻冕可兼冕與緇布冠言者第論其制意蓋卽以麻冕名緇布冠所謂統指五冕而言者仍是五冕卽名麻冕之意而不知既名緇布冠卽不得名五冕既名五冕卽不得名緇布冠兩物必不容混也謂麻冕可言冕可言緇布冠可謂麻冕既名緇布冠又名五冕則非總之麻冕冕與緇布冠之總名冕與緇布冠自分其制麻冕亦不兼攝其稱也冠冕可以通稱名之統於虛者也冠冕不容相混物之麗於實者故麻冕可指爲緇布冠將定其物

而冕與冠之界由此而分主冠說自無礙冕名此冠冕之可通者也麻冕之中有冕有緇布冠是顯判二物此冠冕之不容混者也其理非有二也謂麻冕統指五冕而言非專指緇布冠麻冕下無亦稱緇布冠五字是亦五冕皆以麻爲之之意亦未嘗不是著亦稱緇布冠五字連下統指五冕是麻冕有此二稱則非謂其以麻爲之之意矣所謂差之毫釐繆以千里也然詳辨之轉可原其爲毫釐之差揆其意直是千里之繆並所謂差之毫釐之故先亦不能自明也哀哉曷言乎其意千里之繆也觀其文麻冕亦稱緇布冠統指五冕而言非專指始冠之緇布冠也應卽麻冕而言文義乃順故爲詳辨如此而核其意則殊不然此又其敘說不明幸而近理之處見者不得不據文而解其實本意更有謬焉者凡此所辨

並非其意之遽作如是解也何言之觀其非專指緇布冠句中加始冠之三字前有亦稱緇布冠句上又有緇布冠貴賤通用句且此所作本緇布冠解非麻冕解意蓋謂緇布冠統指五冕而言引麻冕爲證故非專指句中加始冠之三字以申言之也是意本謂五冕皆以麻布蒙之麻冕又稱緇布冠則五冕皆緇布冠因以緇布冠爲統指五冕而言以証前貴賤通用之句此本意之無可遁者夫五冕也而可曰緇布冠乎委貌章甫毋追三代之冠既緇布冠則嘗聞之矣案尚書元裳曰蟻裳曰彤皆詳其色則知冕加麻字亦詳其制非冕名麻冕矣觀孔穎達疏曰麻冕蓋衮冕也可證又通雅云執劉鉞之人皆冕亦通稱案執劉鉞者鄭孔並云大夫蔡傳從之以此証冕爲通稱似尚議於此

蓋大古冠用白布以麻爲之其形如雪

詩麻衣如雪蓋以僅言麻衣其色不彰故以如雪二字形容

之明其白也今既曰冠用白布下又加其形如雪四字古人注經贅不若是且此四字似雅而實俚

後人嫌其太素易以黑繒繒卽帛故曰今也純謂之元冠

元冠用黑繒無正文亦愼修江氏以意解之按喪冠反吉檀弓明卽縮縫衡縫言之江謂吉冠異於喪吉用繒喪用麻布吉冠武用繒喪冠武以繩是顯故檀弓之說考吉冠喪冠有內縪外縪纓武異材同材之別未聞有繒麻之分江又解委武元縞云委委貌也武冠卷也委貌之制以冠委於武故云委武非謂武有二名委貌卽元冠是江亦以元冠爲委貌矣而乃謂元冠則黑繒豈委貌亦黑繒乎委貌非黑繒元冠雖斷爲用黑繒矣元冠果爲黑繒不得謂委貌卽元冠矣且雜記亦明言不蕤垂蕤之別未嘗判布與繒也疏以別安卷解縞冠有蕤說亦有據江乃執已分繒與布之說反謂鄭注本明疏不善隅反徒求之別安卷而僅以緇布冠亦別安卷難去聲之因謂後人不識元冠與緇布冠之別由疏失之此何說也江說俱見鄉黨圖考又縞冠元武鄭注古者冠卷殊江解之云按注言古者冠卷殊謂冠與卷不相連至著冠時始合之對下文居冠屬武耳疏以冠卷異色解之誤矣是江以異色之說爲誤謂冠與卷不相連至著始合矣居冠屬武疏云燕居之冠冠武相連屬燕居率略少威儀又不加緌若非燕居則冠與武別臨著乃合之江又云按冠必與武先縫合乃可著且行禮者必先衣冠不於行禮時始著冠何必以臨時著冠於武爲多威儀耶此卽注疏少威儀之說而推言之注疏本非言多威儀也並謂吉冠內畢如冠不屬武則內畢之冠未

易連合倘連合不固行禮而冠脫大失威儀古人當不如是迂拙也詳此經之意居冠屬武對下有事然後緌而言謂燕居之冠但以纓結於頷下使冠與首相著而已更不用垂緌屬武是結纓而武連於首非謂冠梁屬於武也是江欲破疏冠卷異色之說則謂冠卷不相連至著時始合以爲對下屬武而言及欲破疏臨著乃合之說又謂冠必與武先縫合乃可著屬武是結纓非冠梁屬於武又以爲對下然後緌而言夫玉藻明言屬武而可曰結纓乎此二說似不可通則用繒之說恐亦難據且玉藻云元冠縞武不齒之服可知元冠之武不概用縞又何以斷其爲武用繒乎若謂縞主色言不主絲言江固不從異色之說亦不得謂縞非絲也江又云按大古冠布齊則緇之言後世之元冠用繒不用布故始冠之緇

布冠既冠可敝注疏未明言元冠用縉則可敝之義不明當補並謂後儒既不知古冠用縉則緇布冠何以既冠而可敝按以用縉不用布釋冠敝之義經與注疏皆無文是第江氏之說耳江乃反謂注疏未明言用縉則可敝之義不明而以爲當補其說則未知江所云言後世之元冠用縉不用布此言果誰之言也若江自爲說何能以己所創論自據爲牢不可破竟似聖經明文必宜從此解者則又安知解冠敝之義者必無他說也其說果可據乎按冠敝之義疏云唐虞已下冠衣皆白布吉凶同齊則緇之鬼神尚幽闇三代改制者更制牟追章甫委貌爲行道朝服之冠緇布冠三代將爲始冠之冠江氏蓋因疏言改制三代之冠緇布冠僅爲始冠之冠意元冠卽委貌必以黑縉爲之與緇布冠別乃見用三代之

冠而緇布冠所以可敝故謂疏未明言用縉則可敝之義不明此江之說所由來而不知其用縉之說究屬意解也按鄭注三代改制齊冠不復用賈云爲行道朝服之冠据此齊冠改爲朝服之冠恐第緇改爲元非布改爲縉觀篇首元冠疏云緇與元同色者大同小異可證緇元有別且以本經證之始加緇布易服元冠是亦緇易服元記冠義可敝之義正釋此耳豈必布易爲縉乃見可敝之義耶又玉藻縞冠元武疏云縞冠者薄絹爲之元武者以黑縉爲冠卷也然則用黑縉者固有明言黑縉者矣似亦不得概據元之一字卽有縉義元主色不主絲緇兼色絲二義單言緇可以兼絲單言元似不可以兼縉又篇首主人元端與緇帶鄭注元冠僅曰委貌也注緇帶明言黑縉帶也可知本非黑縉者何從明言黑縉

乎江乃欲屈注疏而從己說以誣厥古制恐亦未免近於妄矣此云易以黑縉蓋承江氏之誤無怪其說難通既曰緇布冠與元冠非兩物又考五冕皆緇布冠（辨見前）是元冠卽緇布冠亦以布爲之又何以云後人嫌其太素易以黑縉縉卽帛故曰今也純謂之元冠乎且於今也純下加謂之元冠四字則是純字竟作元冠解矣此承江說而加謬者也無論元冠非純而純之一字可專作元冠解乎孔注麻冕爲緇布冠此竟注純爲元冠信斯言也是當日緇布冠改爲元冠元冠尊者飾夫子當日僭而不曰儉矣豈非亂言又玉藻元冠丹組纓疏云三命大夫以下則朝服以祭士則元端以祭皆元冠也諡元冠於諸侯孤爲齊冠士則齊祭同冠又士冠而祭於也注冠元冠也是元冠亦祭冠也白虎通麻冕周宗廟之冠

据此麻冕爲宗廟之冠元冠爲齊祭之冠元冠卽委貌委貌卽緇布冠是麻冕爲緇布冠應卽元冠意夫子正以禮當用布今改爲純故稱其儉玩今也二字可知夫子立論以前仍是通行麻冕設使元冠本以黑縉爲之夫子又何從分麻與純言之而有今也純之說白虎通謂用麻爲之者女工之始亦不忘本也卽不忘本不用皮皮乃太古未有禮文之服故孔子曰麻冕禮也案此所謂禮與拜下禮也同意謂禮當如此既以麻冕爲禮卽用縉非禮之證詳夫子儉之一字本兼非禮之感特以非若拜上非禮之甚又有儉足取故從之耳純既非禮三代豈遽用縉乎且考純卽古紂字古緇以才爲聲紂卽緇釋文云紂音緇（詩行露箋紂帛）敖繼公曰純衣絲衣而緇色者也是純亦黑色之絲而可謂之元冠乎又按夾漈鄭氏

云爵弁皆三十升布爲之漢依周制或云中古以下其制用絲唐因之以緇代布漢制委貌以皁緇爲之据此益證爵弁用布其用絲者特中古以下至漢且復依周制至唐始代布以緇而元冠用黑緇雖周末已有用之者至漢始定其制可知中古以下雖爵弁用絲元冠尚未用緇益直至夫子時始易爲純耳而春秋以前用布不用緇可以無疑案江云後世元冠用緇此云後人易以黑緇並承太古而言鄭注太古唐虞已上則此所謂後世後人唐虞已下也賈釋鄭注後世聖人卽引太古冠布疏謂後世聖人夏禹身也見喪服注旣云後世用緇後又云後儒不知古冠用緇旣曰後世又曰古不得謂所謂後世非唐虞已下矣應亦指夏而言此云後人卽本江氏之說而易世爲人下故曰今也純句此行文昧於時之遠近牽扯連綴界畫不清之弊後人二字旣接太古爲文不得謂非指夏矣賈疏曰云夏者三代之最先者也夫用緇始於夫子之時卽今也純句可證而可謂三代已然乎不明時之升降禮之沿革而妄注聖言倘不正其謬必至有据此以純作元冠者皆此說誤之也故詳辨之如此案今也純之言此唐虞以下相去甚遠且隔夏商周三朝以承太古而言後人何得徑接今也純句實之時代不知妄并可笑行文不足三十餘字首尾卽不能相顧無怪語多蒙蔽若卽以蒙混之言遁謂後人爲卽夫子時言則上叙大古冠用白布不肯僅云以麻爲之又加其形如雪四字申復以足之下乃接云後人嫌其太素欲於後人句言嫌其太素故於大古白布句贅云其形如雪而謂此後人非緊承太古言之乎且凡承大古言後者賈疏旣有明文應指夏言此立言之例無可紊者若謂卽夫子時言豈能歷夏四百二十二年商六百二十八年西周三百五十二年至敬王三十九年當哀十四年夫子作春秋通一千四百四十一年之久而謂上承大古下卽指夫子時乎且下有子是專以白布冠爲喪冠句辨見後則後人二字應指三代言無可遁矣又考周惠王實以僖七年閏月崩以僖八年十二月告魯故經於僖八始書惠王崩子襄王立襄王三年當僖九年宰孔賜胙齊侯猶下拜

儀禮瑣辨　卅四

夫子今也純之言與今拜乎上同論立論之時正以兩事變古而有輕重之別輕重之別故借純發端則襄王之世信公之年未拜乎上卽冕未用純可知然則夫子今也純之言其在定哀以降可知也且案論語麻冕章後卽載子畏於匡考畏匡在定公十四年後又記自衛反魯考反魯在哀公十一年則此言在定哀之間顯有可證麻冕畏匡反魯三章並列子罕第九其畏匡一事又見先進十一者則以先進冊內多許弟子因顏子而引其事也自應以編次麻冕章後者爲據且先進篇內畏匡叙於陳蔡之後考厄於陳蔡在哀公初年畏匡在定公年間可知引論諸賢者初不拘事之先後矣又考麻冕章後第六章又記子見冕衣裳者必作必趨益證冕衣裳之冕乃有爵之冕而麻冕爲通行之緇布冠故夫子曰麻冕又曰從衆若指麻冕爲五冕考周禮五冕享先王則袞冕享先公饗射則鷩冕祀四望山川則毳冕祭社稷五祀則希冕祭羣小祀則元冕並卽大者言之何以言衆且不惟不可以言衆夫子又豈能從乎謂麻冕指五冕証以夫子從衆之言豈衆皆袞冕鷩冕毳冕希冕乎夫子從衆亦從而服袞冕鷩冕毳冕希冕乎此義之必不可通者不解江氏通儒何亦拘論冕字以致拾其牙慧者謬戾愈滋但江氏拘論冕字謂有爵之冕統指大夫以上於本文衆字證以下文違衆言衆之例猶可通也此直云統指五冕則專指天子者之服於本文衆字全不可通以周禮上公袞侯伯鷩子男毳止正有爵之冕又豈得謂衆指公侯伯子男乎夫子從而作公侯伯子男乎所謂謬戾愈滋也案夫子惟見有爵之冕爲貴者盛服故必作與趨以尊之可知於麻冕之爲緇布冠則不然故麻冕章後記者復記此一條與又案江云古吉冠以黑緇爲梁以黑緇爲武梁之廣無正文喪冠廣二寸見喪服賈疏則吉冠當亦如之案疏云唐虞已下冠衣皆白布吉凶同亦證三代以前吉凶無別何爲必以緇與布分吉凶乎然則廣無正文尚作懸揣之辭緇無正文又何據以爲然也冠廣二寸之說是江第本賈疏而推測之旋謂後儒上狹下寬之說皆由不識古冠廣止二寸別有附參一則見後讀之不覺解頤如必以江說爲然謂古元冠用緇則必先舉元冠卽委貌委貌卽緇布冠之說而盡廢之若不能盡廢其說遽謂元冠以緇爲之眞乃於義難通此益足徵江氏之說不必然矣又論語朱註儉訓省約謂不如用絲省約案賈疏漢法布幅二尺二寸亦古制存焉周禮鄭志純三尺尺八寸二尺四寸者據繒幅也士喪禮云云則以緇長半幅据此

儀禮瑣辨　卅五

是繒幅較古布幅濶而長矣當時易麻爲純倘亦兼以此與朱注省約二字似可參此一解恐不主織絲言若以織論絲何嘗不細密難成乎且亦不見省約之義夫子曰儉朱注省約似並是用絲無多意孟子儉於百里儉亦無多意蓋繒幅既濶而長則用布幅止製一冠者用繒幅便不止一冠矣用布幅不足者用繒幅則有餘矣此其所以曰儉曰省約與禮按記周尺注曰按禮制周猶以十寸爲尺六國變亂法度或言周尺八寸鄭此言純主周尺八寸故三尺言二尺四寸又按廣韻引賈逵曰八寸曰咫鄭志純三只只八寸只卽咫也又說文曰中婦人之手長八寸謂之咫周尺也此亦周尺八寸之說又案江愼修謂布幅二尺二寸當今尺一尺三寸七分半核江一尺三寸七分半之數是古尺當今尺六寸二分五釐固與程子言五寸五分溫公言七寸五分皆不合且通考自周而下秦尺比周七寸四分漢官尺比周一尺三分七毫劉歆銅斛尺後漢建武銅尺與周同三國吳蜀同周魏尺比周一尺四分七毫後魏前尺比周一尺二寸七釐中尺比周一尺二寸一分一釐後尺比周一尺二寸八分一釐晉田父玉尺與梁法尺比周一尺七釐後晉尺比周一尺六分二釐宋齊尺比周一尺六分四釐梁表尺比周一尺二分陳尺同後晉東魏尺比周一尺五寸八釐市尺與後魏後尺同隋開皇官尺同上萬寶常所造木尺比周一尺一寸八分六釐此用木尺之始唐尺與古玉尺同開元尺度以十寸爲尺二寸爲大尺五代世短多相應襲惟周王朴所定尺比周一尺二分有奇及宋二景表尺比周一尺六分有奇胡翼之黍尺比周一尺七分司馬溫公布帛尺比周一尺三寸五分元尺最大皆不符江氏當今尺六寸二分半之數不知江據何尺而云布幅二尺二寸當今尺一尺三寸七分半也附

于是專以白布冠爲喪冠而以元冠爲吉冠此孔子所以

元冠不以弔也

疏太古時吉凶同服白布冠未有喪冠三代有牟追之等則以白布冠爲喪冠然則以白布冠爲喪冠三代已然矣此接今也純句著于是二字似謂夫子時始以白布冠爲喪冠不知此卽三代之事正與所云大古相貫獨其中橫插一今也純句耳則大古下後入二字其爲指三代言之更無可遁矣而可妄扯今也純句實之乎非時代不知文理不淸而何無謬若此奈何尙欲著書耶又按元冠不以弔周人代以素弁

附冠而敝之解

案記冠義冠而敝之注云此冠非時王制不恒著故冠畢敝之中林吳氏謂敝以緌言愼修江氏謂元冠用繒故緇布冠既冠可敝三說不同竊意緇布冠以三十升布爲之至二千四百縷之細實爲細密難成之物雖在後世暴殄者流既有此冠冠僅一著恐亦不忍遽敝之也況古昔風俗儉朴應無不愛惜物力者豈肯以細密難成之物既冠卽敝揆諸人情似亦未必然也若江氏所云既有繒冠則布冠可敝此後世浮華之子容有得繒不復著布者然亦未必以所有之物遽忍敝之若在古風猶存者又何能得繒而棄布乎此雖後世非凶不服布冠而惜物之理應有同情也至於三代時去唐虞未遠其時士勤於學女勤於織應無廢女工者所用布幅宜皆其婦女自織居多非若後世大率取辦於市不知其艱難也使目擊織布如此其細成冠若是其難恐難視爲不甚愛惜之物且亦何至有繒棄布蹈得新忘故之譏乎似三代時不應如是之輕薄也考緇布冠爲三代常服之冠詳夫子立言之意似謂緇布冠本太古之制無緌以用緌言則吾未聞若緇布冠雖冠而至於敝可也蓋謂由既冠而常服以直至敝壞可也似亦不必主緌言若以緌言夫子當直曰吾未之聞也敝之可也禮既不應有緌又何以云冠而敝之乎將謂因其既已用緌不能令其遽敝姑容其一用於冠而後敝之乎詳冠而二字似仍宜主冠說且白虎通云用麻爲之者女

工之始不忘本也使既冠而可敝之如忘本何本以不忘本而製此冠既冠即敝之而忘本恐亦未必然矣蠡測之論妄補前賢所未備未敢据以爲是願以質諸知禮君子案家語此句有今則二字敝作幣王肅注今不復冠幣布幣之不復者也近所見王肅注本係明人吳氏所輯訛舛甚多且以王肅爲未人可笑如据幣字謂幣或冠畢酬賓之解則妄生異說不免鑿矣幣即敝之訛注幣布幣之不復者也疑者或著字之訛蓋今不復冠四字即釋今則冠而敝之可也句下又單解敝字似謂布幣之不復著也如据此書解之將正其訛王肅原注俟另購善本校之

附元子四加解

家語云邾隱公將冠使大夫因孟懿子問禮於孔子子曰三加彌尊導喻其志是夫子告以三加矣後懿子曰諸侯之冠其所以爲賓主何也孔子曰公冠則以卿爲賓無介公自爲主迎賓揖升自阼云云諸侯非公而自爲主者其所以異皆降自西階元端與皮弁異朝服素畢注服朝而畢示不忘本案而當是素字之訛公冠四加元冕祭其酬幣于賓則束帛乘焉注乘馬駟馬案焉乃馬之訛王太子庶子之冠擬焉注王之太子庶子皆擬諸侯冠禮也皆天子自爲三案三當是士字之訛其禮與士無變饗食賓也皆同案夫子告邾隱公曰三加彌尊是諸侯三加也後云諸侯非公云云是諸侯非公皆三加也下云公冠四加元冕祭是諸侯惟公乃四加也下王太子庶子擬焉注謂擬諸侯冠禮注僅云擬諸侯不云擬公是元子應亦三加也證以夫子告邾隱公三加之說乃合然則賈疏引此謂擬諸侯四加似亦未考家語言諸侯有公與非公之別矣四加明即公言之非概謂諸侯四加此即主公冠四加說而元子擬諸侯似亦非四加也又案此篇言諸侯非公而自爲主者元端與皮弁異朝服素畢大戴禮公冠

篇朝服素韠畢即韠之訛凡冠正禮冠者見姑姊後乃易服服元冠云公四加元冕祭恐仍是三加後易服元冠之例順其次曰四加即易服之變文耳疑非加隆之謂不然夫子既示諸侯以三加之禮又曰四加此何解乎此即以統曰擬諸侯無論公與非公言之而四加疑亦非正禮也且孔子曰諸侯之有冠禮也夏之末造也有自來矣今無譏焉据此可知諸侯有冠禮已有可譏諸侯四加其於前云天下無生而貴之說又何解乎又考此節答賓主之問公冠四加元冕祭下云其酬幣于賓則束帛乘馬王太子庶子之冠擬焉語氣相貫似單即酬幣論謂王太子庶子擬之酬賓亦束帛乘馬也其字接公冠說是申明酬賓之禮於加冠外敘明此條其字作提起論謂酬賓則束帛乘馬王太子庶子之冠擬焉不蒙上四加之文既於本文其字似合尤於此節專論賓主較合故下又曰其禮與士無變饗食賓也皆同蓋此問諸侯之冠所以爲賓主之禮而夫子答之也四加句亦夾敘耳此順家語之文似謂擬諸侯酬幣義亦可通又不必定謂擬諸侯四加也不然前云元子猶士其禮無變又何解乎蓋諸侯大夫應遽有諸侯大夫之貴耳古者五十而后爵何大夫冠禮之所以無冠禮者非諸侯大夫不得有冠禮也行冠禮之時不有公侯之有冠禮夏之末造所以可譏也聖人作經冠禮特加士字明其凡行冠禮皆依士禮此古禮本如是也後世公侯大夫愈貴士愈卑故公侯之禮天子元子之禮胥疑禮宜加隆而大戴禮公冠四加天子亦四加之說以起夫公侯與元子雖行四加之禮亦誰得議其僭者而揆諸古禮則未必

然也考冠頌之文皆卽記冠義之所言字句小有增損敘次畧移前後謂記冠義卽引家語之文則又安知家語非竊於後儒之手卽本冠義之文又以大戴公冠四加之說竄入於此乎且今之家語馬昭謂王肅私定以難鄭者王伯厚玉海亦載此說朱子亦謂王肅私改自宋至今莫不知爲王肅雜鄭之書近人如閻百詩之四書釋地臧玉林之經義雜記皆確指爲僞鼎無異辭則家語一書其爲王肅增竄僞定無疑今考此篇卽本記言加以邾隱公因孟懿子問孔子一段及成王冠頌之文又竄以左氏傳祼享金石之說卽家語之文證之緇布冠用緌夫子尙曰未聞懿子問諸侯之冠異天子與孔子曰人君無所殊也懿子又曰今邾君之冠非禮也孔子曰諸侯之有冠禮夏之末造云云前又曰三加彌尊又曰

元子猶士其禮無變天下無生而貴後又曰其禮與士無變四加之說皆與此旨不類其爲竄入無疑此卽家語論家語肅之增竄已可見矣而詳核此篇則全是王肅架空僞定更有不可通者考邾隱公既卽位將冠使大夫因孟懿子問禮於孔子之說亦有可疑蓋以定公三年二月邾子穿卒子隱公立六月葬邾莊公冬仲孫何忌及邾子盟于拔是懿子與邾隱公盟又或以昭二十三年叔孫婼如晉左氏敘晉爲邾子執叔孫之事篇中夾叔獻子求貸有請冠二字遂觸目生僞損借立論幻出此文不知邾隱公方遭三年之喪父死之謂何乃於衰麻哭泣之中遽使人問冠禮乎是樂憂也且問冠禮夫子告以三加彌尊是行冠禮應服元端服爵弁服當禮宜斬衰惡貌之時而夫子與論冠禮使之服元端服爵弁服乎三年之喪百王之所同古今之所壹故成王之冠賈疏以爲天子諸侯十二而冠則在武王未崩以前五經然否論以爲十五而冠則在成王除喪之後肅自知邾隱公大喪問冠義不可通恐有發其伏者故又於成王改作十四謂在武王崩後之明年以遷就其說蓋肅之詭計勞心工於作僞有如此者後人有謂成王十四而冠者卽据家語之文也又考諸侯薨五日而殯殯則嗣子卽位云邾隱公既卽位則在卽位之初父死未踰數月是邾隱公居倚廬寢苫枕塊時也此時而忍問冠禮乎肅之以爲在位因孟懿子問者蓋又有所恃焉以經書六月葬邾莊公冬與何忌盟昭十五年王穆后崩十二月葬穆后既葬除喪又晉葬悼公平公會于溴梁與諸侯宴於溫又九年八月葬小君穆姜晉侯以公宴于河

上又及衞而冠故云邾隱公因懿子問者暗蒙邾莊公既葬之文以諸侯既葬可宴可冠何不可問冠之有此尤肅所陰据者又以懿子學禮於孔子者也此肅所以言邾隱公並不諱言卽位以泯其迹而云卽位問冠者恃此例也今考叔向之言三年之喪雖貴遂服禮也正以既葬除喪譏其不遂左傳杜注天子諸侯除喪當在卒哭叔向語杜注皆正論也語本甚明孔氏正義云葬日卽虞虞卽卒哭卒哭去葬相去不遠共在一月又謂喪服將終早除猶可宴事必不可釋叔向宴樂以早亦非禮也之語並引溫之宴河上之宴謂傳皆無譏卒哭之後得宴樂也似謂景王除喪在葬後未在卒哭後而卒哭去葬相去共在一月故曰喪服將終早除猶可又引兩證謂卒哭後得宴樂也則指虞祭後之卒哭謂可除喪案此卽喪妻期年言之穆后崩於八月十二月葬僅五月耳葬日卽虞虞卽卒哭相去共在一月是僅五月也五月而可除喪安在其爲卹也則叔向且並言三年矣若斬衰三年此尤貴賤無異者天子諸侯雖貴何以虞祭後卒哭時僅數月之久卽可除喪也考禮哭有三無時一有時未殯哭不絕聲一無時既殯已後卒哭祭已前阼階下爲朝夕哭在廬中思憶則哭二無時既練後無朝夕哭惟在廬中或十日或五日思憶

則哭三無時三無時哭外卒哭之後未練以前惟有朝夕哭是一有時也然則除喪當在卒哭者亦當在既練後謂卒此無時之哭若以爲虞祭後未練之前惟朝夕哭即卒哭除喪之時是卒此有時之哭仍有既練後無時之哭未卒也且又何以爲三年之喪也春秋時或喪禮已壞漸不遵三年之制此自人之非禮恐非禮應如是也若以虞祭卒哭謂得宴樂是以當時非禮之事反据爲禮之本然似三年之喪禮應短至數月矣所謂自天子達於庶人三代共之者孟子之言非耶且謂卒哭去葬相去共在一月王既葬而除遂謂喪服將終則其所責於王與王之可議者僅葬與卒哭所短不踰一月之期叔向又何以兩言三年之喪兩言非禮以譏之哉至溫之宴河上之宴且冠記其事似即所以譏之左氏隱有微辭亦未嘗無譏不解正義何說王制云諸侯五月而葬公羊傳云天子九虞諸侯七虞喪禮既虞翦席柱楣寢有席既練舍外寢叔向於景王之喪一爲太子壽一爲妻穆后猶言有三年之喪二焉況邾隱公遭父大喪雖其時有喪而宴且冠者皆非禮也又安知邾隱公必甘爲非禮而從其例哉且行冠禮倘使人問孔子懼其失禮也豈身居父喪人道之至大者反先自蹈非

禮必不如後世滕世子至於大故猶問孟子而行三年之喪哉邾隱而猶是當世之諸侯隨波逐流即如魯襄之草率而冠應亦無嫌又豈肯問禮於孔子邾隱而爲將冠問禮於孔子猶抗心希古又何能苟同列國不行三年之喪謂邾隱亦不行三年之冠則未必問冠謂邾隱問冠應非不行三年之喪之人苟行三年之喪何至有問冠之事苟有問冠之事何至不行三年之喪雖起子雍而問之當亦悔其作僞日拙矣又考漢孝武將冠問修服未畢吉凶不相干爲可加元服與不太常王彪之議禮雖有喪冠當是應冠之年服制未終若須服終便失應冠之年故也今使准喪冠闕饗樂而行事不須修服畢此後世之議然猶自言修服未畢問其可冠與否邾隱公乃自諱其喪憖子亦爲之諱其喪以問夫子而夫子

亦第以常禮告之使之全從吉法反不如王彪之議乎縱邾隱憖子並諱之夫子應無不知邾隱公之喪而問冠不使之准喪冠而且告以祼享金石不且與闕饗樂之議正相反乎孟子告滕文公猶引夫子之言當夫子之身有喪而問冠者夫子知其爲三年之喪乃並無一語及喪不爲之斟酌於喪與冠之閒以定其可否示以正變惟是與冠言冠置其凶於不論而教之舍凶從吉乎喪禮既禫飲醴冠禮則有醴矣即葬邾莊公而行冠禮其去禫甚遠夫子遽使之醴與醮乎且孟獻子禫縣而不樂夫子稱其加人一等憖子亦遂忘其祖德乃爲大喪數月者問冠禮乎又考檀弓獻子之禫將軍文氏之子之除喪子臯之泣血三年顏淵之喪饋祥肉子張子夏之除喪顏丁之善居喪蟜固之不脫齊衰曾子之水漿

不入則知春秋時行三年之喪者尚不一其人魯人且有祥而始歌者夫子雖抑子路之笑又曰踰月則善夫三年之喪實則二十五月已至二十四月一歌之細禮夫子雖不責之以備禮猶未嘗許之以變禮獨於邾隱公新有三年之喪而與言冠禮乎檀弓又云喪三年以爲極亡則弗之忘矣既葬曰亡甫葬而問嘉禮弗忘之謂何此皆足証其僞考既葬各以其服除亦檀弓所載謂葬而虞虞而卒哭親垂而當變麻衰者變之其當除者則自除之不俟主人卒哭之變也蓋卒哭男子變麻爲葛而首絰不變婦人以葛易麻而麻帶不變既練則男除絰婦除帶此居齊斬之服如此若大功以下輕者卒哭則並變爲葛然則虞祭卒哭時止是變麻爲葛而絰且不變亦俱由麤漸細耳喪禮所謂受服也非喪服即於此而終也哀斬之喪亦非於此而除也至葬時以絹素爲弁以葛爲環絰以居喪冠服皆純凶不敢以純凶之服交神也又卒哭日成事祭以吉爲成卒哭之祭吉祭也虞祭喪祭也卒哭在虞之後以吉祭易喪祭也所謂吉祭即以虞易奠亦交神之道耳虞祭間一日卒哭與祔不間日祔祭畢事虞主復于寢三年喪畢遇四時之吉祭而後奉新主入廟也殷練而祔周卒哭

而祔孔子善殷可知周禮卒哭而祔孔子猶以殷爲善只不急於鬼其親也又安得謂三年之喪可於虞祭卒哭而除乎三年之喪服於虞祭卒哭而即謂之終乎杜注正義之言其謂齊斬至此而除齊斬至此而終謂此時不復用麻麻變爲葛喪主麻言去麻即謂之除即謂之終與悲非三年喪畢之謂也三年之喪自天子達至小祥而乃可練衣而正服仍不可變至大祥而乃可縞冠至禫而徙月乃樂安得謂虞祭卒哭哀遂除喪服遂終乎至正義謂卒哭得宴樂終非正禮反以非禮爲得如是是何言也又考仲孫貜卒於昭二十四年將死命何忌學禮於孔子當夫子爲司寇時懿子獨不墮成論語問孝與其子武伯類記朱註謂是時三家僭禮考定八年公會晉師於瓦林唐翁謂三家之張成於此矣葢三家僭禮莫盛於定末哀初僖子將死雖有遺命其時未即遵行至是始師事孔子故問孝時武伯亦能問於孔子矣則當懿子師事孔子之時邾隱公已逾應冠之年且哀公元年經書仲孫何忌帥師伐邾二年又書季孫斯叔孫州仇仲孫何忌帥師伐邾取漷東西及沂西田三年又書叔孫州仇仲孫何忌帥師圍邾六年又書仲孫何忌帥師伐邾七年又書公伐邾以邾子益來益即邾隱公也傳言季康子欲伐邾入邾以邾子益來獻于亳社囚諸負瑕八年歸邾子益吳伐魯懿子謂景伯若之何對曰吳師來斯與之戰何患焉是年吳又討邾因諸樓臺栫之以棘使諸大夫奉大子革以爲政考革邾太子桓公也十年春邾子益來奔傳云邾隱公來奔齊甥也故遂奔齊是年公會吳伐齊邾郳不書兵不列於諸侯十四年八月仲孫何忌卒十六年夫子卒二十二年邾隱公自齊奔越二十四年邾子又無道越人執之立公子何考何太子革弟是懿子嘗與邾隱公兵連禍結隱公又何能於逾冠之年因連年帥師伐國之懿子而問孔子乎肅又恐人疑懿子與邾不睦故又加使大夫因懿子之交處處彌縫獨云懿子者特以懿子亦孔子弟子以堅人信而不知問冠之年懿子猶未師事孔子也肅又恐此有矛盾又於冠頌篇前撰觀周篇竊取僖子遺命幻出孔子謂南宮敬叔曰吾聞老聃博古知今通禮樂之原明道德之歸則吾師也今將往矣對曰謹受命遂言於魯君曰臣受先臣之命云云今孔子將適周君盍以乘資之臣請與俱公曰諾與孔子車一乘馬二疋敬叔與俱至周云云考適周史記叙於孔子年三十五之前此自孔子早年之事即斷爲年二十四之事當昭公二十四年而僖子卒於是年二月將死始有遺命是年敬叔新遭父喪又安得有請於魯君與夫子俱適周之事案僖子卒時孔子年三十四左傳注作三十五似誤且考孟僖子會邾莊公盟于祲祥反自祲祥宿于薳氏生懿子及南宮敬叔是懿子敬叔之生並在僖子反自祲祥之後盟祲祥在昭公十一年即斷爲十一年生至昭二十四年敬叔僅十四歲夫子適周乃使十四歲之敬叔爲之請於魯君得一車兩馬而偕往周乎敬叔十四歲能爲之請於魯君娓娓言之而與夫子俱往周乎況孔子適周之年且難定爲三十四也若在三十四以前則僖子猶未卒矣並師事孔子之命亦尚未有矣尤可笑者謂孔子去周老子送之曰吾聞富貴者送人以財仁者送人以言吾雖不能富貴而竊仁者之號請送子以言乎凡當今之士聰明深察而近於死者好議人者也博辯閎達而危其身者好發人之惡者也此則偏偏然畏有人發其惡而譏議之者又託於老子之言以杜人之口其用心亦甚譎矣肅又自知言敬叔師事孔子太早又於觀周篇後撰正論解謂南容說仲孫何忌既除喪而昭公在外未之命也定公即位乃命之辭曰先臣有遺命焉云云公許之二子學於孔子又截取左傳仲尼曰

能補過者君子也數語以結此文案此云既除喪又注云除父僖子之喪則孔子適周卽謂年三十四當昭二十四年僖子卒是敬叔正當有喪之初又何以謂與夫子俱往周乎謂與夫子適周又不得謂既除喪學於孔子矣卽此已自矛盾且考懿子與敬叔同年生左傳注云似雙生則當僖子卒時懿子亦十四歲至定公元年卽位之時懿子二十三歲何能問孝時武伯亦能問孝卽以懿子十五歲生子而論武伯甫得八歲八歲而能問孝乎況武伯未必定懿子十五歲所生也觀哀公十一年清之役武伯帥右師猶沿孺子之稱可知其年尚幼孺子卽爲其號其年亦不甚大也則當定公元年武伯之生與未生尚未可知又考清之役季孫曰須也弱謂其幼也以二十日弱計之哀十一年距定公元年共二十六

年則當定公元年樊遲猶未生也又安得有懿子問孝夫子因樊遲御而告之之事乎據樊遲能御之年則懿子之師事孔子也應在哀公年間確有可據謂邾隱公因懿子問孔必以懿子師事孔子者也當必在懿子師事孔子之後而定公三年卽邾隱公應冠之年去懿子師事孔子之時遠隔二十餘年之久而謂邾隱公因懿子問孔子乎使邾隱公待至懿子師事孔子之時則其年應四十矣而猶問冠禮乎可知曰敬叔適周曰既除喪曰邾隱公因懿子問孔子皆互文以護其說矣至邾隱有喪而與何忌盟者觀昭十一年昭公有歸氏之喪蒐于比蒲謂之非禮僖子會邾子盟于祲祥則以修好爲禮葢蒐非臨喪所宜盟會以安社稷故喪盟謂之禮則知喪盟猶可也比蒲之蒐叔向曰君有大喪國不廢蒐有三年之喪而無一日之慼夫蒐於五禮爲軍禮軍禮不可嘉禮獨可乎而猶問孔子乎又如晉葬平公子皮請以幣行欲因見新君昭子曰非禮叔向曰大夫之事畢矣而又命孤孤斬焉在衰絰之中其以嘉服見則喪禮未畢其以喪服見是重受弔也大夫將若之何皆無辭以見可知既葬未卒哭猶服斬衰見且不可又可冠乎夫子稱叔向爲古之遺直夫子獨不如叔向之直乎推勘此文其爲子虛烏有之談當無可疑並肅之肺肝亦如見矣又考大戴禮公冠篇（今本有公符第七十九無公冠篇葢卽公冠訛爲公符）公符自爲主迎賓揖升自阼立于席既醴降自阼其餘自爲主者其降也自西階以異其餘皆公同也公元端以皮弁皆韠朝服素韠公冠加四元冕（案此有注四當爲二元當爲衮字之誤此不足據四加南齊人已引之作加四當是引用者倒其文耳）饗之以三獻之禮無介無

樂其醻幣朱錦采四馬其慶也天子擬焉太子與庶子其冠皆自爲主其禮與士同饗賓也皆同成王冠周公使祝雍祝王云云觀此則知家語全本此文益以冠義之言合兩記併爲一篇肅特分割其語改爲懿子與夫子問答之辭耳而邾隱公因懿子之說益足徵其僞矣又於公冠天子擬焉太子與庶子其冠皆自爲主之文改爲王太子庶子之冠擬焉皆天子自爲主可知仍是公冠四加天子亦四加之說特肅倒竄其文初無所謂元子四加也卽此可證葢公冠本謂天子擬焉太子與庶子其冠皆自爲主其禮與士同明以天子與太子庶子分別言之謂天子擬公禮太子庶子與士同可誤爲元子擬四加乎且必如公冠本文証以冠義無生而貴之論諸說皆通自肅倒竄此文與兼摭冠義之言一篇之中多

不免矛盾非肅之妄乎今本公冠辭亦云家語曰王太子庶子之冠擬焉非也故又於記冠義全採其文獨削去古者五十而后爵數語蓋以無生而貴諸說尚屬虛懸之論著五十后爵句是古定其制於元子擬焉之說更不可通削去此句欲爲元子擬焉之說除其例也亦可見增竄之時無所不用其斡旋矣試合公冠冠義兩篇校之則知撮合爲文私增妄竄即取公冠篇成王冠祝雍祝王之事撰出冠頌二字名篇欲別於公冠冠義以掩其勦襲也尙得謂非肅所增加哉案公冠篇言成王冠不記其年家語武王崩後明年之說爲肅所竄又可證矣後世惑於僞書以致後魏孝文帝時冠皇太子恂遂据冠頌之文詔曰司馬彪漢志漢帝有四加冠朕見家語冠頌篇四加冠公也家語之言與正經何異諸儒忽司馬彪志致使天子之子而行士冠而不知天下無生而貴者亦家

語所載家語之言又王肅所私改者矣案孝文雖有此語然考漢魏以來皇太子率皆一加再加居多公侯冠禮有並不三加者矣公侯冠禮起於夏之末造可知公冠四加亦非古禮也後世元子之貴自可四加而謂元子四加本爲古禮恐非冠禮稱士之意故因讀家語而論之于此亦見世之升降焉考唐貞觀五年有司上言皇太子將冠禮宜用二月爲吉太宗曰今東作方興恐妨農事令改用十月太子少保蕭瑀奏稱準陰陽家用二月爲勝上曰陰陽拘忌朕所不行若動靜必依陰陽不顧禮義欲求福祐其可得乎若所行皆遵正道自然當與吉會且吉凶在人豈假陰陽拘忌農時甚要不可暫失嗚呼此其所以爲太宗乎大哉王言

拜脯非拜子辨 補

案禮記冠義孔疏云脯自廟中來故拜受非拜子也方氏從之近人盛庸三云母先拜子受拜其酒脯從尊者處來非拜子也則竊取疏說而以尊者處三字代廟中二字耳經單言取脯盛又兼酒言之亦非陳氏集說不從疏說謂母之拜子先儒疑焉此因成人而與爲有禮一句似乎凡冠者皆然故啓讀者之疑惟石梁王氏云記者不知此禮爲適長子代父承祖者與祖爲正體故禮之異於衆子斯言盡之矣而以方氏從疏義並呂氏之說爲非則拜脯非拜子之論先儒先有非之者矣今考經文孤子庶子別叙于後特於正禮之外著其異於適長子之事分叙孤子庶子兩條皆無母受衆子之脯不拜之說下又叙冠者母不在則使人受脯於西階下一條於孤子庶子兩條之後亦未言於衆子則受脯之禮有殊也而取脯見母母拜受叙於正禮可知此正凡冠者皆然石

梁王氏之說雖若近理而證之于經亦不然也呂氏之說謂母有從子之義故屈其庸敬以伸斯須之敬意雖不背于經而說到從子之義又生出敬字其論似亦近拘惟冠義本文成人而與爲有禮一句義最明了至拜脯非拜子此種議論似乎確有見地於理亦合最爲新奇可喜而其實不免於穿鑿也試思脯非憑空至於母前有取而見者子是也當見母之時經又未言以脯置之於篋且母拜受後有子拜送之文吳氏章句云儀禮之例皆先拜受後拜送以送者手有所執旣授乃得拜送受必先拜者旣受則不能拜也則當母拜受之時脯正執於子之手中是拜脯即拜子拜子即拜脯又安能判於其母之心謂此拜脯非拜子乎故此論似合而深察其說則有不可通者矣即謂母拜受未嘗無因脯自廟來之

義而彖不得謂拜脯非拜子也添出非拜子三字脯非子所執乎是論其心而難解於其迹矣且卽無論脯執子手拜脯卽拜子卽以疏說爲然亦專解母拜受一句耳謂拜受之時重其脯自廟來子拜送而母又拜成人而與爲有禮分疏母之兩拜猶可姑存其說其實脯雖自廟中來特賓之所賜其取以見母者正以三加冠畢尊者有賜幸其得進於成人之列以脯爲榮故取以見母耳母之拜受亦止是成人而與爲有禮之意且當贊冠者薦脯醢之時冠者右祭脯醢亦不過以脯擩醢置之豆間祭先代始爲飲食之人則此脯並非享祀祖宗之餘母又何必以賓賜於子之脯重而拜之乎若不論何物凡自廟中來者皆拜則脯爲乾肉設牽豚自廟而來母亦拜之乎如盛氏之說謂拜其從尊者處來則母並非拜

儀禮瑣辨　卌

脯直對子而拜賓也更成何說又醮用酒不禮之變卽冠禮之變用酒言之取脯見母亦不兼酒經文取脯敘于奠觶薦東之後是升席奠觶復降筵北面坐後乃取脯見母其奠于薦東者正以不舉此觶故奠于左也又安得有以酒見母之說將謂冠者見母亦左手執觶右手執脯以見母乎當三加爵弁之時首服爵弁身服纁裳韎韐而左手執酒右手執脯由降自西階以適東壁無論禮無此狀能保降階之時酒不污此尊服乎盛之信口混說殊可笑也盛竊疏說猶知据疏亦專卽母拜受言之而以母又拜爲俠拜今云取脯出闈門見母母拜之脯自廟中來拜脯非拜子也則更不分拜受又拜之文概謂拜脯非拜子矣卽謂重其脯自廟來已拜受矣何爲于拜送之後母又拜乎概謂拜脯是母之于脯拜而又

拜則其重此一脯也不已甚乎何母之不憚煩也拾人唾論又加謬焉吾不欲辨之矣矣夫母之拜子人所以無不疑之者皆由不知拜之一字誤以拜爲俯伏也考鄭注婦人於丈夫雖其子猶俠拜賈疏云鄭云婦人於丈夫雖其子猶俠拜者欲見禮子之體例但是婦人於丈夫皆使俠拜故舉子以見義也吳氏章句云母拜肅拜也朱子以肅拜爲低手祗揖而已案朱子之說蓋本鄭衆云但俯下手今時揖拜是也故云低手祗揖鄭漁仲云揖音於志反卽今之揖也据此則拜非首至地矣古人凡言拜皆主手言觀拜字之義從兩手可知不屬首也拜之正禮兩手據地惟肅拜則立而俯下手而手不至地故荀子云平衡曰拜又考近人以折腰爲揖亦不知古之所謂揖矣論語上如揖集注謂手與心齊康成禮注

儀禮瑣辨　卌一

古之揖身微俯手平心推向前耳据此則知古揖非折腰矣今人不知古之揖謬以尻高首下爲揖名曰打恭則拜非拜而揖非揖古無此禮所謂肅拜卽揖者並非折腰之謂考古婦人肅拜立而身微俯以兩手當心少下移而已左傳杜注肅手至地方氏三禮析疑謂俯首至地曰肅拜並大誤不詳肅拜之禮不知母拜爲肅拜宜其疑者紛紛多曲爲之說矣知肅拜但立而低手固非俯伏並不折腰又何疑於冠禮之禮子哉古謂肅拜若揖肅拜與揖亦有別蓋揖則兩手推向前肅拜兩手少下移其平衡則一也故云肅拜卽揖案吳中林學必先拜旣受則不能拜之說道言儀禮之例似於此下母又拜何亦難通豈母拜受時脯卽有所安置故子拜送母又拜與竊謂子之拜送乃兩手據地俯伏之拜故手有所執旣授乃得拜送母之肅拜故旣受得又拜吳氏此語乃因此文而通對其例蓋凡拜正禮多兩手據地俯伏之拜此母拜子乃肅拜耳其通例附此志義非主母拜言之也不得疑其於又拜

之文難通矣

以爵韋爲之曰爵弁辨　補

尙書爵弁執惠傳曰士衛殯與在廟同故爵韋弁疏曰士衛主殯與在廟同故爵韋弁也阮諶三禮圖云爵弁以三十升布爲之此傳言爵韋弁者蓋以周禮司服云凡兵事韋弁服此入執兵宜以韋爲之異於祭服故言爵韋弁據此爵弁豈得輕用爵韋爲之妄言以爵韋爲爵弁厥罪非小矣士不知禮又不知書亂言禮制危哉又通雅云弁冔收皆爵弁以元繒爲之案此未深察中古以下爵用緅之說說亦非爵韋爲之又可證矣又考以韋衣板推上之緅猶則然木板大小一如玉制然後以韋衣包之大小一如其板下寶而號所以薦玉重愼也以爵弁爲韋板亦誤不察江氏以布覆板之說妄承其圖三字之訛遂撰出以爵韋爲之曰爵弁八字陋極謬極此其尤者故前既詳辨之而又補辨

宿猶速也前期以速之也辨此條前脫寫

案鄭注少牢饋食禮前宿一日宿戒尸特牲饋食禮乃宿尸祭統宿夫人並注宿讀爲肅釋詁云宿進也孔穎達疏曰宿即肅也皆無作速解者又鄭注尙書王三宿云宿肅也徐行前曰肅據此則宿之言進徐行而前觀主人之辭曰吾子將涖之敢宿是因其將涖欲其徐行而前也亦見宿爲肅意而可謂宿猶速乎今於經文敢宿二字下妄注云宿猶速也前期以速之也是與鄭注相反矣又案章句易讀約編諸本並從鄭注作宿進也亦無訓速者豈竟以爲自獲一解耶其失也俗

附愼修江氏云後儒既不知古冠用繒云云其失亦有所由來聶崇義三禮圖喪冠廣三寸已非古制矣秦始皇自謂以水德王改冠六寸於是冠梁始濶至漢又增爲七寸故漢輿服志云委貌冠皮弁冠同制長七寸高四寸制如覆杯前高廣後卑銳此以委貌同皮弁如後世之帽於是古制盡失猶賴有喪冠存古制之彷彿今人鮮有能考究者矣

案夏后氏牟追冠長七寸高四寸廣五寸後廣二寸制如覆杯前高廣後卑銳商因之制章甫冠高四寸半後廣四寸前櫛首周因之制委貌冠見鄭氏通志器服略據此三代之冠惟牟追後廣二寸而前廣五寸章甫委貌皆廣四寸由是而上則爲皮弁是冠莫古於此矣似古冠不盡廣二寸又考秦制水德服尙袀玄制通天冠其狀不傳漢因秦名制高九寸秦又採楚制楚莊王通梁組纓作遠遊冠似通天冠而無山述有展筩橫之于前案述即鷸也鷸知天雨故冠像焉又滅齊獲其君冠以

賜大臣制高山冠亦名側注冠梁高九寸似秦冠不盡六寸漢制進賢冠即緇布冠爲儒者之服前高七寸後高三寸長八寸公侯三梁中二千石以下至博士兩梁小吏私學弟子皆一梁又漢祀天地明寸又漢平冕廣八寸齊梁因制平天冠此論冠制故附冕於注並見漢制又漢制委貌長七寸高四寸此依周制爲之似亦非因秦冠七寸而增爲之也又考漢輿服志委貌冠皮弁冠同制蓋其形如委穀之貌上小下大按此尙與三代之冠前高廣後卑銳制如覆杯相合此正存古制之彷彿而遽謂其制如後世之帽於是古制盡失可乎考漢制又有長冠形如板高七寸廣三寸以高帝所制曰劉氏冠即竹葉冠又有建華冠即鷸冠又巧士冠亦高七寸又却非冠似長冠皆縮垂五寸又樊噲冠制似平冕廣九寸高七寸前後各四寸又術氏冠或

云卽楚王王獬冠冠制不一皆不盡七寸皆未遽如後世之帽若以形同皮弁謂如後世之帽豈皮弁可謂之後世之帽乎漢制委貌本依古制反謂之古制盡失豈周之委貌非前高廣後卑銳乎漢志皮弁冠同制而前高廣後卑鋭制如覆杯則皆同古制矣何得以志謂皮弁冠同制一語不詳其制之合古與否卽謂之如後世之帽乎後世之帽果皆長七寸高四寸制如覆杯前高廣後卑銳乎周委貌因商章甫之制商章甫因夏牟追之制皆制如覆杯前高廣後卑銳漢志旣言皮弁冠同制又詳委貌之制亦制如覆杯前高廣後卑鋭是漢之委貌不獨如周之委貌並與商章甫夏牟追亦不甚殊矣是漢委貌不但未嘗如後世之帽並彷彿三代之冠矣以皮弁同制謂如後世之帽蓋其意中認定皮弁以鹿皮爲

冠如後世之帽見同皮弁三字遂謂如後世之帽而忘其所謂制如覆杯者卽三代之制也卽單以皮弁論皮弁亦得弁名此冢上古之冠而可謂如後世之帽乎推其所以謂如後世之帽者蓋以賈疏云三皇時以白鹿皮冒覆頭鉤領繞項因冒覆頭三字此如後世之帽之說所由來也不知賈疏明卽三皇言之是以鹿皮冒覆頭乃三皇之制制之古莫古於此矣以三皇爲後世可乎以同三皇上古之制謂之古制盡失可乎則必制同盤古乃謂之不失古制也漢制委貌制如覆杯漢志謂委貌冠皮弁冠同制又詳其制謂長七寸高四寸制如覆杯云云此卽漢委貌之制云皮弁冠同制者承委貌冠言之故又詳委貌之制蓋其時以上古之皮弁亦同委貌之制謂皮弁同委貌之制亦非以委貌同皮弁也若謂以委貌同皮弁何以仍是漢委貌之制乎志又何以仍詳委貌之制乎旣不知漢委貌卽依周制又不知所謂制如覆杯云云卽漢委貌之制又誤以上古之皮弁謂如後世之帽又誤會漢志皮弁同制之語而創爲此論似乎可聽且謂今人鮮有能考究者竊疑考究亦未免疎也豈博雅君子其議論可無拘耶案三禮舊圖云委貌章甫牟追三冠制相似皆前廣四寸高五寸後廣四寸高三寸與通志云牟追高四寸廣五寸後廣二寸章甫高四寸半後廣四寸周因之制委貌小異又考晉制猶依舊制以鹿毿毛黃白色者爲皮弁其服用等級並准周官後周亦以鹿子皮爲之隋因之晉又以韋爲韋弁惟頂上少尖宋因後周廵兵卽戎則服之則是漢以後直至後周猶存古制似亦未可云至漢而古制盡失猶賴有喪冠存古制之彷彿也考古者冠無幘秦首爲絳袙其後稍稍作顏題漢因續其顏却摞

之施巾連題却覆之至孝文乃高其顏題續之爲耳崇其巾爲屋文者長耳謂之介幘武者短耳謂之平上幘又制紺幘以齊青幘以耕緇幘以獵蔡邕獨斷曰漢元帝額有壯髮不欲使人見始進幘服之然尚無巾王莽頂禿幘上施屋又考魏武擬古皮弁裁縑帛爲帢合乎簡易隨時之義故魏始有著帛帽者晉因魏制宋制黑帽綴紫標長四寸廣一寸後制高屋白紗帽齊梁制同惟高下翅之卷小異耳陳因之白紗者名高頂帽皇太子在上省則烏紗帽又有帛縐雜紗爲之高屋下裙蓋無定準後周咸著突騎帽蓋索髮之遺象也文帝項上瘤疾不欲人見每常服焉故後周一代以爲雅服小朝公宴咸許戴之隋文帝著烏紗帽自朝貴至冗吏通著入朔後復制白紗高屋帽大業中令五品以上通服朱紫烏紗

幞頭廢貴賤通服折上巾唐因之制白紗帽又制烏紗帽武德初始用巾子初尚平頭小樣者至天授武太后賜羣臣高頭巾子呼爲武家諸王樣景龍四年賜宰臣以下內樣巾子高而踣人號爲英王踣樣並見通志又晉志通天冠其前加金博山顏與平冕黑介幘並用平冕加於通天冠之上後或用二十四梁齊梁因制平天冠賢善冠昉於唐太宗改用幞頭爲之又制進德冠以賜貴臣玉綦以金飾梁花趺又東晉制以葛爲巾形如帢而橫著之尊卑共服太元中國子生見祭酒博士冠角巾後周武帝因後漢末幅巾裁幅巾爲四脚唐因之唐通天冠二十四梁宋亦用之宋端拱中幞頭巾子并爲條制自朝冠進賢冠頭巾而外士夫居家則製忠靖冠四品以上金線分輪卷五品以下以綠分之常服之巾隨人

取名陳師道曰布幞頭則自英宗崩宋次道誤爲之也又有高脚幞頭朱子語錄言橫兩脚以鐵張之本是偃脚以木作山子名曰軍容頭後用藤骨仁宗時方以漆紗爲之淳化初命公卿皆服裁帽白祥符後席帽裁帽分兩等中丞御史與六曹郎中則於席帽前加皁紗圍其半爲裁帽非臺官及員外而下則無席帽見石林燕語又徐文長曰遼主名查剌或服爪拉帽卽查剌轉爲爪拉近有奄帽是高麗王帽京師呼爪拉元時帽曰膉包卽五代時之韜頭也又草木子曰紗帽圓領唐服也仕者用之巾笠襴衫宋服也中環襈領金服也帽子繫腰元服也庶民用之矣又考明初小帽六瓣合縫下綴以簷如筩若曰六合一統云爾楊廉夫製四方平定巾見豫章漫抄宏治時市井少年帽尖長俗云邊鼓帽見太康縣

志萬歷初鄉先生戴忠靖冠其後醫卜星相莫不方巾又有晉巾唐巾樂天巾東坡巾見內丘縣志歷考冠制由漢迄明則知漢變古制實由幘始似又不必謂委貌同皮弁如後世之帽矣且據蔡邕之說漢之進幘亦元帝因壯髮而然是其餘尚有依古制者似亦非古制盡失也葢由幘而幍而帽而巾而巾子於是古制漸失耳宋元以來去古日遠新製間作古制始於是盡失也末學淺劣於江氏之學未能仰窺萬一姑識其說於此存參亦古人實事求是之意爾

附論

後世冠禮久廢青衿挑達罔知有禮遂至滛心自恣古心難𩊖而無由復軌于正其所由來者漸矣居今時爲今士有讀冠禮而不笑古人之迂濶繁重者乎有讀冠禮而不穆然如

見古人之升降揖讓者乎冠禮一而已而兩其情者未嘗不知升降揖讓之可慕而卒苦於迂濶繁重之難行故儒者第能習其文而其禮遂終不可以復也夫稚弱當成人之時嗜好初萌知誘於外就卑頗易升高則難爲父兄者既無秩然之規以肅之又無藹然之情以文之僅挾富貴之見以冀其速化爲之師者輒復因陋就簡驅之于章句帖括之途一惟區區科第之是求而倫常日用之間持己接物之道概闕焉而不講其於先王之教古學校造就人材之意蕩然無存而乃責人材之不古若也豈人材之不古哉獨是積習日非驟難變易當此時而謂冠禮宜復不待其辭之畢而聞者絶倒矣冠禮之行也吾固知其難也然如晉王堪冠禮儀云永平元年時惠帝正月戊子冠中外四孫立于步廣里舍之阼階設

一席于東廂引冠者以長幼次于席南東上賓宗人立于西廂東面南上堪立于東軒西南面西上陳元服于席上宗人執儀以次呼冠者各應曰諾宗人申誡之曰以歲之正以月之令兄弟具來成加爾服棄爾幼志順爾成德克愼威儀惟民之則壽考惟祺永受景福冠者高跪而冠各自著布興再拜從立于賓南上酌四杯酒各拜醮而飲事訖上堂向御史府君再拜訖冠者皆東面坐如常燕禮使得世祿之家縉紳之有力者得先王之遺意卽冠禮儀所云而簡之又簡何遽不可行於今也且冠禮卽必不可復矣誠卽童蒙將冠之年士大夫家羣以是篇訓其子弟爲之口講而指畫之俾知古昔成人之禮有如是之鄭重而不苟者以潛消其亢戾流蕩之心則雖其禮不行而三代禮教之遺風猶可彷彿於心目間也恐亦未嘗無小補云奈何父戒兄勉舉不出利達之說幸而早貴交口訣頌坐聽其驕奢淫佚以放于邪出無補於蒼生居且流於市儈至使丱歲受書白首醉夢茫不知讀書之果爲何事者是誰之過哉然則冠禮又可廢乎哉

小學駢支

（清）田寶臣 撰

《小學騈支》八卷，清田寶臣撰，據上海圖書館藏《海陵叢刻》本影印。

田寶臣（一七九二—一八五八），字少泉，南直隸泰州（今江蘇泰州）人。年二十八補博士弟子員，屢困場屋。家夙貧，介然自守，鮮知其名。適李聯琇提學江蘇，奇其文，聘入幕，及李聯琇職滿，田寶臣亦返里門。

田寶臣幼治小學，盡通前儒小學之説，於文字偏旁、音讀，辯證甚精，因字形以求字音，由字音以通字義。撰有《小學騈支》八卷，計一百五十三條。是書取《騈雅》之有疑者，詳晰其説，故名『騈支』。四庫以《騈雅》隸小學，因冠以『小學』。是書以《説文》爲主，以《爾雅》《方言》《毛詩》等爲根本，而涉獵於孔穎達、賈公彦等，旁及《荀》《莊》《大戴》《文選》等，下至二徐及乾嘉以降各名家之説。溯其源始，暢其支流，參互之説近於極限。其解崝、嶸二字，謂《説文》以崝嶸訓嶸，而《方言》《玉篇》均以爲高峻貌，又《廣雅》訓崝嵤爲深，峥嵤为深冥，而王逸注《楚辭·遠游》，亦以峥嶸为淪於幽虛，即《文選·高唐賦》之崝嶸，《上林賦》《魯靈光殿賦》《吴都賦》之峥嶸，李善亦訓爲深，惟《西都賦》《天台山賦》《舞鶴賦》以峥嶸为高貌，二訓不同。蓋嵤從㷋從山，作深冥訓；嶸從山從榮，作高峻訓。以形測義，二字本别。《説文》嶸下必立嵤篆，而無嵤字，則嵤非嶸省，《玉篇》謂嵤同嶸，非許旨，況二字互用，始於六朝。段注據之謂嵤即嶸，可謂無左驗矣。作者生前力不能刊，惟魏茂林《寓雅訓纂補遺》摘其十分之一。直至韓國鈞刊入《海陵叢刻》中，作者畢生精力之所粹終表於世。

（侯君明）

海陵叢刻

第六種

小學駢支

序

明朱鬱儀撰駢雅七卷吾師龍巖魏笛生先生條疏而字釋成訓纂十六卷入山搜材盡無遺義非破萬卷不能也書成不以寶臣爲譾陋召使參校敬謹受讀逾六年而畢寶臣家無藏書資證者不越經史參以小學數種日繙閱之有疑於心輒沈思其義簽藏篋笥間有呈請先生復加訓誨錄刊補遺卷中餘稿多未能定以於訓纂不涉遂亦度閣去年寄跡西村人事頗寡因復檢尋釐成八卷意以說文爲主以爾雅方言毛氏鄭氏爲根柢而波瀾於孔賈郭陸旁及莊子荀子淮南素問大戴記史記三家注班書顏注范書李注釋名水經注廣雅玉篇廣韻文選衆經音義下逮二徐集韻類篇以及近日名家欲溯其原始故討論之言多欲暢其支流故參互之說盡初寫一本意尚未已欲取呂氏春秋高注管子房注列子張殷兩注研求而更訂之而兵信日迫亂離劫奪之事日接於目又安能卒業於聿牘之閒哉走謁皋比而先生篤老慘沮之際復承垂詢此事又安能從容進質如昔日燈火之情哉家寠勢不辦保或此艸本幸不罹燹鴻碩君子爲我存焉云駢支者事繫於駢雅冠以小學者欽定四庫全書以駢雅隸小學類

也通一百五十三條並序目三百四紙
咸豐三年二月十三日泰州田寶臣書

小學駢支錄目

卷一

峭嵤
稜椒
霄雿
儵促
奇衺
軫戾
芘莉
覭髳
紛溶橚槮
仳仳瑣瑣
須提挾斯
扶疏
輪輑爾雅郭注縮貉之
剽姚
輕訬
獥猭說文田獥也
鈉董

小學駢支卷一

泰州田寶臣少泉著

邑後學陳啟彤管侯較

一之二　巍峣崝嶸崝嶮高也方言六巍峣崝嶮高也說文解字第九嶸崝嶸也方言六注嶕峣崝嶸皆高峻之貌也

按方言注各本皆作崝嵤作嶸是戴疏所訂疑本說文而許不言高也其實西都賦金石崢嶸善注引郭璞方言此注云崢嶸高峻也則唐時郭注作嶸戴特未著其本耳然此二字廣雅屢見釋詁作崝嵤深也釋訓作崢嵤深冥也皆不作高峻解楚辭遠游下崢嶸而無地兮王逸注渝幽虛也文選高唐賦俯視崝嶸善引廣雅譌冥作直云深直貌王文考魯靈光殿賦霐寥窲以崢嶸善注幽深之貌司馬相如上林賦刻削崢嶸善引司馬彪曰深貌也左太沖蜀都賦經三峽之崢嶸善引楚辭則遠游是幽虛義吳都賦南北崢嶸善云深邃貌他若阮籍元父賦（元當作亢見漢志此賦當是之東平相時作）深溪崢嶸庾信廣饒公鄭常碑溪澗崢嶸楊衒之洛陽伽藍記若言川澗伊洛崢嶸言溪言澗則亦是深此皆如廣雅之訓唯班固西都賦注引郭義孫興公游天台山賦陟陗崿之崢

嶸注引字林曰崢嶸山高貌是皆如方言注訓魏都賦言臺三臺列峙以崢嶸善引甘泉賦似紫宮之崢嶸賦言峙則亦言高紫宮句善不著解然文承閌高則亦言峻是太沖三都蜀吳用深義魏用高義也二字字體多譌廣雅字作崝嵤崢嵤說文字作崝嶸遠游字作嶒嶸崢嶸各本方言注又作崝嵤與廣雅釋詁字合而義殊高唐字作崝嶸與說文合而許又不言深此中轇葛猝不可理唯文選舞鶴賦歲崢嶸而欲暮善引廣雅崢嶸高貌今廣雅無此二文要是唐本有之則廣雅原具高深兩訓而玉篇山部云嵤同嶸則字體雖殊而義原不別然此特以諸書言若讀許書則又高挹羣言也崝下云嶸也嶸下言崝嶸也初無山字蓋崝嶸本是目極無際義意中營度之畧故遠游云下視無地西都言金石之多各家又或言山言水言宮殿言臺言歲月凡俯視仰視平視意計而視（舞鶴賦義）悉爲崝嶸而以注義者解者特隨境以著文故許只著一也字此以見其立義之精矣廣雅曾無境地乃云深云高而遂無能出此二義者蓋平視亦可言深鮑明遠蕪城賦云崢嶸古馗而意視則心目相縈恒是高瞻而遠矚耳杜子美羌村詩云崢嶸赤雲西亦其徵也近日刻許書者又謂各本不備遽改

許書增以山字不知許書多連篆爲句峭嶸也三字不専謂山始是峭嶸之真義也

一之八　𥠻䅲不伸舒也說文解字第六𥠻䅲也繫傳通釋第十二𥠻䅲詘曲不伸之意也𥠻䅲之果其狀詘屈亦取此爲名䅲亦作椇枳矩二音

按說文禾部禾木之曲頭止不能上也堅兮切又𥠻多小意而止也从禾只支聲之已切又䅲𥠻䅲也从禾又句聲又者从丑省一曰木名俱呂切𥠻以支只爲聲則支肢只胑只亦已昌䅲以又句爲聲又从丑省則句曲又丑丑紐象手丑亦擧手時也禾則紐不能擧以許證

之是本言人之胑體而取象於木之曲頭𥠻䅲之果又其引伸之義故云一曰木名楚金引本草謂人啾之卽𥠻䅲宜非許恉蓋木果之義行而胑體之義遂隱徐亦不復以聲義求之也近段氏注云小意者意有未暢也謂有所妨礙含意未伸廣韻𥠻䅲皆訓曲枝果𥠻䅲字或作枳椇或作枳枸或作枳句或作枝枸皆詘屈不得伸之意明堂位俎殷以椇注椇之言枳椇也謂曲橈之也莊子山木篇騰猿得柘棘枳枸之閒處勢不便未足以逞其能宋玉風賦枳句來巢空穴來風枳句空穴皆連緜字枳句來巢陸璣詩疏作句曲來巢謂樹枝屈曲之處鳥用爲巢淮南書龍夭矯燕枝枸亦屈曲盤旋之意其入聲則爲迟曲𥠻與枳枝迟䅲與椇句枸拘曲皆疊韻也𥠻䅲與迟曲皆雙聲也急就篇沽酒釀醪稽極程王伯厚云稽極當作𥠻䅲蓋曲爲酒經程寓止酒之義其說愈博是又以雙聲求之而聲中之義益又無闕然莊宋淮南皆在許前則音義同而字形各異秦漢之閒要是兼行揆之篆文雖爲異體以之推廣足暢其流茲且因其意旨而復爲申言枳句來巢據詩南山有臺疏引陸璣作枳枸禮明堂位疏引陸璣作椇曲皆不作句曲或所見本異迟曲見說文乚部迟曲隱蔽及史記

司馬相如傳索隱單行本注迟曲段言入聲則爲迟曲迟在孫愐音綺戟切服虔則音企企廣韻入四旨曲用史記曹相國世家索隱邱禹反則音矩皆可作上聲讀也又山海經海内建木有九欘下有九枸郭注欘枝迴曲也枸根盤錯也劚劬二音說文劚斫也齊謂之茲箕一曰斤柄性自曲者然則欘枸茲箕皆此二字之轉音具含曲義走部䞘趄行不進也易其行次且釋文亦作䞘趄王肅云行止之礙也蓋亦轉變而平方言枸簍車弓也亦言其曲此可補其說之未備也然說許書要必以胑體爲義始得其真

一之十一　霄霓高峻也淮南子原道訓上游於霄霓之野注霄霓高峻貌也

按淮南子原道訓上游於霄霓之野注霄讀紺綃之綃霓讀翟氏之翟又俶真訓蕭條霄霓注霄讀紺綃之綃霓翟氏之翟也原道訓霄霓句上文乘雲凌霄注云霄讀消息之消則此霄霓不得讀為消音今韻書消霄綃皆作相邀切據檀弓繆幕魯也注繆讀如綃釋文繆音綃又音蕭綃音消徐本又作綃桑堯反高誘涿郡人宜讀桑堯反蓋北音也

一之十二　儵倏疾速也廣雅釋詁倘儻趨賴儵倏倢脁疾也疏證儵各本譌作儵按儵音叔說文儵疾也義與廣雅同此从儵尚不誤

二之二十七　倏忽疾也文選東都賦指顧倏忽注倏忽疾也

按一切經音義儵歸下云又作倏倏二形同書育反儵忽急疾貌也莊炘曰說文儵青黑繒發白色也倏集韻光動貌倏說文疾也三字皆以音近相通然則以倏為倏自唐已然倏自在犬部當作倏也

一之十五　奇衺非常也周禮天官宮正去其淫怠與其奇衺之民注奇衺譎觚非常奇音羈去宜反衺似嗟反

按賈疏兵書有譎觚之人謂譎詐桀出觚角非常也作觚角解史記梁孝王世家索隱引周禮鄭注作譎怪非常蓋怪觚雙聲之轉小司馬則以觚為怪也索隱奇音宜反衺音斜

一之十六　軫戾違忤也方言三軫戾也注相乖戾也疏證據王融永明九年策秀才文善注訂云方言各本乖訛作了今訂正又荀子修身篇擊戾注繚了戾也按此則方言作了戾非譌並存備考

按訓纂引荀子注證了戾非譌此自疏方言者千慮之一失盧抱經學士已知其誤謂軫與抮紾並同了有摎曲之義引酉陽雜俎導引經證了戾之非譌然不若段氏得了字真義說文了部了尥也从子無臂象形盧鳥切段注云尥行脛相交也牛行腳相交為尥凡物二股或一股結糾紾縛不直伸者曰了戾方言軫戾也郭注相了戾也淮南原道訓注揚倞荀卿注王砅素問注段成式酉陽雜俎及諸書皆有了戾字而或妄改之又尥下段注云行而脛相交則行不便利集韻五爻曰尥牛行足外出是其意也今俗語有此力弔切今按方言但云軫戾也淮南子原道訓扶搖抮抱羊角而上注扶攀也搖動也抮抱引戾也抮讀憾而能畛者同也抱讀克岐

克嶷之嶷也又本經訓芟杼紾抱注芟芟紾戾也抱轉
也皆壯采相銜持貌也杼讀楚言杼紾讀紾結之紾抱
讀岐嶷之嶷以口原道言風本經言宮室木巧之飾字作
紾紾是盧說有徵淮南兩抱字高誘皆以岐嶷注音則
紾抱即軫戾嶷戾一聲之轉耳詩釋文嶷魚極反說文作嶷云小兒有知朱鼻
作魚力反宜得轉近戾音本經訓紾抱字段於口部嶷下引作軫軳
是廣雅字轉戾也義實相通而竟改淮南字則又失之
高注亦無軫軳之軳四字
一之十七　芘莉隱蔽也芘莉未詳章氏簡曰芘莉當
是莉芘之譌三國志魏書裴潛傳注引魏略曰潛之官

小學駢支　卷一　七　海陵叢刻　第六種

不將妻子妻子貧乏織藜芘以自供集韻平聲二黎或
作莉莉芘即藜芘也
按章說是唯馮氏毛氏兩刻三國志皆從木作棊與廣
韻六脂作棊芘合莉芘又作芘籬字倒轉以竹晉傅咸
劾事云令史張濟行城東有新立屋間芘籬障二十丈
又北史亦以芘籬為戰格於女牆跳出安之以遮矢石
此皆與廣韻荆藩義合芘莉鬱儀與上下各駢字總作
隱蔽訓是檃括之署然有所隱蔽者皆與此二字相副
雙疊轉變數之不窮故煙霧則為配音坯離披離甘泉賦
樵蒸焜上配離四施張晏曰配藜披離也師古謂以樵

及蒸燎火炎於上天又披離四出此即東京賦所謂颺
槱燎之炎煬致高煙於太乙也在草則為茀離彌離羃
歷釋詁覭蒙茀離也注謂草木叢茸翳薈茀離即彌離
吳都賦羃歷江海之流注分布覆被貌亦言草又薜荔
離騷注香草緣木生湘夫人罔薜荔兮為帷山鬼被薜
荔兮帶女蘿則亦以隱蔽受斯言矣在絲帛則為歷辟
釋名今辟經絲貫杼中間並一間疏疏者苓苓然並者
歷辟而密也密則隱蔽在服飾則為羃羅中華古今注
宮人騎馬多著羃羅而全身障蔽在車則為⿰車辟輗亦見
馬書急就有辟倪謂車蓋杠蓋則隱蔽在城垣則為僻

小學駢支　卷一　八　海陵叢刻　第六種

倪此二字形各為異而義皆同廣雅疏證言之甚晰左傳宣公十二年孔疏城
上小牆俾倪者看視之名引襄公二十五年傳吳子門
於巢巢牛臣隱於短牆以射之釋名於其孔中俾倪非
常在山則為崥崹七命云金岸崥崹呂注險高貌蓋岸
高則兼含蔽義在鳥則為幎歷射雉賦闠閤藟葉幎歷
乍見又為鸊鷉形亦各異方言野鳧其小而好沒水者南楚
外謂之鸊鷉則亦以隱沒受斯名矣在獸則為迷離古
木蘭辭雌兔眼迷離云迷離則羞不欲見是亦隱蔽義
矣在鬼物則為歷僻王延壽夢賦相隨佷傍而歷僻章
樵注歷僻猶辟易蓋游光辟易則驚走藏矣在人則為

二七〇

辟倪史記魏其武安侯列傳辟倪兩宮閒索隱引埤倉謂邪視也蓋陰伺唯雷名霹靂樂名箄篥不副隱蔽義然霹靂恐即辟易莫疾乎雷人不及避故急許之曰霹靂箄篥據通考胡人吹之以驚中國馬則亦辟易走藏義或吹者隱處亭障閒也詩中谷有蓷仳離毛傳仳別也孔疏云仳與離共文故知當為別義是亦無所據依若以音求恐亦从谷生義是隱闇自傷之意又引伸而為披離則流離四散乃毛傳仳別之恉也

一之二十　覴髳芘霞也爾雅釋詁覴髳茀離也注謂草木之叢茸翳薈也茀離即彌離猶蒙蘢耳孫叔然字

別為義失矣　覴音陌髳音蒙

按郭注是蓋雙疊駢謰古之聲韻字也邵氏正義云彌離又轉作仳離王風中谷有蓷云有女仳離蒙蘢又轉作庬茸左傳僖五年傳云狐裘庬茸後世彌離轉作迷離又轉作靡麗蒙蘢轉作蒙戎又轉作蔥蘢皆語之遞轉郭氏舉類以曉人也今按郭注特舉類謂此義猶彼義不云音轉以轉言則彌蒙離蘢雙聲得轉若正義所舉則茀彌不轉彌仳蒙蔥戎蘢皆疊韻而不雙聲亦是旁紐變讀大氐音之為轉多在雙聲變讀相沿恒關疊韻變亦為轉與遞轉又自不同遞轉以雙聲轉之再轉變轉只用疊韻換過一音耳釋器不律謂之筆郭云蜀人呼筆為不律也語之變轉蓋不筆雙聲為轉律筆疊韻必換一音斯之謂變筆又不得為不律之合聲者蓋合聲亦雙聲之合不律則又非雙聲故只云音之變轉而不云合也通計郭注言變轉者僅此一條而言轉者爾雅凡四方言凡十有五釋詁卬吾注卬猶姎也語之轉耳卬反五郎五剛姎反烏黨烏浪五郎烏浪五剛烏黨雙聲得轉釋鳥鴟鴞注鴟鴞猶鵂鶹語聲轉耳鴟鴞彼及皮及二反鵂鶹則上音皮逼反下音逼是鴟鴞鶹雙聲得轉釋親兄公注今俗呼兄鍾語之轉耳公鍾

疊韻據釋文公本作伀伀切職茸則職茸職容雙聲得轉釋草紅蘢古注俗呼紅草為蘢古語轉耳紅蘢疊韻據漢書食貨志紅有工音則古紅力鍾亦雙聲得轉也方言一秦夏之閒凡人之大謂之奘或謂之壯燕之北鄙或曰京或曰將郭注語聲轉耳此奘壯京將皆雙聲得轉方言二剿獪狡也或曰蹶楚鄭曰蔿郭注音指撝之撝亦猶（用疏證本）聲之轉也撝猶雙聲得轉方言三蔿（郭注音花）譌（音訛言）譁化也郭注音五瓜反皆化聲之轉也蔿譌譁皆雙聲得轉又蘇芥草也郭注蘇猶蘆語轉也此疊韻方言五臿謂之斛郭注湯料反此亦鍪聲轉也此疊

韻杷謂之渠挐或謂之渠疏郭注語轉也此疊韻薄謂之苗或謂之麴郭注此直語楚聲轉耳此苗麴雙聲得轉杠謂之趙郭注趙當作桃聲之轉也此杠桃遞轉乃得雙聲之轉方言七訽貌治也訽謂之巧郭注訽恪垢反楚聲轉耳巧在說文丂下巧卽丂苦浩切則訽巧雙聲得轉方言八戴鵀東齊謂之戴南南猶鵀也郭注此亦語楚聲轉也此疊韻方言十崽子也郭注崽音臬聲之轉也此疊韻詸不知也郭注江東曰咨此亦知聲之轉也此條疏證言之最詳謂咨與知乃聲之變轉今按咨字郭於感咨下音莊伊反則咨知亦雙聲得轉㴾或

也沅澧之閒凡言或如此者曰㴾如是郭注此亦憨聲之轉耳此㴾或雙聲得轉方言十一蠅東齊謂之羊郭注此言語轉耳此蠅羊雙聲得轉方言十三瘃極也郭注巨畏反江東呼極瘃倦聲之轉也巨畏渠眷亦雙聲得轉又方言本書言轉者凡四卷三云庸謂之倯轉語也卷十云煤火也楚轉語也又緤末紀緒也南楚皆曰緤或曰端或曰紀或曰末皆楚轉語也卷十一云鼅鼄或謂之蠾蝓蠾蝓者侏儒語之轉也此四條雙聲唯緤末條不詳其聲讀之云何以上通計二十四條唯蘇蘆斛鍫挐疏鵀南崽子是疊韻餘十九條皆雙聲得轉蓋

雙聲之轉是正紐正紐天籟也疊韻變轉是旁紐旁紐人籟也人籟與天籟不同以東冬言之濃綠與零露轉與籠落轉與女奴醽醁伶俐林慮轣轆淋漓皆轉與螽曲則上紐轉與東魯則下紐轉與拈弄則倒紐轉此皆正紐是天然之聲也以濃綠與紅燭則旁紐不轉紅燭與匆促亦旁紐不轉不轉則窮窮則變變則通故匆促與充足又轉與族衆又轉轉轉不窮必由變而之轉也儱倲與籠東轉與弄棟轉與隆冬理董駑鈍歷睹留都李洞皆轉與龍鍾則上紐轉與鴻絅則下紐轉與獨漉則倒紐轉此亦正紐是天然之聲也以儱倲與傑倯則

旁紐不轉傑倯與倥傯亦旁紐不轉不轉則窮窮則變變則通故倥傯與控縱又轉與角逐又轉轉轉不窮必由變而之轉也郭注如蘇蘆一條蘇與娑與速是雙聲正轉蘆與路與綠是雙聲正轉以蘇與蘆則是疊韻變轉也挐疏一條挐與盧與慮是雙聲正轉疏與瑣與胥是雙聲正轉以挐與疏則是疊韻變轉也郭於此五條不析言者書略亦以爾雅不律條已發其端耳而其故則深可思也

一之二十四　紛溶箾蔘橚爽橚矗橚槮孑蜺崙囷竦特也文選上林賦紛溶箾蔘郭璞注紛溶箾蔘支竦擢

也溶音容蕑音蕭蔘音森又西京賦橚爽櫹槮薛綜注皆草木盛貌橚音肅櫹舊鈔本作橚槮舊鈔本作椮此从張刻本蕭森二音又吳都賦橚矗森萃注橚矗長直貌所六丑六二切

按此七駢謰皆雙疊字。櫹舊鈔作橚。橚是說文字。木部橚長木貌。从木肅聲。孫愐音山巧切。作櫹者是楚辭字。九辯蕭櫹槮之可哀。王逸注蓥獨立也。說文蕭聲字多作肅。水部瀟湘字作潚水清深也。虫部蠨蛸字作蟰蛸長股者。皆其例也。蓋蕭肅同義。故論語蕭牆何晏注云蕭之爲言肅也。字又雙聲得轉。故蕭在說文音蘇凋切

玉篇則息六切。周禮先鄭則讀莤所六切。文選上林賦橚矗森萃善注亦以橚音所六切。孫愐音山巧切。則又上聲讀。亦音轉也。櫹橚形異字同。故舊鈔作橚。唯西京賦橚爽櫹槮四字竝舉。理宜各異。故張刻訂作从艸之櫹則讀蘇凋。與上橚字異讀。此甚精也。槮字舊鈔作从手之摻。則是譌字。槮在木部。槮木長貌。从木參聲。詩曰槮差荇菜。是許書之槮即關雎之參。孔疏以不齊言。則亦木長之義。比類而引伸之也。摻字今本手部無之。唯遵大路詩疏引說文此音反訓爲斂也。非此櫹槮之義。是亦以張刻爲審。

一之二十六　佌佌瑣瑣細碎也詩正月佌佌彼有屋傳佌佌小也釋文佌音此說文作佪音徙又節南山瑣瑣姻婭傳瑣瑣小皃釋文瑣素火反爾雅釋訓佌佌瑣瑣小也疏皆才器細陋也

按說文人部佌作佪。小貌。从人囟聲。詩曰佪佪彼有屋。斯氏切。囟部。頭會匘蓋也。象形。内則疏。囟其字象小兒腦不合也。恩偉之家。有以緇絲而膺係封者。正月之詩殆謂此歟。玉部瑣玉聲也。从玉肖聲。貝部肖貝聲也。从小貝聲。段謂聚小貝則多聲。昏姻不正有藉玉貝以爲詳嚚者。節南山之詩抑謂是歟。駢雅以細碎訓之。細在

糸部。散也。从糸囟聲。穌計切。字亦从囟。

一之二十八　須捷挾斯敝裂也方言三褸裂須捷挾斯敗也南楚凡人貧衣被醜弊謂之須捷注須捷狎翣也裂衣壞貌挾斯猶挾變也疏證爾雅釋詁際接翜捷也郭注云捷謂相接續也則須捷蓋俟補綴之意挾斯應是接會其綻裂挾亦作俠廣雅挾斯敗也義本此互詳下釋服襤褸注捷即捷字六書故卷十五詩一月三疌今作捷

按須捷者。須猶帉帨。言其縷之垂。廣雅。捷鬼也。慧也。凡襤褸者多鬼慧不可近。廣雅又作撻亟也。愛其人云。此

須者亟易之惡其人云此須者亟避之此會意注猶麻屨之訓不借矣挾斯者爾雅斯離也廣雅斯裂也爾雅挾藏也廣雅挾護也衣之離裂者惡人見恒藏護說文變更也郭云狹變者言藏之須更易楚好言鬼而矜奇服方言爲輶軒問俗之書此皆楚語而其俗可見矣必知須爲縷垂者以郭注云須捷狎翣也狎翣他無可證西京賦披紅葩之狎獵注重接貌景福殿賦紅葩⿰革甲⿰革蘇翰注花相次比貌胡甲丈甲二切笙賦鉀鯀參差善注裝飾衆貌狎霅二音以此類推則參差重接爲垂縷之多也

二之四　扶疏分布也上林賦垂條扶疏注說文曰扶疏四布也呂氏春秋曰樹肥無使扶疏按六臣作踈劉良注扶踈分布也

按說文木部小徐本枎四布也鍇曰謂枝葉四布也大徐枎下从手作扶扶下有疏字云扶扶疏四布也蓋扶有扶義扶亦布投壺室中五扶注鋪四指曰扶古者布指知寸扶鋪則指疏故曰扶疏字以从手爲祖義許从木者以扶疏字是說木耳然以木言扶疏古亦多作扶疏上林賦呂覽外若劉向傳梓柱生枝葉扶疏上出屋楊雄傳枝葉扶疏陶靖節詩孟夏草木長繞屋樹扶疏皆謂枝柯四布疏通作胥又通作蘇鄭風山有扶蘇傳云扶蘇扶胥小木也孔疏毛以下章山有橋松是木則扶蘇是木可知而釋木無文傳言扶胥小木者毛當有以知之未詳其所出也味此疏語孔意以橋松爲例亦信其爲木而疑其非小段氏據釋文引無小字而以正義爲誤孔未誤也又程氏瑶田著扶蘇衍義徵引最富謂樸樕轉音亦爲扶踈如此則彼傳云樸樕小木也與扶胥小木正合蓋扶蘇小木橋松大木以言木則小大皆以山爲宜也荷華弱小游龍强大以言艸則小大皆以隰爲宜也毛意如此小木得言扶蘇者女桑之遠揚

椒聊之遠條甘棠之蔽芾可以茇憩皆其理也段氏尃信釋文堅謂扶蘇爲大木遽芟毛傳小字其實元朗亦未云大至其舉證用劉向傳語向傳是梓柱生枝葉謂王氏墓上事故云柱段引作樹亦爲不察也扶在手部佐也許不作扶疏義木部榑桑榑字書籍多作扶許於寸部尃下云布也則榑桑實以尃布爲義字可通扶作扶疏不作扶佐解鍇引十洲記說扶桑同根相倚故曰扶桑者此載記之書不足徵也榑桑叒字許書特立叒部云日初出東方暘谷所登榑桑叒木也象形蓋其木尃故以叒象之叒切而灼則音若段注又牽楚辭以爲

扶桑即若木。不知高誘注淮南云。扶桑東方之野。王逸注離騷云若木在崑崙西極。此皆漢訓。不可强同。許以叒爲象形。則當先以形求也。夫日在木上爲杲。則朝陽之梧桐是。日在木下則爲杳。則暮景之桑榆是。梧桐桑榆皆植木。人所見也。榑桑人所不見。故榑下曰神木。神木非木類。故叒不著木而别立一部。但象其榑布。榑布則宜作二又。三又以象其高。又者丑之省也。見禾部杈下丑紐也。象紐曲也。丑時也。日將出也。榑布穹高而紐曲。唯丑時若或有之。而究不見其木。則叒之説也。叒之下次以从木之桑。云蠶所食葉木。意别榑桑。云非神木。故桑不入木部而次叒下。意可知也。唐風山有杻陸疏云爲木多曲少直又文選南都賦注引郭璞山海經注云杻似桑而細葉則杻之以丑亦以紐曲云似桑亦取象於叒也如以聲求。則孫愐猶疑未諦。丑篆下云。象手之形。字當以手爲聲。叒从三手。宜切書灼。與爍同音。叒亦爍也言熱手切書九。叒切書灼。手叒雙聲之轉。疏叒亦雙聲之轉。則榑叒即扶疏之轉音。孫愐以榑切所菹。桑切息郎。所菹息郎不能爲轉。用集韻以桑切蘇郎。則疏桑雙聲之轉。榑桑亦即以扶疏爲音。叒不宜切以而灼也。又安可以若木爲説乎。因論扶疏牽引及之。扶疏亦見蜀都賦。其園則有蒟蒻茱萸。瓜疇芋區。甘蔗辛薑。陽蓝陰敷。日往菲微。月來

扶踈。扶踈扶疏古今字。此言雜卉兼及瓜芋蔗薑。則但言四布。太沖實承許恉。何嘗專以大木言哉。以孫愐爲未諦者。許書舊無翻切。徐鉉坿以切音。實亦多戾。茲且以本書所及者舉其二耑。如羽部翟字。據高誘注淮南。以靃讀若翟。則翟是兆音。故木部之櫂。水部之濯。皆以翟爲聲。蓋漢讀如此。愐切徒歷。則櫂濯不可爲聲矣。又頁部頨字。許云从頁翩省聲。讀若翩。蓋存羽省扁。故是扁聲。愐切王矩。則似羽聲。不合許之聲義矣。故此叒字不必定以而灼爲音也。

二之四　⿰耒侖⿰耒困繫著也。玉篇中耒部⿰耒侖⿰耒困束禾也。力尹

卧尹二切

按⿰耒侖即綸。易繫辭彌綸天地之道。釋文引王肅云。綸纏裹也。爾雅釋詁。貉縮綸也。郭注。綸者繩也。謂牽縛縮貉之。今俗語亦然。⿰耒困即稛。説文稛絭束也。齊語稛載而歸。注。絭也。又釋名釋宫室。囷綣也。藏物繾綣束縛之也。則稛即是囷。又詩既醉室家之壼箋云。壼之言梱也。室家先以相梱緻。疏謂相梱逼而密緻。亦是固結綢繆之意。此⿰耒困亦即是梱也。⿰耒侖⿰耒困即輪囷。漢書鄒陽傳。蟠木根柢輪囷離奇。注引張晏曰。委曲盤戾也。⿰耒侖⿰耒困亦即轔囷。西京賦。垂鼻轔囷。劉良以爲下垂。蓋亦謂象鼻之參。良恐

失之輪䡅亦即鄰菌洞簫賦鄰菌繚糾注相著貌輪得讀轔鄰者力尹之轉輪䡅亦即輪菌吳都賦輪菌糾蟠注輪菌屈曲貌糾蟠謂樹如龍蛇之蟠屈相糾也語承攢柯拏莖拏當作挐字不从奴淮南子覽冥訓注艸與髮茲編爲挐則輪菌蓋纏結束縛之意也附按一事爾雅郭注縮貉之或引淮南摸蘇爲說非也繩之謂之縮之是釋器經文貉定也是釋詁經文縮訓摯縮是釋詁亂也節郭注縮貉之猶束定摯縶云耳義在本經而不覺別求漢訓轉益支離近之以音學談經者類如是矣

二之六　剽姚勁疾也史記衞將軍驃騎列傳爲剽姚

校尉索隱服虔音飄搖大顏按荀悅漢紀作票鷂勁疾之貌也票音頻妙反鷂音弋召反　漢書作票姚

按漢書此條是師古注索隱作大顏秘監多本於黃門也漢霍去病傳分壯士爲票姚校尉服音飄搖是駢字師古云票音頻妙反姚音羊召反票姚勁疾之貌荀悅漢紀作票鷂字去病後爲票騎將軍尚取票姚字耳今讀音飄搖則不當其義也味顏語意是以鳥名官票鷂勁疾之鳥是側字騎之比鷂則益加勁故階有崇卑斯義有小大顏謂不當其義蓋票姚字謰猶僄疾而姚易故駢鷂是舉物若讀飄搖則義殊耳乃或以票姚即說文之旚繇以旌旗之飄揚得聲謂小顏勁疾之注爲肊淩而舉庾子山杜子美詩語證其去聲之誤然荀悅亦漢人字既作鷂則根據以注漢書自是當行若以票姚即旚繇則票騎又將何謂蓋飄揚旚繇繇揚雙聲語轉旚繇疊韻相生皆爲不疾之詈故許書㫃部旚下云旌旗旚繇也次即旟篆云旌旗飛揚貌是旚緩於旟義爲殊別也顏意以鷂騎爲物則票是單爲疾義今據詩匪風飄兮匪車嘌兮傳云迴風爲飄嘌嘌無節度也疏謂此章言風名上章言發發謂飄風行疾是一風也上章言疾車此言無節度由疾故無節是亦以單飄爲疾車

嘌在釋文本又作票則飄票同是疾義與顏注勁疾之說相發而以姚爲繇爲揚則事無舉證也唯票姚作去聲讀顏不著其本始斯亦全書之通例爲然庾杜兩詩自關服義詩鴟鴞漂搖傳箋皆不著解彼是疾詈與此異者彼巢懸枝藉幹搖則言疾旌旗繒帛但云搖則不疾又漂謂雨搖謂風義亦殊也

二之七　輕訬捷也吳都賦輕訬之客注漢書述曰江都輕訬高誘淮南子注曰訬輕利急疾也又後漢書馬融傳上或輕訬趬悍注訬輕捷也音初稍反按輕訬二字張刻誤倒此從舊鈔本訬音眇

按漢書述景十三王傳正作訬輕與上承文之慶合韻

顏於慶下音卿則二字不得倒轉張刻作訬輕非誤文選注引證輕訬之客蓋倒其文以就賦語故又云謂輕薄爲訬也善引淮南注今按脩務訓越人有重遲者而人謂之訬高注訬輕利急亦以多言者言訬讀燕人言趮操善趮者謂之訬同也此云音眇是李善不用高讀

二之八　獥猭連延也文選洞簫賦密漢泊以獥猭注獥猭相連延貌　勑陳勑員二切按此作獥六臣本作獥注云善本作獥與此合毛本何挍本俱作獥唯胡本作獥字亦从欠余氏音義謂五臣作獥音速以六臣向注證之速音非也集韻平聲二獥猭連延貌癡鄰切

按文選之獥即說文之𢿱𢿱在攴部从攴陳聲獥既切以勑陳則从本申作獥者是从車作獥與从軟作獥者皆非而軟尤失之陳字經典或多从車作陣據顏黃門書證云諸陳隊竝作陳鄭之陳行陳之義取於陳列耳此六書爲叚借也又祕監注漢書刑法志云戰陳之義本因陳列爲名而音變耳字則作陳更無別體而末代學者輒改其字旁从車非經史之本文也準以二顏形義可訂蓋𢿱自从陳𨸏部陳从𨸏从木申聲作車則不可爲聲此誤始於右軍又近人作楷書陳多从得紅之東陳實申聲字宜作申知此則汲古海錄兩刻文選作犬旁軟之爲誤亦可知也𢿱在許書訓列也李善於本賦注連延貌下又引字書獥逃走也云逃走則字與聯猭同西京賦毚兔聯猭薛綜注聯猭走也亦與聯猭同吳都賦聯猭杞梓注引埤倉曰聯猭逃也丑珍耻傳二切又與㨻掾同陳大科刻初學記王延壽王孫賦扶嶔崟以㨻掾音陳下勑緣反又與陳掾同史記貨殖列傳陳掾其間得所欲索隱音逐緣反陳掾猶經營馳逐也是蓋音義相同而字形或異者此賦王褒言竹而及此者漢泊言密獥掾言連延而奔走竹不能走山迴路轉則近者覺其連延邃者唯見崩奔是巧構形似之言也

獥掾之義必如李善兼引字書乃爲得之二字雙聲獥得同聯者索隱說陳完事云陳田聲近釋文說烝在桑野鄭箋古聲寘塡塵同云皆是田音亦引史記陳田同聲則古之田亦直珍切而說文田部孫愐自作待年切聯在耳部力延切則聯田疊韻音亦相轉今李善以聯切丑珍是亦以聯讀陳音不讀力延故錢宮詹養新錄亦謂與馳逐同音意以馳陳掾逐皆雙聲也實謂聯讀丑珍則漢書田儋傳乘傳詣洛陽後漢書劉馬傳今五國各官騎百人稱娖前行乘傳稱娖亦聯猭雙聲之轉師古以傳音張戀反章懷以稱娖訓齊整或又以守捉

爲義宜皆引伸倒轉則左傳之傳乘亦雙聲得轉蓋古有是語謂連延謂馳逐注家知以傳爲車而不知車之以豫受名也若以⿰犭聯讀力延則⿰犭聯豫疊韻引伸之則連錢聯拳錢拳與豫雙聲疊韻倒轉則蟬聯蟬連蟬豫亦雙聲疊韻皆是連延不絕之意晋人以連錢爲馬之毛色疑是別義唐人以聯拳爲鷺之靜立亦謂連延也敶讀勑陳旣訓馳逐說文馬部駗驙走部趁䞴又有載重難行之訓蓋急行則爲敶豫款緩則是趁䞴⿰犭敶豫駗驙亦雙聲疊韻輕重之閒形隨音變也附按一事說文田敶也此當作攴部敶列也之敶田制積畝成區積區成

井溝洫閒之皆有列義二徐作陳者牽於索隱陳田聲近之說意爲䱜聲字而不悟許於𨸏部之陳別訓宛邱舜後守以𨸏𨸏訓大陸山無石邱訓土高自是會意字許以敶訓田云象阡陌則敶列句固象形字如以聲䱜是廢形義故陳在他書亦段爲敶列字在許書則字各有義須爲深思鄭注地官稍人云邱乘四丘爲甸甸讀維禹敶之之敶同賈釋謂此據韓詩而言敶敶是軍陳賈云軍敶則是列也廣雅釋詁田列敶也田與列竝訓爲敶非其徵歟近唯段注作敶得之然其立說仍引陳敬仲是亦牽於田陳聲近之說以證許恉依舊無關至說凡言田田者卽陳陳相因也陳陳當作敶敶則更不然樂府蓮葉何田田詩振旅輷輷或可以敶列爲義食貨志陳陳相因自當依小顏訓久舊如改敶列則文帝紀今聞吏稟當受鬻者或以陳粟詩甫田我取其陳又將何以爲義也陳久義見盤庚陳于茲孔傳師古之注要亦根於漢訓耳

二之九　鈵董錮也方言十二董固也注謂堅固也疏證固各本訛作錮廣雅鈵董固也與此注合　鈵音丙此尚沿舊解作錮

按鈵字他書未見以丙言說文陰氣初起陽氣將虧从

一入冂一者陽也冂篆下許云覆也曰入曰覆皆有固閉意大徐亦用楚金說陽功成入於冂冂者門也天地陰陽之門也準此則丙得云錮故蚌之爲鮩以善箝閉穴之爲窉以其閉藏此可知鈵字義也董之爲錮他書亦未經見唯史記倉公列傳年六十以上氣當大董徐廣注董謂深藏之是錮之義廣又云董一作堇索隱音謹蓋鈵董本疊韻字古文堇作𡍮字直似董徐廣據董字作注而坿董於其下轉似以董爲正而世之刻方言廣雅者亦皆作董安知古本不原作堇也内則塗之以謹塗注謹當爲墐墐塗塗有穰草也字作墐而玉篇引

此正作堇涂。是古本内則原作堇字。則墐之爲堇。確有明徵矣。唯說文墐塗也在土部。堇黏土也別立一部。是許爲殊訓而鄭則相通也。堇字疑定作堇。鈉堇訓義字。方言从金作錮。廣雅作固。郭注方言謂堅固也。據說文錮鑄塞也。固四塞也。漢書楊雄解嘲宛舌而固聲。注固閉也。文選曹子建求通親之表禁固明時。注錮與固通。然則固卽錮字。郭義亦謂堅以錮之。非若天保毛傳以固爲堅訓也。戴於方言改錮爲固。以各本爲訛者。殆未知字本相通。而著此一語。閉固之義抑又隱焉矣。

小學駢支錄目

卷二

存存萌萌

小學駢文卷二

泰州田寶臣少泉著

邑後學陳啟彤管侯較

二之九　盝歇涸也方言十二盝歇涸也注謂渴也疏證爾雅釋詁揮盝歇涸竭也說文涸竭也讀若狐貈之貈渴盡也廣雅渴盝涸盡也　盝音鹿

按郭注爾雅云月令曰無漉陂池揮振去水亦爲竭歇通語邢疏盝即漉也郭云歇通語謂歇即渴之通語也此郭注方言云謂渴也說文涸渴也渴盡也渴呂忱其列反亦歇竭字邢疏以盝即漉漉在月令釋文音鹿竭

也說文漉浚也一曰水下貌也浚抒也據春秋浚洙孟子使浚井皆抒水使盡之義與月令同與水下貌別又漉之重文作淥段謂考工記作盝今按慌氏清其灰而盝之而揮之鄭注云於灰澄而出盝晞之晞而揮去其蜃此盝亦爲水下蓋淥盝盝三字同義而殊者方言盝歇涸也謂浚之而涸與月令同是許本義爾雅揮盝二字則本考工謂瀝漉其滋液所謂水下滴瀝也是許一曰義然揮在鄭注是晞之後事謂帛之乾此無所滴瀝者直揮其蜃故經文而盝之而揮之是兩事郭注爾雅則謂盝其滴瀝者而揮之如左傳既而揮之之揮此又

與鄭別義釋詁又云彔盇也注亦以漉漉爲義然則許氏之一曰乃爾雅之正解近之爾雅家引熊氏乃云盇與揮皆爲澄而去之又引左傳作二十四年孔疏云振去匜中之水故曰揮何承天云振去爲揮按僖公二十三年左傳杜注揮湔也疏懷嬴奉匜盛水爲公子澆水令洗手既而以溼手揮之使水湔污其衣故云揮湔也則揮非振匜如近所說則不知所本兩引經疏皆肊撰也何說自別見曲禮玉爵不揮疏

二之十　甹夆掣曳也爾雅釋訓甹夆掣曳也注謂牽挽普經孚逢二反

按邢疏孫炎曰謂相掣入於惡也郭云謂牽挽周頌小毖莫予荓蜂傳荓蜂摩曳也鄭箋小人無敢我摩曳謂爲譎詐欺罔不可信也然則掣曳從旁牽挽之言是挽離正道使就邪僻荓甹夆蜂掣摩音義同又按說文丂部甹亟詞也或曰甹俠也人部俠傳也段引如淳曰所謂權行州里力折公侯者也或曰任氣力俠之爲言夾持也夊部夆啎也午部啎逆也彳部𢔁𢓜皆訓使也然則夾持啎逆而使之不能自主斯甹夆之義矣摩在手部从疒作摩引縱曰摩段引爾雅釋文引而縱之曰摩謂引縱者宜遠而引之使近宜近而縱之使遠皆爲牽掣也

二之十　覶縷次第也文選吳都賦嗟難得而覶縷注王延壽王孫賦曰嗟難得而覶縷李周翰注覶縷次序也言難知其次第也

按字作羅謝靈運擬魏太子鄴中集詩第一首羅縷豈闕辭善注引王孫賦亦作羅云羅或爲覶又按晉書傅咸疏臣前所以不羅縷者字亦作羅知古本然也文選舊刻吳都賦皆作覶縷玉篇覼縷委曲也則字又从𤔔作覼今毛刻文選竟作覶據類篇覶爲俗字廣韻縷又从言作謱云覶謱

二之十一　斯誃離也爾雅釋言注齊陳曰斯誃見詩正義齊陳曰斯方言文誃見詩者舊疏引小雅巷伯云哆兮侈兮誃音侈

按說文誃離別也从言多聲尺氏切讀若論語跢予之足段云今毛詩未見誃字疑析薪扡矣容有作誃者此亦因聲求義又以爾雅斯誃相謰而舊疏引斧以斯之爲斯離之證遂意扡容作誃此不然也邢云誃見詩者巷伯云哆兮侈兮成是南箕鄭箋云因箕星之哆而又侈大之是也誃侈音義同邢意蓋以巷伯爲傷讒之詩孔疏言箕之二星踵已侈然而大舌又益大故成爲箕

以興讒人因寺人初有小嫌又構之則愈離矣其根柢
鄭孔全在恉意不在字訓也小弁云伐木掎矣析薪扡
矣是宜仰自傷之詈鄭箋云掎其巔者不欲妄踣之扡
謂觀其理也必隨其理者不欲妄挫折之以言今王之
遇太子不如伐木析薪也孔疏扡者施也言觀其裂而
漸相施及則扡之與誃義不相牽矣

二之十一　闍笘開也方言六闍苦開也東齊開戶謂
之闍苦疏證廣雅闍苦開也本此今方言各本訛作笘
按此尚沿舊本从竹从占

按盧刻方言云各本下一字皆作笘宋本作苦廣雅作

苦苦之訓他書未見竊疑皆當作苫字苫蓋雖皆所以
覆屋而蓋亦可爲戶扇也見荀子宥坐篇九蓋皆繼楊
倞注又說文蓋苫也周禮夏官圉師茨牆則翦闔康成
注闔苫也然則苫與蓋義皆同而轉爲開字固有反覆
相訓者此亦然也今按闍有開義此闍苫本謂開其苫
而凡開者有若闍苫然故云闍苫開也方言多是其地
流俗之語今之人謂發人之覆者爲揭鋑亦是比矣又
方言十食閻勸也南楚凡已不欲喜而旁人悅之不欲
怒而旁人怒之謂之食閻蓋入其意而開之食猶飌墨
之食耳司馬相如傳眇閻易以䘏削索隱謂衣長貌恐

亦謂其闍開而姚易闍之音變而爲廉索靖書勢云窃
窕廉苫隨體散布亦謂草書之開張也

二之十一　離灑鏤鋑也文選洞簫賦鋑鏤離灑注離
灑鏤鋑之貌灑所宜切

按灑通作洒晉語狐突曰玦之以金銑寒之甚矣韋昭
注玦猶離也銑猶洒也洒洒寒貌洒音銑洒字極精言
對之膚栗是寒離之義亦金之光澤使然釋器所謂絕
澤謂之銑也銑洒西先皆聲之轉古字通也此洞簫賦
灑字又精言雪滌言光澤言純淨也意謂簫身然文連
鋑鏤則是簫孔當用孫炎說琴瑟之義大琴謂之離孫

謂音多變聲留離也大瑟謂之灑孫謂音多變布如灑
出也此簫孔之雪滌而光澤也鏤鋑之至也欲其音多
變聲留離也欲其音多變布如灑出也是離灑之說也
字蓋所宜所綺兩讀善注所宜則離灑僅作疊韻字知
灑通洒者詩山有樞弗洒傳洒灑也疏謂洒轉爲灑伐
木洒埽箋正作灑知西先聲轉者史記趙世家反坙分
先俞於趙先俞據徐廣注即爾雅釋地之北陵西隃鴈
門正義謂西先聲相近

二之十一　離婁踈朗也文選景福殿賦丹綺離婁注
離婁刻鏤之貌劉向薰爐銘曰彫鏤萬獸離婁相加李

周翰注離婁顔色相分布貌

按說文囧部囧窗牖麗廔闓明也。段云。麗廔雙聲。讀如離婁。謂交延玲瓏也。女部婁空也。从毋从中女。婁空之意也。段云凡空中曰婁。今俗語尚如是。凡一實一虛層見疊出曰婁。人曰離婁。窗牖曰麗婁。是其意也。从毋猶从無也。無者空也。从中女謂離卦。離中虛。皆會意也。今按周翰以顔色分布立義。與景福殿賦之丹綺合。證之薰爐銘則自以彫鏤爲長。鬱儀謂疎朗。亦是不用周翰說。又長門賦魯靈光殿賦皆有離樓字。即麗廔也。又廣雅欏落杝也。齊民要術杝落不完。據元應書以杝欐籬

三字同。釋名籬離也。以柴竹作。疏離離也。麗籬杝音同。廔婁樓音同。麗欐音轉。廔落音轉。皆交延玲瓏空婁之義也。二字雙聲。合聲則單曰留。爾雅釋訓凡曲者謂留。此語不列釋器嫠婦之笱下。是不涉。而郭注釋器引毛傳留曲梁也。謂以薄爲魚笱。其注釋訓亦引毛傳留曲梁也。凡以薄爲魚笱者名爲留。誤讀毛傳。義不爲然。說詳後案廇簸錢二條然自晉以來。已成舊義。其措辭簡盡。疑有化工。蓋其意以曲爲笱。偃水爲梁。以曲薄承其闕空。是留之制。今釋訓言凡曲者爲留。則是凡有交延以當闕空似笱者皆得以留名之。故立注只不廢凡者二字。已是離婁之意。初不與釋器相同也。從前疏家。惜未說此。而孔氏欲爲詩證。引此釋訓之注。竟作凡以薄取魚者名爲留也。僅易二字。遂死句下。又非郭義。直使雅訓爲不倫矣。因論離婁遂竝言之。離婁合聲則又曰樓。釋宮陜而修曲曰樓。說文以樓爲重屋。釋名謂樓牖戶之閒有射孔慺慺然也。曰陜而修曲。則複疊疏通離婁之義也。許於罶下云魚所留也以留止爲義重文作𦌩云罶或从婁婁則婁空亦許義也

二之十四　奇羨餘贏也。史記貨殖列傳時有奇羨。索隱奇羨謂時有餘衍也

按奇羨索隱單行本云。上音羈。下音羊戰反。奇羨謂奇

有餘衍也。則奇作畸。零解。按時字義密。疑時是畸之譌。而單本作奇。亦畸之奪田耳。史文奇字自不从田。

二之十四　偃卻偃蹇也。荀子非相篇足以爲奇偉偃卻之屬。注偃卻猶偃仰。即偃蹇也

按一切經音義卷二。偃蹇居免紀偃巨偃三反。左傳偃蹇驕傲也。廣雅偃蹇夭嬌也。謂自高大貌也。釋名偃偃息而臥不執事。蹇跛蹇也。病不能作事。今託似此也。此莊氏炘刻本。漢魏叢書廣雅本夭嬌作撟。云偃卻猶偃仰者。少儀劍則啟櫝蓋襲之。鄭注襲卻合之。正義引皇氏云。卻仰也。謂仰蓋於函底之下。士昏禮啟會卻於敦

南。賈釋卻仰也。謂仰於地。楊倞注荀。固有所本。卻在說文卩部。从卩谷聲。俗乃作却。譌卻作郤。以卩部爲邑部矣。偃夭卻矯蹇皆雙聲之轉。

二之十五　　滃躍球發也文選射雉賦意滃躍以振踊徐爰注睹草莖傾動冀雉將出意滃躍而振踊也

按滃躍善注音失冉失藥二切。則與閃爍同音。滃躍雙聲。禮運注。淰之言閃也。淰閃亦雙聲。何挍音審。意或主此。而胡刻遂定作淰。疑字本當作滃也。毛本注作滃躍踊逸也。無而字。不作振踊。駢雅以球發爲訓。極得徐恉。賦上句云瞻挺翳之傾掉。蓋雉在草閒。射者之精搖神

注。恐其遽出而緩不及事。又恐其遽發而先則無功。滃謂意迹之。躍謂先中中。是滃躍之義也。坿按一事。說文淰濁也下段用元應書引埤倉水無波也。又用杜詩山霧戎戎溼溪雲淰淰寒。云戎戎言其流動。淰淰言其凝滯。水無波義之引伸也。其說甚精。然吳蔡各古本俱作江市戎戎暗山雲淰淰寒。段氏所據。不知何本。

二之十五　　涫灊動涌也楚辭哀時命氣涫灊其若波洪興祖補注涫沸也釋文音館集韻官貫二音灊與沸同

按說文涫灊也。从水官聲。古丸切。段云。春秋繁露燔以涫湯。韓詩外傳作沸湯。然則涫沸一也。周禮注曰今燕俗以湯熱爲觀。觀即涫。今江蘇俗語灊水曰滾水。滾水即涫。語之轉也。今按上林賦湁潗鼎沸。索隱引周成雜字曰湁潗水沸之貌也。小雅百川沸騰。毛傳沸出騰乘也。以沸言水。蓋古有之。沸灊古今字。段引周禮注。據司爟注故書爟作燋。杜子春云燋當爲爟。書亦或爲燋。爟私火。賈疏民閒理爨之火爲私火。元謂爟讀如予若觀火之觀。今燕俗名湯熱爲觀。則觀火爲熱火。蓋秋官司烜氏以夫遂取火於日中爲明者冷火也。又挈壺氏及冬則以火爨鼎水而沸之而沃之。鄭司農云冬水凍漏

不下。故以火炊水沸以沃之。則周禮自用沸字。觀湯則以熱言。江蘇言滾水自是涫之轉。與觀不涉也。觀涫雖亦雙聲得轉。然於經訓有違。又史記龜策列傳腸如涫湯。索隱涫沸也。斯亦可徵之一事。

二之二十二　　搖祖上也方言十二搖祖上也祖搖也祖轉也注互相釋也動搖則轉矣疏證廣雅搖祖上也本此

按爾雅。搖作也。釋天扶搖謂之猋。注。暴風從下上。高誘原道注扶搖如羊角曲縈而上也。曲縈即祖轉之義。又淮南要略精搖靡覽注。楚人謂精進爲精搖。亦謂上進

也。

二之二十三　嗇殄合也方言六嗇䌽合也疏證嗇通作繬亦作繬䌽各本譌作殄今訂正䌽通作彌省作弥譌而爲殄耳按此尚沿舊本作殄

按此與一之二十二縕嗇字皆譌嗇从亩不从面說文一百九十四亩穀所振入也宗廟粢盛蒼黃亩而取之故謂之亩从入从回象屋形中有戶牖凡亩之屬皆从亩力甚切亩或从广稟百九十五嗇愛濇也从來亩來者亩而臧之故田夫謂之嗇夫一曰棘省聲凡嗇之屬皆从嗇說文部分相承亩上从入是入字此仍蒙上一

百八十四入部嗇則蒙亩而次之又廣韻入聲亦引說文云來麥也來者亩而臧之來麥也三字許書所無與來者句義亦不貫是徐鍇部敘來下語妄增於此其實許僅云來初無麥義楚金著書多非許恉來篆下云天所來也何嘗竟爲麥哉一來二縫當據思文疏正之

二之二十三　摵擻到也方言十三摵擻到也疏證廣雅擻摵至也擻摵即摵擻之譌玉篇廣韻竝云摵到也說文云擻刺之財至也縮致二音

按說文擻刺也一曰刺之財至也是擻以刺爲主義擻致聲致送詣也詣候至也以此觀之則擻乃靈樞九鍼之精縕也方言廣雅單以至到爲訓讀者不察其與恉而古意湮矣致在夂部夂遲行也此正許氏財至之義干部羊擻也从干入一爲干入二爲羊讀若飪言稍甚也細玩許恉羊既是擻又云入二則擻義之矜持可知注家引刺直傷也訓此擻刺猶爲不憭以許證許尚須審細殊不易也摵擻當借夂官以明之不微至無以爲戚速也注謂齊人名疾爲戚此摵亦言戚疾蓋彼注輪之至地者少言其圜甚則著地者微著地者微則易轉故不微至無以爲戚數此則鍼之入腠者少言其速甚則達疾者微達疾者微則不傷故不微至亦無以爲戚

速摵有疾速意擻有矜遲意兼此而摵擻之意乃盡郭玉有云神存於心手之際摵擻之謂也方言疏證謂廣雅作擻摵爲譌者謂譌手作木非謂倒轉廣雅釋詁擻摵二字中間一距字不謰也然即以擻摵謰言則更有精意摵从戚音宿字與摍通衛戚邑左傳作戚史記作宿摍蹴引也段云蹴古多叚戚摍古叚縮則此之先擻後摵者謂遲久而至之卽戚迫而引之校方言先摵後擻者爲愈精二字顛倒相輔不容閒以他字疑本謰而廣雅閒之矣廣雅閒以距字而字遂各單至篇韻遂單以摵爲到也之訓此亦訓詁遷變之一耑也甘泉賦亦于雲作云洪

臺崛其獨出兮擻北極之嶂嶂正謂遲久財至故取此擻猶唐人云羣飛刺天亦取其義焉耳

二之二十四　尉藉安置也漢書趙廣漢傳其尉薦待遇吏注如淳曰尉亦薦藉也按尉與慰通尉藉即慰藉後漢書隗囂傳所以慰藉之良厚注慰安也藉薦也言安慰而薦藉之良甚也

按漢書韓安國傳以尉士大夫心注古尉安之字正如此其後流俗乃加心耳又田千秋傳注尉安之字本無心也是以漢書存古體字焉觀此二注是顔意以尉爲本字蓋以說文火部尉从上按下也从𡰥又持火以尉

申繒也故胡建傳注亦云尉者自上安之也是用火部是以本書字形作尉而爲之說耳其實凱風傳慰安也說文心部慰安也从心尉聲毛許舊義皆本从心尉藉據李賢後漢書注尉平也杜預左傳注藉薦也李軌莊子注藉因也凡申繒者必使下有茵馮而後以火尉其上則其繒以平待遇人者亦使其家有藉而後以温尉之則其人以服此尉藉之說也二字相輔有單言尉或藉者文省經典又有緼藉字聘禮記注藉謂繅也繅所以緼藉玉此緼字用繫辭虞注藏也大戴記保傳云大師緼瑟而稱不習蓋云藏緼多作蘊蘊以方言證之則

崇積義以小宛温克疏證之則包裹義蓋垂繅則見崇積屈繅則見包裹是蘊藉之說也又有温藉字小宛飲酒温克箋云中正通知之人飲酒雖醉猶能温藉自持以勝正義云蘊藉者定本及箋作温字舒瑗云包裹曰蘊謂蘊藉自持含容之義經中作温字者蓋古字通用孔說是然鄭於繅藉言緼此獨言温温字可味也賓之初筵温温其恭箋云柔和也抑温温恭人傳云寬柔也本詩温温恭人傳云和柔貌三詩言恭皆言温傳箋言温皆言柔温尉雙聲轉語則温亦尉之引伸凡繒未平恒苦强蹙唯尉則柔且寬而尉之著處恒温和蓋强蹙

者客氣號呶之徵温和者德性齊聖之驗然則温藉與尉藉別訓而輿指亦復潛通也又有醖藉字尉之轉爲鬱鬱之轉又爲醖是亦雙聲漢書薛廣德傳廣德爲人温雅有醖藉注謂寬博有餘云温云寬博是亦申繒之指而字既爲醖則醖釀彌深矣唯尉藉是待人蘊藉是藏玉温藉醖藉是自持此古人畫義不得强而同者

二之二十五　卹削戍削也史記司馬相如列傳揚衪卹削集解漢書音義曰卹削裁制貌索隱張揖云揚舉也卹削刻除貌也按此相如子虛賦語今索隱單行本作戍削漢書本傳暨文選同戍音卹

按戌削漢書本傳上凡兩見皆子虛賦語揚衪戌削字作戌注張揖曰戌鮮也削衣削除貌也師古曰戌舉戌也則戌削然又眇閻易以恤削字从心作恤注郭璞曰恤削言刻畫作之也文選賦斷爲兩恤削句見上林則又作卹

二之二十五　膕朏曲卻也廣雅釋親膕朏曲腳也古獲篤骨二切卻當作腳

按素問骨空論郄痛痛及拇指治其膕注膕謂郄解之後曲腳之中委中穴又至真要大論膕如結注膕謂郄後曲腳之中也荀子富國篇詘要橈膕注膕曲腳中此

皆以膕爲曲腳从肉作腳之證也朏爲曲腳未有其徵二字雙聲疊韻今市井言屈郄者猶竝舉膕朏爲形似之詈則古有是語也作曲卻者今見駢雅據釋名腳卻也以其坐時卻在後也據曲禮坐而遷之注坐跪也蓋古之坐者恒曲卻曲言郄卻言脛曲卻字謎義輔是卻爲古訓疑駢雅所據本作卻字而今廣雅作腳者轉誤知者今人以一胑爲腳或以足之著屨者評腳說文則以脛爲腳肉部胯股腳脛胻腓腨凡七篆自上而下次第言之胯股在郄上腳脛在郄下腳脛也脛胻也胻不能曲必通胯股而後曲卻之勢以成故廣雅上節亦以腳爲脛此節自不以曲言腳也尸部郄脛頭節也曲卻之機全在郄節故郄耑爲膕郄脛閒骨爲髕郄外爲戌戌見素問郄後則爲穴必曲卻其脛乃能取中則王砅楊倞以膕爲曲卻之中作腳者宜皆卻之譌素問刺腰痛論刺其郄中注郄中委中也郄與郤隙同素問所刺自宜謂郤然正書郤卻形近注謂委中委據楚辭注曲也則曲卻取中委中之義當从谷卩切去約爲正宜本作卩部之卻譌而爲邑部之郤好古者又轉寫郄耳蓋郄隙讀綺戟切是統言卻曲讀去約則專目著書曉人其以專目可知矣知足非腳者說文七篆以腓腨爲訖竟腓

脛腨也腨腓腸也腓腸別見足部足足也上象腓腸下从止則腓腸之下乃名爲足足部足上象腓腸下从止金以腳脛後腸爲腓腸足楚人之足也在下从止口許不言象楚金又謂象股脛部形則足足義不甚別云股則在腓腸之上矣今據雲之經說上踝五寸別貫入腓腸穴則腓腸自在踝上樞釋名居足兩旁磽确然也則足上之骨內外象者據足雖訓足實自腓腸足之爲足乃自下然則腓腸故足乃名爲足足以短計除腓腸則爲足也許於足云至下於足云上象腓腸蓋腓腸之脈實至足而上云上在則足爲在下互義自明楚金未是又癸辛雜識有女象穴弁陽疑之蓋是腓腸足下痟云或曰骨字故有此譌目也而凡以著屨爲腳者皆非此可據說文肉部以證釋名知駢雅之是而廣雅竝素問荀子各注之譌者曲卻亦雙聲形似字鬱儀不以入名稱與膝理曨胡爲伍而隸釋訓意可知也許於腓

腨下卽接胑。篆謂通上胯股七。篆爲一胑也。胑只聲。與辵部之迟只聲同。迟曲行也。从辵。辵切丑略。見公羊傳。卽左傳踏階之踏。則漢法以迟橈爲曲行避敵者。亦謂曲卻以走。凡走者脛恒卻後。莊子吾行卻曲。釋文引字書卻作只。只亦迟字之譌。孫愐以綺戟切迟。與邑部之郤同音。迟从辵。恐辵亦聲。迟曲卻曲曲卻一焉而已也。又按廣雅上節云。股腳踦胻脛也。意通一胑。惟許書股訓髀。踦訓一足。恐未可通以爲脛。茲且以他書證之。脛字據漢書趙充國傳聞苦腳脛寒泄注。脛膝以下骨也。釋名。脛莖也。直而長。似物莖也。山海經赤脛之民注赤

脛郄以下盡赤色。是以脛爲胻與許說合。與廣雅亦合也。股字周髀算經上以髀爲股。太元經元數九體三爲股肱注。膝上爲股。山海經元股之國注。元股髀以下盡黑。詩采菽赤芾在股箋。脛本曰股。是皆以股爲髀。在郄上。與許之以股次胯者合。而與廣雅以股爲脛者不合也。史記酷吏列傳餘皆股栗徐廣注。股栗髀腳戰搖也。是以一胑言。漢書高五王傳股栗而戰師古注。股腳也。此以股爲腳。卽以髀爲脛。要皆因戰慄爲言。自無單目股髀之理。而非股之本訓爲腳也。踦字以爾雅爲最先。釋畜左白踦。此兩足具而僅以色別者。釋蟲蠨蛸長踦。

此言股脛之長者。具足皆全。次則方言云踦奇也。全物而體不具謂之踦。凡嘼支體不具者謂之踦。則以踦爲奇隻不具。故許書亦云踦一足也。蓋足兩爲偶。一足則踦。此不可以說蠨蛸也。故虫部蠨許不从艸蛸下變踦之一足言股。則不同揚義。而爾雅之兩義兼賅。此非許書立義不一。蓋古訓之原實有不齊者。廣雅言踦者二。釋詁以踦爲蹇。似用方言與許書一足之義。釋親以踦爲脛。似用爾雅兩踦字與許書長股之義。然踦是一足。一足直不能行。蹇在許書訓跛。跛行不正也。易跛能履。公羊傳跛者迓跛者。方言逴騷𨃛蹇也。郭注跛者行跣踔也。

是皆兩足而不良。弱行。故漢書賈誼傳楚辭謬諫注皆云蹇跛也。釋名亦云蹇跛蹇也。盡與許合。而與廣雅之以蹇訓踦者不合也。踦又不可直謂之脛。許以蠨蛸爲長股。兼股脛以爲言。而非專以股爲脛目。廣雅意以踦一足。則無趾者唯餘有脛。故立此脛義。而不晤踦者固謂有趾之一胑。猶矜寡固謂生者。有趾者踦。不得竟目爲脛也。大氐廣雅之言脛與許合。與諸家亦合。言股言踦。則與許不合。與諸家亦皆不合也。坿按王砅注素問云。膕爲郄。解後郄解卽致工弓人之茭解。意後鄭謂茭讀如齊人名手足掔爲骹之骹。茭解謂接中也。此王注

言解之意

二之二十七　趨趙久也說文解字第二趍趙久也直离切按趨通作趍詩齊風巧趨蹌兮釋文趨本又作趍七須反

按說文作趍趍趙久也段據篇韻訂作夂也云夂遲行夂夂也趍趙雙聲字與峙踞篙箸蹢躅皆爲雙聲轉語趍从走多聲直离切趙从走肖聲治小切其說以音求之最爲創獲斠詮本又用廣雅趙及也說久是及字引淮南修務訓跌蹏而趍千里穆天子傳天子北征趙行郭璞注趙猶超騰也爲義是又一說其實二家之異不

在本篆趍字而在次篆趙下大徐本趙趍趙也與上篆趍趙相承小徐本乃云趙趨也則與上爲異斠詮又以古書趍趨通用遂主趨爲說因竝易許氏久也舊義今按說文趨篆自在部首與領部之走篆互訓則此趍篆理不通趨楚金本誤脫趙字單存趍也再經傳寫遂竟改趍爲趨耳王鬱儀所據作趨者又是竝上篆趍下而譌之其本雖不可見近時鮑惜分刻小字大徐本趍篆下正作趨趙此書云依宋本則其誤相承蓋久大氐古書歧誤須爲深思必知趍不得通趨者以聲斷之趍从走多聲據襄公二十九年左傳祇見疏也疏云服虔本作祇見疏晉宋杜本皆作多文選作敍善引廣雅敍多也音支多敍蓋古今字皇恩溥洪德施多與施爲韻則宜讀支故侈移迻移皆入支旨韻也趨通作趍見詩猗嗟巧趨蹌兮爾雅釋地注趨則頡兩釋文而陸於爾雅云作趍非他若淮南則趨多作趍今知趨不得與趍通者以形知之據一切經音義卷一云芻古文蒭字趨从走芻聲芻即是蒭則趨之古文或宜作趍趍之芻聲必不容作多廣韻以趍爲趨之俗字亦未知芻爲蒭之古字耳芻之與多兩形易誤故艸下多作芻者許書則作芰以多讀旨而爲聲艸下芻作芻者元應書則作蒭以芻讀又愚爲聲也趨之

與趍各不相侔故許亦各篆殊義此說許書則段爲優矣唯史記天官書久而至索隱久謂行遲也似不破久字亦自得趍趙義坿訂一字景福殿賦厥庸孔多善注多當爲趨廣雅趨多也紙移切此亦甚誤賦句與上奇離螭崖爲韻則趨亦趍字之譌蓋趍以聲爲義又有多也一訓趍固直离紙移若趨乃七須切也今本廣雅釋詁多也條奪此趍字

二之二十七　存存萌萌在也爾雅釋訓存存萌萌在也注萌萌未見所出正義萌萌當作蔄蔄說文云蔄存也玉篇引爾雅作蔄蔄義疏在者釋詁云存也存又爲

在互相通也易繫辭云成性存存按玉篇中艸部蔄莫耕切引爾雅云存存蔄蔄在也廣韻二下平聲耕登二部引同耕部又云本亦作萌是蔄蔄卽萌萌也

按此條陳氏左海經辨亦言之究不如段氏之說爲抉其根株也說文心部𢡱存也从心簡省聲讀若簡古限切段本作𢡱𢡱在也云各本作𢡱存也三字今正釋訓曰存存𢡱𢡱在也許本之今爾雅作存存萌萌在也郭云未見所出音武庚反可謂疏於考覈矣釋文又曰施亡朋反字或作蕄廣韻引爾雅存存蕄蕄在也音武登切玉篇艸部引爾雅存存蔄蔄在也音莫耕切又曰蔄

同蔄或作萌玉裁按蔄與𢡱相似而竹艸不同又後人音切與讀簡大異蓋蔄者𢡱之譌竹誤而爲艸也蕄者蔄之譌門誤而爲明也又誤而去心作萌而郭反以武庚玉篇从之又誤而以萌爲萠而陳博士施乾反以莫登廣韻本之此展轉貤繆之故段令景純解讀許書何難正其形說其音義也論說簡在帝心卽𢡱字之叚借段說如披雲見月猶有病其音形俱破者特全錄之

小學駢支錄目

卷三

小學駢支卷三

泰州田寶臣少泉著

邑後學陳啟彤管侯較·

二之二十八　安難溫也難當作㬮說文解字第七安㬮溫也㬮奴案切

按廣韻作暍㬮煖貌音女閑切說文通釋本音那旦反溫段本作昷是許之溫是水昷在皿部訓仁也自宜引伸作安㬮矣段云安㬮猶昷存也二字皆平聲廣雅云暍㬮煥也安作暍語之轉耳巾部云讀若水溫㬮則安亦作昷㬮奴案切廣韻集韻類篇㬮皆讀平聲入山韻玉篇㬮亦奴達切平則二字皆平去則二字皆去入則二字皆入是之謂疊韻又巾部⿰巾夒讀若水昷㬮段云許讀如㬮大徐據唐韻乃昆切玉篇奴昆切蓋古昷㬮之㬮讀乃昆切玉篇曹憲廣雅音廣韻又乃回奴回切則乃昆之轉脂文之合廣韻又奴案切則依說文㬮字今音莊子釋文引漢書音義音溫一本作混與乃昆一音相近韋昭乃回反則乃回一音之所本也段說此字甚核然廣韻無乃回奴回二切山韻則女閑翰韻則奴案耳㬮廣雅字作㬮證之說文為別

二之三十一　燵焞怫鬱也集韻平聲一燵焞煙鬱貌

熢音蓬焞音勃說文解字第十怫鬱也从心弗聲廣韻五入聲怫符勿切注怫鬱

按此條疑誤。史記賈生列傳獨壹鬱其誰語。單行索隱本作煙鬱。云漢書作壹鬱。漢書賈誼傳壹鬱師古注猶怫鬱也。此煙鬱即壹鬱而顏以怫鬱為訓者。集韻熢焞煙鬱皃。自言煙之鬱與文選之鬱律同。鬱儀改煙為怫以釋熢焞二字。未之審也。呂忱云怫鬱心不安也。見一切經音義二十。

三之三　主臣慙悚也史記陳丞相世家平謝曰主臣集解張晏曰若今人謝曰惶恐也馬融龍虎賦曰勇怯見之莫不主臣

按主臣二字又見史記馮唐列傳。唐曰主臣索隱。按樂彥云人臣進對前稱主臣。猶上書前稱昧死。按志林云馮唐面折萬乘。何言不懼。主臣為驚怖。其言益著也。又魏武謂陳琳云。卿為本初檄何言及上祖。琳謝云主臣。益明主臣是驚怖也。又說文通論中。莊子曰擎跽曲拳。人臣之事也。稽顙服之甚也。肉袒服之盡也。故於文臣象伏之狀也。故漢陳平謝曰主臣。恐懼屈伏之甚也。今按主臣初無慙意。只是悚懼耳。張晏云惶恐。心部惶恐也。恐懼也。亦不涉慙。今之言惶恐者皆謂慙媿。故鬱儀兼慚悚為義。質之史記說文。皆不為然。蓋主臣是驚怖意。謂主宥之臣昧死。語不能竟。或但曰主。或但曰臣。凡怖者皆如此。故兼著二字以為謝罪之統書。至六朝彈事每曰某名即主臣謹按云云。李善引王隱晉書謂宜分屬上下讀之。然於文義終不甚憭。疑當時奏事之式。即字下應有通行數語。錄文時特節去之。猶宋人箋啟稱中謝之比耳。馬融賦語。則但言怖。是引伸之義。

三之七　睚眦怒也國策韓策夫賢者以感忿睚眦之意而親信窮僻之人而政獨安可嘿然而止乎鮑彪注怒視也

按睚眦亦見史記范雎列傳。索隱謂相嗔而怒目切齒。又漢書杜欽傳報睚眦怨。注睚。舉眼也。眦。目匡也。言舉目相忤者必報之也。字又作厓眥。孔光傳厓眥莫不誅傷。

三之九　怫鬱憤懣也楚辭九歌王逸章句愁思怫鬱洪興祖補注本作沸

按怫鬱亦見一切經音義二十。云父勿反。字林怫鬱心不安也。亦意不舒也。泄不平也。似與憤懣義近。說文懣煩也。从心从滿。莫困切。次即憤悶二篆。皆云懣也。則不舒不平之義。

三之十一　闒茸駑劣也文選弔屈原文闒茸尊顯兮注字林曰闒茸不肖也又報任少卿書在闒茸之中注闒茸猥賤也楚辭九歎同駑驘與乘駔兮雜斑駮與闒茸王逸注闒茸駑頓也洪興祖補注闒茸劣也上託盍下乳勇切

按文選報任少卿書注茸細毛也張揖訓詁以爲闒獔劣也又見史記賈生列傳索隱天朧而朧二反廣韻作傝鰨又作搨茸又作蹋蹅

三之十二　恐猲寤𥟵也漢書王子侯表上坐縛家吏恐猲受賕棄市又王莽傳中恐猲良民注猲以威力脅

之也音呼葛反

按恐猲漢書侯表及莽傳皆威脅之旨又史記蘇秦列傳恐愒諸侯字从心索隱云相恐脅也與威脅意合惟恫疑虛猲字从犬索隱云猲一本作喝字从口高誘曰虛猲喘息懼貌劉氏云秦自疑懼虛作恐怯之旨此與寤𥟵意近疑鬱儀撰雅時意主秦傳誤以恐愒字作虛猲義而又誤愒爲猲適與漢書兩處同字耳此條初意寤𥟵是恐猲主義威而使之恐則爲恐猲之蓋是古人立文之恉後覩王莽傳注猲以威力脅之則師古不以猲爲寤而直以爲脅也因用高劉二說以猲爲喘息恐怯夫固專主受者而施者之義亦自相通於以見漢人之審矣

三之二十五　趁𧼯不進也集韻平聲二趁𧼯不進貌珍邅二音沈氏亮曰趁𧼯即屯邅也易屯如邅如邅則說文所無按馬部有駗驙字義同在人爲趁𧼯在馬爲駗驙也

按說文走部𧼯下段云趁𧼯即屯六二屯如亶如馬融云難行不進之貌亶俗本作邅葉林宗抄宋版釋文呂祖謙音訓皆作亶然則邅俗書說文走部宜其無之趁朱翱丑忍反段云當平聲趁𧼯駗驙皆雙聲疊韻字互詳前擻掾條

三之十八　逗遛遲疑也後漢書光武帝紀下詔邊吏力不足戰則守追虜料敵不拘以逗留法注說文曰逗留止也前書音義曰逗是曲行避敵也漢法軍行逗留畏愞者斬逗古住字

按漢書韓安國傳廷尉當恢王恢逗橈當斬服虔曰逗音企應劭曰逗曲行避敵也橈顧望也軍法語也蘇林曰逗音豆如淳曰軍法行而逗留畏愞者要斬師古曰服應二說皆非也逗謂留止也橈屈弱也逗又音住李賢注本此兩書皆作逗無異文惟說文逗留止也又迟曲

行也从辵只聲段云軍法有逗留有迟橈光武紀云云謂止而不進者史漢韓安國傳云云字作迟橈服虔曰迟音企應劭曰迟曲行避敵橈顧望軍法語也此謂有意迴遠遲誤者淮南書云兩軍相當屈橈者要斬是也漢書一本作逗橈小顏小司馬從之而改服應之注作逗不可通矣今按如段此說則安國傳又當作迟橈然怯以不擊匈奴輜重當斬則是留止非曲行避敵之罪顏馬之義校精大氐古書傳鈔異本服應所據是迟蘇如所據是逗小顏綜四家之注而訂之詎謂所改宜古本班書字作逗注作逗服虔作迟音企應劭曰下亦當

是迟蘇如兩注仍又作逗後之刻書者盡作逗不別作迟而服應二注亦遂如今所云蓋奪一逗字譌一曰字又譌一迟字故啟後人訾議也班書譌異不可勝稽有大小字竝奪二十餘文而義自貫者小司馬索隱見史記韓長孺傳

三之二十　於亏兮誕也莊子外篇天子於亏以蓋眾

釋文於亏竝如字本或作唹吁音同司馬云兮誕貌

按說文於字不隸从部而見烏部烏孝烏也象形孔子曰烏亏呼也取其助氣故以為烏呼又重文作紟段謂此即今之於字也亏當合亏亏兩部觀之亏部亏篆氣欲舒出勹上礙於一也丂古文以為亏字苦浩切亏部亏篆於也象氣之舒亏从丂从一一者其氣平也羽俱切亏釋詁毛傳皆云於也莊子於亏注為兮誕者方言亏大也說文夸奢也檀弓于則于疏亏音近迂迂是廣大之義故論語曰子之迂也又斯干傳方言皆云芋大也說文芋大葉實根駭人故謂之芋三蒼上下四方謂之宇釋詁訏大也凡亏聲字多訓大夸則言語奢大夸者氣必盛故云於以助其氣越之云於亦若是矣經典亏於字甚多麟趾傳亏歎辭清廟傳於歎辭疏謂於即嗚字呂刑王曰吁釋文引馬融本作亏如此者不可枚

舉而要其歸總不出許氏助氣舒氣兩義樂器謂之竽求雨謂之雩勸力謂之輿謣此皆助氣後漢書馬融傳鋪亏布濩方言十二扜搷揚也爾雅釋天螮蝀謂之雩此皆舒氣錞亏和鼓鼓以作氣鍾銑閒謂之亏亏上謂之鼓是皆以舒助受名兄弟友亏亦謂氣相舒助故周公又以比之鄂不鄂呂忱作咢粤咢皆从亏咢之舒恃不即跗字以助之也亏作亏作于者今字

三之二十一　寠數局趣也漢書東方朔傳是寠數也注寠數戴器也以盆盛物戴於頭者則以寠數薦之又楊惲傳我不能自保真人所謂鼠不容穴銜寠數者也

注如淳曰所以不容穴坐衙窶數自妨故不得入穴也釋名釋姿容第九窶數猶局縮皆小意也窶數如宇一讀數

按窶字說文在宀部此皆从穴失之漢書東方朔傳是窶數也亦不从穴數字據漢書當从艸作藪注則否蓋古字通詳見後炊萁條蘇林曰窶音貧窶之窶藪音數錢之數師古曰以盆盛物戴於頭者則以窶數薦之今按此二字猶今人云拘束義音之轉形有方有員景福殿賦蘭栭結重窶數矩設注引蘇林漢書注曰四股鉤此言矩設四股則是方者續博物志說窶數貫餅人結

茅為經以戴頭上狀如環此即師古說芝菌著樹而生形有周圜象窶數則是員者廣韻窶藪以竹應从艸四足凡也則象四股鉤而俛用以薦器蓋亦方者釋名云窶數猶局縮則言拘謹蓋又引伸而言人大氏皆有所制而不越之意故棟字戴器薦几姿容悉受此稱他若荀子榮辱篇軥錄疾力以敦比其事業注軥與拘同謂自檢束莊子雜篇所謂卷婁者也注猶拘攣也卷讀如字錄讀若慮則拘錄卷婁皆窶數之轉變二字疊韻駢雅與上文總訓局趣廣韻入聲偈促訓短小渠王七王切趣趚訓體不申渠六所六切又皆局趣之轉變又蝸龜說文蟾諸以脰鳴者也渠竹七宿切蝍蜙蚗蝮也子力張六切則引申以狀物態也

三之二十五　宿留稽固須待也漢書郊祀志上宿留海上注宿留謂有所須待也先欲力就二反後漢書段熲傳涼州刺史郭閎貪其功稽固熲軍使不得進注稽固猶停留也

按後漢書來歙傳此誠聖恩所宜宿留注宿留猶停留也宿留音秀溜與先欲反異又鄧禹傳訓擁衛稽故令不得戰注稽故謂稽留事故也是固又作故此條以宿留稽固總訓須待其實稽固是留難掣止之辭與須待

異訓也

三之二十五　眷雉顧也廣雅釋言眷雉顧也疏證玉篇雉具眉切顧也古癸字謂左右視也雉从矢隹聲與奊字異奊音胡結反　此尚从舊本作奊

按說文眷顧也詩大東毛傳睠反顧也雉字說文矢部不收惟癸在人部左右兩視从人癸聲睽在目部目不相聽也从目癸聲玉篇矢部雉奊並收雉注云具眉切顧也古字謂左右視也古下當奪癸明內府本雉字下云具眉切顧貌左右視無古癸字三字不知王氏所據何本此按云古字者澤存堂張刻也王氏疏證是用玉篇今廣雅作眷雉字或不誤駢雅作眷奊奊在說文矢部頭衺骫

奊態也。从夨圭聲。胡結切。凡頭衺者視人恆若有眷顧之意。則所據之廣雅疑本作奊。於義爲優。若䀨即睽睽。許訓左右兩視。目不相聽。則是兩眸歧視。今世固有此疾。其視人恆若白一眼而神不相注者。此與顧義不協。䀨字不見說文。疑漢前僅有頭衺之奊。至玉篇始以䀨爲睽。而有顧也之訓。又以左右視申明顧義。則是牽許之訓。睽者訓䀨。而不悟許云兩視。兩字固有深義。不與王顧左右同科也。奊从圭作奊。曹憲音達者。疏證序云憲所傳本即有舛誤。故音內多據誤字作音。此其誤奊爲䀨矣。廣韻睽䀨異訓。於睽則云左右視。是還許義。於睽。於䀨則云顧貌。是存玉篇之訓。於䀨。此甚審。惟云左右視。亦是刪去兩字。不得許指。亦微疏也。

三之二十七　相羊仿佯儲與消搖游適也楚辭離騷經聊逍遙以相羊王逸注逍遙相羊皆游也後漢書東平王蒼傳消搖仿佯弭節而還注皆游散之意左氏傳曰橫流而仿佯按見左傳哀公十九年橫作衡仿佯作方羊注不能自安非此義文選羽獵賦儲與乎大浦注服虔曰儲與相羊貌也　與平聲

按逍遙相羊雙聲之轉。逍相雙聲。遙羊亦雙聲也。方羊杜注以魚勞則尾赤故橫流方羊不能自安。此與游適義殊。孔疏云此是賈逵之說。杜用之也。鄭衆以爲魚勞則尾赤。方羊游戲。喻衞侯淫縱。則章懷之引左傳是用鄭義。然疏云魚勞與游戲意不協。據詩汝墳疏引此作魚肥。以此魚字與彼魴字相校而申論。則此疏宜作魚肥也。彷徉亦見史記吳王濞傳。彷徉天下。漢書作方洋。師古曰。方洋猶翺翔也。方音房。又音旁。師古本齊子翺翔毛傳云翺翔猶彷徉也。又釋名釋言語。翺遨也。言遨游也。翔佯也。言仿佯也。是皆游適之意。然招魂云彷徉無所倚廣大無所極些。王逸注言欲彷徉東西。無人可依。又元應書引埤蒼彷徨彷徉也。則字與傍徨同。吳語

說楚靈王屏營傍徨於山林之中。是賈杜以彷徉爲不能自安者。亦有根源也。消搖彷徉淮南子俶眞精神訓凡兩見。皆云芒然彷徉於塵垢之外。而消搖於無事之業。又脩務訓以消搖彷徉於塵埃之外。意說眞人道德。竊謂東平對君之旨。章懷祇宜用此。四字竝舉亦聯比天成。引左傳是以蹢蹟況君矣。儲與李善注羽獵賦引淮南子陰陽儲與。按本經訓高誘注儲與猶尚羊無所主之貌。一曰褎大貌。褎同袖此用莊逵吉本叢書注不備唯俶眞訓儲與扈治注褎大意也字作褎疑是云尚羊無所主。祇是含和未降。懷氣未揚。充滿而未發動之意。羽獵賦注引服虔作相羊貌。亦謂縱獵

者無所專主上文跐䟻登降皆極騁奔與游適意殊也

三之三十　顲頗䫋屯醜惡也廣韻三上聲顲頗醜也又顲䫋感切面黃醜說文曰面顑顲也又力稔切頗都感切淮南子說山訓䫋屯犁牛既犐以摻決鼻而羈注䫋屯醜牛貌按䫋莊氏校刻本作髡此據通行本與騈雅合卵敦切音坤

按說文顲下云面顑顲也段本無面字顑下云顑顲食不飽面黃起行也讀若戇段引離騷長顑頷亦何傷王注顑頷不飽貌謂許之顑顲即顑頷也離騷段借頷為顲許書單出頷字篆云面黃也恐淺人所增廣韻顑頷

瘦也今按說文頗玉枕也章衽切玉篇引倉頡曰垂頭之貌則顲頗是飢面黃瘦垂頭而行玉枕骨露也詩有之牂羊墳首蓋此謂矣用宋儒義䫋屯又一醜貌淮南自說牛騈雅此條都說人得羼入者左僖三十三年傳外僕髡屯杜雖無注要以多力而醜故受斯名是朱意也又御覽妖異部引白澤圖故池牧之精曰髡頓注如牛頭恐亦䫋屯文選甘泉賦曰白虎敦圉乎昆崙注敦圉盛怒貌六臣本敦作屯然則䫋屯亦謂其禿而怒蓋古有是語

三之三十二　嗢噱笑也文選琴賦嗢噱終日注服虔通俗篇曰樂不勝謂之嗢噱嗢烏骨切噱巨略切玉篇上口部噱嗢噱也說文云大笑也噱嘘同廣韻五入聲嗢笑不止也按玉篇上口部又載嗢噱字云笑不止也音渠逆切與音渠略之噱字字異而義同

按說文嗢咽也从口𥁰聲段云咽當作噎聲之誤也笑云嗢噱者嗢在喉中噱在口也烏沒切今按揚雄羽獵賦遂噱乎紘中師古注口內之上下為噱此言獸而段說在口為有徵矣蓋嗢是聲噱是形此真騈謰字又漢書叙傳談笑大噱注噱噱笑聲也音其略反或曰噱謂脣口之中大笑則見此說非則其注噱若特與雄傳注

異意謂彼言獸怒此言人笑其實大笑不止則固噱見或曰之義未為非也字亦作臄詩行葦脾臄傳臄凾也釋文引說文云凾舌也又口次肉也通俗文云口上曰臄口下曰凾說文臄在谷部為谷之重文谷口上阿也

三之三十六　謇極口吃也列子力命篇謇極凌誶注字林云極吃也方言謇吃也極急也謂語急而吃按注極皆作極任氏字林考逸卷六心部引作極當从之

按說文吃言蹇難也極疾也釋言曰悈褊急也釋文悈本或作極又作亟同紀力反段謂極正極之誤極與急雙聲同義今按亟在二部敏急也从人口又二二天地

也鍇謂乘天之時因地之利口謀之手執之時不可失
疾也是説亟爲敏疾意今釋悈字當云天地之閒有人
乃口不捷言而以手謀之从心者謂心有急於言凡譲
澀者恒以手畫佐言是悈字之義宜得許恉也又是手
字

四之五　齊栗敬懼也

按敬从攴不从廾説文茍部茍自急敕也从羊省从勹
省从口口猶慎言也从羊羊與義善美同意凡茍之屬
皆从茍已力反敬肅也从攴茍居競反鍇於茍篆下云
羊美物也人自美其身故自謹敕與善同意勹者自束

斂春秋左傳張骼輔躒曰公孫之亟也當作此茍作亟
叚借段注云此字不見經典唯釋詁寔駿肅亟遄速也
釋文云亟字又作茍同居力反經典亦作棘同是其證
而通志堂本乃改爲急字幸抱經堂本正之段之援據
最精按楚金尤顯張骼輔躒語在襄公二十四年徐引
此語淵邃而微有辨別方言亟愛也自關而西秦晉之
閒凡相愛敬謂之亟是亟有敬義蓋射犬之御二子唯
不受太叔之戒故再不謀二子此語正譏其不相愛敬
亟者不亟反辭與其上一也更相印合又詩靈臺勿亟
亦謂勿以愛敬故而過急其功子雲謂關西秦晉之閒

二子晉人靈臺秦地是皆有徵子雲以敬釋亟波長以
敬从茍則方言之亟即説文之茍得徐説而相通而釋
文云亟又作茍徐亦自有來由第許書二部自有亟字
與茍部之茍各部各篆其説亟作敏疾義與方言之説
亟又殊徐欲奪亟爲茍究是因説文辨左傳非以左傳
證説文耳許於茍訓自急敕於敬訓肅釋詁肅亟皆訓
疾也速也召誥王其疾敬德以爾雅證之則敬有疾急
意又王敬作所不可不敬德亦謂王疾作其所不可不
疾之德是敬爲肅也之眞義此可知許氏之根原矣敬
字世多从茍苟且之苟从艸句聲則在艸部徐鉉五十

三文之内音古厚切狗叩字或从之與此茍不涉南史
張敬兒初名狗兒宋明帝改爲敬兒陸倕嘲何敬容云
卿家父既奇大苟亦不小則竟以敬从艸句之苟矣然
敬容亦不能折之六朝士夫不涉許書於此可見盧辨
注曾子立事與其倨也寧句云句以喻敬則知其意而
未能正其形恐句亦茍之譌也否則从包省口慎言則
字宜作句已力反此字亦見勸學篇倨句皆循其理居
御已力雙聲對義也近之治戴禮者以此作九韻之句
讀或又以句倨爲韻作遇韻之句讀不知九韻之句與
遇韻之句以句留拘止爲義故句部之鉤拘用之爲聲

若倨句可入尤遇兩韻則苟之爲字與荁之从艸亘者無分此句从勹象人曲形篆不作亘今之韻部無所歸也

四之五　聊慮精心也文選長笛賦或乃聊慮固護注聊慮固護精心專一之貌

按詩泉水聊與之謀箋云聊逗且逗略之辭正義云言且者意不盡故言略之辭意不盡而略與之則心精若不欲其驟是聊之一義出其東門聊樂我員箋云且留樂我員正義云謂既相棄又願且留自心不忍絕也訓聊爲且心不忍則固結若不容間又不容置是聊之又

一義說文且薦也且从几几踞几也象形又耳部聊耳鳴也凡慮之未周意恒不盡慮之既得則心恒不絕薦几而耳鳴皆慮之事理然也聊慮雙聲固護疊韻蓋古有是語又楚辭九歎云耳聊啾而戃慌注聊啾耳鳴音留則力求即由亦雙聲招隱士云歲暮兮不自聊蟪蛄鳴兮啾啾聊與啾韻則洛蕭莊交亦雙聲又皆疊韻此皆慮之甚蓋心通於耳故思之淺者則爲眑句眑幽靜之意唐山夫人安世房中歌清思眑眑是也慮之深則爲聊聊則耳鳴楚辭所謂耳聊啾而戃慌是也第聊慮與聊啾各自雙聲不能爲轉又長笛賦語無左徙憔悴之思故先準詩箋說義耳

四之六　頨頩狡也集韻偏硯二音

按頨頩集韻訓狡廣雅狡健也狡獪也釋名狡交也與物交錯也頨在說文頁部大徐云頨頭妍也小徐云頨頨妍也从頁翩省聲讀若翩段訂作頨妍云疊韻字頨如周易之翩今按易泰卦篇篇不富釋文子夏傳作翩翩向注翩翩輕舉貌妍在女部技也一曰不省錄事一曰難侵也一曰惠也一曰安也讀若研凡此五義皆極輕舉之能事技巧也不省錄事見沈幾難侵則不敢侮傷惠順字亦通慧安靜也釋名妍研也研精於事宜則

無蚩繆此頨頩之爲狡而狡者之所以頨頩也狡童詩毛傳云昭公有壯狡之志亦謂壯大狡猾云不與我言使我不能餐則不省錄事難侵之謂也傳之言此亦謂變計圖存思爲狡詐耳山有扶蘇狡童亦宜如毛傳謂昭公知者褰裳序云狂童恣行箋謂突與忽爭國毛謂狂行童昏所化蓋狂童是突而狡童則謂忽也忽以辭昏無援議正而身危至此欲爲巨猾以交錯於事機之會而會褰納厲陳且與焉是亦童昏故詩人童之壯狡亦見呂覽仲夏高注謂多力之士此與月令壯佼同或亦蓄養死士殆在隰之游龍歟正義謂有幼壯佼好作

童子時之志。引魯昭童心爲說。疑非毛恉。故附辨之。以申狡義。順孫愐王矩切。朱翺于甫切。許讀如窳。則芳連也。奸五堅切。

四之八　惰窳不力也。文選七發手足惰窳。呂延濟注惰窳無力也。按窳一作愉。見爾雅釋詁。愉勞也。注又作窳。惰見商子懇草篇。互詳下勤愉勞也。郭氏注。邵氏正義窳羊主反

按說文窳。污窬也。段云。污窬與污衺同。亦謂下也。史記舜陶河濱。器不苦窳。裴駰曰。窳病也。釋詁曰。窳勞也。郭云勞苦者多惰窳。大雅毛傳曰。訿訿窳不供事也。史記

呰窳偷生。晉灼曰。呰病也。窳惰也。此等語皆訓惰嬾。亦皆污窬引伸之義。釋元應屢引楊承慶字統說。嬾者不能自起。如瓜瓠在地。不能自立。故字从㼌。又嬾人恒在室中。故从穴。夫穴訓土室。不必从宀而後爲室。而呂旻正義曰。草木皆自豎立。惟瓜瓠之屬。卧而不起。似若嬾人恒卧室。故字从宀。宀音眠。此亦因字統說而與元應書有異。且陸氏釋文。孔氏正義。皆引說文窳嬾也。而說文無此語。閒疑載疑。不敢於宀部妄補窳篆。今按孔陸兩家實有譌誤。以穴爲宀。想見當時據本然。段亦有未盡者。窳訓污窬。與窊訓污衺異。【文選沈休文奏彈王源云升降窳隆善注引吳都賦曰窳隆異等皆作二瓜之窳然太沖自作窊隆不作窳善亦引說文窊污衺下也於瓜切則字當以一瓜之窊爲正窳蓋譌字】許謂污衺下也。窬則穿木戶。一曰空中也。非污衺之引伸。窳从穴。㼌聲。承慶以嬾爲義者。是以窳生窳下亦作㼌。高誘注淮南呂覽與許書艸部皆云。在地曰窳。故有瓜瓠在地之說。實則在木在地。猶言樹生土生。瓜瓠亦不在室中。是皆有違也。商子墾草篇亦有窳惰字。宜是各義。故李善注七發惰窳字引郭璞方言注惰懈怠也。又引應劭漢書注窳弱也。各析言之。又漢書地理志呰窳偷生。師古注窳云。弱不云嬾。亦用許之㼌弱義。惟徐廣注史記貨殖列傳以窳爲墮嬾。此即楊說

然孰與許氏之精也。許之㼌在瓜部。瓜下云象形。蓋𠂆象𠂆㧟義見𠂆部。乀象乚省義見丨部。乚則象瓜之懸【蔡邕亦云乚瓜懸而瓠垂此乚字之本義然也乚即乙字方言注作了能懸物乚與厶字别】許於瓜不云㼌從之總名。而云㼌也。蓋瓜蔓本弱。一瓜不足以形之。欲見不勝之狀。故纍以㼌見瓜之生也。末重於本而㼌又甚焉。㼌下云本不勝末微弱也。从二瓜。二瓜相倚輒有菸傷。故窳訓病。恒戞摩。故窳訓勞。勞則蔓不能勝。故窳又訓弱。是二瓜之說本弱之徵也。字从穴者。瓜之𠂆㧟恒當戶牖。故許以污窬訓窳。毛傳訿訿窳不供事者。亦謂如瓜瓠之當門倚著菸傷。曰相摩戞耳。鄭於

蟊賊箋云訌爭相訟陷又爭相讒惡昏椓箋云維邪是
行是毛傳云窳之意窳之胍象比周象陷害胍生必邪
又象邪行穴象王室之空中無如召公之臣則亦汚窬
焉而已正義於小雅訛訛云咸福自営盡與毛合其於
本詩上章昏椓下亦言之極切獨此用承慶嬾義意不
相承矣故為說如此史云呰窳偷生者蓋地不苦饑情
多倚賴又或數口之家不能人皆翔振故父子兄弟恒
相倚力不能給寠竭之因也故無積聚又云器不苦窳
今觀陶器之窳者恒是倚傷是又二瓜之喻賈誼新書
劉向新序並說邊亭種瓜梁人劬力楚人窳而稀灌其

瓜此窳似嬾然說相倚亦得也

四之十一　戚醮顦悴也莊子雜篇盜跖滿心戚醮求
益而不止可謂憂矣釋文醮在遙反李云顦顇也又音
子妙反　張刻作醮舊鈔本作醮與釋文合顦與醮憔
竝通

按一切經音義六燋悴下云三蒼作顦顇廣雅燋辛愁
憂也亦病也錢坫曰燋悴左傳作蕉萃說文作醮顇此
作燋悴皆是三蒼作顦即醮字譌耳徐鉉增入說文非
今本廣雅作醮悴與元應引又不同疏證引吳語曰以
憔悴則字皆从心又按說文醮面焦枯小也錢大昕曰
面部之醮當是正字則張刻是矣

四之十一　尲尬蹩也說文解字第十尲不正也尬尲
尬也　尬或作尬玉篇下尢部尲尬行不正古咸古拜
二切　四之十一　尲尬跛也說文解字第十尬不能
行爲人所引曰尲尬都兮戶圭二切

按此四文在說文尢部尢𡯁也曲脛人也从大象偏曲
之形凡尢之屬皆从尢烏光切段云尢者古文象形字
尪者小篆形聲字（尢即尪字）尲尬雙聲尲尬疊韻尪玉篇作
尪字不从尣也而廣韻一切經音義與此書所據說文
多从八作尣廣韻云尣俗作尢不知說文部分相承此

承大部非俗宋人不明許義亦輕於置論矣斠詮又作
尣愈失之坿訂一字廣韻三燭束字下云縛也又姓本
自疎氏避難除足姓束左傳晉有束晳書玉切此最紕
繆束晳疏廣之後王莽末廣曾孫孟達避難自東海徙
居沙鹿山南因去疎字之足遂改姓事具晉書左傳安
得有此人也說文疏在㐬部疋在足部疋雖訓足而
字自作疋音所葅切疎字古書罕見唯荀子富國篇葷
菜百疎以澤量楊倞注疎與疏同（此即疏字周禮疏多作疎）而漢書
疏廣傳祇作疏去足改姓或危難時易疏而疎而束此
不可知考之形聲終非許恉廣韻聲義最爲根柢之書

乃有此誤。又按廣雅自有从足之踈。云𨇖踈解亢跡也，此即爾雅麋跡𨇖鹿跡速从束麕跡解兔跡迒也。曹憲音踈匹迹反。集韻迹或作踈蓋以踈从足从束二足形與踈字从足从束者别。从足从束二形陸德明以鹿跡速从束从辵二形音素卜反。而不知速即踈从足从束迒之籀文形作速从辵从束與素卜之速从辵从束亦異文也。他若漢書趙充國傳疏捕山閒虜。蘇林曰。疏搜索也。師古曰。疏字本作跡言尋而捕之也。

竇按班椽宜本作疏。踈蔬林云搜索。蓋疏搜雙聲之轉。證之後漢書馬融傳廋疏嶁領。亦作此疏。章懷注彼即用林義。是漢魏之古訓然也。師古未審。云字本作跡者。蓋以疏爲踈。又以踈即从足从朿之踈耳。後之傳鈔輒改踈作跡。抑又使去部之疏有跡之一義也。又訂一字。足部足篆據許書上象腓腸。腓腸在脛後。止則前向。篆宜左起作𤴔以人之左脛驗之至明。今各本本篆豎疋胥皆右起作疋。是腓腸與止皆作右向之形。此可疑。大氐足自腓腸至止。其爲地也疏。故疏从疋。疋自踝至止。其爲地也促。故促从足。作篆者竝宜審於疏促之閒也。

互見䐃朏條小注

小學駢支錄目

卷四

小學駢支卷四

泰州田寶臣少泉著
邑後學陳啟彤管侯較

四之十一　疻痏瘢也漢書薛宣傳傳曰遇人不以義而見疻者與痏人之罪鈞惡不直也注應劭曰以杖手毆擊人剝其皮膚腫起青黑而無創瘢者律謂疻痏

按應注不備當以段說補之說文疻毆傷也錯引應氏此注以律謂疻的絕段引此注以急就篇顏氏證之云毆人皮膚腫起曰疻毆傷曰痏蓋應注律謂疻下奪去六字當作其有創瘢者謂痏文選嵇康詩怛若創痏李

善引說文痏瘢也正與應語合皆本漢律也疻輕痏重遇人不以義而見疻罪與痏人等是疻人者輕論見疻者重論故曰惡不直也創瘢謂皮破血流其說最精今按許書疻毆傷也痏疻痏也不分輕重若準顏監輕重之言則只部只語已詈也皮膚腫起則猶可已故輕有部有不宜有也毆傷則不宜有故重二字之形義分明亦不違於許氏也質之應注正以創瘢有無論罪之輕重則漢義本然矣李善引作痏瘢也與今本說文異蓋亦不檢原書以意說之耳

四之十八　攎㧡何桸擔也廣雅攎旅何桸擔也疏證

方言攍旅賀縢儋也儋與擔同攍㨗二字竝从手各本訛从木旅各本譌作挔自宋時已然故集韻類篇挔字竝云一曰擔也考玉篇廣韻挔字俱不訓爲擔又膂字古通作旅廣韻旅俗作㧗方言攍膂儋也此云攍挔擔也挔字明是俗旅字之訛何與賀通亦通作荷

按廣雅各本皆作攍挔挔在集韻十五海動也減也凡儋者動則斤重挍減重則頻呼曰挔今之儋夫皆然聲若海蓋攍則必挔竝其形聲而狀之何㨗玉篇縢字下云兩頭有物謂之縢擔是說縢物在兩頭則中可儋蓋結束而有事於儋故言擔以別於他縢之未結束者猶

今曰行李儋子也此廣雅何縢則言儋蓋何之若縢然言輕若縢之何然言重又渾言若何縢然見儋之狀故不以縢爲橐訓儋爲何訓而直曰何縢儋也見古書主義之精矣攍挔疏證方言訂作攍旅義又精說文呂部呂𦙶骨也膂下云呂从肉旅聲此攍旅本當用呂象兩頭有物中儋古之躳从呂身以呂爲柱力由於旅故詩書皆曰膂力攍則用力此象形兼會意也儋廣雅从手方言从人字在說文人部當以方言爲正他書若爾雅文選或从手或从木从木作檐呂忱丁甘反是古字通然檐之通儋要亦有因屋之樀聯楚謂之梠梠謂之櫋

櫋謂之檐檐釋名謂之連旅則㨗題象呂也蓋屋有中楹兩旁下垂若呂之攍故古書多借檐爲儋何字舊唐書輿服志曾不乘車輒坐檐子檐子若今之舁轎凡屋之有中楹者以一儋兩無則以兩儋一此檐子之取義於檐也恐亦會意字第古無以檐荷字讀檐音者縢廣雅从木方言从月以方言爲是字是朕聲說文勝騰縢滕縢滕皆以朕爲聲朕在舟部舟之隸似月故譌作月集韻又从手作㨗愈非其聲矣叢書本方言正从舟作⿰舟希

四之二十一　揾抐擩也廣雅釋言揾抐擩也疏證說

見卷四擩各本譌作擩今訂正按舊鈔本張刻本竝作擩不誤又按卷四釋詁文云抐揾搙擩也疏證擩曹憲音而主反各本皆作抐揾搙插拄也今按抐揾搙插四字諸書無訓爲拄者此因正文脫去擩字其音內而主二字又誤入正文校書者不得其解遂改而爲插改主爲拄耳釋言云揾抐擩也是揾抐本訓爲擩又說文玉篇廣韻擩字竝音而主反今據以訂正　曹憲音揾烏沒烏困抐奴沒擩而專周禮六曰擩祭依王氏說而專當作而主反又集韻入聲九抐字注揾抐擩也奴骨切義本此

按字當作㨎。說文而部篆作而。大部篆作而。形涉。誤作重而也。手部擩字段氏定作㨎。云。如染繒爲色也。而泉反。各本篆作擩。解作需聲。引周禮作擩祭。今正。古音耎聲在十四部。需聲在四部。其音畫然分別。後人乃或淆亂其偏旁。本从耎者譌而从需。而音由是亂矣。周禮大祝九祭六曰㨎祭。士虞禮特牲饋食禮少牢饋食禮有司徹四篇經文凡用㨎字二十。唐石經周禮士虞皆作擩。特牲少牢有司皆作㨎。參差乖異。此非經字不一。乃周禮士虞經淺人妄改也。郭璞而沿反。李善而緣反。劉昌宗而玄反。陸德明而泉反。皆耎聲之正音也。杜子春讀如虞芮之芮。郭璞而悅反。劉昌宗而誰反。顏師古如閱反。陸德明而劣反。皆耎聲之音轉也。古音十四十五部最近之理也。今則周禮禮經漢書子虛賦注皆誤从需。玉篇擩而主切。廣韻麌韻作擩。切而主。薛韻作㨎。切如劣。不知其本爲一字。而五經文字云㨎如悅反。字書無此字。見禮經。擩汝主反。見周禮。是則唐開成石經正用張參之說。故周禮與儀禮異字。不知何以就禮經中士虞與他篇又異字也。張氏云周禮作擩汝主反。按周禮釋文曰而泉反。一音而劣反。劉又而誰反。絕無汝主一反。不可以證陸氏周禮之本作㨎乎。士虞禮釋文曰

如悅反。劉而玄反。又而誰反。與少牢特牲有司音義皆同。亦不言而主反。又不可以見士虞之本作㨎乎。其云字書無㨎字。則其所據說文已爲俗改之本。有擩無㨎。而不知說文古本之有㨎無擩也。禮經注曰㨎染也。李奇子虛賦注曰。染㨎也。段氏準經最晰。又手部揾沒也。段云。沒者湛也。謂湛浸於中也。集韻引字林揾抐沒也。揾烏困又烏沒切。抐奴困切。許書㨎既訓染。則廣雅揾抐㨎也。蓋謂沒抐於中而染之。非謂揾抐即是㨎義。不證許書。則廣雅之義亦不明。特詳論之。

四之二十二　鋪頒抖藪也。方言六鋪頒索也。東齊曰鋪頒猶秦晉言抖藪也。注謂斗藪舉索物也。鋪音敷。疏證藪亦作擻。玉篇云抖擻起物也。廣韻抖擻舉貌

按文選頭陀寺碑文注。天竺言頭陀。此言斗藪。斗藪煩惱。故曰頭陀。此作藪。一切經音義作擻。蘇走反。引郭璞注方言曰。斗擻舉也。通俗文斗藪謂縠榖。難字曰斗擻縠榖也。江南言抖擻。北人言縠榖。音都穀反。下蘇穀反。律文作抖捒二形。又廣韻引新字林抖擻兵奪人物也。此以抖藪爲鋪頒之訓。鋪頒二字小爾雅皆訓布也。方言鋪止也。頒禮運疏分也。方言云鋪頒蓋謂人持物輒止而分之。郭注云舉索物也者。舉取也。或祕藏輒舉而

索之。索用易探賾索隱疏。謂求索也。用左傳悉索敝賦注。盡也。用左傳以索牛馬注。謂簡擇好者。用易震索索釋文。謂懼也。此郭義亦兵奪人物之意也。郭注字从艸作藪。元應書引从人作儌。儌字僅見後漢書杜篤傳。篤論都賦云。膺儌侲驅騾驢。章懷云。字書無儌字。諸家並曰儌侲為粟犢西域國名也。傳讀如此。不知所出。今有肅特國恐是也。觀此注言。則古人亦罕見此字。元應之意。亦讀肅也。通俗文言鬖髿當即𣯛毿亦懼意耳。抖藪蚪斢皆疊韻字。抖蚪藪斢又疊韻之變。轉義得通也。

四之三十一　儻蕩不檢也漢書傳常鄭甘陳段傳贊陳湯儻蕩不自收斂卒用困窮注儻蕩無行檢也蕩音蕩

按儻蕩又見史丹傳。貌若儻蕩不備。字作蕩。注疏誕無檢也。

四之三十一　魭斷無圭角也莊子雜篇天下常反人不見觀而不免於魭斷注雖立法而魭斷無圭角也

按史記酈生列傳。刓而不能授。索隱引郭象注莊子云。抏團無圭角。然則古本莊子作抏團也。又釋名。緩。浣也。斷也。持之不急則動搖浣斷自放縱也。似字又作浣斷。酈生傳孟康注刓斷無復廉鍔也。瓚注項羽吝於爵賞。

玩惜侯印。不能以封其人也。刓字漢書作玩。師古舉韓信傳作刓。謂刓玩義通。以孟說為非。今按韓信傳云。刓印刓忍不能予。注引蘇林刓音刓角之刓。刓與摶同。手弄角訛不忍授也。師古意蓋从之。然以莊子郭象釋名索隱證之。則圭角猶棱。抏團而無圭角。猶謂模棱。蓋事無沒斷游移兩可之晷。則公休所謂廉鍔者。宜合蒙莊之旨。蘇林所謂角訛者。猶是望文生義。質之古訓為疏也。

四之三十二　鬱悠思念也方言一鬱悠思也晉宋衛魯之間謂之鬱悠注鬱悠猶鬱陶也疏證廣雅鬱悠慎靖思也義本此

按書釋文陶音桃。準此條郭注。則當作皋陶之陶讀。蓋悠陶音之轉耳。此二字轉變亦多。如鬱伊嘆咿鬱悒菸邑皆其義也。

四之三十三　奊詬無志分也漢書賈誼傳頑鈍亡恥奊詬亡節注師古曰奊詬謂無志分也奊胡結反詬音后

按說文作謑詬。恥也。重文作謑詢。云謑或从奊。詬或从句。胡禮呼寇二切。段注謂奊聲圭聲同部。是以或作奊或作謑也。后句同部。又王氏讀書雜志荀子七。厚顏而忍詬引大戴記曾子立事篇左定八年傳皆注恥也又引昭二十年傳余不忍其呴作呴引戴記武王踐祚篇口生呴作呴皆注恥也宣十五年傳國君含垢作垢杜注忍垢恥呂覽離俗篇彊力忍訽淮南記論篇忍訽而輕奪史記伍子胥傳剛戾忍訽與此荀子非十二子篇無廉恥而忍謑訽皆作訽廣雅亦作謑訽駢雅因賈誼傳作謑詬則又與諸書異顏注無志分猶今言無恥不自立不自愛耳謑在說文頭衺骫謑態也凡無志者多作此態故多爲人詬是貫意也說文从奚作謑者周禮天官序官酒人女酒三十人奚三百人鄭注古者從坐男女沒入縣官爲奴其少才知以爲奚今之侍史官婢或曰奚宦女人至於奚則詬之甚恥之甚故字从奚是許意也謑其雙聲之轉

四之三十四　謥詷遽也後漢書皇后紀上輕薄謥詷注言怱遽也

按一切經音義八謥詷麁痛反下徒痛反通俗文言過謂之謥詷纂文云謥詷急也章懷是用纂文義又說文詷共也一曰譀也段引通俗云言過者言之太過也與譀訓合今按詩箋下云譀也則段義是至謂廣韻作言疾恐誤則未達其亦用纂文義也范書語在和熹鄧后

紀詔告之書謂外戚賓客之不檢即訓言過而今亦正合也

四之三十五　牚距抵牾也漢書匈奴傳下遵與相牚距單于終持此言注師古曰牚謂支柱也音丈庚反又丑庚反文選長笛賦牚距劫遻注言聲之相逆遻也牚吐耕切

按說文止部歭距也距止也段云歭今音丑庚切古音堂距其呂切考工記角者歭之鄭司農云歭如牚距之牚牚距即歭距之變體車歭急就篇釋名爲車棠說文金部作車樘木部曰樘邪柱也今俗字歭作撐許無拒字距即拒也此與彼相抵爲拒相抵則止矣漢石經論語其不可者拒之字作距許距與距別義今按牚字別體甚多一切經音義敦觸下云古文敞敦撐三形同宅更反敦柱下莊炘曰敦本作歭說文作歭止也廣韻作撐撐也觸也又敦敞同作敞者誤又按說文距雞距也

四之三十七　輿謣勸力聲也呂氏春秋淫辭篇今舉大木者前呼輿謣後亦應之注輿謣或作邪謣前人倡後人和舉重勸力之歌聲也謣音吁匈亏切

按輿謣以聲言疊韻字淮南子道應訓舉大木者前呼邪許後亦應之此舉重勸力之歌聲也高注呂書實本

於此云與譸或作邪譸詩北風其涼箋邪讀如徐則邪許之許讀如字亦卽與譸蓋音同而字異以義言譸从雩服注左傳雩遠也鄭注月令雩吁嗟求雨之祭也廣雅與舉也衆也說文譸妄言也篆又作謣玉篇謣卽譁也方言謣吁然也郭注皆應聲也舉大木者遠則吁嗟故妄言譁歌以相倡和亦以舒助其氣邪依鄭作虛徐解許依下武傳廣雅釋詁作進也解蓋舉大木者欲徐進斯其義然與與譸義歧事同音同而義不同隨其義之可通者繹之已耳邪爾雅正作徐

四之四十　抱嬔耦也方言二抱嬔耦也注抱音赴嬔孚萬反亦作嬔疏證說文云嬔生子齊均也注內孚萬反各本多訛作追萬反从曹毅之本

按郭注緣前後兩節生義以耦作奇偶解前節匹也下注云一作迮此節耦也下注云偶亦迮互見其義音赴推尋文義兩迮字當是疋字形似之譌音赴二字是上文抱字注腳誤置於此耳嬔郭注作嬔是也說文嬔生子齊均也从女免生讀若幡芳萬切段以此篆與上妊娠媰相次當爲免身蓋女免生因字形小徐作从女魁聲大徐作从女从免生聲疑當如段說也方言抱嬔訓耦者耦卽偶字今漢魏叢書正作偶說文偶相人也段云偶寓也寓於木之人也則嬔之爲偶以木爲人象子初生如今祈嗣所爲抱音赴者說文抱本作捊从手孚聲步侯切蓋音之轉變則若赴捊引堅也詩捄之陾陾箋云捄捊也築牆者捊聚壤土此云抱嬔蓋土偶非木偶矣今江浙人產子須得人俗作穩音又作粉音蓋此字之轉人纖好而不事事者目之語若浮汎蓋此抱嬔字謂其稱而木如偶然摶人者頤頰各異抱嬔則百具一形此卽說文齊均之義摶人者類單子抱嬔則三五駢疊或兩兩比肩此卽郭氏疋偶義廣雅云匹偶孿也說文孿一乳兩子也是其義矣嬔爾雅訓兔子又以兔

得聲說文入兔部作嬎則今京師人賣兔兒耶亦卽捊兔爲偶也疏證引方言卷八北燕朝鮮洌水之閒謂伏雞曰抱以證此條抱字郭於彼注音房奧反則與此注音赴者宜殊矣故不以之而爲說如此

四之四十一　介倪邪倪也莊子外篇馬蹄夫加之以衡軛齊之以月題而馬知介倪闉扼鷙曼詭銜竊轡釋文介徐古八反倪徐五圭反郭五第反李云介倪猶睥睨也崔云介出睥睨也按通雅四釋詁類云介倪猶邪倪也引莊子音義介倪猶邪倪爲證然考今本釋文李崔二解外他無所載或睥睨卽邪倪之譌未之詳也

按邪倪二字出自李軌。其注最為近古。當是本作邪倪。後之刻釋文者不明邪字之義。因下文崔注有睥睨字改之。萬曆時焦弱侯刻莊子。所據亦作睥睨。則其譌已久。駢雅與通雅所據猶善本也。商頌傳。邪。多也。邪倪謂多睥睨。郭注。馬性不同而齊求其用。故有力竭而態作者。呂惠卿注。介。闉。端倪。闉曲。控。扼。鷙則馬之狠。曼則馬之慢。知夫衡扼衡轡介倪闉扼之所在。而施其鷙曼以詭銜竊轡。此馬之所以至盜也。證此二注。則邪倪是馬之態。

五之二　夫之母曰君姑。曰尊章。曰威姑。夫之兄曰兄

公。姊曰女公。漢書廣川王傳。背尊章。注。尊章猶言舅姑也。說文解字第十二。姑。夫母也。威。姑也。漢律曰。婦告威姑。廣雅釋親。姑謂之威。疏證。威姑即爾雅所謂君姑也。君與威古聲相近。說文。若从艸。君聲。讀若威。是其例也。爾雅釋親。夫之兄為兄公。夫之姊為女公。

按說文威篆下云。姑也。从女。从戌。徐鍇云。土盛於戌。土陰之主也。故从戌。婦篆下云。服也。从女持帚灑埽也。則威有主義。婦有服義。釋親。夫之兄為兄公。郭注。今俗呼兄鍾。語之轉耳。釋文作妐。音鍾。本作公。今按鍾無公義。唯漢書百官公卿表。主章。廣川惠王越傳。尊章。兩注。皆謂鍾者章聲之轉。又云。今關中俗評舅為鍾。然則鍾即章也。故釋名云。俗閒曰兄章。章。灼也。章灼敬奉之也。又曰兄伀。是已所敬忌。視之怔忪。自肅齊也。俗或謂舅曰章。又曰伀。亦如之也。蓋鍾章語轉。釋親經文作兄公。公與鍾不能為轉。必公讀伀。然後乃得之也。夫之姊為女公。據昏義。和於室人。注。室人謂女妐女叔諸婦。疏。女妐謂壻之姊。則兄公作兄妐。女兄亦作女妐矣。

五之二十　糸府。腠理也。素問水熱穴論第六十一。腎汗出逢於風。容於糸府。行於皮裏。傳為胕腫。所謂糸府者。汗空也。注。汗液色糸。從空而出。以汗聚於裏。故謂之

糸府。府。聚也。

按素問風論。腠理開則洒然寒。舉痛論。寒則腠理閉。王砅注。腠謂津液滲泄之所。刺望論。病有在毫毛腠理者。注。皮之文理曰腠理。後漢書郭玉傳云。腠理至微。章懷注。腠理。皮膚之閒也。又文選七發李善引韓子曰。扁鵲謂晉桓侯曰。君有疾在腠理。猶可湯熨。若在骨髓。司命不能醫也。

六之四　宣平。萬秋。青綺。壽成。漢長安城門也。御覽居處部。漢宮殿名曰。長安有宣平門。覆盎門。萬秋門。橫門。東都門。宣德門。禮城門。青綺門。章義門。仁壽門。壽成門。

按水經注十九渭水條長安城孝惠元年築六年成十二門東出北頭第一門曰宣平門一曰東都門第二門曰清明門一曰凱門亦曰藉田門第三門曰霸城門又名青城門或曰青綺門亦曰青門南出東頭第一門曰覆盎門又曰下杜門又曰端門第二門安門又曰鼎路門第三門曰平門又曰便門一曰西安門西出南頭第一門曰章門亦曰光華門第二門曰直門本名龍樓門第三門曰西城門亦曰雍門曰函里門曰突門北出西頭第一門曰橫門亦曰光門其外郭有都門有棘門又有通門亥門第二門曰廚門又曰朝門亦曰高門又名

廣門第三門曰杜門亦曰利城門又曰客舍門又曰洛門此以戴訂本錄出而削去新莽所立門名以駢雅云漢城門名也黃圖所載次第不同而門名則悉具於此矣今鬱儀畧舉四門萬秋即章門莽名也壽成不可知惟御覽有之而御覽所舉東都即宣平二名複出又疑其書之疏外也

六之六　宗廇梁也爾雅釋宮宗廇謂之梁注屋大梁也

按郭注太簡駢雅删去屋大二字愈不明晰宗廇當用說文段注大梁當以釋訓玆文選參之說文广部廇中庭也段注中庭者庭之中也月令中央土其祀中霤注曰中霤猶中室也古者複穴是以名室為霤正義引庾蔚之云複者謂地上累土為之穴則穿地也復穴皆開其上取明故雨霤之是以後因名室為中霤也按段氏原按釋名曰室中央曰中霤古者寝穴後室之白霤當今之棟下直室之中古者霤下之處也月令呂覽鄭劉皆作中霤許則霤為屋水流廇謂中室劃分二字蓋既有宮室以後則霤在屋垂而屋中謂之廇以存古釋宮曰宗廇謂之梁蓋言室內之制賦家所謂藻井其是歟又木部宗棟也从木亡聲爾雅曰宗廇謂之梁段注此條當

以此八字冠之木亡聲之上而删去棟也二字門部闇謂之樀正其例也棟與梁不同物棟言東西者梁言南北者宗廇者宗之言网也廇者中庭也架兩大梁而後可定中庭也釋宮曰宗廇謂之梁其上楹謂之棁今宮室皆如此不得謂梁為棟也以上皆段說得此而宗廇之說益明唯說東西為棟南北為梁尚未晰其說今且以廇中庭也為職志應四周皆屋中庭無屋處更以高屋寝之則深邃而通明故中庭為廇而大梁即寝屋之總稱不以梁棟為南東之辨也廇以中霤為義詩三星在罶釋文魚罶之罶字本作霤則霤與罶通說文罶魚

所留也。釋訓凡曲者謂罶。毛詩傳云罶曲梁也。杗廇謂之梁。當以空中高曲爲義。段謂杗之言网也。宜足之云廇之言留也。以其爲人所留。故謂之廇。以其高空而上曲。若魚梁之空。故謂之梁。杗廇之取義於廇與中霤之取義於霤者不同。然廇與霤要是一地。自其上目之。則吐水急而霤遠。自其下目之。則高空而上曲。有留之象也。釋宮此節。共舉九材。皆繫於梁。蓋古人宮室皆是如斯。故舉一杗廇而餘可兼包。觀其首句注云屋大梁也。先舉總目。以下逐句注之。至直不受檐謂之交。注云謂五架屋際椽不直上檐。交於檼上。則分明繪此杗廇也。

凡屋有前後兩垂。檼爲中棟。是中高而兩下。有大梁則四垂之檐外向。而以檼棟高處内構四周若井字狀。則内高而外下。古者五架之制通乎上下。賈疏鄉射記云。中脊爲棟。棟前一架爲楣。楣前接檐爲庪。是舉前半。後亦如之。共成五架。今既棟爲四周。則僅有前之楣庪。以後則中庭之廇處也。而宮室宏深。意亦竝後之楣庪申置於前。是亦五架。故郭言之。云屋際椽不直上者。經文上句桷直而遂謂之閲。謂外向之椽自檼歷楣庪以直達於檐。此檼上之椽與上覆屋之椽制不相值。又檼既内周作井。則不作檐。而覆屋之檐霤既遠。則不相承受。

故經云不受檐。經謂之交。郭云檐交於檼上者。蓋覆屋既高。其椽必修長。使立檼下不見天日。是交於檼上之説。二直字勢若相承。義原各别也。知者。經文棟謂之桴。郭云屋檼。桷謂之榱。郭注屋椽。檼與椽相次竝言。證以釋名。檼所以隱桷也。桷或謂之榱。在檼旁下列衰衰然垂也。語亦相次。則桷繫於檼。宜自檼上而次楣庪以及於檐。故桷直而遂是自檼而檐。直不受檐。郭注云椽不直上。是此直字爲自下而上睎之詈。邢疏云不直上檐。語最晰。近人乃云交於檐上。是蓋强爲之説。使人讀之不憭也。中覆之屋既名大梁。而此屋之上實有曲梁冠

之。故西都賦云。因瓌材而究奇。抗應龍之虹梁。列棼橑以布翼。荷棟桴而高驤。善謂虹梁形曲如虹。又引説文棼複屋棟。亦以覆屋言也。賦又云經駘宕而出馺娑。洞枍指以與天梁。上反宇以蓋戴。激日景而納光。此天梁宮亦以有此大梁之制。故名之耳。大梁覆屋。故能使日景下照而反納其光也。更舉此賦以證釋宮則九材之目。蓋有次第。樧槉楶爲侏儒柱爲柱上欂爲櫨。此皆繫大梁之上。是上一重事。桴閲交樀爲屋檼爲屋椽爲屋梠。此皆繫桴檼之上。爲下重事。上之有梁。下之有棟。是衆材綱領。故賦亦先言虹梁。次言棟桴。古人措詈。暗符

經訓有如此之脗合者引釋訓不用郭義別見㪍籛條以直爲値者史記匈奴列傳直上谷索隱云古字例以直爲値値者當也

六之六　掇儒短柱也掇當作棳釋名釋宮室第十七棳儒梁上短柱也棳儒猶侏儒短故以名之也

按侏儒有二解明堂位注棁畫侏儒則似畫侏儒於棁又淮南子主術訓云短者以爲侏儒枅櫨高誘注云侏儒梁上戴蹲跪人也則又似刻棁爲短人形景福殿賦云胡人遙集於上楹蓋古者殿堂之飾固有刻畫人形者矣廣雅侏儒短也

六之八　柍振屋耑也文選甘泉賦日月纔經於柍桭注服虔曰柍中央也桭屋梠也柍於兩切桭音辰

按服注以柍爲中央桭爲屋梠屋有中央是屋之極高處賦對桭言是柍爲屋極桭謂屋檐蓋雙舉今按說文柍梅也从木央聲則與梅枏也當是一類南都賦柍柘檍檀皆巨木則柍桭似謂柍木爲桭柍篆一曰江南橦材其實謂之柍橦帳柱也段改帳極則柍又爲屋柱是許之一曰與服說中央亦合斯有二義又按終南毛傳梅枏也疏引陸璣云梅樹皮葉似豫樟豫章葉大如牛耳子青不可食枏葉大可三四葉一藂木理細致於豫樟子赤者材堅子白者材脆許書云梅枏也可食此即陸疏所謂梅樹者段以可食二字疑爲淺人改竄實則元恪於豫樟云子不可食則枏之子爲可食矣特以辭辨堅脆故不及之耳泛引羣書至難通處輒欲芟改說文以就已說亦段注之一蔽李善注南都賦於柍未聞三字不引許書證然則唐時曾佚此篆歟柍桭亦見魏都賦暉鑒柍桭注與甘泉賦注同義

六之九　華表桓識也古今注問答釋義第八程雅問曰堯設誹謗之木何也答曰今之華表木也以橫木交柱頭狀若花也形似桔槔大路交衢悉施焉或謂之表

木以表王者納諫也亦以表識路衢也秦乃除之漢始復修焉今西京謂之交午也

按漢書尹賞傳便輿出瘞寺門桓東如淳曰舊亭傳於四角面百步築土四方上有屋屋上有柱出高丈餘有大板貫柱四出名曰桓表縣所治夾兩邊各一桓陳宋之俗言桓聲如和今猶謂之和表師古曰即華表也又史記孝文帝紀交午柱索隱云鄭元注禮一縱一橫爲午以木貫表柱四出即今之華表崔浩以爲木貫表柱四出名桓陳楚俗桓聲近和又云和表則華與和又相訛耳據此則華表亦作和表今按詩車攻疏南北離立

各百步者爲表左右竝立容三軍者謂之和和表二字
本周禮大司馬以旌爲左右和之門注謂軍門曰和立
兩旌爲之又虞人萊所田之野爲表注表所以識正行
列也如崔二說疑蓋和表自是軍制據鄭注漢時別謂
壘門宜和表之名尚在人口評者不別即以華表當之
以古人建置多準土方華表在方角和表亦以四方建
立故有此通評二君不察又以華表自爲桓不得牽和
門爲說遂以聲近爲言耳抑思桓自立於西京或郡縣
皆有之不得偏據陳宋之俗言以味名稱之有自也索
隱引鄭元注禮者特牲饋食禮心舌皆去本末午割之

注縱橫割也
六之十　瓴甋今辟甋瓳甓㼾甎也疏證衆經音義卷
十三引埤倉云甋瓳大甎也卷四引通俗文云甎方大
謂之甋瓳爾雅瓴甋謂之甓郭注云㼾甎也今江東呼
瓴甓陳風防有鵲巢篇中唐有甓毛傳云甓令適也令
適與瓴甋同漢書尹賞傳穿地方深各數文致令辟爲
郭令辟與瓴甓同衆經音義卷十四引通俗文云狹長
者謂之㼾甎魏志胡昭傳注引魏略云扈累獨居道側
以㼾甎爲障按廣雅以㼾甎爲駢字甓單字也此作甓
㼾則又以甓字屬下讀矣　瓴甋零上的下令辟音與

瓴甓同甋瓳潘胡二音甓㼾劈禄二音
按㼾甎固是郭注然通俗文云狹長者謂之㼾甎以甎
方大謂之甋瓳語覈之則是兩義廣雅若甎與㼾謰則
竝甋瓳俱總訓爲狹長義矣疑甓㼾本是各單故李巡
釋宮注瓴甋一名甓不云㼾甎見詩疏引鄭氏考工記堂涂
十有二分注謂階前若今令甓裓也賈疏漢時名堂涂
爲令甓裓今甓則今之甎裓則甎道亦僅言甎而不涉
㼾唯景純竝言故漢書引賞傳顏注令甓㼾甎也司馬
相如長門賦善注江東呼甓爲㼾甎皆承郭義也鬱儀
以甓㼾謰則又不知其各爲單字矣說文瓦部甓字下

段云㼾甎亦皆俗字甎古祇作專韋注吳語曰員曰困
方曰鹿然則鹿專者言其方正也亦曰甓段氏此語亦
甚輕傷蓋未見通俗文狹長之訓而傅會吳語耳吳語
云困鹿空虛鹿自同簏與甎不相比附也於部旛幡胡
也段據葉林宗抄宋本定作旛胡也云旛胡蓋古語如
㼾甎之名旛瓳見廣雅漢堯廟碑作璠瑚玉曰璠璵艸
木盛曰緐廡皆雙聲字凡旗正幅謂之縿亦謂之旛胡
吳語建肥胡注肥胡幡也幡即旛字以俗叚巾部之幡
爲之旛胡即肥胡謂大也味段此語則甋瓳者謂甎如
旗縿今按甋曹憲音潘恐當依集韻讀符袁切音煩蓋

即方幅之轉音。梁書徐勉傳。旣失西廂。不復方幅。是言方整。觚瓬者方幅也。如此方與通俗文方大義合。若縿則修長。不得云方矣。此與甗廡璠瑚璠璵義不相涉。旛胡。許云旗幅之下垂者。段據集韻類篇補蓋旛之邊飾若句戟之有胡。凡旌旗鬵鬵如蟲者是。許云旗幅猶幅員。謂邊際耳。唯周禮句孑疏謂微邪向上。若襄二十四年左傳以戟鉤之。則是向下也。又句孑胡考工謂之曼胡。方言謂之鏝胡。莊子說劍曼胡之纓。文選吳都賦𪓰𪓰注云其形如笠。四足縵胡無指。皆下垂義。此可證旛胡與瓬之觚瓬。不得相提竝論也。段意旛幅之下垂者惟縿。故云凡旗之正幅為縿。今按詩干旄疏云縿謂繫於旌旗之體。旒謂縿末之垂者。釋天云纁帛縿。郭璞曰衆旒所著。孫炎曰為旒於縿是也。或以維持者謂旒之垂數非一。故以縷相綴連之。釋天又曰練旒九。維以縷。孫炎曰維持以縷。不欲其曳地。旒亦可云垂。不得以下垂專屬於縿也。

小學駢支錄目

卷五

小學駢支卷五

泰州田寶臣少泉著

邑後學陳啟彤管侯較

七之五　筩褹複襦也方言四複襦江湘之閒謂之𧝓或謂之筩褹注今筩袖之襦也褹即袂字耳𧝓音豎

按說文筩斷竹也則筩爲短袂廣雅釋詁筩長也則又爲長袂是不能訂唯文選籍田賦掎裳連襼注引方言作簫襼疏證謂簫字誤今按曲禮右手執簫注簫弭頭也謂之簫簫邪也正義云簫弓頭稍剡差邪似簫故謂簫也凡製襦者自裕至袪底必稍剡而差邪又廣雅

簫箭也今袖窄者猶稱箭袖則簫亦有義恐唐本方言正作簫也或謂說文袂袖也詩正義以袂爲袪本袪爲袂末今宦僕常衣此有袂無袪則斷竹短袖非簫邪義然李善所據自是古本方言此注宜本作簫後人不明簫邪義以簫爲通洞字變而作筒筒通簫也筒字轉寫又竟作筩而簫字舊義遂隱廢於遷移轉變之閒幸存於文選此注而疏證遽斷爲字誤恐後之刻文選者據此言竝善注而改之而簫字遂真亡矣故論而存之今之作斷竹短袖者可證筩字而不能訂簫字之必爲譌字也且安知製此者不以既誤之方言而意爲此袖也乎

七之六　諸于逢掖大袂衣也漢書元后傳獨衣絳緣諸于注諸于大掖衣即袿衣之類也禮儒行衣逢掖之衣注逢猶大也大掖之衣大袂禪衣也疏謂肘掖之所寬大故云大袂禪衣也

按顏注謂大掖衣此謂大袂袂與掖殊說文手部掖篆别義此字作亦人之臂亦也象兩亦之形云臂亦是言亦而兼舉臂以成文故深衣袼之高下可以運肘鄭注袼衣袂當掖之縫也云當是袂與掖别地儒行注云大掖之衣大袂單衣者此非掖與袂可以通言以經既云

掖注宜變文以見義導大路疏引喪服云袂屬幅袪尺二寸則袂是袪之本袪爲袂之末袂爲袪本實與掖連故得借袂以明掖若顏注諸于則作大掖諸于說文作諸衧徐楚金云諸衧袍也袍則許訓襺引論語曰衣敝緼袍段注據篇韻改袍爲褎謂衣裾然其說裾則謂右襟與掖不協今按說文褎褱也褱夾也夾从亦有所持亦即掖字則褎有掖義故篇韻皆云諸衧衣褎也衣褎猶云衣掖方言衧大也則諸于之爲大掖非無徵矣元后傳之諸于顏注爲婦人服後漢書光武紀亦云服婦人衣諸于繡镼蓋諸于是大掖之衣婦人則加繡镼元

后傳亦謂政君衣絳緣諸亐以絳緣別於男子也附按褊褔章懷引方言裗褔注俗名褔掖以證褔字郭義亦正可疑方言之裗褔即襜褕之以布而無緣者恐當以充大短屈爲義凡衣充大其掖袂必大襜褕諸亐雙聲之轉褔掖則似闕其兩掖如章懷所謂若今之半臂者是周禮闕翟禮記作屈狄屈闕古字通也

七之七　䙝褋禪衣也集韻入聲十䙝褋注說文南楚謂禪衣曰褋或省

按說文禪衣不重廣雅禪禣也曹憲云音丹禣曹憲音步各反云世人作禪禣之禣草下作溥亦失之矣說文褋南楚謂禪衣曰褋从衣枼聲段云各本作葉而篆體乃作褋从艸頭是改篆而未改說解也枼者薄也禪衣故从枼方言廣雅玉篇廣韻皆作褋至集韻乃云褋省作褋正誤於已改之說文耳今正

七之八　毋繜袴也急就章第十一單衣蔽膝布毋繜小顏注布毋繜者蔽貉中女子以布爲脛空用絮補核狀如襜褕蔽貉者東北之夷也說者或云毋繜布名非也王氏補注黄氏曰江東謂鶬鶊爲布毋布毋繜小衣也猶犢鼻耳繜音祖昆反

按說文絝脛衣也段云今所謂套袴也左右各一分衣兩脛若今之滿當絝則古謂之幝亦謂幒絝今作袴此條小顏急就注亦本說文略芟數字使不及其核許云繜蔽貉中女子無絝以帛爲脛空用絮補核名曰繜衣狀如襜褕段云無絝者無左右各一之絝也帛依急就篇當作布空腔古今字核當作覈果覈之引申也帛爲脛腔褚以絮而裹之若今江東婦巻胖胖音如滂去聲是名繜衣亦曰毋繜急就篇曰單衣蔽膝布毋繜蓋蔽膝繜衣襜三者相似故曰狀如襜衣部曰襜衣蔽前也又曰直裾謂之襜褕此當曰狀如襜不當有褕字段語皆核也又按李石續博物志云顔籀注急就嘗得皇象鍾繇衛夫人王會稽等篇世所傳唯張芝索靖兩家所書乃三之二自毋繜而下闕七百五十字則是毋繜謰文王伯厚用山谷說異義也

七之十二　氍毹毾㲪

按一切經音義十四氍毹又毹氍二形字苑作氍氍同强朱雙朱反聲類云毛席也釋名作裘溲又通俗文云纖毛蓐曰氍毹細者謂之毾㲪廣倉毾㲪毛有文章也

七之十五　刺縪鍼縫也玉篇下糸部縪音維刺縪鍼縫也又紹繄級緤紩衣也玉篇紹繄紩衣也力與力若二切廣韻五入聲級緤補衣於輒尼輒二切

按說文縫以鍼紩衣也紩縫也鍼所以縫也黹鍼縷所紩衣也則紩是縫合之總名又急就注紩刺謂之紩陸璣鴟鴞疏以麻紩之如刺韈然則紩是分行細刺又非縫合蓋有兩義廣雅釋言紩著納也則衣有著而以鍼納之是顏陸兩家之所本若補衣在說文則爲組丈莧切玉篇以綴緤爲紩衣廣韻以綴緤爲補衣字同而義異則廣韻非希馮解矣左傳昭公二年彌縫杜注猶補合彼兼彌解非以縫爲補也廣雅釋詁綴緤縫也紹繫絣也截然兩節各不相蒙絣在廣韻振繩墨也集韻急紘也廣雅以紹繫與幽總訓爲絣幽在集韻繩以直物也則紹繫絣幽皆是一義與綴緤爲縫者不涉又廣雅釋言紹繫也以繫訓紹則字不謰唯玉篇謰作紩衣解則希馮已非稚讓解矣此亦訓詁遷變之一耑也

七之十八　射月粉靨也酉陽雜俎卷八近代粧尚靨如射月曰黃星靨

按文選洛神賦靨輔承權善注云離騷靨輔奇牙宜笑嫣王逸曰美人顏有靨輔也此大招語善誤靨輔淮南子作醶酺修務訓奇牙出醶酺搖高注醶酺頰邊文婦人之媚也又說林訓醶酺在頰則好在顙則醜注醶酺者頰上窐也是說靨之事也粉事以楚辭爲最古粉白黛黑施芳澤王逸不言其制次則李固傳胡粉飾貌章懷亦不言制據馬縞中華古今注云自三代以鉛爲粉秦穆公女弄玉感仙人簫史爲燒水銀作粉則古用鉛粉又水銀粉也他若張平子定情賦云思在面而爲鉛華兮患離塵而無光曹子建洛神賦云芳澤無加鉛華弗御張茂先博物志云燒鉛成胡粉陶淵明閑情賦云悲脂粉之尚鮮又水經堵水出自上粉縣注房陵故縣有粉水縣居其上故曰上粉取此水漬粉皓曜鮮潔縣水皆取名焉是皆鉛粉唯說文米部粉傅面者也釋名亦云粉分也研米使分散也胡粉胡餬也脂和以塗面

也則似用米粉此說粉之事也竊謂事原其始米粉當是古制蓋字本从米馬縞雖有三代鉛粉之說而舊籍無徵疑關辛肊王逸後漢人注大招不言其制則固不取鉛粉爲義矣

七之十八　衵服腰綵也丹鉛錄袜女人脇衣也崔豹古今注謂之腰綵注引左傳衵服謂日日近身衣也是春秋已有之按古今注今本無衵服見左宣九年傳釋文衵音女乙汝栗二反又云仁一反袜音末

按崔豹書無此文惟馬縞中華古今注云袜肚蓋文王所制也謂之腰巾但以繒爲之宮女以綵爲之名曰腰

緣是袜肚謂之腰緣見於此書不聞有注引袒服也楊
引袒服謂日日近身衣據宣公九年釋文引說文云日
日所衣裳字林同又云婦人近身內衣也古之裳為下
服若今之帬今說文作日日所常衣亦私居之褻服近
身內衣則如同澤之澤新都韋豉兩說為一附會古今
注而云腰緣則不典也不知鬱儀何以取之

七之二十一　餹餅溏泱粉餅也玉篇上食部餹餅餌
也徒當徒兮二切釋名釋飲食第十三餌而也相黏而
也兗豫曰溏泱就形名之也唐泱二音

按廣韻下平餹餅泰膏又上平䃜庠石也鎕銻火齊也

螗蛦小蟬也玉篇庠古銻字說文亦云鎕銻火齊廣韻
去聲火齊似雲母重沓而開色黃赤似金然則螗蛦之
名蟬以腹之重沓而開餹餅之名粉餅黍膏亦以積疊
層起而黃赤似金矣二字雙聲是餅之乾者溏泱云相
黏而溏溏溏蓋甚濡者而字不可解釋名耳下之耳彤
也耳有一體屬著兩邊彤彤然也彼彤是偏旁字此云
餌而也相黏而也而字亦宜有偏旁說文丸部丸圜傾
側而轉者㼋丸之孰也黏而以䄍丸證之則餅之濡耎
而極圜者字宜作㼋而奪丸水部湏湯也洝湏水也洏
洝也一曰煮孰也蓋湆沸後下之則是湯餅字宜是洏
而奪水此節云相黏而與上相黏𪏰對文𪏰方言黏也
𪏰即為黏則此節云黏而宜是變文下云溏泱則知為
湯餅也

七之二十四　餦餭餳也廣雅釋器餦餭餳也張皇二
音餳辭精反又徒當反

按餳反徒當是也字宜从昜作餳說文餳飴和饊者也
从食昜聲段氏改餳為餳注云不和饊謂之飴和饊謂
之餳故成國云飴弱於餳也方言曰凡飴謂之餳自關
而東陳楚宋衞之閒通語也楊子渾言之許析言之周
禮小師注管如今賣飴餳所吹者周頌箋亦云各本篆

作餳云易聲今正餳从昜聲故音陽亦音唐在十部釋
名曰餳洋也李軌周禮音唐是也陸氏音義周禮辭盈
反毛詩夕清反因之唐韻徐盈切此十部音轉入於十
一部如行唐觥等字之入庚韻郭璞三蒼解詁曰楊音
盈協韻晉灼漢書音義反楊惲為由嬰其理正同耳淺
人乃易其餚聲之偏旁玉篇廣韻皆誤从易然玉篇曰
餳徒當切廣韻十一唐曰糖飴也十四清曰餳也皆可
使學者知餳糖一字不當从易至於集韻始以餳入唐
韻餳入清韻畫分二字使人真贋不分其誤更甚猶賴
類篇正之餳古音如洋語之轉如唐故方言餳謂之餹

郭云江東皆言餹音唐又說文饊熬稻餦餭也段云餭依韻會从食各本作䊗盖因許書無餭改之耳楚辭方言皆作餦餭古字皆當作張皇招魂有餦餭些王曰餦餭餳也方言曰餳謂之餦餭郭云即乾飴也諸家渾言之許析言之熬乾煎也稻稌也稌者今之稬米米之黏者鬻稬米爲張皇張皇肥美之意也既又乾煎之若今煎粢飯然是曰饊飴者熬米成液爲之米謂禾黍之米也饊者謂乾熬稻米之張皇爲之兩者一濡一小乾相盃合則曰餳此許意也揚王郭以餳飴釋餦餭渾言之也

八之一　炊䈪漉米者方言五炊䈪謂之縮或謂之䈹或謂之匼注漉米䈪也疏證說文云䈪漉米籔也籔炊䈪也䈪於鞠反

按說文䈪漉米籔也从竹奥聲於六切籔炊䈪也从竹數聲穌后切許氏不作互訓則明是兩器盖䈪以漉米籔以事炊今孝養家以精鑿入鬴用小竹器盛之同炊竑孰者是炊籔與漉米之䈪有別䈪有籔名籔有䈪名若不別者制同以篾而圜䈪云漉米籔云炊䈪特異咢者用異在釋與烝方言則不作此分別盖籔小於䈪亦可以漉故郭注直曰漉米籔引說文宜析言之始見兩家之同異即訓詁之源流也說文籔下楚金引漢書形義俱岐既是無關許恉近日注家乃謂方言䈹同籔又引毛詩伐木傳以筐曰釃以藪曰湑謂藪即今之溲箕今誤从艸作藪筐者盛飯之器較細籔者漉淅之器較麤皆可以漉酒者今按方言䈹叟聲當據生民詩毛傳叟叟淅米聲爲義與數聲之籔不涉若說文之籔則炊器非溲箕籔固竹器在周則是量名與伐木毛傳从艸之藪又不相涉也伐木疏云藪草也用茅引左傳包茅縮酒又有酒湑我傳云湑莤之也鄭箋謂泲莤之釋文所六反與左傳莤酒同義謂以茅泲之而去其糟字从

艸如此則藪與縮同與莤同不與竹部之籔相牽也孔知藪爲草者云今猶然蓋目驗知爲茅者以毛云湑莤之莤則用茅是皆疏義之不可奪者夫古人經訓不禁後人之推闡然必先味本文得所當然然後比類而求證之心理則雖疏義未言亦可質之往哲欲明藪制當在周禮春官司巫及蒩館注館所以承蒩若今筐也引士虞禮苴刌茅五寸束而實于筐釋筐所以承蒩蒩是藉祭之器不謂縮酒然縮酒以茅此伐木毛傳云以筐曰釃曰藪曰湑藪次筐言宜亦以茅實筐則酒不汎濫而制亦爲尊蓋筐不用茅藉挍釃藪則用茅挍細先

醲後湑則酒愈清宜是毛公之義也以義言鄭注輪人云蜂藪者猶言趨也象衆輻之所趨注太宰云澤無水曰藪準此則扐茅亦象蜂藪而藪亦言趨象衆粕之中趨藪亦無水象酒漉涸蓋兩義兼通斯湑酒如繪以聲言則春官司尊彝醴齊縮酌注故書縮爲數數數雙聲之轉形近字得通也是皆古人未言而紬繹及之者孔以目驗則唐初尚用藪湑而不言其制疑事簡於古但用束茅不以實筐故不言也湑爲莤之然湑藪之莤與禮祭之莤又異彼是束茅而立之祭前此是束茅而實之筐內知者周禮甸師共蕭茅鄭大夫云蕭字或爲莤

束茅立之祭前沃酒其上酒滲下去若神飲之酒正五齊三酒疏三酒人所飲五齊以祭而五齊鄭注謂汎齊醴齊尤濁縮酌者賈謂此二者皆以茅泲之蓋藪是泲莤去其糟故用筐事在未祭之前莤是沃酒象神飲在祭時則無去糟之意故但立茅齊桓責楚亦以祭言應賅泲縮沃茅兩事杜注束茅而灌之以酒則但謂象神飲而不及去糟事未備亦用先鄭今伐木無象神事故孔陸引傳皆不及彼注灌字而陸則特著去糟一語蓋亦深知湑藪之異於禮祭也泲縮之法唯祭則然在詩若鳧鷖爾酒既湑亦是以祭然彼是守成此伐木燕舊得云湑者蓋文王爲世子之初禮制未明也

八之六　⿱竹夆篗酒篘也集韻平聲一⿱竹夆篗酒篘也又博雅⿱竹夆篗謂之笨一曰酒篘　胡江踈江二切按⿱竹夆篗⿱竹夆字當作⿱竹夆集韻於四江⿱竹夆字篗字注皆从夅惟十虞笨字注引博雅文⿱竹夆篗作⿱竹夆篗與此書引合然博雅⿱竹夆篗實本說文之桻篗字皆作夅且不作酒篘解則集韻之作⿱竹夆作夆以訓酒篘他無可考以本韻一東⿱竹夆篷字通證之則篷應作⿱竹夆皆从夅⿱竹夆與桻通應从夅⿱竹夆篗疊韻與本韻跭⿰足雙跭⿰足雙艂艭字皆从夅此二字不應獨異疑集韻引博雅偶誤而鬱儀又沿其誤耳

按博雅本之說文笨桻篗也段注云桻篗見木部廣韻四江曰桻篗帆未張也又曰篗帆也以⿱竹幽席爲帆曰桻篗故字皆从竹今大船之帆多用⿱竹幽席是也段說如此今按夂部此有三文夆从丰呼蓋切相遮要害也夅从丰敷容切牾也夅从牛下江切相承不敢竝也（夅篆作舛象下承上不敢竝也下作牛與上之夂形對然楷書多作牛）段謂凡降服字皆此夅此雙訓帆船有雙帆必是一大一小若相承而不敢竝者然此二字最得許恉桻篗訓帆未張者又是降而未升之意猶謂落帆也帆遇橫風不敢高張故降之酒篘以⿱竹幽爲之是漉酒器今之壓酒者必笮以木則亦降服義

跭躞者竦立也竦足待舉凡獸之將奔必先小頓其足是亦先降後升義此當从夂作夅矣皆言雙者巨艦帆或三四小舟片帆舉其中則雙帆其常江行時目驗之蜀必疊二象包束亦字形故言雙獸四足跭躞時但見其前足之雙也惟从豆之跭躞字不可解廣雅謂胡豆胡豆莅菽也李時珍刻本草謂是今之豇豆取其結莢兩兩竝垂則亦降義又思文疏云二麥一夅說文來篆下云一來二縫象其芒束之形段據改正云二麥一夅為瑞麥如二米一稃爲瑞米則此宜从夅作㪤容之夅跭躞蓋雙豆共一莢也凡豆有三四一莢者唯一莢雙豆則豆莢大此莅菽義然曹憲音乎江切則仍从夅不入東韻也李說宜是二字疊韻

八之八　渠拏渠疏杷朳也方言五杷宋衛之間謂之渠拏或謂之渠疏注無齒爲朳又渠疏注云語轉也疏證廣雅渠疏謂之杷本此

按說文杷收麥器从木巴聲朳方言注杷無齒爲朳急就据穫東把插捌杷師古注無齒爲捌有齒爲杷皆所以推引聚禾穀也集韻捌同朳又从木作𣐑說文八別也象分別相背之形篆作)(又業部菐从八八返分之也八亦聲讀若頒段云八古讀如必平聲如賓音轉乃讀如頒頒者如頒首之頒再轉讀布還切矣今按杷朳顏注急就推引二字最精蓋渠疏疏是推而遠渠拏拏是引而近今農家曬穀稭之未盡去用器朳之竹器木柄若卌蚤然是有齒之杷引以聚禾今尚以杷名穀乾則用器以板若柄作丁字狀殺其口以推穀使積謂之翻杷是無齒之捌推以聚穀也捌用推故从別此即朳翻蓋布還之轉音矣駢雅先拏後疏故曰杷朳急就捌杷顏注則先推後引語各相承此有次第方言謂宋衛之間謂之渠拏或謂之渠疏是渾言不辨郭謂無齒爲朳是舉單知有齒爲杷云語轉者拏疏音近渠疏渠拏音易轉變故宋衛不甚分辨廣雅又云渠疏謂之杷則似朳爲渠拏不爲渠疏然此疏字據方言疏證引正作拏知稚讓宜作引器解疏字蓋誤廣韻捌字下引作無齒爲杷益誤也渠拏亦作澽㩟見玉篇二字疊韻

八之八　鈴鐪大犁也說文解字第十四鈴鐪大犂也一曰類枱按枱各本作梠唯段氏注作枱又急就篇第十二鈴鐪鉤銍釜鑿鉏小顏注鈴鐪大犁之鐵王氏補注鐪玉篇作鏞說文巨淹徒果二切玉篇鈴乎潭巨康二切鐪大罪大果二切

按段氏書極精此條則可疑牛部犂耕也耒部耕犂也

二字互訓以用言段謂耕𦓤皆爲田器又於耒部耒篆手耕曲木也芟去手字以證其說謂據廣韻諸書其實小顏於食貨志急就兩引此文皆作手耕又凡牛木金耒各部有云相者必改作枱恐許書不如是之多謬也此條鈴鏅大𦓤也一曰類相次篆即枱耒耑也本自清晰許云類相猶云類臿段氏必改相作枱謂許意鉊於庛之金曰耕曰𦓤究之證以周禮許鄭枱庛同義許書自以鈋爲臿金亦未見鉊於庛者之必爲耕爲𦓤也鈴鏅大𦓤舊無引證今按廣雅釋器鏅鉊也鍊音東鏅錧也說文金部鉊以金有所冒也車部錧轂耑鉊也方言關

之東西曰錧即錧趙魏之閒曰鍊鏅又廣雅鋡鏅謂之鐲許書省作鉵云相屬此九鋡鏅類相之顯證而段亦改相爲枱蓋鏅是鉊說文急就作鈴鏅是鈴鍵使不脫廣雅作鋡鏅者方言云鋡受也言其空腔受木之耑故𦓤耒車輨相臿鐲凡以金鉊於木者皆有此名知鈴鏅即鋡鏅者玉篇鋡有呼譚一切也鈴鏅云大𦓤許意鈴鏅則其大者不專謂所鉊之金蓋𦓤本有金唯大者則重冒之今制猶然謂之𦓤尖小顏注急就謂爲大𦓤之鐲是意涉車人鄭注耜金一義亦未取廣雅鋡鏅鉊也說文金有所冒之文而深味之也知重冒者釋樂注鬠形

似犂錧錧即鏅是單言知此大𦓤既言鈴又言鏅者爲重冒鈴與鋡主受木者言鏅與鏅主鉊金者言義以兼舉而明也鏅說文方言廣雅皆从隋玉篇从肙急就則又从遀字以許書爲準駢雅从肙是用玉篇

附畣笛生先生書

昨承　手諭謂羣書言相者多言枱者少俾寶臣鉤稽而論斷之緣寒家書籍不多檢尋十數種大氏皆汶長以後之書不足徵引至集韻類篇遂以廣雅桐欘訓柄之桐同此枱字不知此自前曲接相以六尺六寸之耒言之祗爲其下之尺有一寸廣雅之桐據玉篇則鎌柄

非耒耑也今按耒耑爲枱枱則前曲許於欘斫也下云齊謂茲其一曰斤柄性自曲者竊疑茲亦即枱之緩氣茲其雙聲切之則急氣爲枱康成注薙氏言茲其不詳制趙岐注孟子茲其耒耜之屬云屬要以耒耜爲歸二者柄曲下而茲其是人爲亦有生性自曲者故許以一曰別言枱必煣斲乃符尺數故鄭謂前曲接相此事義之可得而言者寶前以茲其證積椒爲曲義今復以茲其得枱義之會通蓋雙聲轉疊古人之名義如斯而近之以小學談經者尢以聲求爲闢境遂亦效而爲之也又承許鄭說枱之異則其同異之際復又可言許云相

甾也枱耒耑也以枱爲甾之總名枱爲耒之耑耒是枱特枱身之一節故其篆即次枱後蓋許書之枱訓爲甾者猶經籍之通言耒枱耒與枱之別即一體而異稱之上之句者爲耒車人所謂上句者二尺有二寸許亦謂手耕曲木也則許鄭同耒之下則爲枱鄭以車人之庛爲耒下許以此篆之枱爲耒耑庛讀棘刺之刺古無四聲庛枱蓋是一字是言枱者兩家亦無甚異惟枱在鄭則爲耒下之金在許則爲渾舉全體是許鄭異夫六經之中惟詩之說枱者最爲可據謳吟之際天籟無心緜風之于耜渾舉而耜見雅頌之覃耜略耜良耜佐以旁

文而耜之金見許之以枱爲總稱蓋亦渾舉鄭於詩之各耜俱不箋意亦渾舉若周禮山虞凡服耜斬季材耜既須材鄭不別注是亦渾舉至匠人耜廣五寸亦謂耜之下廣者五寸而耜則渾舉即鄭云古者耜一金今之耜岐頭兩金以金繫耜而耜亦渾舉然則鄭之說耜意亦與許同不同者唯車人耳車人注云前曲下接耜耜異材不在數中則專以耜爲耒下之金此亦以本經之數實不連金故因經以變義第不知何以不直言金而以耜名專爲金目也夫詩之覃耜利也略耜利也良耜之畟畟嚴利也（鄭義同借周郭語）凡此旁文佐以見義而言中之耜已是意中之金若此注之言由耒及耜更是無關利義故須直剪旁文不直言金者以金稱耜前經未覩不若以耜爲金實由詩準匠人注又直言金者以一句之中文重兩耜是又因文以易字蓋其一字之精田翔方寸矣而自來若以兩家爲畛域者則由於後人之不善讀疏貫於車人前曲下接耜云耜爲耒頭金而匠人下欲爲五寸著解先已補此耜金五字則似以鄭之通以耜爲耒金者此語實肇其端又誤於聶氏之強欲引經耒耜圖注用耜金之注云據鄭意耜即金也語最當行而又引易下繫云斲木爲耜者謂斲木爲受耜之處

語涉周旋則似坐定此義也段書於枱篆下引月令鄭注竝舉孟春季春兩條連綴其文語如合璧意以爲鄭謂耜爲耒金之左證要之此亦不容竝舉鄭之神光各有專注在孟春是單注耒字以祭義耕藉屢言載耒月令篇第在前於此亦先關耒義故即接置耒於車右吏不及耜而其立注亦單舉耒字不復照本經耜字著解蓋以耒賅耜則彼注兼成若析分言將彼成漏義是則關後以注前也云耜上曲則以耒爲耜之一體而耜固渾舉季冬特言耜爲耒金者以經言具耒耜古者通言或曰耒或曰耜若單言耒則具義不備故言耜因言耜

欲别於耒故言金。更不言耒為耜之上曲者。以孟春已注。猶祭義不復更為耒注也。是其語下蹤緒分明。如其可合。鄭於孟春蚤已駢譴。令為竝舉。則是為耒金坐成堅證。凡鄭之深合許指。與因經變義。因文易字。前後關通。詳畧互見者。皆成區竇。此以知著書引經。大要沈思。抄忽之差。遂失前賢意指。未可輕也。實於鈐鏅一條。知段書之可議。茲復以類相求。窺尋及此。又其書於此臿類數篆。竝亦不憭。相篆之前。㮚下云𣏊臿。人象形。𣏊篆下云兩刃臿也。丫象形。許之意指。謂人象一金。从象岐金。皆與攷工鄭注合。而段於象人之㮚云兩刃。於象从之𣏊云謂臿之兩邊有刃。殆亦難明也。連日秋暑。倏眼病稍痊。即趨　函丈。謹以心思所至者。先緘呈覆。八月十日

再畬笛生先生書

昨復承到經解一件。以韻辨之。是又一證。然不足以服段氏之心。段惟全部鈐鏅條下並鉵鑼兩條。盡改相作枱。若木部相枱兩條未改也。更有議者。耜廣五寸是經文。二人竝發之是注義。二人各執一耜是疏語。今云兩人同插之器。則是語欠分曉。又車人鄭義本謂耜為耒下金。此不入六尺六寸之數。故量地則須脫去此金。若尺有一寸之庛。則固許書之枱。謂耒耑。鄭所謂下曲接耜者。是木材。今乃云枱是專指耒頭之金。是其錯會經文。不闚鄭賈。抑亦誤於楚金謂枱即相刃之一解。又不若段之尚知引證矣。若欲引用。則更須辨證。詈且愈繁。獨念此家經學為海內宗師。尚有此誤。於知從事之難。

又竝日承到戴氏耒耜圖一件。此更不合周制。匠人疏云。金廣五寸。而戴圖於庛之接金處與上句中直豈殺相同。是不見有五寸之庛也。又車人注云。緣外六尺六寸。內弦六尺。應一步之尺數。耜異材。不在數中。疏謂據庛下至手執句者逐曲量之。是曲數。當六尺六寸。庛面至句下望直量之。是直數。當六尺。內謂上下兩曲之內。又謂耒長六尺。不通耜。若量地時須脫去耜而用之。則是弦內六尺。脫去耜金。當自庛起以至句處。戴圖乃自耜金之耑起。是不脫耜。與鄭注異材語不合。使又不止六尺也。或謂戴以經文六尺六寸緊承弦內說。故弦起耜耑。是不用鄭賈而別立新義。然經文自其庛以至於首。實弦自庛起。且如是則與步不相中。而緣外之數又不可通矣。車人又有直庛句庛之耒磬折之耒磬折。鄭賈不言其制。當即前曲接耜者。故中地直庛句庛。賈云此直庛句庛皆不六尺之度。唯中地之耒合磬折者乃

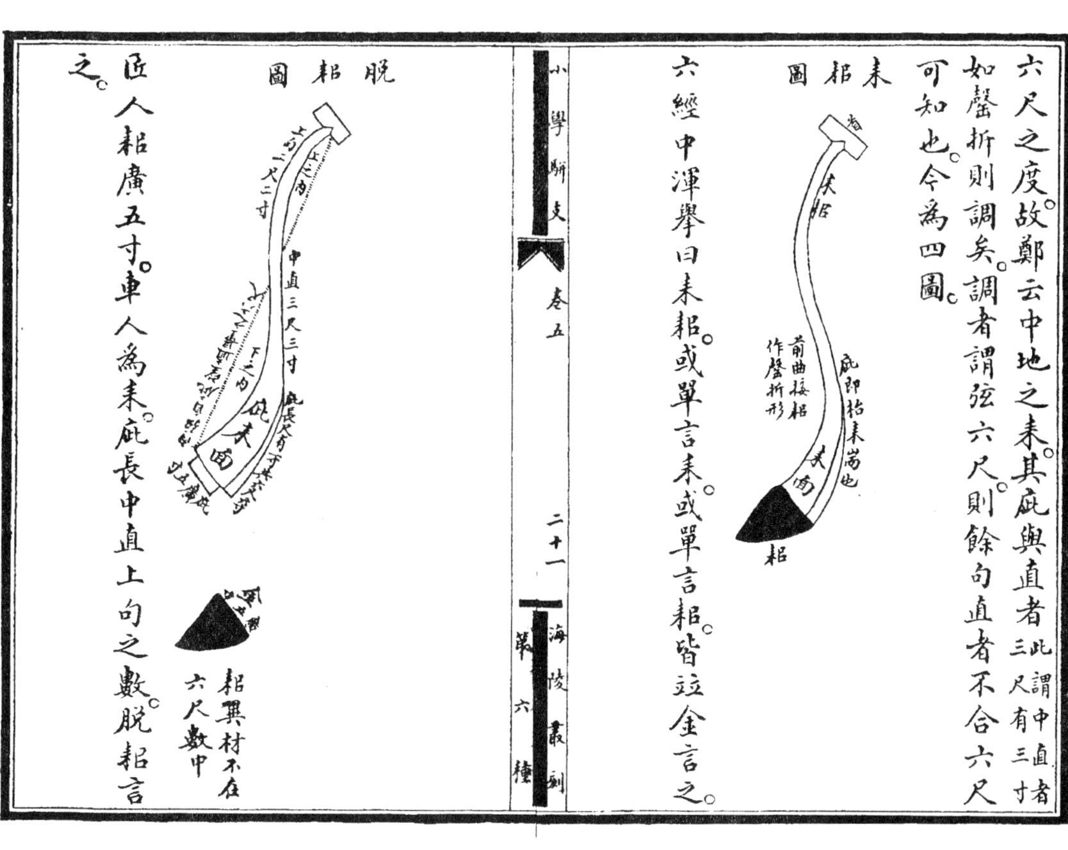

六尺之度。故鄭云中地之耒。其庛與直者此謂中直者三尺有三寸如磬折則調矣。調者謂弦六尺。則餘句直者不合六尺可知也。今為四圖。

六經中渾舉曰耒耜。或單言耒。或單言耜。皆竝全言之。

匠人耜廣五寸。車人為耒庛長中直上句之數。脫耜言之。

小學駢支　卷五　二十一　海陵叢刻　第六種

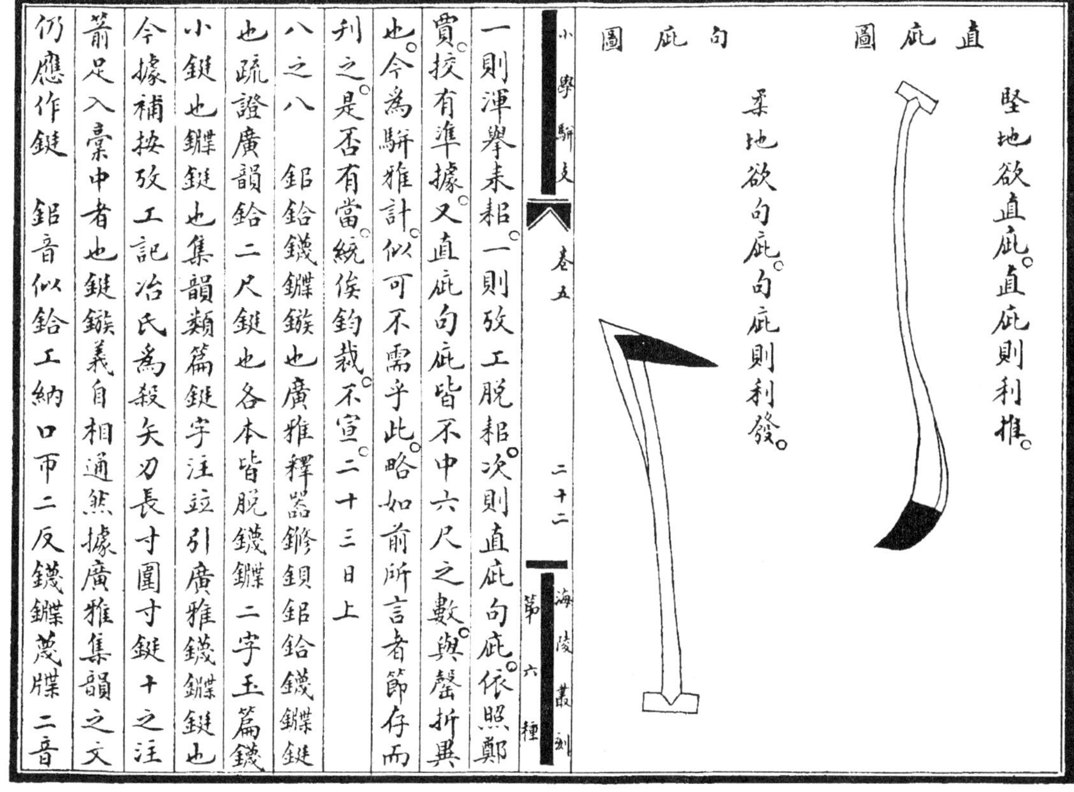

堅地欲直庛。直庛則利推。

柔地欲句庛。句庛則利發。

一則渾舉耒耜。一則攷工脫耜。次則直庛句庛。依照鄭貫。按有準據。又直庛句庛皆不中六尺之數。與磬折異也。今為駢雅計。似可不需乎此。略如前所言者節存而刊之。是否有當。統俟鈞裁。不宣。二十三日上

八之八　鉊鉛鐵鏶鏃也。廣雅釋器鏻鋇鉊鉛鐵鏶鏈也。疏證廣韻鉛二尺鏈也。各本皆脫鐵鏶二字。玉篇鐵小鏈也。鏶鏈也。集韻類篇鏈字注竝引廣雅鐵鏶鏈也今據補。按攷工記冶氏為殺矢刃長寸圍寸鋌十之注箭足入稾中者也。鏈鏃義自相通。然據廣雅集韻之文仍應作鏈　鉊音似鉛工納口市二反。鐵鏶蔑牒二音

小學駢支　卷五　二十二　海陵叢刻　第六種

按駢雅本書釋器自鎡基至磚硤凡十四條皆農具獨此條言箭鏃疑不倫然農具於鋁鉿四字皆無可舉證茲且以矢鏃證之攷工冶氏鋌十之注鋌讀如麥秀鋌之鋌司農云鋌箭足入槀中者也槀人序官司農注箭幹謂之槀矢人爲矢鍭矢三分一在前一在後司農注一在前謂箭槀中鐵莖居三分殺一以前兵矢五分二在前三在後後鄭注鐵差短小也蓋箭材輕須鋌以重之司農謂箭足入槀中則此鋌謂鏃本而箭則專以鏃言鄭注矢人云參訂之而平者前有鐵重也鐵既在前則先鄭言箭固是謂鏃釋名云矢又謂之箭其本曰足

矢形似木木以下爲本以根爲足則舉全矢言不可與此相明也唯鋌爲入幹之鐵而鏃則鋌刃以經訓言鬱儀未晰然廣雅云鋁鉿鐵鍱鋌也鋁未能審鉿見太元干陽氣扶物鑽乎堅鉿然有穿注大寒之候陰氣堅於上陽氣扶萬物而下鑽之鉿然而穿也鉿陷聲也鐵亦未審鍱即鍱字說文鍱鏶也鏶以左襄公二年傳證之親集矢於其目疏謂集是鳥止之名矢有羽似鳥故亦稱集則是鉿與鍱皆以鏃之所及者言亦不盡爲鋌目也又鄭注矢人參分其長而殺其一云矢槀長三尺殺其前一尺令趣鏃也注槀人弩四物亦如之又云矢箙

長短之制未聞賈云彼矢長三尺約而言之亦無正文矢之參等未聞又於矢八物下疏云矢長三尺者假設言之矣亦未聞長短也若是則矢之長短難知即鋌之尺寸不曉而廣韻云鉿二尺鋌也殆是有本今又無徵至集韻謂鍱或省作鍱則又知有廣雅而不知說文之字本爲鍱也鍱枼聲木部枼薄也鍇曰當从卉乃得聲是字宜作鍱形云薄是古鏃之制與今同郭注方言懺爵云言懺截也蓋懺截鐵鍱古有此疊韻語皆言輕疾而小言小則矢人所謂殺矢七分三在前者鐵又差小愈不得以二尺言也鋌在金部銅鐵樸也樸在木部木

素也釋木郭注樸落可爲栝器素素有本始之訓猶鐵胎弓之以胎爲名也樸爲木素鋌爲鐵樸樸素鋌三者名異而實同也魯矢金僕姑玉篇作鏷鍏則亦以鋌金受名然此皆言鏃與矢也他若文選七命耶谿之鋌善引許慎注淮南子曰鋌銅鐵璞也璞又从玉則是與說文从木之樸字義俱異此當以石部磺銅鐵樸石也明之蓋金精之磺石者中爲劒良樸石字亦从木與从玉之璞同義不與木素之樸同也第許書於鋌曰銅鐵樸也於磺曰銅鐵樸石也人功天事劃義分明其注淮南則又以鋌爲銅鐵璞善之引此亦謂樸石是又爲說文

之磺訓。此不可曉。七命又云。鏷越鍛成。鏷亦从金。注云鏷或爲鍱。此宜業轉寫作葉。與鍱不涉。而集韻又以爲即鍱字。此亦爲非也。兹且以七命例之。疑廣韻言鉿爲二尺鋌。或謂短劒。與此鋁鉿之鋌當異。亦名鉿者。劒之洞物亦鉿然而穿也。然廣雅釋器此節不與刀劒類。而列錫樸謂之礦下。與斧戕爲類。則竝非劒。疑古人日用之器。以洞堅。故鬱儀列之農具而不與刀劒爲隣。而易鋌言鏃。則固說箭。終可疑也。坿按鉿與鞈字義相對。管子小匡篇。鞈革二戟。注鞈革重革。當心著之。可以禦矢。是禦矢之甲也。故从革。廣雅鋁鉿則矢之鏃鋌。所以貫革也。故从金。皆从合者。一合閉。一合荅。合荅則有聲故鼓聲曰鞈也。

小學駢支錄目

卷六

小學駢支卷六

泰州田寶臣少泉著

邑後學陳啟彤管侯較

八之九　檷殳擊穀杖也方言五僉宋魏之間謂之檷殳或謂之度自關而西謂之桲或謂之柫齊楚江淮之間謂之柍或謂之桲注僉今連枷所以打穀者又檷殳注亦杖名也檷殊二音

按攷工記殳之秘長尋有四尺謂兵杖此則用以擊穀說文殳以杸殊人也禮殳以積竹謂兵杖此則亦以積竹爲之釋名殳殊也有所撞挃於車上使殊離也亦謂

兵杖此則撞挃使穀殊離於穗則器之取義於殳也手部檷引持也木部槀木葉榣白也段謂凡木葉面青背白爲風所檷則獵獵然背白盡露故曰榣白此之檷殳以手引持亦如木葉之榣白然則殳之取義於檷也檷即槀字釋木楓檷檷義亦取此又木部柫擊禾連枷也段引釋名枷加也加杖於柄頭以撾穗而出其穀也或曰羅加三杖而用之也或曰了了杖轉於頭故以名之此最得其形方言七佻懸也注了佻懸物丁小反了了即了佻連枷用之則檷檷不用則了了而懸也了了亦作了𠄏𠄏與佻同方言疏證引釋名作或曰乂乂不作

原缺第二頁

了了未能知其據本也

八之九　缺甗畚也廣雅釋器缺甗㔸𥂀畚也疏證玉篇缺小畚也晉書天文志天棓東七星曰扶筐盛桑之器主勸蠶也扶與缺通甗之庶反廣韻甗筐甗也甗之言貯也所以貯米也說文䘢帽也所以盛米䘢與甗聲近義同按集韻平聲二第十缺字注博雅缺甗畚也俱从甾玉篇中𠙹部缺甗俱从𠙹字注側持切缶也此古文今作甾又作𠙹

按今本廣雅从𠙹是也玉篇𠙹部最得許義集韻从甾失之說文𠙹部𠙹東楚名缶曰𠙹象形也凡𠙹之屬从

𠙹側詞切又𠙹古文段云缶下曰瓦器所以盛酒漿秦人鼓之以節歌象形然則缶既象形矣𠙹復象形實一物而語言不同且實一字而書法少異耳玉篇作𠙹近之若廣韻謂即艸部之甾字風馬牛不相及也甾上从一雝川此象缶之頸少殺今隸當作甾此可證矣然段謂與缶一物且一字則又非缶部多是瓦器𠙹部多是艸器抑又馬牛也又畚蒲器也缾屬所以盛糧从𠙹弁聲布忖切段云糧各本作種今正周禮挈壺氏挈畚以令糧大鄭云縣畚於稾假之處後鄭云畚所以盛糧之器故以畚表稾左傳宣三年正義引說文蒲器可以盛

糧左傳釋文詩正義引作草器可以盛種種字蓋非何
休注公羊云畚草器杜注左傳以草索爲之蒲與草不
相妨也又𢍶㡓也从甾幷聲薄經切杜林以爲竹筥揚
雄以爲蒲器段云㡓者蒲席𣂁也㡓下曰載米𣂁也𣂁
下曰㡓也所以盛米然則四篆一物也此條廣雅𦈢𧇴
𠤱𢍶竝訓爲畚則𦈢𧇴蒲器𠤱在匚部田器也段引艸
部莜蓧田器則亦草爲之
八之九　簦簹笠也集韻平聲四簦簹笠也登嶒二音
按此訓亦見類篇皆宋人書說文簦簹蓋也笠簦無柄
也又徐廣注史記虞卿傳云簦長柄笠也笠有柄者謂

之簦此與許義互證蓋擎者簦戴者笠故許既別笠於
簦徐又別簦於笠段謂簦爲今之雨繖是矣若兼舉則
亦曰簦笠韋曜注齊語云茅蒲簦笠也蓋言簦與笠而
省玉篇不察於簦則曰籉於籉則曰笠子於笠則曰簦
笠也翁笠是直以簦爲都人士之臺笠毛義又竝簦笠
而一之而許徐之義隱矣又宣公四年左傳子越椒射
王汰輈以貫笠轂疏引服虔云笠轂轂之蓋如笠所以
蔽轂上以禦矢也一曰車轂上鐵或曰兵車旁幔輪謂
之笠轂此漢人舊訓唯幔當从車集韻戰車以遮矢也
則此笠者蓋在轂上編竹爲之與有柄之簦不涉杜注

謂兵車無蓋尊者邊人執笠依轂而立以禦寒暑則竟
以服注之蓋笠易爲說文之笠蓋如此則笠高轂下何
以竝舉將使左氏爲不辭矣許服皆漢人其訓詁之精
詳有不可易者如此簦篇韻皆單字與簹謰文總訓爲
笠唯集韻類篇爲然集韻簹徂稜切與玉篇慈棱作曾
讀者亦異
八之十三　道軌鹿車也廣雅釋器維車謂之麻鹿道
軌謂之鹿車疏證方言維車趙魏之閒謂之轣轆車東
齊海岱之閒謂之道軌轣轆與麻鹿同又方言九車下
紩陳宋淮楚之閒謂之畢大者謂之綦注鹿車也疏證

此言維車之索故郭璞云鹿車也　道同道
按方言此條戴疏最精特備錄之云此言維車之索故
郭璞注云鹿車也前卷五內維車東齊海岱之閒謂之
道軌廣雅云道軌謂之鹿車各本鉄訛作鐵非也玉篇
云紩索也古作鉄據此紩乃本字鉄即其段借字考工
記天子圭中必鄭注云必讀如鹿車縪之縪謂之組約
其中央爲執之以備失隊圭中必爲組鹿車縪爲索其
約束相類故讀如之士喪禮組綦繫於踵鄭注云綦屨
繫也讀如馬絆綦之綦疏云馬有絆名爲綦此屨綦亦
拘止屨蓋屨綦馬絆綦與圭中必義皆取於約束縪畢

古通用大者謂之綦各本別為一條又改者作車今訂
正
八之十五　鶇頭軒轉轆輯柳車也廣雅釋器軒轉輼輬轒輐軿輀軺輂輜輂輰輚鶇頭鸞軥柳車也疏證說文軒曲輈藩車也又轉軶裹也从韋尃聲則轉非車名集韻引廣雅作轉玉篇廣韻俱無轉字所未詳也按集韻入聲十轉字注博雅軒轉柳車也轉音匹各切
按柳車喪車也周禮縫人掌縫棺飾衣翣柳之材注必先纏衣其材乃以張飾也柳之言聚諸色之所聚書曰分命和仲度西曰柳穀故書翣柳作接槓鄭司農云接讀如歰槓讀為柳皆棺飾賈疏云書曰者是濟南伏生書傳文故云度西曰柳穀見今尚書云宅西曰昧谷度亦居也柳者諸色所聚日將没其色赤兼有餘色故云柳穀引之者見柳有諸色是柳以聚為義字本作槓柳疏乃作柳也許書丣古文酉字柳之制具載聶氏三禮圖舉喪大記棺飾龍帷三池振容黼荒纍詳且繁文不備錄禮圖云柳車名有四葬謂之柳車迫地而行則曰蜃車又敘目注以其無輻則曰輇車廣雅軒轉據說文則轉非車名今按遂師注云蜃禮記或作槫或作輇賈按雜記載以輲車鄭注輲讀為輇或作輇一部禮記

作輇或作槫但為槫者非車之體不从之取其輲字或有作團字又轉誤為國字者故既夕注云周禮謂之蜃車雜記謂之團車喪大記又謂之國車也準此則轉乃槫字轉變槫是木旁專市專反張揖作韋旁尃曹憲遂音片各反至集韻又作車旁尃是愈轉轉見晉語十四及為卿以轉成景作此文乃是輔字非輲車也凡此皆以柳為喪車用周禮義其後柳車亦是通名史記季布傳廣柳車索隱云按服虔臣瓚所據云東郡謂廣轍車為廣柳車及茂陵書稱每縣廣柳車數百乘則凡大車任載者通名廣柳車然則柳為車之通名云云廣雅所載以說文證之則通名也故軒曲輈藩車也轉軶裹也輼臥車也輬臥車也輴淮陽名車穹隆轒大車後壓也軿輜軿也輀喪車也軺小車也輂大車駕馬者也輜軿衣車也輦挽車也軥軶下曲者皆不以喪車立義然輀則喪車輼輬始皆臥車而後為喪車見秦始皇本紀漢書霍光傳注則又不廢柳為喪車之本義輰輚見集韻疏證引晉志之陽遂則四望車鶇頭見玉篇車頭中骨鸞軥疏證引明堂位為有虞氏之車若用周禮則遣車遣車即塗車雖與柳聚義不協亦是喪車其著書恉意猝不可知也軒字據叢書廣雅本作軒从車旁于廣韻

收八十一榠柳車叢書本作柳據爾雅釋木榠柤柳釋文柳亦作柳定公八年春秋經陳侯柳卒釋文柳本作柳或刻柳又作柳古書形誤蓋非一事

八之十六七　露橈戰船也後漢書岑彭傳於是裝直進樓船冒突露橈數千艘注竝船名樓船之上施樓橈小楫也爾雅曰織謂之橈露橈謂露織在外人在船中冒突取其觸冒而唐突也橈音鐃

按樓船見前書織謂之橈爾雅無此文見孔鮒書爾上當脫小字此語亦見方言然二書言橈皆無小織之名小當移楫也下字誤倒也小楫別見楚辭湘君注坿按

一事詩淠彼涇舟烝徒楫之毛傳淠舟行也楫櫂也鄭箋涇水中之舟順流而行者乃衆徒船人以楫櫂之故也是舟行用楫而釋文云方言楫謂之橈或謂之櫂郭注楫橈頭索也所以懸櫂謂之楫說文楫舟棹也釋名在旁撥水曰櫂又謂之楫櫂直教反陸氏此條亦正須辨傳箋皆謂船行無容遽引懸櫂唯正義謂定本及集注皆作舟行云舟止者誤也則陸氏所據是舟止之誤本蓋當時毛傳單行然引方言亦不晰方言九楫謂之橈或謂之櫂所以隱櫂謂之葉所以懸櫂謂之緝从糸郭於緝下注云繫櫂頭之索也陸以此注移或謂之櫂句下語又岐誤引懸櫂句又誤緝為楫是所宜刊方言疏證僅謂緝橈頭索也楫櫂為繫櫂之譌斯猶未拔其根株之誤矣據陸引說文楫舟棹也段於木部楫下改云楫所以櫂舟也謂各本作舟棹也許書無櫂字手部曰擢引也楫所以引舟而行故亦謂之擢是又失之明陳大科刻說文木部櫂所以進船也从木翟聲或从水史記通用濯直教切又楫舟櫂也从木咠聲子葉切此本雖以韻分實自李燾燾亦宋人櫂篆固在句楫下舟櫂自不作棹段用手部擢字益又無所據依如是擢引則在舟前用百丈矣楫櫂固在旁撥水之義也棹俗字當

依宋本作櫂楫櫂漢書多作輯濯見劉屈氂鄧通各傳濯在水部本訓澣也漢人叚借作舟櫂字斠詮於楫篆下用之是又好奇許既云濯澣自不以櫂作濯也此因閱方言辨之又坿一事後漢書崔駰傳紛繷塞路凶虐播流注引方言繷盛多也惠氏定宇補注依方言作繷云南楚凡大而多謂之縫或謂之繷寶謂此注當引廣雅紛繷不善也方與凶虐對文方言繷不作纕且不是紛章懷失之宋字亦未得也繷曹憲音女交奴孔二切此因章懷之誤及之

八之十七　五兩候風扇也御覽七百七十二舟部淮

南子曰若綄之候風也原注許慎曰綄候風扇也楚人謂之五兩按今本淮南子齊俗訓高注無扇字綄作俔北堂書鈔舟部一十引許注扇又作羽此从御覽本

按廣韻上平綄船上候風羽楚謂之五兩固作羽不作扇然古本疑作扇五兩又是扇字譌分為二户譌則成五羽譌則成兩因有五兩之目蓋云綄候風扇也楚人謂之扇則單稱扇云耳扇奪上户則又成羽書有展轉傳鈔竟成三豕者宣十二邲之戰拔旆投衡注使不帆風差輕正義帆是扇風之名此之綄以扇名亦以帆風而候其所向也定當作扇特羽五兩字技雅雋故辭章

家多用之耳

八之十八　䍖罟兔罟也䍖當作䍢廣雅釋器䍢罟兔罟也疏證說文䍢兔罟也䍢曹憲音互玉篇廣韻竝同各本䍢譌作䍖音内互字又譌作㸦集韻類篇䍖牛加切兔罔也則宋時廣雅本已誤考說文玉篇廣韻皆作䍢不作䍖今據以訂正玉篇网部末有䍖字音牙兔网也乃宋人依誤本廣雅增入者不可引以為據

按䍖罟二字不謎說文罟兔罟也䍢罟也不云兔惟廣雅並列曰兔罟㸦即互之或體集韻類篇作牛加切者是作齒牙之牙讀據漢書劉向傳宗族磐互顏注磐結而交互也是師古以互作交互解又云字或作牙謂若犬牙相交入之意也谷永傳注畧同然則唐初漢書有作牙者師古不察以牙立義宋人以牙切牛加其誤宜自小顏也其實說文彑部𢑑互玉篇作㸦詩楚茨或剝或亨傳或陳于互正義引地官牛人職互字皆作㸦形似相通自漢已然此䍖字又是䍢之或體互在說文為笠字重文

八之十九　筏籛笱也集韻平聲二筏籛竹名一曰捕魚笱入而不可出　筏通切籛子千切

按說文笱曲竹捕魚笱从竹句句亦聲笱不入竹部而入

丩部蓋與上拘止下鉤曲同義許云曲竹亦謂曲折其編竹之器使入而不能復出則句之義也丩象曲折之形此器在漢人祇名笱自魏晉不知象形之恉遂以魚麗毛傳之曲梁即說文句部之曲竹又以曲竹即為曲薄而曲折為句之義遂隱不知彼曲是萑葦見詩七月傳豫蓄萑葦可以為曲漢書周勃傳注引許慎云葦薄為曲與月令曲植方言曲槌皆為蠶器許於艸部曲部亦祇以薄曲為蠶薄與此以竹名笱為漁具者不涉也蓋薄是蒲平以薦之宜蠶笱則壁立以留之宜魰是用不同薄之織文恒作乚乚是古文之曲笱之在水恒作

凵是許篆之曲是義不同許於笱云曲竹捕魚意以
凵為主於曲云或說蠶薄則不廢其說未遑為乚疏義
也許意以艸部之曲為蠶薄之主義則薄固葦非歔具
凡以曲薄訓魚笱者皆不憭矣毛傳罶曲梁寡婦之笱
連舉釋訓釋器語極簡凈猶言弓曲之梁寡婦之笱曲
字本不與薄義相關也鄭注歔人云梁水偃也偃水為
關空以笱承其空梁與笱事相須亦無曲薄事也笱為
簸籤笱亦是筌文選江賦夾叢羅筌善注筌捕魚之器
以竹為之蓋魚笱之屬淮南兵畧訓道發笱門高注笱
竹笱所以捕魚其門可入而不可出吳都賦筌鮔鰽劉

良注令之斗回也是皆笱曲用竹義蓋曲薄織蘆為之
令之蕟文乚笱則用竹簳而不簽或析巨竹緯之此笱
之別於曲也又水鄉關鴨與艸屋人家障風用繩交蘆
狀若簾香山所謂蘆簾者今評簾子亦評薄子此器緯
而不織任古則謂之緯蕭蕭荻也評薄者實自爾雅郭注
非漢訓也然曲薄為蕟亦正有辨方言簟笙或謂之籧
曲其麤者為籧篨郭注云江東評籧篨為蕟此注當兼
訓薄笛薄苗以蘆簽籧笛用竹簽皆有文作乚故皆有
曲名今則專以蘆者為蕟竹者別評簟子簟子之用麤
者晒穀細者薦寢又極精細者名方曲則裁以為扇故

蘆之為曲竹之為簟皆織之事曲竹之為笱緯蕭之為
簾皆緯之事魚梁所用是笱非薄釋訓所云是弓曲非
薄曲然者葦不能水竹則耐水笱疏則水逝而魚留曲
密則水壅而魚散也毛於苕之華傳亦云曲梁寡婦之
笱與魚麗同文以經皆云罶故必兼舉釋訓釋器以明
之邶谷風傳云梁魚梁笱所以捕魚以經不云罶則直
言梁笱而不言曲是曲非漁具蓋梁空既是有笱則曲
薄無所用之而釋訓凡曲者謂罶初不云薄則曲為梁
之上曲是毛公之意也景純之注釋訓當云罶魚所留
也魚梁上曲凡曲者謂之罶毛詩傳云罶曲梁釋器當

云笱曲竹捕魚也寡婦之笱魚所留毛詩傳云寡婦之
笱如此則用漢訓使爾雅前後經旨分明與邠風月令
方言之言曲薄者各不相涉而孔賈亦得依用此注以
發明毛鄭之精也許於罶下亦云曲梁寡婦之笱是承
毛傳亦以弓曲言梁近人不明其旨於笱下特為周旋
之說云若以薄為梁以笱承之則謂之寡婦之笱夫梁
為水偃既知偃堰為古今字堰又安可以薄為之其說
亦本之通釋耳寶臣昨於離婁條發此意遂竟言之笱自
宜依水梁承空之說近之刻爾雅者作漁父網一竹具蓋是罩一名籗耳籗今爾雅作篧
八之二十 蒲蓋席也

按席也是總訓之辭蒲蓋自與上龍茲龍疏竝列集韻青齊人謂蒲席曰蒲蓋蓋字入聲讀左傳被苫蓋釋文户臘反爾雅白蓋謂之苫釋文音盍惟說文从盇作葢溝艾反此當補

八之二十五　鋂錯環也廣雅釋器鏁鋂錯鐶也疏證鐶古通作環說文鋂大環也一環貫二者廣韻鏒重環也鏒與鋂聲相近鋂莫回切鏒音慘一作鏒義同

按曹憲廣雅音字各單出唯必須謰者則兩字竝音如狰狗賁容洿緦劃穫咀嚾皆云上下此竝上鏁云上牒下梅則鏁鋂當謰故廣韻單著鏒字許書大環舊多作

鎖縁上銀鐺而誤段正之作環許知一環貫二者本毛詩重環傳重鐶子母鐶也重鋂傳鋂一環貫二也疏云上言重鐶謂鐶相重故知為子母鐶謂大鐶貫一小鐶也重鋂與重鐶別則與子母之鐶文當異故知一鐶貫二謂一大鐶貫二小鐶也說文亦云鋂環也一鐶貫二是孔說貫二挍詳引說文無大字蓋詩之鐶在犬頷下故節去也

八之三十二　楄柎苓牀也左傳昭公二十五年惟是楄柎所以藉幹者請無及先君注楄柎棺中苓牀也駢付二音

按說文作楄部方木也从木扁聲部田切春秋傳曰楄部藉幹段云部字當刪左傳正義引說文楄方木也可證方木泛言非專謂棺中笭牀故不與棺槨等篆為伍也何平叔景福殿賦曰爰有禁楄肋分翼張亦方木之一端也今按許作楄部李善注景福殿賦作楄附蓋是一字猶之部婁左傳作部許作坿婁也善云楄附陽馬之短桷也後又注云陽馬四阿長桁是桁上之短桷謂之楄附說文椽方曰桷然則陽馬既方而短桷亦方今大屋所謂出檐椽承以長方木者是也楄附即楄部楄部方木也部字非衍左疏自有脱耳善又引馬融梁將

軍西第頌騰極受檐陽馬承楄則桷又單言楄惟楄在木部自訓方木扁在冊部自訓署也善亦知扁从户冊者署門户也又云桷署雖殊爲文之義則一扁與楄同則是欲紐二字而一之此不可解又翼張下云承以陽馬接以員方善云衆材相接或員方也按此承上文列緜形之繡桷垂琬玞之文璫員是說璫方乃說桷云衆材亦使人不憭也楄爲方木不止此證中山經堵山有木名曰天楄方莖而葵狀則亦以方名楄柎笭牀孔疏謂木以薦屍是在棺中許義則是方木宋元所言或謂兩柎柎足也楄自以方木言今棺之才猶云方子此不

言棺降曐晉五行志舊為舩者齒皆達楄上亦謂前後兩方為舩之跗耳笭在釋名釋舟云舟中牀以薦物者曰笭言但有簀如笭牀也南方人謂之笭突言溼漏之水突然從下過也此是舟具如杜此注則在棺中宜別有本孔疏不言未能知其所自也

八之三十四　攢盨負戴器也說文解字第五盨攢盨負戴器也从皿須聲渠往相庾二切

按攢盨自徐楚金以為即漢書顏注之寠數自來小學家承其說近時如錢宮詹段大令錢別駕皆从之唯承氏培元挍勘其書始覺漢書無盨字而其正楚金之誤則舉顏注謂以盆盛物戴於頭者如今賣白團餅人所用盨狀如盤即寠藪是亦未然東方朔云盆下為寠數顏注亦謂以寠數薦盆非謂盆即寠數並不謂攢盨寠數漢書注謂若菌續博物志謂若環今之戴器者或以巾布則若芝菌是或以草絰則若環是皆以薦其所戴之器不聞如盤寠數是戴不兼負以茅不以木是有不同斠詮又欲以背簏當之簏在竹部積竹矛戟矜也廣雅筐也今按攢在匚部訓栝為匱之重文今之饋餽者盛多則以器載若匚兩人垂手舁之所載者皆盌盎壺許之負戴即埤蒼之儥為載器字當轉戴作載負以在

器不以人之任背言也攢盨載食後又凡為負載之器故許不云食而見其義於盨下否則木部當有攢篆今無故知攢仍作栝訓而皿為食器故知所載者餽也今庖人以圓器貯餽饍何之亦名攢子今為此說欲以形義推尋許指昨於局趣條辨寠數為拘束之轉音攢盨載器四圍有周亦拘束義蓋攢寠盨數音或相通而制宜各異矣又曩自江寧歸里輜重稍多儋夫輒以大竹牀負他以行江北人家以盆植花木巨者則以四木摒扣若井字狀亦二人舁之是蓋攢盨之遺意也坿訂一字木部𣝅舉食者楚金曰如食牀兩頭有柄二人對舉之若今牀既如食牀又云對舉則是饋食之棜然許於禮器如鼎俎簠簋籩豆皆準經立篆無容此部舍棜作𣝅恐亦牽於廣雅𣝅舉也𣝅輿也意為此說古無明證也今按𣝅是象形字目象鼎身𠬞象兩手舁下則象木之聚知者鼎部云象析木以炊謂其下之爿則其上目宜象鼎身而𣝅之下作木不作爿者炊孰則木殘復聚而熖之然後舉之以𣝅蓋古有此器今西北人用鏊子舉之者以鐵而兩句環提雙柱而內其外是𣝅之遺也𣝅从木具聲𠬞部具从廾貝省鼎部云古文以貝為鼎籀文以鼎為貝用段刻則此具篆之貝自宜是鼎而𣝅之从具義可知也又

訂一字具下云供置也古以貝爲貨貨字亦疑共具二字周禮數見内饔亨人多以食言儀禮特牲饋食禮宗人告有司具注具猶辦也前後經文皆謂籩豆鼎俎禮記内則佐長者視具注饌也祭統官備則具備下文言備亦皆謂水陸牲簋他若漢書元帝紀所具各減半注具食也燕王澤傳親修具顔注供具也陳平傳漢爲太牢之具舉進顔注舉鼎俎而來何武傳壽爲具召武弟顯注具謂酒食之具凡此言具皆以食言不聞以貨是此以貝爲貨貨字宜本作鼎理董者不察又以貝部云古者貨貝而寶龜遂以貨易鼎耳然者爲鼎之貝二徐

皆作貞字義不甚明故訂爲貨今訂从鼎者段氏注據許書貞下用京房鼎聲與員鼎則鼎各篆證其爲貝不應作貞其説至確故从之而古文以貝爲鼎是段所增亦正可以相明也唯具从鼎故𣞤爲舉食之器金部鉉下云舉鼎者彼主鼎言是禮器木部𣞤下云舉食者此主食鼎言爲常炊之鼎小故不用扃直以𣞤兩手舉之金部鋊以句鼎耳及爐炭是單柱兼用木部𣞤以舉食是舉鼎身則雙柱專用用不同而制各異也不隸廾部次具下以字非木聲木部得有鐵具桴欙之屬皆其例也又坿訂一字木部牀篆下楚金舉李陽冰木字右旁爲片左旁爲爿爿音牆之説而特袪其妄今按許於鼎下云易卦巽木於下者爲鼎象析木以炊鼎也虞翻於剝卦剝牀以足注云巽木爲牀王弼亦云坤以象牀然則巽下之二許以言鼎仲翔以言牀剝下之坤六輔嗣則亦以言牀牀殆从木爿省聲陽冰之説甚有根源而鍇爲妄袪其易爿爲夕則是以牀爲養疾之具與許氏安身几坐之訓愈爲不合也或謂説文舊有爿部在片部之後此亦未然蓋許書从爿之字牂牂斨戕壯狀牆皆散見各部不似原有爿部者

八之三十五

椄槢桎梏梁也莊子外篇在宥吾未知聖知之不爲桁楊椄槢也仁義之不爲桎梏鑿枘也釋文椄槢桎梏梁也淮南曰大者爲柱梁小者爲椄槢也按今本淮南子主術訓作大者以爲舟航柱樑小者以爲楫楔椄李如字向徐音燮郭懿接反槢郭李音習向徐徒燮反司馬云椄槢械楔音息節反崔本作牒云讀爲牒或作謵字

按説文椄續木也槢木也景福殿賦槢似瓊英善注司馬彪莊子注曰槢械楔也瓊英玉英也此既旋之於欞檻而凡楔皆謂之槢辭立切楔先結切又説文楔櫼也櫼楔也轉注字段謂木工於鑿枘入處有不固則斫

木札楔入固之謂之櫼此說非也櫼既是楔楔既屬械彪之注莊蓋謂橫木凡械兩木相接必以小木貫而固之楗字之結構處亦必以小木橫貫之以爲固唯殿字欲華特作玉英以文之此條鬱儀引書未審莊子在宥吾未知聖知之不爲桁楊椄槢也仁義之不爲桎梏鑿枘也釋文長械錮頸及脛者椄槢梁也郭注桁楊以椄槢爲管桎梏以鑿枘爲用則此梁是桁楊事非桎梏事也訓纂引釋文梁也上有桎梏字恐納蘭與抱經兩本尚有未諦也此據焦弱侯莊子翼本所引兼以郭注本證之知其譌誤古之刑制與今不同唯桁楊云長械又

云錮頸則似今之魚尾長枷枷則必以橫木貫之矣駢雅當云桁楊梁也桎梏見周禮秋官掌囚云凡囚者上罪梏拲而桎中罪桎梏下罪梏鄭司農云拲者兩手共一木也桎梏者兩手各一木也元謂在手曰梏在足曰桎中罪不拲手足各一木耳下罪又去桎釋文引張揖云參著曰梏偏著曰桎說文云梏手械也所以告天桎足械也所以質地四家所說各異要不爲桁楊也桁楊據釋文引司馬注桁腳長械也又引崔注械夾頸及脛者皆曰桁楊又一切經音義引通俗文拘罪人曰桁械謂穿木加足曰械大械曰桁則亦加足唯今之足刑以鐵穿木之制不明故以頸械明之

九之七　衭襓劍衣也廣雅釋器夫襓木劍衣也疏證夫舊本作衭曹憲音扶按少儀加夫襓與劍焉鄭注云夫襓劍衣也玉篇廣韻衭字皆音膚不音扶說文衭襲衭也廣韻衭衣前襟也皆非劍衣之名按此尚沿廣雅舊本作衭應从少儀作夫爲是

按說文衭字下段引少儀夫襓謂即衭字不加辨別此條各本廣雅皆作衭襓袜劍衣也段於衭篆下引同唯疏證本記疏熊氏云依廣雅夫襓木劍衣謂以木爲劍衣然孔云襓字从衣當以繒綿此非雍本綿疑是帛之僞爲之熊氏用廣雅以木爲之其義未善也則沖遠意不从之又曹憲音袜云陳律則隋唐本已有此袜字而孔正熊義不

袜義爲證者袜與衭襓各單自不涉耳今爲尋其蹤緒蓋廣雅本以衭襓與袜總訓劍衣熊氏所據之本袜譌作木遂執此異說蓋其性堅僻北史載其訟墓一事亦此類也不然鄭注當云木劍衣矣附按一事禮之裼襲有二解玉藻元綃衣以裼之孔疏引皇氏云凡六冕及爵弁無裘先加明衣次加中衣冬則加袍繭夏則不袍繭用葛也次加祭服若朝服布衣亦先以明衣親身次加中衣冬則次加裘裘上加裼衣裼衣之上加朝服夏則中衣之上不用裘而加葛葛上加朝服則皇氏固謂有裼衣無襲衣也聘禮裼降立疏凡服四時不同假令

冬有裘襯（字疑作䙝）身禪衫又有襦袴襦袴之上有裘裘上有裼衣裼衣之上又有上服皮弁祭服之等若夏以絺綌絺綌之上則有中衣中衣之上復有上服皮弁祭服之等若春秋二時則衣袷褶袷褶之上加以中衣中衣之上加以上服也此即皇氏意亦謂有裼衣無襲衣唯玉藻襲裘不入公門疏引檀弓子游裼裘而弔曾子襲裘而弔云皆謂裘上有裼衣裼衣之上有襲衣襲衣之上有正服但據露裼衣不露裼衣爲異耳則既有裼衣又有襲衣斯又一解然檀弓疏云主人未變之前弔者吉服而弔吉服謂羔裘元冠緇衣素裳又袒去上服以

露裼衣則是裼衣之上即正服無所謂襲衣也又曲禮執玉其有藉者則裼無藉者則襲疏所以異於襲者凡衣近體有袍襗之屬其外有裘夏月則衣葛其上有裼衣裼衣上有襲衣襲衣之上有常著之服則皮弁之屬也掩而不開則謂之襲若開此皮弁及中衣左袒出其裼衣謂之爲裼故鄭注聘禮云裼者左袒也則又裼衣之上有襲衣云開皮弁中衣左袒出其裼衣則又似無襲衣綜此五疏貫則唯主皇說孔實自爲歧異意疏文各衍襲衣一句蓋其詩終南疏云狐裘加錦以爲裼其上又加皮弁服又云引玉藻爲說以明爲裘之裼衣非

裼上之正服也語皆晰此以知正義成書孔亦有未加校勘者矣據皇氏中衣自在裘裏裼衣自在裘外今云開此皮弁及中衣則又疑皮弁冠首此云開未能達也

再按一事玉藻裘之裼也見美也疏裘之裼者謂裘上加裼衣裼衣上雖加他服猶開露裼衣見裼衣之美以爲敬也君在則裼盡飾也疏凡君在之時則露此裼衣盡其文飾之道則敬於君也服之襲也充美也疏此謂君之不在臣所加上服掩襲裼衣充猶覆也服蓋裼衣之美以君不在敬心殺故也凡此皆以裼衣爲敬襲則敬殺又聘禮裼降立注凡當盛禮者以充美爲敬非盛

禮者以見美爲敬禮尚相變也疏云玉藻執玉龜襲是禮之盛者以充美爲敬君在則裼盡飾也是非盛禮者以見美爲敬據此二者是禮尚相變也此又變禮唯聘則行之然細按之賈氏此義謂敬君則裼是禮之常執玉龜則襲是禮之變尚是牽於文義不得鄭旨似祇爲玉藻言鄭於相變也下引充美文意在申明經文裼義猶之賓襲執圭注引見美文彼亦申明經文襲義耳疏家若根自上節賓襲注執圭盛禮則此注非盛禮主受享言證以表記裼襲不相因也注禮盛者以襲爲敬執玉龜之屬也禮不盛者以裼爲敬受享是也則盛不盛

皆言聘禮以鄭疏鄭方得相變正旨蓋此節裼降立以下正言享孔於彼疏云賓初行聘時則襲故聘禮云賓襲執圭是也受聘訖受享之時賓裼奉束帛加璧行享聘爲禮盛故襲享爲禮不盛故裼數語最晰惜賈不及此也禮必相變者鄭於執圭節注云執圭盛禮而又盡飾爲其相蔽敬也疏云玉藻君在裼注云臣於君所今賓聘於主君亦是臣於君所合裼以盡飾今既執圭以瑞爲敬若盡飾而裼則揜執玉之敬故不得裼也此是一義又曲禮有藉則裼注云裼襲文質相變耳有藻爲文裼見美亦文無藻爲質襲充美亦質圭璋特而襲璧琮加束帛而裼亦是也疏謂執玉之人垂藻之時則須裼屈藻之時則須襲引聘禮賓襲執圭公襲受玉於時圭皆屈藻故賓與公執玉皆襲是屈藻之時皆襲則所謂無藉者襲是也賓出公授宰玉裼降立是受玉之後乃裼也賓裼奉束帛加璧享是有藉者裼凡朝之與聘賓與主君行禮皆屈而襲至於行享之時皆裼也此又一義綜言之玉藻裼襲言禮之常聘禮裼襲言禮之變即相變言聘禮注爲其蔽敬主敬君曲禮注視玉之有藉主文質抑又二解也中衣亦見聘禮疏語兼喪制又見詩素衣朱襮疏中衣者朝服祭服之禮衣也其制如

深衣故禮記深衣目錄云深衣連衣裳而純之以綵者有表則謂之中衣其異者中衣之袖小長耳玉藻云中衣繼揜尺注云中衣繼袂揜一尺深衣緣而已是中衣之袖長也賈疏於夏葛亦言皮弁者天子皮弁以日視朝諸侯皮弁視朔賦四時言聶氏圖云皮弁太古冠也以淺毛鹿皮爲之孔於詩葛屨疏引士喪禮注冬皮屨言衣服之宜當冬裘夏葛特爲便於時耳非行禮之服若行禮之服雖夏猶當用皮屨準此則皮弁亦用於夏也因駢雅袟橈絛檢尋許書見注家引禮盛不盛以說襲字言之不晰遂牽綴書之

小學駢支錄目

卷七

小學駢支卷七

泰州田寶臣少泉著

邑後學陳啟彤管侯較

九之十一　露見盾也釋名釋兵第二十三約脇而鄒者曰陷虜言可以陷破虜敵也今謂之曰露見是也

按鄒即騶字孟子鄒人史記作騶又封禪書索隱騶縣本邾國魯穆公改作鄒左傳哀公十七年傳齊顔涿聚說苑正諫作燭趨晏子春秋作燭鄒此約脇而趨者蓋騶也亦即趨也曲禮車驅而騶孔疏謂驅車而進則騶是進義釋文仕救反又七須反徐仕遘反仕救則與驟同七須則與趨同鄒也騶也趨也驟也統言之則曰走也

九之十二　刁斗警器也史記李將軍列傳不擊刁斗以自衛集解孟康曰以銅作鐎器受一斗晝炊飯食夜擊持行名曰刁斗索隱刁音貂按荀悅云刁斗小鈴如宮中傳夜鈴也蘇林曰形如鋗以銅作之無緣受一斗故云刁斗鋗即鈴也埤蒼云鐎溫器有柄斗似銚無緣音譙

按漢書李廣傳作刁斗孟康注同索隱宮中傳夜鈴戴疏方言引作傳夜錢又引說文錢銚也銚盄器也與索

隱引埤蒼鐎溫器義合然荀悅作鈴說文鐲鈴鉦鐃鐸鏄鏞鐘為類許以鈴為令丁晉語注以令丁為鉦周禮注謂鉦如小鐘廣韻亦以鈴似鐘而小則傳夜以聲當用鈴不用錢也說文錢下云銚也古者田器詩曰庤乃錢鎛是錢之為銚本為田器唯銚下則云盄器也一曰田器是銚有盄田兩義錢則專為田器許義截畫不可淆也然則作鈴者是作錢者殆是誤本王伯厚漢制考引袁宏漢舊儀袁宏當作衛宏王誤戶外鼓五止宫中衛官城門擊刁斗傳五夜則傳夜之器名刁斗亦名鈴也方言無升謂之刁斗戴謂無聲或無緣之譌上當有銚字此不

得無升之義而欲牽坿蘇林說以立一義者小學家遂相承用之亦啟輕改古書之漸也今按漢書律歷志量者龠合升斗斛十升為斗十斗為斛其法用銅方尺而圜其外其上為斛其下為斗上三下二孟康謂覆斛之底受一斗也是說斛制自斛而倒之則斗之制亦如此其上為斗其下為升升亦覆斗之底別斷之則無升故云無升謂之刁斗漢制五量用銅斛則聲中黃鐘覆斛亦中黃鐘之宫蓋量與聲準則軍中之用刁斗自以聲量為主義志之所言者律軍之所用者亦律也不識孟康何以有炊飯一斛注家又有溫器三足有柄之說或

魏又變其制歟唯漢志不言斗制則史法應省今知斗有單制者莊子云折衡剖斗不云斛則古之斗有單制知斗下為升者則方言無升一語實為左證斛下為斗左右兩耳為合龠此斗既與升連左右當有合龠兩耳似不容有柄有柄之斗在說文木部字作枓孫愐音之庾切張守節史記正義陸德明行葊釋文皆音斗今入有韻是挹酌之器經典亦借作斗與量器異斗部斗下云十升也象形有柄者有柄二字是魁篆下文錯置於此十升之斗無柄羹斗有柄與上斡蠡柄也相承也刁斗據蘇林說形如銷說文銷次於鐎鐎鐎斗銷小盆也師古謂銷即銚銚鐎銷與上鉹鈃

下鉉鋊共二十五篆為類皆烹飪食飲之器初無關於軍樂也大氐刁斗無升是聲器故名鈴鈴即丁令形似小鐘鐎斗有柄別是溫器溫則有足志字云孝武帝時樂官考正李廣值考正之初方言作於莽世正元始中劉歆典領聲樂時則刁斗之制當以方言為最真矣漢書注孟康云今在滎陽庫中年垂四百地值兵衝官庫中物盜換非真疑不可據也索隱申蘇林說以銷即鈴亦是不涉揚許兩書未察荀悅之注銷為小盆即不得謂之鈴矣至師古謂銷即銚銚是盄器銷自別為小盆此亦未可深信也大氐銷為盆之通稱曹孟德上獻帝

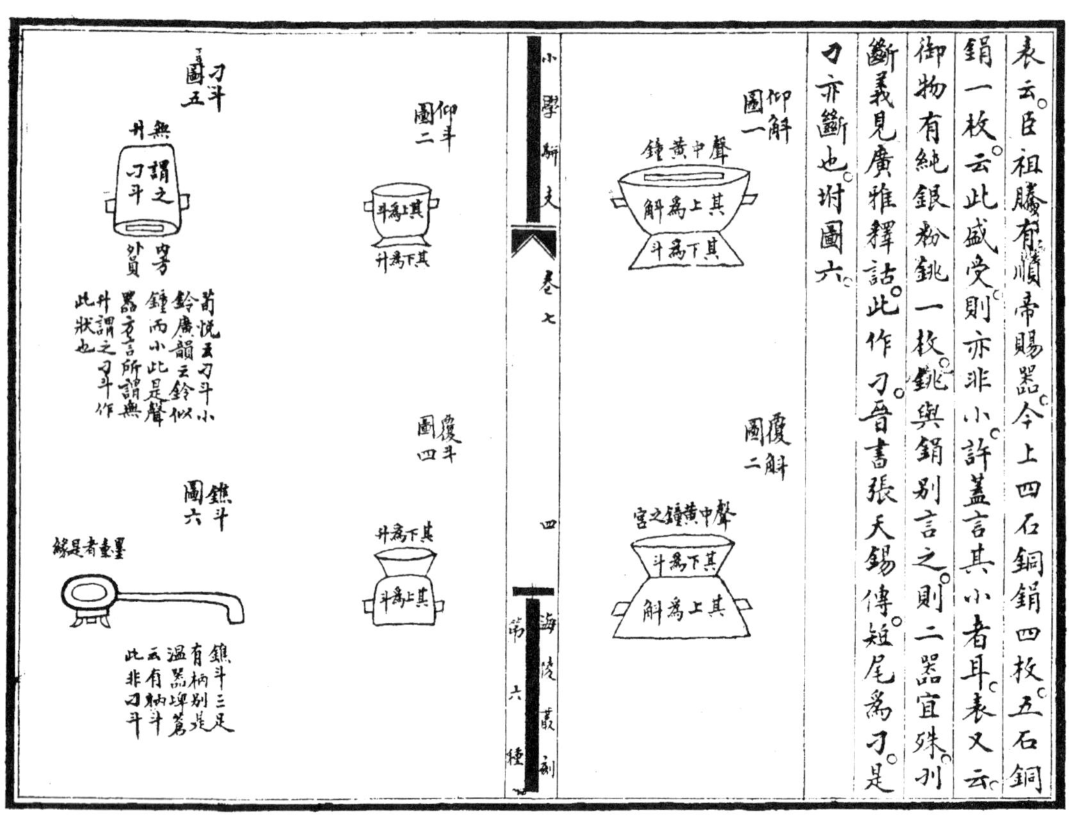
表云。臣祖騰有順帝賜器。今上四石銅鋗四枚。五石銅鋗一枚。云此盛受則亦非小。許蓋言其小者耳。表又云。御物有純銀粉銚一枚。銚與鋗別言之。則二器宜殊。刁斷義見廣雅釋詁。此作刁。晉書張天錫傳。短尾爲刁。是刁亦斷也。坿圖六。

刁斗自是無升之斗。鐎斗據宣和殿本尚有二圖。皆似鼎鬲。旁著一短柄。與此作長柄者制殊。要皆不便持擊。實非聲器刁斗之倫也。

附畬笛生先生書

昨承到一件云。無緣之衣謂之䘸。䘸無緣之斗謂之刁斗。是釋斗短之義。此即用戴說而不覺其誤者。說文緣。衣純也。深衣注。純謂緣之也。既夕禮注。飾衣領袂口曰純。是衣之緣不在下之邊裔。故論語注曰飾領緣又緣是衣飾。即無緣亦不短屈也。刁斗蘇林謂形如鋗無緣者。亦謂其上口無緣。蓋鋗之口有緣。刁斗之口無緣。亦不謂其下短屈也。此條似可不采。又承問庣耳有無辨別。按說文斛下云。斛旁有斛。从斗庣聲。徐楚金云漢書量其旁有斛注耳也。周禮耳三寸實一升。此實楚金之誤。律歷志斛旁有庣注。鄭氏曰庣音條桑之條。庣過也。算方一尺所受一斛過九𣬋五豪然後成斛。師古曰庣不滿也。皆不見有耳也之訓。周禮㮚氏自有耳名。漢志之庣則在斛內。兩不相涉也。段注斛旁有斛。謂斛中有寬於方尺之處。引劉徽九章算術注證之。甚精。文不具錄。今按廣雅斛穿也。與鑿𥨸同訓。又逸贏過也。凡矩以爲方。有鑿𥨸處則逸其矩而爲數。必贏此庣過之義。師古謂不滿者宜亦謂庣處有缺陷耳漢志之庣即晉志之減旁旁在說文作斛量溢也蓋斛內方一尺容十升必溢故其旁有斛處寬九氂五豪然後成一斛之數漢志既言旁有庣焉又言左右兩耳則庣耳殊地至聶氏三禮圖直以庣為量耳其誤正與楚金同唯漢志上三下二則豐於下而殺其要故云似爵劉徽謂冪皆一百六十二寸則上下豐殺相準斛深一尺斗深一寸則與上三下二之志異升居斛旁合龠在斛耳上與左升右龠之制又殊蓋徽以晉人說晉制又不能遠擬漢量也又徽注九章據晉志則在魏陳留王景元四年謂魏斛

大而尺長王莽斛小而尺短此引作晉人其云晉武庫中所作銅斛則泰始十年用荀勗尺勗謂後漢至魏尺長於古四分有餘乃依周禮制尺汲郡人盜發魏襄王冢得古周時玉律與新律聲韻闇合時郡國或得漢時故鐘吹律命之皆應據晉志所云則勗尺與漢尺應斛之盛受宜無不同尺寸不合則制斛之體不同故漢志之庣則為鑿窪或近底或在冪此未能詳晉志之減旁宜自冪至底蓋一氂八豪減於漢志庣數其庣宜長而淺斯亦以肊揣之欲求堅證不可得也月日謹覆

九之十三　徽章旗也國策齊假道韓魏以攻齊齊威王使章子將而應之與秦交和而舍使者數相往來章子為變其徽章以雜秦軍高氏注徽幟名也傳曰揭徽者公徒也通白曰章幡變易之使與秦旗章同欲以襲秦

按詩六月織文鳥章箋織徽織也鳥章鳥隼之文章將帥以下衣皆著焉釋文織音志疏云言徽織者以其在軍為徽號之織史記漢書謂之旗幟幟與織字雖異音實同也此織文爲章以絳為縿畫為鳥隼又絳為旒書名於末以為徽織今按徽織用有不同孔引司常掌九旗之物名各有屬注云物名者所畫異物則異名也屬

謂徽織也大傳謂徽號今城門僕射所被及亭長著絳衣皆其舊象此與鄭箋衣著合是綴於身者又引司常皆畫其象焉官府各象其事州里各象其名家各象其號注云事名號織所以題別衆官樹之於位朝者各就焉覲禮曰公侯伯子男皆就其旂而立此則樹之於朝者齊策所云蓋綴於身知者賈釋司常注今大閱禮象而為之句云此在軍之旌綴於身大小象銘旌及在朝者為之是在軍則綴於身故得變若秦軍以雜其閒徽織之制蓋長三尺司常注云或謂之事或謂之名或謂之號三者蓋旌旗之細士喪禮曰為銘各以其物亡則

以緇長半幅䞓末長終幅廣三寸書名於末。賈釋云。以緇縿長半幅長一尺也。䞓末以赤縿爲之長二尺。廣三寸。書死者名於廣三寸之上。賈於士喪禮疏云經直云長半幅不言廣則亦三寸是以三寸通緇言之此云長二尺廣三寸書死者名於廣三寸之上則似廣三寸專指䞓末恐彼疏爲優此在朝表朝位。其銘旌制亦如此。禮緯云。天子旌高九刃。諸侯七刃。大夫五刃。士三刃。士喪禮竹杠長三尺。則死者以尺易刃。天子九尺。諸侯七尺。大夫五尺。士三尺。亦以尺易刃也。若然在朝及在軍綴之於身亦如此。注又云徽織之書則云某某之事某某之名某某之號。兵凶事。若死事者亦當以相別也。賈釋云某某之事者官府

天官在軍當云大宰之下某甲之事。地官之下當云大司徒之下某甲之事。餘四官皆然。某某之名者。此據州里而言。假令六鄉之下則言某鄉之下某甲之名。若六遂之下當云某遂之下某甲之名也。云某某之號者。此據都家之内。假令三百里大夫家之下當云某家之下某甲之號。此三者則偏其織内矣。詳觀賈語。則徽織之末書事書名書號。自周制也。唯賈云天子諸侯大夫尺數不同。孔則無此差别。云皆著於衣。理不宜長。以無長短之制。故引士喪禮長半幅以證之。士喪注云半幅一尺。終幅二尺。除去降直。是銘長三尺也。故士喪禮竹杖長三尺。置於宇西階上。鄭云。此蓋其制。以死之銘旌。即生之徽織。鄭引士喪禮以證自王以下旌旂雖有等差。其徽制疑同長三尺。以同著於衣。不宜差降。是異賈也。孔又引夏官大司馬帥以門名。注謂軍將至伍長是將帥以下自伍長以上。不見士卒。其有無不明。蓋亦各有之。按昭公二十一年左傳揚徽者公徒也。衆從之。注謂國人皆揚徽。以公徒三萬證之。則士卒有之。齊策所云亦士卒矣。徽在說文巾部。識也。以絳帛徽著於背。版刻書籍多作徽。蓋叚借字。許於箸背下云若今救火衣。合之鄭孔賈皆謂以三尺縿爲之綴於衣不用杖。孔引竹

杖意證三尺。亦樹於朝則有杖也。揚徽謂翹舉其徽事當以手。許於大衣下引左傳揚徽段辨之謂揚則旌旗而非箸背者。是未達許指也。若淮陰易幟則是旌旗顛注極當。周禮肆師表齍盛注故書表爲剽剽表皆爲徽織也賈疏云於六齍之上皆爲徽織小旌書其秦獿之名此又別用

九之十四　肥胡祀姑幡也

按肥胡當與甘泉賦洪頤同義。胡牛頤之下垂者。肥肉多也。周禮節服氏六人維王之太常。凡旗之維者。受風則珊環而鼓。無風則牛胡而垂。洪頤是受風古文。頤作𦣝象之。肥胡是無風牛胡之下垂者象之。皆旌旗之大

者。段於㫃部旛篆注以肥胡當旛胡謂下垂之胡爲旗之緣此未然也旛識之旛諸書多以巾作幡說文巾部幡書兒拭觚布也从巾番聲觚猶今粉版拭觚之布謂之幡亦謂之帑蓋是巾類此肥胡之旛當用㫃部之旛不从巾也

九之十六　丁寧鉦也國語晉語戰以錞于丁寧儆其民也注丁寧謂鉦也

按晉語戰以錞于丁寧注丁寧謂鉦也左宣四著於丁寧注鉦也疏周禮以金鐲節鼓鄭元云鐲鉦也形如小鐘軍行鳴之以爲鼓節是鐲即丁寧故先儒皆以鐲爲

鉦之别名丁寧即是鉦也說文鐲鉦也鈴令丁也段云令平聲令丁疊韻字晉語十一注丁寧令丁謂鉦也吳語十九注丁寧令丁謂鉦也今國語皆奪令丁字而存於舊音補音廣韻曰鈴似鐘而小然則鐲鈴一物也古謂之丁寧漢謂之令丁又鉦鐃也侶鈴柄中上下通段云鉦似鈴而異於鈴者鐲鈴似鐘有柄爲之舌以有聲鉦則無舌柄中者柄半在上半在下稍稍寬其孔爲之抵拒執柄搖之使與體相擊爲聲蓋周禮鼓人以金鐲節鼓以金鐃止鼓鄭謂鐲爲鉦鐃自爲鐃不爲鉦許則謂鐲爲鉦者一物鉦爲鐃者又一物段注謂鐲有舌以爲聲是補鄭注所未言謂鉦則無舌而執柄以爲聲者是用鄭注鐃如鈴無舌有柄執而鳴之也鐃云無舌知鐲固有舌矣

九之十八　錞于金錞也吳語昧明王乃秉枹親就鳴鐘鼓丁寧錞于振鐸周禮地官鼓人以金錞和鼓注錞錞于也圜如碓頭大上小下樂作鳴之與鼓相和

按三禮圖卷七金錞有提梁繪架縣之注同鼓人又序目注云金錞即錞于也唐音樂志錞于圓如碓頭大上小下縣以龍牀芑箭將之以和鼓沈約宋書曰今人間時有之則宋書非庭廟所用也廣漢什邡縣人段祚以

錞于獻始興王鑑其器高三尺六寸六分圍二尺四寸圓如筩銅色黑如漆甚薄上有銅馬後周平蜀得之斛斯徵觀曰此錞于也依干寶周禮注試之如其言也舊圖有架惟無壁璜五采羽飾與上爲異今按鄭注鼓人錞錞于也樂作鳴之與鼓相和疏云錞于之名出於漢之大予樂官竝云其形如碓頭大上小下竝出彼文而知之樂作鳴之與鼓相和此鄭以意解之按下三金鐲鐃鐸皆大司馬在軍所用有文此金錞不見在軍所用明作樂之時與鼓相和故云和鼓也今按賈氏此說亦依鄭爲義六鼓四金以節聲樂以和軍旅則作樂與治軍

皆用四金。晉語戰以錞于丁甯。此吳語王乃親鳴丁甯錞于。斯軍樂之證。錞于已再見國語。其名亦非出於大予樂官。又淮南子兵畧訓兩軍相望。鼓錞相當。注錞于大鐘也。是亦軍樂。然在漢時言。不證夏官。其說錞于之形亦異。

九之十九　雲和小筝也通考一百三十七樂十雲和琵琶如筝用十二弦施柱彈之足黃鐘一均而倍六聲其首爲雲象因以名之非周官雲和琴瑟之制也

按馬氏此語亦微有未晉。大司樂注先鄭謂雲和地名。後鄭謂雲和山名。李善東京賦注。雲和山名。出美木用

爲瑟。其聲清亮也。此自言材。不以制言。雲和以名琵琶當亦用美木。故襲古名。首爲雲象。特爲此以著其異耳。

十之十　太囂太白也廣雅釋天太白謂之長庚或謂之大囂疏證開元占經太白占篇引石氏云太白一曰大囂天官書云太白出東方庳近日曰明星高遠日曰大囂各本大囂作太囂因上文太白而誤

按廣雅疏證據占經引天官書。則上文字當作下文。蓋此言明星柔大囂剛。下又云大白柔大相剛。太白字正在下文也。訓纂據本亦多誤字。此卷十六七八九四頁。歲陰歲陽引爾雅正義共三十五曆書字皆譌作律。史律書第三。曆書第四。所引曆書也。是部刻原誤。然亦宜正之。

十之十二　牽牛爲河鼓爾雅釋天何鼓謂之牽牛注今荊楚人呼牽牛星爲檐鼓檐者荷也釋文何郭胡可反又胡多反　一作河漢書天文志第六牽牛爲犧牲其北河鼓

按釋文牽牛有二。星紀斗牽牛也。逸周書周月解云。日月俱起於牽牛之初。右回而行。甘氏星經作此象。云牽牛六星。主關梁。主大路中。主牛。律書云牽牛者言陽氣牽引萬物而出也。天官書牽牛爲犧牲。月令旦牽

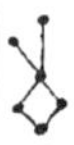

牛中。昏牽牛中。皆此星也。又河鼓謂之牽牛。郭注今荊楚人呼牽牛星爲檐鼓。檐者何也。據天官書云牽牛其北河鼓。甘氏星經河鼓作此象。云河鼓三星。中大星爲大將軍。左星爲左將軍。右星爲右將軍。星直吉爲羽林斡能。曲即凶爲失計奪勢。左右旗各九星並在牛北。枕河。主軍鼓是。別一牽牛本名河鼓。河鼓之名。正以其枕河主軍鼓。字宜从水作河。郭氏作从人之何。或刻爲荷而以荊楚俗諺爲證。近正義家復以農諺之扁擔星證之。恐不爲然。阮氏校勘記以何爲郭氏私定。斯篤論也。然星經既以直爲吉。則不宜作凶曲象。此亦傳刋之失。詩

疏引孫叔然云河鼓之旗十二星在牽牛之北或名為河鼓亦名為牽牛此語自晰蓋河鼓為主旗為輔翼之星故河鼓直為指目旗必與河鼓相繫而言者或以主星相詺猶某郡之縣或亦但云某郡云亦名為牽牛者以星在牽牛北人恆目之為牽牛也正義必以為誤語亦近苛惟大東詩牽牛以服箱言疑亦謂星紀之牽牛所謂角上岐主牛者河鼓牽牛自是將星與牛不涉毛公用之未能知其主義耳又牽牛北宮星其北為河鼓索隱引孫炎亦云河鼓之旗十二星與大東疏合所謂河鼓之旗各九星者星經亦屬河鼓而天官書東宮房

為府下云東北曲十二星曰旗正義云兩旗者左旗九星在河鼓左右旗九星在河鼓右皆天之鼓旗是太史公以旗屬房星不屬河鼓而張守節以河鼓言所說星數又與史公不合且史公不言左右而守節分言而晉書天文志又云河鼓左旗九星在鼓左旁不言有右旗是皆可疑大東疏引李巡云河鼓牽牛皆二十八宿名亦據史記天官書耳而孔氏疑之爾雅正義駁之正義引天官書不云房與牽牛有別翦截上文直奪史義亦未深思矣

十之十四　天棓天槍天猾天衝國皇及登天荊真若蒼彗也又昭旦蚩尤旗昭明司危天欃天陰晉若官張天雀赤若赤彗也又五殘獄漢大賁昭星絀流旬始擊咎天翟天沸黄彗也又天杵天柎伏靈大敗司姦天狗天殘卒起竹彗白彗也又枉死破女拂樞滅寶繞綖驚恐天蒿端下天林黑彗也

按晉志先列妖星自彗星至地維臧光共二十一名次引河圖五星之精流散而為妖者言歲星之精流而為某星至蒼彗止熒惑散而為某某星至赤彗止填星太白辰星散而為某某星至黄彗止白彗黑彗止是蒼赤五色之彗與天棓天槍蚩尤之旗昭明諸星竝列非謂

天棓天槍諸星總名為蒼彗蚩尤之旗昭明諸星總名為赤星也蓋天棓天槍蚩尤之旗昭明天衝國皇司危天欃五殘獄漢旬始前於二十一名已與彗星竝列其於昭明下云一曰赤彗分為昭明於五殘下云或曰蒼彗散為五殘於六賊下云或曰形如彗於旬始下云又曰黄彗分為旬始則史家固以五色之彗與諸星各析言之唯妖星名目繁多據河圖所載已與二十一名不盡合惟各舉一彗以賅其餘故又統之曰五色之彗各有應象耳今鬱儀於河圖原文各增一也字則總訓之失其恉矣又史於河圖之後別引京房風角書三十五

星各言五星所生。不言彗也。鬱儀竝歸入河圖總以彗訓。又若有所去取於其閒。則更不詳其著書之恉矣。

十之二十五　人之先曰若菌淮南子墬形訓窔生海人海人生若菌若菌生聖人聖人生庶人凡窔者生於庶人注窔人之先人菌讀羣下之羣

按窔莊逵吉刻淮南作窔从穴下友。云此字藏本作容。恐非是。故从各本仍作窔。又叢書本注不備。而窔音演。菌則音郡。疑非高氏原注。

十之二十五　甲蟲之先曰介潭淮南子墬形訓介潭生先龍先龍生元黿元黿生靈龜靈龜生庶龜凡介者

生於庶龜注介國也魚之先潭讀潭國之潭按注有誤字姑从莊氏校本錄之俟考

按魚非甲蟲。魚之先當是龜之先。明汪一鸞刻淮南子。不及莊本之備。然此注正作龜字。與正文甲蟲應也。

十一之三之四　九河胡蘇爾雅釋水胡蘇注東莞縣今有胡蘇亭其義未詳疏案胡蘇在東光注在東莞莞當作光字之誤也釋文李云其水下流故曰胡蘇胡下蘇流也孫云水流多散胡蘇然也

按胡蘇之義以李巡下流之說為優。孫說亦古。近程氏撰胡蘇衍義。說胡蘇居九河之中。徒駭最北鉤盤最南。悉本許商。並為詳確。視邢疏尤盡。唯說九河分布派流胡蘇然。舉其中者象形名之。得包其九也。又說胡蘇取扶疏。胡蘇之命名。今居九河之中。餘河則四布於外。故象分布派流之形也。又謂孫炎唯指一河。而不知象九河之流。猶皮傅也。大指是欲舉孫說而勝之。然證之經疏。實不為然。禹貢孔疏云。徒駭是河之本道。東出分為八枝。與漢書敘傳自茲距漢北亾八枝語合。則八河皆徒駭分枝。言扶疏然者當在徒駭第一。而不在胡蘇第五也。竊謂九河齊桓時已亡其八。孫炎尚非目覩。當日河名。遠自虞夏。安知胡蘇之必以扶疏也。然叔然云胡

蘇水流多散。或其下流復有支派。猶未甚害。若云象九河之形。則理在難明矣。又許商說九河自北而南。證之爾雅次第俱合。則八河皆在徒駭本道之南。班掾言北。亦有可疑也。坿按一事。晉陶潛為侃曾孫。史有明文。近山陽閻氏詠以址貫不同。特辨其不為侃系。云侃廬江郡尋陽人。潛尋陽郡柴桑人。今按晉志。尋陽屬廬江郡。永興元年分廬江之尋陽。武昌之柴桑二縣。置尋陽郡。則尋陽之為郡自惠帝始也。侃生平吳之前。自鄱陽徙家時。尋陽正屬廬江。潛生東晉哀帝時。柴桑正屬尋陽。後安帝義熙八年省尋陽入柴桑。則尋陽柴桑是一地。

而建置稍殊耳。二說皆見唐刻困學紀聞。於經史有違。故論之也。

十一之十二　近上旁陂曰翠微爾雅釋山山脊岡未及上曰翠微注近上旁陂　崒者曰厜㕒同上山頂冢崒者厜㕒垂危二音　石戴土曰崔嵬又同上石戴土謂之崔嵬土戴石爲砠

按邢疏謂未及頂上在旁陂陀之處名翠微。一說山氣青縹色。故曰翠微也。邵氏正義謂輕縹解出初學記引舊注。又劉逵蜀都賦注翠微山氣之輕縹也。字皆作輕。按作青者勝。然翠微以邢疏初說爲主。蓋山峯頂爲厜㕒。未及上則爲翠微。翠微是陂陀。故前節云山岡。厜㕒是顛末。故次節云山頂。岡之在旁者未上脊。未上脊則境遠而詞緩。翠微之音亦與之俱緩。頂之崒出者則高逈。頂高逈則境逼而詞危。厜㕒之音亦與之而俱危。目之所至。音亦隨之。翠微厜㕒。意變聲之轉也。翠微之轉又作崔嵬。故卷耳言陟。傳謂土戴石爲崔嵬。蓋直言露石之山。旁亦陂陀。故次章言岡。亦由下及上。初無顛上之訓也。孔疏又以崔嵬爲顛上者。意主谷風毛傳云崔嵬山顛也。而不晤毛於此詩特著土石之文。不以此爲崔嵬顛訓也。抑又牽於小雅二箋。鄭於漸漸之石

云卒者崔嵬山顛之末也。十月之交云崒者崔嵬山頂崔嵬者是二箋皆以崔嵬爲顛項。然不與卷耳相關也。論形則顛崒之義作厜㕒。毛之谷風傳鄭之十月之交漸漸之石箋皆作崔嵬。略不別者。亦以音義爲通也。厜㕒崔嵬音義既是相通。必知卷耳之崔嵬爲翠微不爲厜㕒者。以詩言我馬。下又云岡。釋山厜㕒郭注謂峯頭巉巖。說文亦云崒危高也。經文上言山頂冢。則崒者厜㕒又其險峻。愈非馬之可登。是崔嵬不得以厜㕒立義。自當翠微爲聲也。夫古人名物以聲音爲主。聲音以雙疊爲形。雙疊之轉。微分輕重。即名物之狀與爲推移。翠微之與厜㕒。厜㕒之與崔嵬。隨聲異形。是亦天成之理。自然之音也。駢雅以三節爲聯。使嵬崔之遠隔在後者收列厜㕒之次。翦截上下。具有微旨。若山翠輕縹。則後世辭章俊語。經典翠字無作山色解者。終於雅訓非倫。故辨而論之。

十一之十二　𠳋商小塊也說文解字第十四𠳋商小塊也𠳋去衍切

按說文小塊也。段刻尚有从𠂤从臾臾古文蕢字九字。大徐作从𠂤从臾。小徐作从臾𠂤。說以大徐爲是。段蓋補之。段云此蓋古語。塊俗凷字。蕢見艸部。艸器也。謂一

蕢之土而已。此語亦不甚憭，艸器自是蕢之一解。此云一蕢之土而已。當據禮運蕢桴注。鄭云蕢爲凷堛也。不得次艸器語而謰言之。簪商語不可解。許既从蕢生義。鄭注蕢桴謂摶土爲桴。則此小塊者。即古之桴蕢歟。商音。曲禮槀魚曰商祭注。商猶量也。疏謂量度燥溼得中而用之。文選吳趨行注引許慎淮南子注曰。商權麄略也。以此言之。則簪商之名義可思已。

十一之二十　靺鞨異石也通雅四十八金石類靺鞨木難鴉鶻猫睛皆寶石也碧者唐人謂之瑟瑟紅者宋人謂之靺鞨升庵謂靺鞨即肅慎地產寶石而正楊譏

之智謂靺鞨乃紅韋色以其聲名其國寶石之紅靺鞨言其色耳唐大中時貢十二玉有紅靺鞨　莫撥胡蔦二切

按瑟瑟謰疊。始於釋名。言瑟者瑟然也。此言瑟。以瑟爲美玉形似之辭者。說文在玉部作璱。云玉英華相帶如瑟絃也。璱詩旱麓經文亦作瑟。傳潔鮮貌。通雅以瑟瑟爲碧玉。則亦以英華相帶色鮮潔也。瑟瑟字數見唐人杜子美石筍行箋者引廣雅瑟瑟碧珠也。今叢書本無之。方氏謂靺鞨乃紅韋色以其聲者。此見詩瞻彼洛矣傳。靺韐者茅蒐染草也。一曰靺韐所以代韠也。箋靺韐者茅蒐染也。茅蒐靺韐聲也。靺韐祭服之韠。合韋爲之。孔疏靺韐者衣服之名。奭者赤貌。爾雅云一染謂之縓。再染謂之赬。三染謂之纁。此曰靺韐即一入曰靺韐是縓也。定本云一入曰靺韐。是以他服謂之韍。祭服則謂之靺韐。疏又云。傳言靺韐茅蒐染。故解之云茅蒐靺韐聲也。古人之道茅蒐。其聲如靺韐。故名此衣爲靺韐也。士冠禮注云。靺韐者縕韍而幽衡。合韋爲之。士染以茅蒐。因以名焉。今齊人名茜爲靺韐。又引駁異義云。靺草名。齊魯之閒言靺韐聲如茅蒐。字當作靺。陳留人謂之蒨。是古人謂蒨爲茅蒐。讀茅蒐其聲爲靺韐。故云茅

蒐靺韐聲也。此浮山之所本。蓋古以茅蒐染韋名靺韐後又以靺韐狀石之紅。廣雅縓謂之紅。紅即一染之色。蓋赬之淺者耳。靺鞨即靺韐字異而意同也。又按此條許鄭異義。淡長之意。單以靺字爲聲。故韋部靺自爲染韋。市部韐爲帢之重文。爵弁服其色靺。左成十六年疏引賈逵云一染曰靺。韋昭云急呼茅蒐成靺。皆承許說與詩箋靺韐爲聲之說故自不同。鄭君之意謂茅蒐與靺韐二字爲聲。靺韐之衣本自茅蒐所染。茅蒐之草亦即以靺韐爲聲。形聲之際。互相爲宫。故其箋云靺韐者茅蒐染也。茅蒐靺韐聲也。孔疏亦即遵循此指以相發

明而近日段氏刻毛詩傳遽改染草也爲染韋二二字茇鄭箋兩韎字以爲各本訛舛不可讀刊削毛鄭以專主許義亦未前聞唯正義引定本謂傳作一入曰韎韐如有入字則傳又當以韎字句絶韐所以代韠也別爲句上文當以韎韐者茅蒐句絶染草也特申言草是毛公作傳心在一二之地神存名實之閒鄭君所云得其上言之與許書所説又其下語之精異若肥泉實源同宿海矣而孔疏云一入曰韎韐韐字宜茇云傳言韎韐茅蒐染是牽於鄭箋未分乇句染草二字實本周官也又釋文韎音昧韐音閤蒐字諸經皆色留反色留與韐

實難爲聲若準釋草蒐懷羊釋木瘣木苻婁兩字恐音胡罪反音回蓋蒐从艸鬼鬼人所歸茅蒐人血所生鬼切居偉蒐反胡罪或亦音回疑若似也釋草云茹藘茅蒐是一疊韻一雙聲茅之音轉則韎蒐之音轉則韐故茅蒐與韎韐爲聲即單言韎亦得爲茅蒐之合聲此雖肌測要亦遵暢韋昭潛思鄭讀也許於蒐下云从艸鬼疑奪聲字蒐音色留者據穀梁桓四年傳釋文蒐慶氏本又作搜祭義而弟達乎獀狩矣釋文獀本亦作廋文選辨亡論蒐三王之樂注蒐與搜古字通魏大饗碑周成岐陽之獀獀在説文犬部作狻云南越名犬獶狻此

不云獵而篇韻皆以獀爲秋獵則與大饗碑字同義合之祭義亦同凡此皆从叜从叜則色留切形聲義三者皆安已他若釋木茦椒醜莍今各本注云莍萸子聚生成房貌唯釋文莍字音義下有茰字所留反茰下有茱字音殊此茰茱二字殆是經注脱落當云莍茰茱茱萸子聚成房貌蓋茦醜少實一裹之内纔有一實語見椒聊傳疏而内則疏引賀氏語古用茱萸動輒盈升蒐之爲搜或亦即茰茰以形近變而蒐𢾰第艸鬼之字實少用宏故茰其莍意雙聲取義古之通語然也然則色留之音經典皆然無能異也禹貢渠搜穆天子傳尚作巨蒐是爲一證

小學駢支卷八

錄目

茉苢桴苡

冰臺

軒于

栟閭蒲葵

痤棲癳李

守宮槐也

蒲錯樗雞

寒蟹蛩也

蜱蛸

鳳車大蜨蝶

蚰蜒蟥衍

蟥蜴虢雖蛤蚖頭領形音之辨

鼅鼄蜘蛛

螻蟈

文貝

螳螂蛈蝪

鼅鼄

䳇𩿧

鳺𩿧

鵖雀

鵖鵲

鸕鷀

鬼車

郭樸

穆天子傳詩字

皮樹

活褥地

小學駢支卷八

泰州田寶臣少泉著

邑後學陳啟彤管侯較

十二之十六　芣苢車前也詩芣苢釋文苢本亦作苡音以芣苡馬舄也又名車前爾雅釋草芣苢馬舄馬舄車前注今車前草毛詩草木鳥獸蟲魚疏采采芣苢芣苢一名當道喜在牛跡中生故曰車前當道也今藥中車前子是也　又十三之二桴苡小果也逸周書王會解康民以桴苡桴苡者其實如李食之宜子注康亦西戎別名也食桴苡即有身　王本作康人洪本桴作稃

鬱儀桴稃兩用此作桴下稃苡又作稃別異文也孚以二音

按芣苢桴苡駢雅分草木二種。蓋據詩與周書。詩毛傳芣苢馬舄。馬舄車前也宜懷妊。孔疏王肅引周書王會云。芣苢如李。出於西戎。王基駁云。王會所記雜物奇獸皆四夷遠國各貢土地異物以為貢贄。非周南婦女所得采。是芣苢為馬舄之草。非西戎之木也。則似二種。然說文苢。芣苢。一名馬舄。其實如李。令人宜子。从艸吕聲。周書所說。字作艸部之芣。則似一種。注家以周書正文未嘗言桴苡為木。為許佐證。此又不然。草木二類。儘有性味同名品同而生植不同者。石蓮水產而亦生於樹。胡桃木實而亦蔓於藤。周南之芣苢是艸。周書之桴苡是木。唯許據中國所生者言之。故云亦名馬舄。而西戎之所產。則實大如李。故云周書所說。篆在艸部。而木部無桴苡者。彼桴是棟名。意以桴苡字當作芣苢耳。其義自明。

十二之二十四　冰臺艾也爾雅釋草艾冰臺注今艾蒿

按張華博物志曰。削冰令圓。舉以向日。以艾於後承其影。則得火。郭不用之。而其說則可為雅注。又采葛毛傳

艾所以療疾。孟子趙岐注艾可以為人灸病。釋詁云乂治也。艾養也。艾之名艾。其以此歟。

十二之二十四　軒于蕕也文選子虛賦菴閭軒于注張揖曰軒于蕕草也

按後漢書馬融傳單名于。注云。于一名蕕。生於水中。此于蕕雙聲也。軒于蕕。在爾雅作莤蔓于。郭注。多生水中。一名軒于。江東呼莤。莤郭音由。又音酉。說文蕕水邊草也。錯繫傳云。似細蘆。蔓生水上。隨水高下。汎汎然也。

十三之七　栟櫚蒲葵椶也玉篇中木部櫚椶櫚亦曰栟櫚也栟俾名切玉篇中木部椶祖東切椶櫚也一名

蒲葵

按說文栟栟櫚椶也从木并聲段云各本奪椶字今依韻會本補廣雅劉逵引異物志皆曰栟櫚椶也上林甘泉賦字作并閭南都吳都字作栟櫚許書有栟無櫚櫚因栟之木旁而同之耳府盈切又椶栟櫚也从木㚇聲可作萆段云互訓也蜀都賦椶枒楔樅四木名也艸部萆雨衣一名衰衣按可作萆之文不系於栟下而系椶下者此樹有葉無枝其皮曰椶可為衰故不系於栟下也椶本皮名因以為樹名故栟櫚得互訓也張揖注上林賦曰并閭椶也皮可以為索今之椶繩也玉篇云椶

櫚亦名蒲葵今按南方草木狀云蒲葵如栟櫚而柔薄可為簦笠出龍川是蒲葵與椶樹各物也謝安之蒲葵扇今江蘇所謂芭蕉扇也椶葉縷析不似蒲葵葉成片可為笠與扇

十三之八　痤椄麥李也爾雅痤椄慮李注今之麥李

按邵氏正義謂休為無實李痤為椄慮李是以椄慮為李名此與痤字連讀椄从木不从手與邵異

按此條邢疏最晰邵氏失之痤椄二字自是舊讀毛刻爾雅疏陳刻初學記痤皆作㾌以釋文證之當从疒作痤初學記今之麥熟李此邢疏與麥同熟之所本郭注

當奪熟字說文疒部痤小腫也木部椄續木也段云栽花植果者以彼枝椄此樹而花果同彼樹矣椄之言接也痤椄之名其以此歟今觀花果椄處皆小擁腫力部勷助也蓋助長義勷省則慮也痤椄慮李初無小意惟陶隱居云京口有麥李麥秀時熟小而肥甜是說小也如是小義王砅注素問鬱乃痤云痤謂色赤瞋憤內蘊血膿形小而大如酸棗今江南秋李熟時恆似膿血之內蘊意麥李實小熟時亦若此狀蓋王砅以棗譬疾爾雅則以疾譬李也云椄者痤乃陽氣內鬱所為夏時尤多此李熟後也紀時

十三之八　守宮槐也爾雅釋木守宮槐晝聶宵炕注槐葉晝日聶合而夜炕布者名為守宮槐

按邵氏正義云初學記引孫炎云聶合也齊民要術引孫炎云炕張也釋文引樊光本作抗亦張布之義郭注義本孫炎釋文又引顧野王云炕張也亦本於孫炎也或欲附會於今之合昏以為晝開宵合疑郭氏為誤解今考太平御覽引晉儒林祭酒杜行齊說在朗陵縣南有一樹似槐葉晝聚合相著夜則舒布而守宮也江東有樹與此相反是則守宮之槐晝合宵張古人得諸目驗不得坿會為合昏也

十四之三之十　蒲錯促織也　鸋雞莎雞也

按詩蟋蟀傳云蟋蟀蛬也疏引郭璞曰今趨織陸機云蟋蟀似蝗而小正黑有光澤如漆有角翅幽州人謂之趨織七月莎雞疏引釋蟲云螒天雞樊光云謂小蟲黑身赤頭一名莎雞陸機曰莎雞如蝗而斑色毛翅數重其翅正赤或謂之天雞六月中飛而振羽索索作聲幽州人謂之蒲錯是促織與蒲錯異名埤雅亦以蟋蟀一名促織莎雞一名蒲錯兩條各析言之嚴華谷詩緝亦以為二物惟朱子云一物隨時變化而異其名則蒲錯或可以促織為訓今駢雅於促織列蒲錯後更別出莎雞條則又以蒲錯莎雞分而為二不可曉其其所自

十四之四　寒螿蛩也爾雅釋蟲蜺寒蜩注寒螿也似蟬而小青赤按蛩字有數解陸機詩疏謂蟋蟀一名蛩方言十一注謂蚰蜒江東又呼蛩淮南子本經訓飛蛩滿野注蛩蟬蠛蠓之屬也一曰蝗也沇州謂之螣說文解字十三作秦謂蟬蛻曰蛩此解寒螿當從說文及淮南高氏注作蟬屬解為是然文家用秋蛩及寒螿字皆指促織言以蛩為蟬轉有訝為不類者矣

按此引淮南子是用莊逵吉本史記周本紀蜚鴻滿野索隱引高誘曰蜚鴻蠛蠓也言飛蟲蔽田滿野故為災非是鴻雁也又引隨巢子作飛石飛拾蟲也似小司馬所據之淮南作飛鴻不作蛩也沇州謂之螣下高注云螣讀近殆緩氣言之蛩讀詩小珙之珙似與蛩讀渠容之音亦異方言十一注蛩音鞏當即高注之珙音也說文𧒒悉𧒒也下段引毛傳蟋蟀蛬也云許書無蛬字今人段蛩為之蓋蛩是獸名秦謂蟬蛻亦曰蛩耳又風土記云七月蟪蛄鳴於朝寒螿鳴於夕注蟪蛄朝蟬寒螿夜蟬則蛩是促織寒螿是蟬鬱儀以寒螿為蛩疑別有本今本高注亦祇云蛩蟬之屬不定謂寒螿也蛩从巩巩在丮部篆作丮持也讀若戟巩褱也居竦切凡執孰巩皆从丮作丸凡者誤

十四之七　蜱蛸螗蜋卵也神農本草經上桑蜱蛸一名蝕肬廣雅釋蟲疏證蝕與食同食肬螳螂別名非蜱蛸也蜱音裨又婢貽反

按訓纂引孫氏問經堂本草作蝕从食虫引王氏廣雅疏證作蝕从食蚰今按說文蝕敗創也从虫人食段注敗者毀也創者傷也毀壞之傷有蟲食之故字从虫春秋經曰鼷鼠食郊牛角又曰日有食之字或作蝕不从虫亦不从蚰此宜加按語

十四之十三　鳳車天蜨蝶也古今注魚蟲第五蛺蝶

一名野蛾一名風蝶江東呼為撻末色白背青者是也其大如蝙蝠者或黑色或青斑名為鳳子一名鳳車一名鬼車生江南柑橘園中

按說文。蛺。蛺蝶也。从虫。夾聲。兼叶切。蜨。蛺蜨也。从虫。疌聲。徒叶切。徐鉉云今俗作蝶非是。然則蜨即蝶字。此蜨蝶定是蛺字之譌。否則重文費解也。原引古今注正自不誤。

十四之十四　蚰蜒蟥衍入耳也爾雅釋蟲蟥衍入耳注蚰蜒釋文蟥以忍反衍以善反本又作蜒疏方言云蚰蜒自關而東謂之蚰蜒原注由延二音按今本方言

作蟥蜒不作蚰蜒

按鄭注攷工云郤行演衍之屬。釋文引爾雅字皆作衍。校勘記云蟥衍入耳閩監本同。毛本依今本爾雅改蟥衙非。釋文引爾雅亦作衍。从虫者俗字。則釋文所據者監本周禮。字不作衙也。蟥衍郭注蚰蜒。邢疏此蟲黃色而細長呼為吐古。攷工釋文以為此蟲能兩頭行。引劉氏云或作衍引。衍音延。今曲蟮也。按方言蚰蜒趙魏之間或謂蚨虶。則郭說是。蚨虶多足。今猶謂之蚰蜒百足。邢疏黃色而細長則是。以為吐古則非。吐古無足溼生。與蚨虶不協。此得謂之曲蟮者。說文蟥篆亦作蚓。則蟥衍亦可作蚓衍。云衍蚓者。倒文而誤也。

十四之十五十六　蜑蝪號蜼蛇醫也大而能鳴曰蛤解江東謂之蛤蚖汝潁謂之蛤蠣毛詩草木鳥獸蟲魚疏胡為虺蜴虺一名蠑螈水蜴也或謂之號蜼或謂之蛇醫如蜥蜴青綠色大如指形狀可惡蜼以醉力軌二切方言八蛤解注似蛇醫而短身有鱗采江東人評為蛤蚧音領頷汝潁人直名為蛤解音懈誤聲也疏證注內蛤蚧音領頷各本訛作蛤蚖音頭領永樂大典本訛作音頭頷廣韻蛤領同音其頷字注云領頤旁今據以訂正又直名為蚧解音懈各本訛作直名蛤斲音解

從曹毅之本

按號蜼字誤。蛤蚖音與字俱不誤。說文虫部蜼如母猴卬鼻長尾。从虫。隹聲。與蜼蠗蚼蛩蟨為類。皆獸名。雖虺蜥蝘蜓蚖六篆為類。皆蟲。說文蜥易也。雖篆下云似蜥易而大。从虫。唯聲。息遺切。此引蟲魚疏虺蜴一名蠑螈水蜴也。或謂之號雖。則是雖誤奪口。當作號雖。虺篆下云以注鳴者。詩曰胡為虺蜥。許於雖不云鳴。虺則云鳴。陸璣蓋謂雖之能鳴是謂虺蜴。故曰號雖。蜥今詩作易。許引詩作蜥。據釋文星歷反即蜴字。蚖篆下云。榮蚖蛇醫以注鳴者。从虫元聲。段云。榮蚖或單評蚖。引史記龍葉化爲玄蚖以入王後宮。此引方言本改蛤蚖爲蛤蚧。恐仍當作蚖。各本方言注云蛤蚖音頭頷者蓋單注蛤字音頭頷之頷。不注蚖字音。以本節上蠑螈句已云元音。意謂蚖即螈。人自會耳。頷胡感反。蚖愚袁反。方言頷頤頷也。廣雅。頷動也。左傳襄二十六年頷之而已。杜注。謂搖其頭。蛤蚖善鳴。以此注音。殆兼形象。方言又云南楚謂之頷。秦晉謂之頷。說文頷頜二篆。孫愐皆音胡感朱翶皆音侯坎。是並舉之爲同音。若依舊注作頭頷。則音不應重蓋蛤蚖雙聲。郭注非誤。廣韻頷頜與此不涉。然胡感侯坎亦僅得其半。篇韻頜字皆作公荅與蛤同紐。今郭注方言云蛤鶹鶹準鶉聲。孫音丁活。朱音誅𪆂。是蛤鶹又疊韻與雙聲。戴疏又得其半也。蚧字唯方書有之。云雄鳴蛤雌鳴蚧。則蛤蚖作侯坎愚袁胡感愚袁是雄。蛤鶹作誅𪆂公荅丁活公荅是雌。雄弇而雌侈。知蛤有二音。愈以知古人名物之精矣。盧刻改汝潁謂之蛤鶹爲蛤解。意據郭注訂正。而不知鶹字之非譌也。坿按許書虺蚖二篆皆云注鳴與孜工鄭注作胷鳴者異義。

十四之十六　𪓿𪓰蝲鼀蝦蟇也說文解字第十三𪓿𪓰詹諸也詩曰得此𪓿𪓰言其行𪓰𪓰从黽爾聲式支切𪓿七狄切又蝲鼀詹諸以脰鳴者从虫匊聲居六切

鼀七宿切

按廣韻偶促短小。渠玉七玉二切。趨趍體不伸也。渠六所六二切。蝦蟇之稱蝲鼀。渠竹七宿二切蓋亦象形而受斯名也。說文蝲鼀詹諸下段云。黽部曰鼀𪓰詹諸也。其鳴詹諸。其皮鼀鼀。其行𪓰𪓰。此則又名蝲鼀。釋魚作鼀𪓿詹諸。鼀𪓿即蝲鼀一語之轉。黽部鼀圥鼀詹諸也。下段云一物四名。曰蝲鼀。曰圥鼀。曰詹諸。曰𪓿𪓰。其鳴詹諸下段云。蝦蟇能作呷呷聲。蟾諸不能作聲。詹諸象其蹇吃之音。此言所以名詹諸也。其皮鼀鼀下段云鼀鼀猶䠞䠞也。其身大背黑多痱磊。此言所以名蝲鼀圥鼀也。蝲之義蓋取於拳曲。其行圥圥下段云圥圥舉足不能前之貌。蟾蜍不能跳。菌圥圜上椎鈍非銳物也。故以狀其行。此言所以名圥鼀也。从黽圥。圥亦聲。七宿切又𪓿篆爲鼀之重文。許云鼀或从酋。證諸此條。則蝲鼀與偶促趨趍音義可思。而釋魚之鼁从去云鼁鼁音去秋字當从圥不从去。𪓿即鼀字同音七宿而以𪓿切七狄與爾雅之从去下黽釋文之音去秋者皆爲非也。又段書於蝲下引黽部鼀𪓰當作圥鼀。黽部有𪓿𪓰無圥𪓰。其行𪓰𪓰當作鼀鼀𪓰𪓰是𪓰篆下許說。此又誤甚矣。注書之不易也。

十四之十六　螻蟈蝦蟇也禮月令孟夏之月螻蟈鳴疏螻蟈蝦蟇也按鄭注以螻蟈為蛙釋文引蔡氏說以螻為螻蛄蟈為蛙分而為二考月令七十二候無一候兼言兩物絶不同類者此說前人固已駮之至邱光庭兼明書辨蛙與蝦蟇形狀之不同謂螻蟈非蝦蟇良是文不備載此尚沿孔疏之説

按鼃與蝦蟇以秋官蟈氏為最古鄭司農云蟈讀為蜮蜮蝦蟇也月令曰螻蟈鳴故曰掌去鼃黽鼃黽蝦蟇屬書或為掌去蝦蟇玄謂今御所食蛙也字从虫國聲也蜮乃短狐與又云齊魯之閒謂鼃為蟈黽耿黽也蟈與耿黽尤怒鳴為聒人耳故去之是先鄭以鼃黽蝦蟇為一物後鄭謂蟈為鼃黽謂耿黽不言蝦蟇說文黽部鼃鼃黽也鼃蝦蟇屬似同先鄭然有不同者許意鼃黽為一物鼃為一物蓋許之鼃黽即後鄭之耿黽鼃古音圭與耿雙聲故得為一字此亦段說今駢雅以蝦蟇與下節鼃别為二條以螻蟈為蝦蟇是用先鄭以耿黽為鼃是用後鄭兼明書云蛙形小而長色青而皮光春夏居水邊相對而鳴者也蝦蟇形濶而短色黃而皮如砂鞭之汁出如乳醫方用之治甘蟲狗毒是今患呼蝦蟇者誤也

十四之十九　餘貾餘泉文貝也爾雅釋魚餘貾黃白文注以黃為質白為文點貾直其反音池又餘泉白黃文注以白為質黃為文點今紫貝以紫為質黑為文點釋文泉如字本或作螈

按說文貝海介蟲也居陸名猋在水名蜬象形古者貨貝而寶龜周而有泉至秦廢貝用錢許云名猋釋魚作贆云象形象其背穹隆而腹下岐也菁菁者莪箋云古者貨貝五貝為朋疏云五貝者漢書食貨志以為大貝壯貝幺貝小貝不成貝為五也言為朋者謂小貝以上四種各一貝為朋而不成者不為朋鄭因經廣解之言有五種之貝貝中以相與為朋非總五貝為一朋也故志曰大貝四寸八分以上直錢二百一十文二貝為朋壯貝三寸六分以上直錢五十文二貝為朋幺貝二寸四分以上直錢三十文二貝為朋小貝一寸二分以上直錢一十文二貝為朋不成貝寸二分漏度不得為朋率枚直錢三文是也以志所言王莽時事王莽多舉古事而行五貝故知古者貨貝焉

十四之二十　螲蟷蛈蝪土鼅鼄也爾雅釋蟲王蛈蝪注即螲蟷似鼅鼄在穴中有蓋今河北人呼蛈蝪正義按今時北方以蛈蝪為顛當螲音窒蟷音璫蛈鐵迭二

音蝪湯唐二音酉陽雜俎卷十七顛當爾雅謂之王蛈蝪鬼谷子謂之蛈母秦中兒童戲曰顛當顛當牢守門蠮螉冠女無處奔

按邵氏正義引劉崇遠金華子云。長安閭里中小兒常以纖草刺地穴閒。共邀勝負。以手撫地曰顛當出來。既見草動。則鈎出赤色小蟲。形似蜘蛛。江東小兒謂之釣駱駝。其蟲背有若駱峯然也。明經劉寡辭曰。此爾雅所謂王蛈蝪也。今時北方以蛈蝪為顛當。小兒以纖草刺地穴。略如崇遠所言。又按說文。蛈青蛈。水蟲。可還錢。从虫。夫聲。段注云。其事見鬼谷子淮南萬畢術搜神記陳藏器本草拾遺。未知今尚有此物否。鬼谷子曰。若蛈母之從其子也。出無閒。入無朕。獨往獨來。莫之能止。此謂青蛈之還錢。與萬畢搜神所說正合也。而陶隱居以螲蟷在穴中釋之。此由誤仞蛈為蛈。遂以爾雅王蛈蝪為注。酉陽雜俎。亦云鬼谷子謂之蛈母。郢書燕說。博學者尤難免矣。此辨甚晰。

十四之三十一　鼅鼊水族也文選吳都賦鼅鼊鯖鰐劉淵林注鼅鼊龜屬也其形如笠四足縵胡無指其甲有黑珠文采如瑇瑁可以飾物

按周禮鼈人司農注云。互物謂有甲滿胡。龜鼈之屬。釋

文滿莫千反。淮南時則訓。孟冬其蟲介。高誘注。介甲也。象冬閉固。皮漫胡也。說文滿从廿从兩。平也。讀若蠻。廣韻無穿孔狀。以上諸義皆言甲。此鼅鼊注云四足別甲言之。又字作縵胡。與滿胡別。昨於釋宮甑甂條及此謂是下垂義。實不用滿胡解也。

十五之三　鶝鴀尸鳩也方言八鳲鳩燕之東北朝鮮洌水之閒謂之鶝鴀　福丕兩音廣雅疏證云與鴀同不九反

按鳲鳩。漢魏叢書本方言正作尸鳩。是駢雅所據。與廣雅亦合。戴疏訂作鳲。是據釋文。福丕兩音。雙注鶝鴀訓籑奪一鶝字。則似兩音皆為鴀注。此宜補。鶝當作鴀。王說最得。詳後鳺鴀條。近之刻爾雅圖者。鳺鴀鴀亦譌作鴀。宜竝正之。

十五之三　鳺鴀鵓鳩隹也爾雅釋鳥隹其鳺鴀注今鵓鳩鳺甫無切音膚又音扶

按爾雅釋文鳺本亦作夫。字林甫于反。鴀本亦作不。方浮方九二反。又詩四牡釋文鵻本又作隹。是鳺鴀本作夫不。隹本作鵻。釋鳥邢疏引舍人曰鵻亦名鳺鴀从鳥四牡毛傳鵻夫不也。不从鳥夫不據詩與左傳昭公十七年兩疏。俱引犍為注。與邢引合。皆云隹。不云其。唯詩疏作

雒一名其夫不以三字成文然毛與揵為又云夫不不云其是未能斷陸機以隹其讀則詩疏是傳刻之譌蓋其是語辭若鷽斯之類耳杜注左傳祝鳩鷦鳩也鷦鳩孝故為司徒使教氏疏引毛傳云鷦夫不此鷦又雒字之譌釋文云鷦音焦本又作焦本或作鷦子遙反又子堯反是陸遵杜旨今據說文雒祝鳩也重文作隼云雒或从隹一然則釋鳥經文四牡釋文之隹字皆是隼字之譌隹譌作隹隹又譌作焦雒之譌作鷦鷦之譌又作鵻此展轉承譌之故惜元朗不能根許書以定之而方言家亦以譌刻之鷦為正亦為不涉許書也蓋隼與隹

別隹部不从一是鳥短尾之總名此从一之隼則是祝鳩字與雒同雒隼隹俱直追切而徐楚金又欲混此从鳥之雒為隹部之隹語見隹部首篆下則是忘此从一之隼不得為隹部之隹矣且欲於鳥總名之上闌一亦字以員成已說有矜色焉抑又失之又經典多有隼字从隹下十詩采芑爾雅釋鳥兩疏皆引說文曰隼鷙鳥也此語今不見許書疑舊在隹部以鷹隼醜例之當列雕篆之後鸇篆之前彼自思允切此鳥部从一之隼篆下有一曰鵻字四字當次隼鷙鳥也下蓋彼之篆說俱亡餘此四字散見於徵引不全之本理董者以从一之

隼為即隼字遂以坿麗隹下二徐不察欲於隹下注思允一切聳尹一反既知隼為重文遂以思允聳尹注鶽雒下使淺長本自清晰之書晦昧千古從來談小學者亦遂轇結而不可解籍非孔邢孰察其非哉鶉當依鼎臣作鷻（許云雕也）作鶉者用四月匪鶉（毛傳雕也）字當作子楚金於隼篆下云執之也亦是鷙鳥也之譌字錯簡宜竟芟之作隼篆云鷙鳥也从隹凡省聲一曰鷻子歸隸隹部而還職追切於鳥部雒下移思允聳尹於隹部之隼下如此則文字相貫而許書可復其舊段於此注大費參稽究無歸指惜不得以此語質之或可援手部摻字據

經疏所引亦補此篆也廣雅釋鳥隹鷻也此隹亦當从隹下十蓋亦以从一之隼而譌鷻則鷻之別體鳥移而右文加於鳥耳（度官切雕也）坊間見刻元應書引此竟作雒鶉也夫雒則安有鶉義如曰雒屬之雜讀常倫切又安有雒之可以訓雜者是又輕改古書使從事者墮入五里霧中然度官之鶉誤為常倫之鶉亦不自近日始駢雅以白唐與早秋並訓鶉也則鬱儀亦未之深思也雒名夫不者說文夫篆作亣許云从大一不篆作丆許云鳥飛上翔不下來也从一一猶天也段注謂丆象鳥飛去而見其翅尾形則夫不名義當亦象形亣是見其首

猶大。不則唯見翅尾漸小。故邢疏引陸機云小鳩也。是鳥之輕而上飛者。故詩云載飛載下。廣雅釋鳥以戴勝爲鶝鴀。此別一鳥。鶝鴀雙聲之轉即爲疊韻。是亦以而不爲義。蓋其飛至高。至三月而蠶事將興。天氣至此而下降愈甚。此鳥亦因天之氣不復高飛。故云降於桑。猶云降於桑之時。實紀時語。此以知鄭注月令重之若自天來。蓋重蠶。較勝於高注呂覽是月其子彊飛從桑孔來下之說也。夫不雙聲疊韻。釋鳥以冠篇首。亦兼以總領鳥屬。以鳥飛上翔。故領之。猶說文以飛先乞不至西諸部耳。埤雅說鵻云夫不壹宿壹宿婦之正也夫或不然是成底語而以說經

十五之六　鷦䳜鸋鴂韈雀桃蟲也爾雅釋鳥桃蟲鷦其雌鴱注鷦鷯桃雀也又鴟鴞鸋鴂注鴟類方言八桑飛自關而東謂之工爵或謂之過鸁或謂之女匠自關而東謂之鸋鴂自關而西謂之桑飛或謂之懱爵注即鷦鷯也又名鷦鸎

按廣雅鷦䳜鸋鴂竝爲一物。說文鴟鴞鸋鴂也。鷦䳜桃蟲也。許與釋鳥竝毛詩陸疏皆合。則說爲有根矣。方言則桑飛即鸋鴂。郭注謂即鷦鷯。又名鷦鸎。似與廣雅合。而鸎字又不甚憭。又可疑者。數語之閒重出自關而東四字。當有闕誤也。懱雀即韈雀。以鴟鴞陸疏知之。謂其喙尖如錐。取茅莠爲巢。以麻紩之。如刺韈然。方言从心。與疏異字。郭注言懱截也。亦與陸異訓懱截小也。截在戈部自訓斷也。段以方言尐杪小也廣韻䤈尐小也改髟部鬣下束髮少也爲束髮尐小也。謂懱截即䤈尐。不知尐在小部訓少也。與上篆少不多也朼壯相生。自不容改。則鬣下宜仍舊作少。而以尐爲小者。自在方言廣韻。又鳥部有䳌篆。許不云小。篇韻皆云小雞。蟲部有蠽篆。許云小蟬蜩也。是截之爲小。即許書自有可徵。言懱截者亦不煩改之以證截也。韈在韋部。足衣也。此即麻紩刺韈之義。而方言疏證懱雀下謂懱韈蔑字異音義同。是其互說顯與陸璣爲異。三文具在許書。實未云同。唯釋名韈有末也一訓。然說韈在腳末。是對本而言。非微末之指也。竊意首部之蔑本訓勞目無精也。無精則不見物。蓋截言小蔑則言其難見。木細枝謂之蔑。亦此意。字宜作蔑。郭从心者。心部懱輕易也。合截言。則但言輕小耳。坿按蔑在首部。字从丫从目。許讀若末。故部領三文。瞢蔑𥈈皆以首末爲聲。許於𥈈下云首亦聲。意自明也。孫愐以首切徒結。則不用漢讀。遂亦顯背許聲。蓋切韻之不可入說文也。又一耑矣。

十五之七　䳓鶻鶻也廣雅釋鳥䳓鶻鶹也疏證鄭注

大射儀引淮南子曰鳱鵠知來今淮南氾論訓作乾云乾鵠知來而不知往高誘注云乾鵠鸛也鳱與𨾊同鸛同鳱𨾊竝音若汗反

按鵲字許書無之烏部篆本作舄䧿也象形重文作䧿云篆文舄从隹昔則廣雅所用䧿字是也此據淮南作鳱鵠此鵠字與鳥部之鵠訓鴻鵠音義俱殊此䧿與釋鳥鷽山鵲亦異許書鷽雗鷽逗山鵲句知來事鳥也段注云淮南書乾鵲知來而不知往高曰乾鵲䧿也人將有來事憂喜之徵則鳴此知來也知歲多風卑巢於木枝人皆探其卵故曰不知往也乾讀如乾燥之乾鵲讀

如告退之告太平御覽引乾鵲知來而不知往此修短之分也注乾鵲鵲也見人有吉事之徵則修修然凶事之徵則鳴啼而知來歲多風則巢於下枝而童子乃探其卵而不知各有所能故曰修短之分也此正文作乾鵲與高本作乾鵠異注亦小異必是許注玉裁謂釋鳥鷽山鵲未嘗云雗鷽也高許注淮南皆曰鵲也未嘗云山鵲也廣雅亦云鳱鵲䧿也不云山鵲然則釋鳥鷽山鵲為一物說文當云雗鷽䧿也為一物今本山字淺人依爾雅增之避太歲知來歲風知人憂喜知行人將至此正今之喜鵲其性好晴故曰乾鵲雗乾𨾊同鷽鵲同

以上皆段說意以知來事是鵲非山鵲也又邵氏釋鳥正義亦云鵲為乾鵲山鵲為鵲之類又云乾鵲大如鴉而長尾銳咮黑爪綠背白腹山鵲則似鵲而有文采喙與足俱赤尾長不能遠飛山中人諺云朝鷽叫晴暮鷽叫雨故說文以為知來事鳥斯又以淮南之乾鵲是今之喜鵲爾雅之山鵲即說文之山鵲則許書不煩芟字而義亦安唯說知來事不及段之暢足耳廣雅疏證引大射儀鄭注者按參見鵠於干注云或曰鵠鳥名射之難中中之為俊是以所射於侯取名也淮南子曰鳱鵠知來段於許書鸛篆鸛專畐蹂如鵲短尾射之銜矢射

人下舉大射儀注引淮南鳱鵠謂鳱鵠非小而難中之鳥也引爾雅鸛鷒鶝鶔郭注云又名瞜婁又引釋文瞜古以為懈惰字言此鳥捷勁雖羿之善射亦懈惰不敢射也又引鄭注周禮設其鵠云謂之鵠者取名於鳱鵠小鳥而難中當是鸛專鸛𨾊音近䧿許雗䧿此鳥狀如鵲故亦謂之𨾊鵲此說似創而近理因竝著之

十五之十二　鸕鷀鷧也爾雅釋鳥鷀鷧注即鸕鷀也觜頭曲如鉤食魚釋文鷀音慈字林云似鶂而黑鷧郭懿翳二音字林英莅反鸕音盧

按後漢書馬融傳上鶬鴰鸕鷀注引楊孚異物志云能

没於深水取魚而食之。不生卵而孕雛於池澤間。既胎而又吐生。多者生八九。少者生五六。相連而出。若絲緒焉。水鳥而巢高樹之上。鸕鷀一切經音義五鷺作鷀。說文作鸕鷀。李時珍謂盧與茲皆黑也。此鳥色深黑故名。近唯段氏云。鸕者謂其色黑。鷀者謂其吐生相連而出若絲緒也。是從楊說得之。抑亦以孳生爲義。說在玄部玆下。鼎臣用孫愐子之切。段引左傳哀公八年何故使吾水玆。釋文訂音玄。蓋玄部之玆从二玄。與艸部之茲从絲省聲者異。故廣韻七之作滋。一先作玆。音各不同也。鳥部之鷀以鷀爲聲。鷀字宜从艸从丝者誤。

十五之十六　鬼車九頭鳥也。經史證類大全本草禽部下品鬼車亦名九頭鳥。

按李石續博物志。郝氏夜詞佛鬼車乘燭光而下。翼廣丈餘。九首互相低昂。其家詩犬持杖逐之。墜一羽。長三尺許。廣八九寸。色類鵝鴈。又宋歐陽修有鬼車七古詩。不具錄。

十六之六　郭犐無角牛也。集韻平聲三博雅郭犐牛屬。一曰牛無角也。或作牠料觤。按今本廣雅犐作料。王氏疏證以料爲犐字之譌。訂作犐字。音鳩。亦不作牛無角解。此从集韻說犐即犐音苦禾切。

按淮南子說山訓。既犐以犙。注。犐無角。犙無尾。是集韻所據之廣雅作犐者。與淮南合也。故云一曰牛無角。犙儀用之。

十六之十五　周穆王之八駿也。穆天子傳卷一丙寅天子屬官效器。乃命正公郊父受敕憲。用申八駿之乘。以飲於枝詩之中。

按郭注。水岐成詩。詩小渚也。說文詩水暫溢且止未減也。段云與待偫峙字義相近。爾雅釋水亦借爲沚字。直里切。

十六之二十八　皮樹人面獸也。儀禮鄉射禮第五君國中射則皮樹中。注。皮樹獸名。今文皮樹繁豎。按阮氏較勘記。豎一作竪。又繁豎上有爲字。吳氏廷華儀禮章句。繁豎作繁笠。又引張鎰圖。皮樹人面獸形也。見學海堂經解二百七十五。又通雅四十六動物類曰皮樹似驢。

按皮樹中見鄉射禮圖。見聶氏書。禮投壺司射奉中使人執壺。孔疏云。中是受算之器。投壺亦射之類。故司射於西階上奉中北面也。其中之形。刻木爲之。狀如兕鹿而伏。背上立圓圈以盛算。聶云鑿背亦本鄉射禮。孔擧兕中鹿中爲言。此中則作皮樹狀也。又司射執算。注。算如數射算。

聶氏引舊圖云算長尺二寸。以實於中。鄉射記算長尺有握。握四指也。一指一寸。是尺四寸也。又鄉射記箭籌八十注。箭篠也。籌算也。賈云箭篠也者。謂以箭爲籌。

十六之三十一 活褥地如鼠庶物異名疏獸部唐書波斯伊嗣侯遣使獻活褥地形類鼠而色青。身長八九寸。能入鼠穴取鼠。又通雅四十六動物類唐書波斯伊嗣侯遣使獻活褥地形類鼠青色長八九寸能入鼠穴取鼠。物類志曰耨地按此作耨。與駢雅及異名疏作褥稍異。而作地則同。今考新唐書二百二十一西域波斯傳。舊唐書一百九十八西戎波斯傳。通考三百三十九四裔考十六載波斯於貞觀十二年遣使朝貢事竝作活褥虵不作地。亦不作耨。附錄備考。

按通典一百九十三波斯大唐貞觀二十一年其國屬獻理耨虵。形類鼠而色青。身長八九寸。能入穴取鼠。則活褥地又作理耨虵。耨以耒不从衣。理不作活也。與通考兩唐書作十二年者亦異。君卿以唐人紀唐事。書在正史之前宜核矣。此據永樂嘉靖兩明刻。

小學駢支較勘記

卷一

一之二 則廣雅原具高深兩訓 原稿下有當是崝嶨崢嶨从𡴎下山者作深冥訓崢嶸之从山𡵌者作高峻訓以形測義二字本別知者淡長書例同字或省必重立篆或云从某省今嶸下不列嶨篆則嶨是別文然六十六字後句删

而玉篇山部云嶨同嶸 原稿下有高峻皃三字後句删

則字體雖殊而義原不別 原稿則字下有六朝人亦通互用之而方言郭注之作嶨者實開希馮之先也又按說文二十八字後句删駢雅訓纂補遺所載與本經句删稿畧同

一之八 積以支只爲聲 按句下當注云从說文句讀

疑脫去

[illegible]以又句爲聲 按句下當注云从說文句讀

疑脫去

一之十二 儵倏 原稿作儵倐

疏證儵各本譌作儵 原稿作疏證儵各本訛

作儵

二之二十七　然則以倏爲倏原稿作然則以倏爲倏

一之二十　南猶嶲也郭注此亦語楚聲轉也此疊韻原稿此疊韻塗改作雙聲轉

二之四　語承攢柯孥莖孥當作孥原稿作語承攢柯孥莖孥當作孥

二之二十八　五臣作撽原稿作五臣作徹

卷之二

二之九　漉音鹿原稿作音漉

二之十　皆爲韋擊也原稿下有毛作鞾蜂是以聲異不可以證說文十四字後勾刪

二之十一　鏤鍉原稿作鏤鍉

二之十四　謑卻作却原稿作謑乃作却

二之二十三　說文撽刺也一曰刺之財至也是撽以刺爲主義原稿刺皆作刺

卷之三

二之二十八　盄在皿部訓仁也原稿作盄在皿部訓恩也

二之二十五　頭衰骫集態也原稿作頭衰軌集態也

三之三十　顊頏骫也訓顊顙作顊原稿依說文作顊

四之八　而名昊正義曰原稿因避諱作而名口正義曰目錄同

卷之四

四之十一　遇人不以義而見疾者與痛人之罪鈞惡不直也原稿脫鈞字

四之二十一　劉昌宗而玄反原稿作而园反

四之三十三　集胡結反原稿作胡結切

五之二　从女持帚灑掃也原稿作灑掃也

五之二十　刺妄論原稿作刺妄論

六之八　亦段注之一蕿原稿下有豫樟辛毒脈樟腦則斂死栩性味苦平固宜其子之可食也二十三字後勾刪

六之九　程雅問曰原稿作程曉問曰

六之十　肥胡幡也幡即旛字从俗段巾部之幡爲之之原稿作肥胡旛也旛即旛字从俗段巾部爲

卷之五

目錄第六　刺緈原稿作刺緈七之十五同

七之六　褢夾也夾从亦有所持原稿作褢俠也夾从

亦有所持挾夾从兩入不从兩人說文夾下訓云盜竊褱物也从亦有所持俗謂蔽人俾夾是也弘農陜字从此失冉切桂氏義證注云本書褱俠也初刻此夾後改作陜然於褱下注云初刻本作夾本書夾持也徐鍇韻譜作挾夾夾兩岐未決其疑未徵孰譌段氏褱下注云俠當作夾轉寫之誤亦部曰夾盜竊褱物也从亦有所持俗謂蔽人俾夾是也腋有所持褱藏之義也田氏蓋因用段說未暇詳明又沿坊刻而筆譌耳

小學駢支 斠勘記 四 海陵叢刻 第六種

七之二十四 使人眞贗不分原稿作使人眞雁不分

八之一 注漉米籔也原稿作漉米藪也

龠笛生書 庛讀棘刺之刺原稿作庛讀棘刺之刺

卷之六

八之十五 龍帷三池振容黼荒原稿作龍帷三池振容黼荒

八之十七 楫所以引舟而行故亦謂之櫂原稿楫作櫂

本訓瀚也原稿瀚作瀚

許既云濯瀚原稿作許既以濯瀚

八之十八 說文辵部互玉篇作牙原稿下漢書劉向傳磐互顏注作牙十一字惟磐互作牙四字塗去

互在說文爲笪字重文原稿作笪在說文爲笪字重文笪

卷之七

目錄第十二 甲蟲之先曰介潭十之二十五同駢雅訓蠹作潭

十一之三之四 其義未詳原稿作其義未許

卷之七

小學駢支 斠勘記 五 海陵叢刻 第六種

十四之十五十六 說文蜥易也原稿脫一文字从虫元聲原稿作从虫蚖聲

十四之十六 玄謂今御所食蛙也字从虫國聲也原稿作元謂今御所食蛙也字从虫蟈聲也

十五之六 字从丫从目原稿作字从羊从目

卷之六第二頁誤作三頁餘類推

泰縣公利昌書局印

跋

右田少泉先生小學駢支八卷共一百五十三條先生謝世後稾藏於家力不能刊惟魏茂林駢雅訓纂補遺中摘其十之一耳是書本因參校駢雅訓纂而作其大恉具於先生自序中序作於咸豐三年二月十三日其時粵寇將破郡城勢岌岌不可保先生於風聲鶴唳盜賊縱橫間睠睠於是書冀鴻碩君子爲之存焉則其爲生平精力之所聚可知也自清乾嘉以來攷據之學盛行諸儒提倡聲音訓詁之説齗齗於一言半字幾幾無賸義矣究之各本所見以成其説是非未易定也先生

繼諸儒之後潛心大業於小學諸書旁推交通務以得夫本書之真義所見往往出諸儒上第段駢雅以發其蘊耳於訓纂亦不株株墨守也昔王懷祖觀察欲爲爾雅説文作注見邵二雲爾雅正義段懋堂説文解字注先出遂輟不作而以生平所心得者納於廣雅疏證中先生之書雖僅僅百數十條度其所得亦不多讓懷祖也吾邑雖多通經博古之士然專攻小學有成書者實自先生是書始陳君管侯展轉得之郵寄余處恐其久而放失因亟付印以貽達者

民國九年庚申孟夏之月韓國鈞撰

五經音義

（清）陳潮撰

《五經音義》不分卷，清陳潮撰，據《故宫珍本叢刊》本影印。

陳潮，字宗海，一字東之，清泰興人。道光十一年（一八三一）舉人。於書無所不窺，精六書音韻算術。

此書爲抄本，每一經後有陳潮所作跋文，可知此書始作於道光十二年，完成於十三年。内容爲選擇《周易》《尚書》《毛詩》《禮記》《春秋左傳》五經中部分詞彙，或指出異文，或爲其注音，所依據有各類文獻如《説文解字》《石經》《經典釋文》等，或各家之説如鄭玄、王肅等，經後的跋文，對此經的學術傳承及文獻流傳加以總結。

（周　忠）

周易

上經

石經乾傳第一凡十卦泰傳第二凡十卦[illegible]傳第三[illegible]卦共三卷正義本上經乾第一凡一卦坤第二凡五卦師第三凡八卦泰第四凡八卦剝第五凡八卦共五卷

乾

強唐石經初刻作彊磨改強凡石經磨改多有明人爲之宜審強本从弘避　廟諱作弜可與幾也與下據李鼎祚集解聚樂堂本及七經考文載足利古本當有言字據正義意亦當有濕依說文當作溼五經文字云隸省作溼濕乃禹貢漯水字汲古本作溼說文濕水出東郡東武陽入海从水㬎聲　汲古閣本窮作竆爲正　辨石經作辯按說文辯治也辨判也義別石經通用

一

釋文上其唯聖人乎句王肅本作愚人

坤

魏志許芸奏引易傳曰初六履霜陰始凝也程子謂此句堅冰二字衍唐郭京周易舉正并無初六字　釋文出坤至柔三字注云本或有文言曰者是陸本無也　至靜而德方德下石經旁增也字各本無　釋文直方大上張璠本有易曰二字衆家皆無按有者是　陰疑字釋文云荀虞姚信蜀才本作凝按初六言始凝積而至上六則凝盛矣故王注云凝盛乃動今注凝亦作疑後人以經改之也然釋文已云疑如字則陸所見本已誤矣

屯

宜石經作宜　釋文經綸作論云論音倫鄭如字

蒙

包蒙包石經作苞釋文同毛居正六經正誤改作包非是　順以巽也釋文鄭云巽當作遜

二

需

釋文師讀光絕句馬鄭總爲一句所謂師讀从王注意也疏誤解　位乎天位乎石經作于　犯石經作犯譌　釋文未失常也上無无咎二字　順以聽也據注及疏聽下當有命字石經初刻本五字句磨改剛作四字

訟

九四爻象並从正義分句　褫勑紙反

師

丈人吉集解依崔憬引子夏傳作大人　郭京曰執言之言言字乃之字之譌

比　郭京曰彖比吉乃舉卦辭誤衍也字朱子从之

它五經文字作它鵡字或作他釋文它本亦作他

三驅釋文驅鄭本作敺

小畜　釋文輻本亦作輹今按輹馬云車下縛鄭云伏兔皆與湊轂之輻無涉監本毛本作輻並譌

朢各本作望今正幾音祈

履　跛波我反　愬山革反釋文愬馬本作虩音許逆反云恐懼也

泰　是唐石經上皆从曰今从說文正从日　左右並去聲　茹汝據反　彙音胃　包荒爻象二文石經俱增改作苞　釋文本作篇篇子夏傳作翩翩古文作偏偏

否　集解引虞氏儉或作險榮或作營　包承包羞爻象四文石經俱作苞　釋文疇鄭本作𠷎

同人　說文無笑字从竹从夭之字徐鉉據陽冰刊定補九經字樣引楊承慶字統注从竹从夭竹樂

三

器君子樂然後笑恐涉傅會今从玉篇

大有　亨許庚反衆家並香兩反音饗　彭步郎反子夏傳作旁　晳音哲晳明也从析从日晳人色白也从析从白別本多誤唐石經不誤

謙　裒唐石經作褎蓺文類聚引詩原隰褎矣亦作褎按褎說文訓博裾也手部有捊訓引堅也二經裒字並當作捊釋文裒荀董蜀才作捊玉篇引詩原隰捊矣蓋裒捊古音同捊既假褎又譌作裒耳

豫　刑各本作刑按說文刑者剄也刑者法也凡刑罰之刑刑人之刑並宜从井今正　薦毛本作薦譌體今从唐石經　釋文介古文作砎鄭古八反云磨砎也馬作扴云觸小石聲　遲石經作遅按說文遲者篆文遟者籀文並可从　冥各本誤从宀石經不誤

隨　石經大亨正以下磨去六字改刻无咎而天下隨時七字初刻少一字未審　嚮俗字釋文本又

四

作向王肅本作鄉　彖大亨貞无咎而天下隨時
釋文一本作大亨利貞郭京舉正曰大亨下脫利
字驗注昭然今按郭說是也當據補釋文又云隨
時之義王肅本作隨時之時義大矣哉朱本義从
之是也　亨許庚反

蠱　榦相承作幹按榦者唐時譌字既从木倝聲又
从干聲於六義無屬今正

臨

觀　釋文作官喚反凡五字以觀天下之觀亦同今
定此觀从徐音餘四从釋文　唐石經觀天之神
道下㫄增日月不過四字各本無　賓唐石經作
賔隸俗今正　釋文勑耻力反字作勅此字有辨附後上經紙末另
胏緇美反　聰石經作聽俗字今正

賁　石經小利下㫄增貞字各本無　釋文趾一本
作止　釋文皤白波反董音槃鄭陸作燔荀作波
戔在千反

五

剝

復　關下从𢍏今皆卝不體石經不誤卝古卯字
祇音支按支者釋文以為本音釋文又引韓伯云
祇大也訓大則當作地亦之祇音祁矣唐石經正
作祇玉篇祇大也正用韓注訓王注幾悔而反以
幾字括无祇義猶言无大悔也从祇為正釋文又
云王肅作禔九家作敍石經下繫引此亦作祇
頻復之頻釋文鄭作顰

无妄　石經初刻作不耕而穫未富也磨改作耕穫
按釋文云或依注加而字非然他卦文無而字象
增之者多有據易林无妄之訟及孔疏本足利本
並當有而字

大畜　畜勑六反　涉作涉者譌字　石經初刻作
輝光磨改作煇按輝俗字說文有煇無輝　牿石
經初刻作告磨改作牿按說文告下引此作僮牛
之告告者牛觸人角著橫木所以告人也牿訓牛

六

馬牢以王注義求之亦當作告釋文引陸云九家作告牿古毒反　豶音墳　釋文牙鄭讀為互

頤　各本作頥不是字今从石經　口實各本譌作口食　龜石經作龜五經文字謂出漢石經今依說文作　朶石經作朶隸譌今从說文正　眈丁南反从耳者譌字　釋文逐逐子夏作攸攸荀作悠悠劉作跾跾

大過　過音戈棟丁貢反橈乃教反　稊音題釋文鄭作荑

七

坎　釋文坎本亦作埳京劉改作欿　洊在薦反釋文京作臻干作荐　祇既平按祇王注辭也與復之无祇悔無注別各本作祇作衹皆誤說文糸部緹或作衹衹字少用故經典借為語辭借聲非借義也玉篇及五經文字衣部並云衹適也今作衹者地示之字作祇者衹裯短衣也作衹者訓敬並非此用衹止移反音支　寘于叢棘石經凡从朿之字並作朿下畫左右不連以別於束今从說文正

離　牝頻上聲　辟音避　昃音仄按說文昃作𣅔徐鉉謂俗別作昃非然漢碑但有昃顧氏隸辨引以為从籀文𣅔省當得通徐鍇繫傳𣅔昃並存為古本矣　耋各本作耋从廣韵也此字篆隸並从老省石經不誤

噬嗑先王以明罰勑法勑字唐石經初刻僅存上

八

半直畫下半橫畫磨改作勅按說文力部勑訓勞也攴部敕訓誡也敕訓擊馬也是三字義全別釋文勑恥力反此俗字也字林作勅然勑為譌字非俗字疑古訓敕字正作敕凡漢魏以來皆作勑者改攴從力如敏之為勄效之為効耳來字篆體与朿易混石鼓文來並書作朿中兩下迆小畫微平則成朿矣与擊馬之敕不別故玉篇云勑字作敕古來聲朿聲朿聲分三類一在之哈一在支佳一

在尤矦依今韵呼之之咍之入有救音故訓救在
之咍而今讀如救自从來之救譌从救淺人見與
攴部未之敹訓擊馬者不別故又改篆作敹而未
刪注語从攴朿聲之聲字音字兩歧其誤可想敹
字各書未見遵用惟玉篇攴部存之

九

周易

下經 石經下經咸傳第四凡十二卦夬傳第五凡十二卦豐傳第六凡十卦共三卷正義本咸第一凡七卦睽第二凡六卦姤第三凡七卦震第四凡七卦兌第五凡七卦共五卷

咸 栂釋文子夏作踇按踇俗字 腓房非反音肥
憧昌容切音衝 脢武悲反音梅 滕集解本作
騰釋文云虞作媵正義曰王注義得兩通
恒 浚音濬鄭本作濬 釋文或承之羞鄭本或作
咸 釋文振張作震
遯 釋文遯字又作遂作遁 係古詣反音計 憊
蒲拜反音敗 肥本或作飛淮南師道訓遯而能
飛張平子思玄賦欲飛遯以保名注皆引易為證
大壯 羝音低 羸音雷釋文鄭虞作纍 詳釋文
鄭王肅作祥
晉 摧音崔 釋文鼫子夏傳作碩 失得之失集
解引荀作矢虞云矢古誓字
明夷 莅釋文古無此字說文作埭按穀梁僖三年
傳莅者位也正釋从位之莅莅亦古矣 集解本

十

夷于左股之夷無作明夷于左股以三爻辭例之
無者為是 釋文引劉向云今易箕子作荄滋鄒
湛云訓箕為荄詁子為滋按為此說者趙賓也蜀
人見漢書儒林傳
家人 嗃呼落反釋文劉作熇 嘻喜悲反
睽 睽苦圭反馬鄭王並音圭 掣昌逝反釋文鄭
作㓞說文作觢按今雅雨堂集解本作觢不是字
劓魚器反 釋文下句弧本亦作壺

蹇 釋文宜待也張本作宜時也鄭本宜待時也集解本同鄭

解 集解本往得衆也下有无所往三字石經無當从集解增 圻各本作圻不是字今从石經釋文馬陸本圻作宅 釋文拇荀作母又致戎云一本作致寇 隼荀尹反音笱

損 釋文窒鄭劉作懫孟作恎 釋文巳音以本亦作以虞作祀遄荀作顓 釋文祐本又作佑

益 固有之也集解本也作矣 徧釋文孟作徧集解引虞同

夬 按居德則忌則依王注當作明注居德以明禁是也程傳曰則忌王弼作明忌亦通可證今本之誤 釋文趾荀作止惕荀翟作錫 釋文頄求龜反鄭作頯王肅音龜按頄釋文又音求是也求龜反之音蓋由說文頯从𡕥聲𡕥讀若逵而為此音不知古九聲坴聲同在尤侯龜在之咍也 次釋文本亦作趑說文作趀且本亦作趄 牽子夏作掔 莧胡練反亦本作莞按作莞者虞氏見集解

姤 姤釋文古豆反古文作遘 釋文誥鄭作詰 釋文柅乃履反說文作檷 蹢直戟反躅直錄反 釋文包本亦作庖下並同按下五文包瓜王注作匏瓜解音同庖而義字並異釋文謬 杞音起

萃 釋文萃下亨字馬鄭陸虞並無 集解本聚以正也下有利貞二字石經無 釋文除本亦作儲 齎將池反洟音夷咨虞作資

升 釋文用見本或作利見 釋文順德本又作慎得以高大本或作以成高大 岐毛本作歧譌字

困 揜釋文虞作弇本又作掩 後漢書郎顗傳引困而不失其所其唯君子乎則以所字絕句 紱音弗 釋文徐徐子夏作荼荼王肅作余余 劓魚器反 刖五刮反 藟力軌反本又作虆鷾五結反說文作劓五骨反說文作𣃀辥又作杌

井　汔許訖反繘音橘　集解乃以剛中也下有无喪无得往來井井二句下經卷後另有考正　石經無又羸其瓶句上有井字為四字句　鮒音附　甕釋文鄭作罋　渫息列反汲音急　甃側舊反修石經作脩古假依說文當作修　洌各本誤作冽石經不誤　收詩救反

革　巳音以下六二同　釋文蔚說文作斐

鼎　亨普庚反釋文亨飪字本又作亯按亨通亨飪享祀義別字皆當作亯作享作烹者並俗　釋文凝命程作擬命　釋文渥鄭作剭考正見後　形集解引虞作刑　鉉玄典反音鮮上聲

十三

震　笑言石經初刻作笑語磨改言卦内同易舉正載經彖並是語字衆經音義卷六卷二十二引並作語　困學紀聞引范諤昌證墜簡云震彖詞脫不喪匕鬯四字程子取之惠定宇引御覽一百六十六所載王肅此注出可以句上古本當有不喪匕鬯四字集解本無蓋皆漏　虩許逆反荀作愬啞烏客反　億於其反　矍俱縛反

艮　釋文趾荀作止　釋文腓本又作肥　未退聽也之退集解本作違　列其夤之列集解本作裂　厲薰心之薰作閽　言有序之序作孚　釋文夤引真反鄭本作䐆荀作腎熏荀作動按集解引虞曰荀以熏為勳讀作動非據此荀以勳為動之誤

漸　居賢德善俗釋文王肅本作善風俗按王注亦當有風字　孕以證反膺去聲　文利禦寇集解本史徵口訣義本利下並有用字正義稱經文故曰利用禦寇也石經脫

十二

歸妹　釋文所歸妹也本或作所以歸妹也　跛波我反跛能履集解本作跛而履　釋文須荀陸作嬬　未當也集解本作位未當也　幾音祈釋文荀作既　刲苦圭反

豐　昃釋文孟作稷　釋文蔀鄭薛作菩見斗孟作

見王沛本或作㳘子夏作芾鄭干作韋　郭京以
四象吉行也吉字屬上句為文辭本字行也上別
脫志字殿本即以行也為句　闃苦鵙反入聲
釋文翔鄭王作祥自藏之藏衆家作戕
旅　集解本僮僕字从人旁　釋文資斧衆家作齊
斧虞喜志林齊又作齋　象喪牛于易集解本作
喪牛之凶
巽　資斧集解本作齊斧
兌　釋文麗鄭作麗
渙　机音几　釋文有邱姚作有近匪夷荀作匪弟
節
中孚　釋文靡本又作縻京作劘　幾音祈
小過　過音戈　妣音比上聲　已上之上釋文引
鄭作尚　眚生上聲
既濟　濟節既反去聲釋文亨小絕句以小連利貞
非　舉正云彖辭既濟亨下脫小字　殿本考正

十五

證從之　濡音儒　曳以制反茀音弗子夏作髴
荀作紱　繻音儒子夏作襦袽女居反子夏作茹
京作絮
未濟　濟去聲汔許訖反　亦不知極之極朱子以
與下正字不叶欲改為敬熊氏經說云極本拯字
古注以拯救為解所稱古注不知何出拯與正亦
不叶　集解本大邦作大國
井卦彖辭改邑不改井下舉正云此下有无喪无
得往來井井八字易古今文全書又云井養而不
窮也句乃錯簡當在乃以剛中也下作改邑不改
井乃以剛中也无喪无得往來井井養而不窮
也乃完集解本有此八字在乃以剛中句上當合
訂之集解又截汔至亦未繘為句井字屬下讀
鼎卦文辭其形渥釋文渥鄭作剭集解引虞形作
刑按周官司烜邦若屋刑鄭注所謂不殺于市而
以適甸師者也班書敘傳底剭鼎臣服虔引司烜

十六

文及此爻為注師古曰劓者厚刑謂重誅也九家解云既覆公餗信有大罪刑罰當加按鄭以劓為俗字故破作屋解師古注班又轉作渥耳晁說之云諸本皆作刑剭

周易

繫辭上　石經上繫第七正義本第十一　正義引周氏分十三章今依正義離寫正義又云馬季長荀爽姚信等又分白茅章後取負且乘更為別章成十三章虞翻又并為十一章合大衍之數章於知變化之道章為一章今並不从

釋文摩一本作磨　盪衆家作蕩　運行姚本作違行　坤作集解本坤化　成位上馬王本有易字集解荀氏同

釋文明吉凶下虞氏有悔吝二字　失得殿本考證引集解作得失　易之序集解本序作象引虞氏曰舊讀象誤作厚或作序非也又樂而玩作變而翫引虞氏作樂字之誤　言乎其小疵也石經言作存　齊小大殿本考證引集解作大小　俯以察於地理石經以作則

釋文反終鄭虞作及終

釋文範圍馬王作犯違　釋文鮮鄭作尟

釋文藏鄭作臧　效法集解本作文法　集解本所以崇德廣業上有之字　釋文禮卑蜀才作體卑集解引虞同

賾音冊釋文九家作冊京作嘖　典禮京作等禮惡荀作亞

愼釋文一本作順　釋文云或以此為別章今不用是釋文本此章合于上章也　誨盜誨淫集解引虞並作悔冶容作野容

分而為二集解本無而字此章三策字集解並作冊　揲時設反抴郎得反後掛之掛京作卦　石經作天數廿地數卅凡經中二十統作廿三十統

作卌而四十不作卌按說文廿卅有而卌無𣏟字
注云从林𣜩𣜩或說規模字卌數之積也與庶同
意然則廿者古文疾假為二十并字卌者規模之
模假爲四十并字廣韻卌字注引說文云數名恐
有誤說文此字無部可入故附見𣏟注非今本佚
也漢石經論語年卌見惡焉四十字直作卌　祐
神荀作侑　顯道神德行石顯經本作顯道而神
德行磨改去而字據正義而神靈其德行之事則

十九

孔本有而字文選魏都賦劉注引亦有　可與酬
酢按說文酢醶也醋客酌主人也今經典皆互譌
惟儀禮十七篇不譌然鄭注特牲饋食禮尸以醋
主人云古文醋作酢則互易已久乍聲昔聲同在
魚模或可通借也
易有聖人之道四焉釋文明僧紹作君子之道
如嚮釋文許兩反字又作響　天地之文釋文一
本作天下之文虞陸作之文　研蜀才作揅

釋文開王肅作闢易以貢之貢京作工荀作功洗
心之洗京荀陸董及漢石經並作先　其孰能與
於此哉石經初刻作其孰能為此哉磨改作與此
亦無於字今各本為作與又衍於字非也據集解
及正義通志堂漢上易初印本並當無於字　是
以明於天之道而察於民之故石經初刻作而察
於民故磨改增之字
立成器荀悅漢紀引作立象成器　釋文賾九家

二十

作冊集解本作嘖　釋文又以鄭作有以集解同
縕紆粉反　裁集解本作財下同　賾集解作嘖
下同　默而成之集解本無之字

周易 石經下繫第八正義本第十五　正義曰此篇章數諸儒不同劉瓛分為十二章以對上繫十二也周氏莊氏並為九章今依九章為說

繫辭下

命之釋文孟作明之　隤他回反孟作退陸董作
妥　釋文大字出曰人注云王肅卞伯玉桓元明
僧紹作仁本義從呂氏作人與陸本同漢蔡邕有
言以仁守
釋文包又作庖孟京作伏犧又作戲孟京作戲
佃音田本亦作田　集解本罟上無罔字　釋文
斲各本作斵謬　耜本當作梠作耜者隸加今右
文作呂則謬　耨奴豆反　是以自天佑之吉無
不利石經句末有也字今各本脫釋文一本無變
則通句　集解本刳木作挎木剡木作掞木刳口
孤反剡音冄釋文一本無以利天下句　集解本
柝作欜又暴作虣掘作闕　槨石經作椁按說文
作𣝐作椁者隸變作椁者亦破體作槨者無此字
又漢碑棺椁字止借郭為之 此章小畫節依殿本分之與正義合

廿二

像也之像石經初刻作象增改作像　象者材也
石經初刻似作才磨改作材　集解本屈作詘
釋文信本又作伸　蟄直立反　蠖音霍又烏郭
反　釋文以存身也存作全
藉當作蔡集解本同　懲集解本作徵　大誡石
經初刻作戒磨改作誡　懲直升反音徵校音笑
掩集解作弇　鮮不及矣集解本鮮作尟　苞集
解本作包知小集解引虞作知少　力少各本誤
作小集解本及石經不誤後漢周章傳贊注引亦
作少近見日本羣經治要完本亦作少　注吉凶
之彰始於微兆故謂吉之先見也正義云諸本或
有凶字定本無　彰集解作章　无祇悔石經祇
作祇　絪音因緼紆云反　衆正云无而求則民
不輔也輔誤作與與字不應與上復 此章小節畫亦依殿本分之
釋文本一作門戶　撰仕勉反　彰集解作章
旨石經作亩按漢碑隸作百二丄並古文上字隸

廿三

變匕為上从匕之意猶可尋因上而改為古文上从匕之轍遂隱矣　釋文脩馬作循　辨石經作辯

辨石經作辯

舉正云近也二字注誤作經　兼三才及三才之道也岳本足利古本並作材石經初刻才磨改作材下說卦三才字未改　故吉凶生焉殿本考證引集解無焉字

廿三

殿本考證李清植曰聞之先臣光地曰諸爲之俣合音想因古經旁注字切而誤增本義以俣之二字為衍文是也王注未免附會　誣音無

周易　石經第九正義第十三　按正義分上下繫為二十一章每章發端皆稱第幾章以別之其章內分節則稱此一節明某義說卦每

說卦　雖異處皆稱此一節孔意以一篇通為一章也今自首節至神也者依正義分為五節自乾健也以下至末正義分十二節今并寫以朱乙其旁

釋文贊本或作讚　參七南反　倚數釋文蜀才作奇周禮注作奇

釋文六位本又作六畫

舉正云君之乃居之之譌

妙釋文王肅作眇　橈乃飽反　熯呼旦反音𤏸徐本作暵　釋文本作水火不相逮釋云鄭宋陸王本無不字

廿四

坎為豕釋文豕京作彘　狗集解作拘

圜音圓瘠在亦反柴入聲荀作柴為吝嗇吝京作遴　駮石經初刻作駁磨改作駮按正義引王廙云能食虎豹則孔所據本作駮集解引宋衷曰天有五行之色故為駁馬則集解本作駁　馵石經作馵與馵並為不體且與馬一歲之馵難別段說文隸寫馵作馵馵作馬似可　為鼈石經作鱉俗

周禮注依作蟹古虫與黽多通此章小節亦依殿本

震爲龍虞干作駹 尃音孚本又作専 筤音郎或作琅 萑音丸 葦韋鬼反 馵主樹反京作朱 的丁歷反 臭昌又反 寡髮本又作宣髮 廣顙廣鄭作黃 撟輮 撟本亦撟輮如九反王廙作揉京作柔荀作橈 亟心 亟紀力反荀作極 眚生領反 爲乾卦 鄭云乾當爲幹 嬴音羅 蚌步項反 科虞作折 槁苦老反音考鄭作稾干作熇 黬力大反 黔其

廿五

廉反鄭作黚 喙況廢反 爲堅多節 一本無堅字 羊虞作羔

此六子依求索而爲次第也本亦有以三男居前三女居後從乾健也章至此韓無注或有注者非也荀爽九家集解本乾後更有四爲龍爲直爲衣爲言坤後有八爲牝爲迷爲方爲囊爲裳爲黃爲帛爲漿震後有三爲王爲鵠爲鼓巽後有二爲楊爲鸛坎後有八爲宮爲律爲可爲棟爲叢棘爲狐爲蒺藜爲桎梏離後有一爲牝牛艮後有三爲鼻爲虎爲狐兌後有二爲常爲輔頰注云常西方神也不同故記之於此 以上俱釋文

周易 石經第十附第九內正義附第十三內 依正義分上下二節

序卦

舉正云物生必蒙物乃始之譌 穉直吏反 吳澄纂言本云故受之以履下當有履者禮也句王弼略例引此四字今譌入韓注 履而泰然後安晁說之云鄭無而泰二字 故受之以豫豫必有隨石經自上豫字磨至下隨字凡六字空格改刻豫豫女有隨五字今不審去何字也 亨許庚反

廿六

鄭許兩反 然後亨集解本然作而 然後可畜故受之以大畜石經後字下磨去五字改刻可畜故受四字集解下句無以字 剝窮上反下淮南子引易云剝之不可以遂盡也故受之以復與今異

物不可以久居其所雍雨堂集解本作終久於其所 郭京曰遯者退也此一句今本脫者多按石經初刻亦無此一句磨改自上句其所字至下故

受之以明夷四十五字增此一句為四十九字
必反其家石經其作於毛汲古閣本始誤其 決
必有所遇石經無所字集解本同 物不可以終
動動必止之石經無下句動必二字岳珂沿革例
謂蜀本興國本皆有動必字

周易 石經第十一附第九内正義附第十三内

廿七

雜卦
舉正云蒙雜乃蒙稚之誤 飭石經作飾釋文鄭
王本作飾集解本同 姤石經作遘

周易略例 岳本例下有卷第十前有刑璹序 殿本同
明彖
釋文一本作天地不能制動 石經略例惟无妄
无咎作无餘皆作无 璇石經作琁釋文又作旋
璣又作機
明爻通變
釋文壎本又作埏音直其反 釋文濟一本作載
善邇石經初刻作繕邢訓修治作繕為是釋文兩

廿八

存 格釋文云一本作括 語成而後有格石經
初刻成下有器字磨改去之釋文語成而後有格
舊本如此足利本有器字 鼓舞而天下從石經
无者字
明卦適變通爻 釋文本又作明卦通變適爻又一本云適變通爻
釋文辟音避本又作避 釋文介又作分
明象 釋文作明彖觀意云觀意本亦作見意
筌石經磨改作荃按說文無荃从艸是 巧愈石

經初刻作喻磨改愈據邢注廣爲譬喻初刻是
辯位
石經初刻作案象初上无得位失位之文改作案
象初无初上得位失位之文今本皆不合　无六
爻釋文无亦作損
略例下　釋文云舊本如此本或无下字
釋文卒音類又音律　同辟石經作同避
而指説石經磨改指作旨下指明放此
艽

卦略
馮石經作憑
釋文諮一本作資
贍篸藍反
洽石經初刻作合磨改洽
釋文昧本亦作妹又作沫　日中之盛石經初刻
盛下无而字下四字爲句磨改增而字
石經此卷末初刻作周易卷第十磨改作周易

略例釋文云或有題爲第十者後人輒加之耳
石經周易凡九石其第九石與尚書合

漢書藝文志易十二篇顏師古注云上下經及十翼各一篇故十二篇孔穎達云先儒論孔子十翼之次乾坤文言在二繫之後說卦之前以彖象坿上下二經此費直所逸見漢書費直傳爲六卷則上繫第七下繫第八文言第九說卦第十輔嗣之文言分坿於乾坤二卦按王弼易本費直直以彖象繫辭文言解說上下經故升彖象坿各卦六爻經詞後若今乾卦者猶存直之舊也其文言分坿與否諸家無文據此則直未分坿矣坤初六象疏云夫子彖詞元在六爻經詞之後此指謂費直本非古易也故說卦爲第九據此上下經相承皆爲六

卅一

卷輔嗣雖以文言升坿其上下經卷數仍舊也唐石經九卷乾傳第一泰傳第二噬嗑傳第三咸傳第四大傳第五豐傳第六繫辭上第七繫辭下第八說卦第九序卦第十雜卦第十一其標題自周易上經乾傳第一王弼注至周易說卦第九韓康伯注周易略例王弼皆隸書而周易序卦第十雜卦第十一坿於第九內以正書別之案隋書經籍志韓注繫辭以下三卷序卦雜卦坿說卦卷內故三卷石經蓋仍韓注之舊其上下經六卷則仍王注之舊而經典序錄稱王注七卷者幷略例數之也石經略例一卷次雜卦後各本因之惟毛本漏去孔穎達正義本分上下經爲十卷上繫一卷下繫一卷說卦序卦雜卦一卷合十三卷王弼略例邢璹注亦坿焉孔不爲之疏故不數之穎達自序云爲之正義十有四卷而館閣書目云今本止十三卷監本分爲九卷　殿本朱氏良裘跋語云文淵閣所藏不全易疏四冊則上經三十卦

卅二

釐爲五卷始知孔疏王注已分六卷爲十卷合韓注三卷而十三卷自備今案正義前有序及通論八首合爲一卷則十四卷矣及見大興徐星伯先生所藏北宋槧單疏本後紀端拱元年結銜則趙普呂蒙正居首其書正分十四卷以前通論爲一卷蓋卽朱氏所見文淵閣本之板益信孔疏十四卷經注止十三卷非殘缺也道光壬辰

泰興陳潮東之跋

尚書序此僞孔序

義石經作犧　恢苦灰反　帝王之道石經初刻是道字磨改作制　闡音如淺尖音　壞音怪

尚書

虞書

序昔在帝堯聰明文思光宅天下將遜于位讓于虞舜作堯典馬鄭古文有序總爲一卷　釋文馬鄭之徒百篇之

勳史記作勛　光被今文作橫被漢書王莽傳後漢馮異傳文選西都賦並用橫被字鄭作光被　格古作假作格者晉人改也　平章古文作釆章今文作辯史記作便作平者僞孔誤認釆作平也　昊當作昦作昊者隸俗　今文宅嵎夷鄭作堣銕說文作堣夷　平秩說文秩作豑　孳尾史記作字微　昧谷古文作柳谷周禮注引作柳穀　餞集韵引馬餞作淺　毛毨鄭作髦毨毨先典反　氄毛古文作毴髪見說文毛部注引氄如勇反　說文禾部引稘三百有六旬期作稘　定四時晃說之云定史記作正作定者衛包改也　嚚魚巾反訟馬作庸　僝石經作僝仕簡反　驩兜古文作鵻吺　方鳩僝功古文作旁逑僝功　俾乂說文引作俾嬖僉音如籤　曁依說文當作泉　圮皮美反　傲五報反　帝曰我其試哉正義云馬鄭王本說此經皆無帝字　嬀音規　嬪音頻

序虞舜側微堯聞之聰明將使嗣位歷試諸難作

舜典

古文無曰若稽古至乃命以位廿八字以慎徽五典連堯典帝曰欽哉下通爲一篇其古文舜典已佚此篇梅本亦無乃姚方興采馬王義造孔傳并撰十二字冠慎徽上強割堯典後半以當舜典而劉炫取之以列諸本第者也今本多濬哲文明四語亦劉炫所造方興本無之　揆葵癸反　弗嗣史記作不懌太史公自序又作不台漢書王莽傳

引作不嗣徐廣曰今文作不怡怡懌也然則作不
嗣者古文作不怡者怡台通借字作不懌者史遷
用訓詁字改經也　璿音旋　璣鄭馬孔本並作
機唐人改从王　徧于羣神史記徧作辯古通用
輯五瑞史記輯作揖　贄俗字當依曲禮作摯
肇各本作肇誤石經不誤漢隸或从殳作肈譌作
肇淺人遂取以補說玉篇及五經文字可證　扑
石經初刻作朴摩改从手說文無扑字　惟荆之
恤徐廣史記音義云今文恤爲謐按恤謐古同韵
通用史記作静訓詁字也　殂才枯反　竄說文
宀部引此作竄作竄者衛包改也　妣音比　四
罪罪本作辠秦始皇以其字似皇字改用捕魚竹
網之罪　帝乃殂落說文殂下及孟子並引作放
勳乃殂落　契息列反　皋石經作皐隸變作臯
者無此字　阻飢馬本作阻作祖　五品不遜說
文心部引此作愻晉人改孫衛包又改遜也　石

三

經初刻作敬敷五教在寬　五教字又汝作
士多明于五刑四字磨改刪去據史記殷本紀後
漢質帝紀注鄧禹傳引並當重五教字又荀悅傳
注引汝作士明于五刑與五教在寬連引明是此
文當有此四字今各本無者从石經改刻本也
浙七良反　僉曰益哉正義云鄭馬王本僉並作
禹　胄子說文去部引作育子周禮大司樂鄭注
此文釋文云育音胄本亦作胄按育胄古同部通
用　克諧說文龠部引作龤　殄徒典反　正義
引鄭注舜生三十句絕徵庸二十句絕在位五十
載句絕僞孔既破句又改徵庸二十句二十字爲
三十與史記不合
序帝釐下土方設居方別生分類作汩作九共九
篇槀飫說文从水日者汨羅字从水曰者治也其誤始于佩觿今經典皆誤石經不誤
槀苦報反飫於庶反
序皋陶矢厥謨禹成厥功帝舜申之作大禹皋陶

四

謨益稷正義云鄭馬王以益稷篇名為棄稷合于皋陶謨謂別有棄稷篇此篇仝出梅賾手
儆戒朱子語錄云儆古文作敬開元改今文　耄
說文作薹漢隸改作耄俗增作耄不體說文眊下
注云虞書字从此按此晚出書非許所見虞書疑
當作商書或周書漢刑法志引呂刑作眊荒合此
引及說文足徵尚書耄古皆假眊為之梅既假孔
耄亦必作眊作耄者衛包以今字改也　矜右體
从令大令智永諸書尚未誤　徂叢租反　石經

五

初刻作帝初耕于歷山磨改去耕字足利古本亦
有　誕音但
馬鄭古文有　正義引鄭注云皋陶下屬為句
亦言其人有德石經初刻同磨改去人字　祇敬
史記祇作振　有典釋文引馬作五典　天明畏
周禮注及大戴禮用兵篇注並引作明威釋文馬
本作威　思曰字僞傳無解據正義當作越音
馬鄭古文與上皋陶通為一篇分此以下為益稷
謨出梅賾手　墊丁念反　澮水名依說文畎澮
字當作巜巜　懋遷王天與尚書纂傳引大傳作
貿遷　徯胡啟反　會釋文引馬鄭作繪周禮司
服注作繢說文糸部引同藻說文王部引作璪
釋文粉米說文作黺䊨徐本米作絲絺敕私反鄭
陟里反周禮希冕注引此作希繡曰希讀為絺刺
也　在治忽史記作來始滑裴駰云尚書滑字作
留索隱云古文在治忽今文作采政忽今云來采

六

字相近滑忽聲相亂始治又相似因誤漢律麻志
又引作七始詠　否方有反　丹朱傲說文夰部
引作丹絑奡　額五客反　朋淫說文土部引作
堋淫　塗山說文引作嵞山　弼成說文引弼作
邶　蹌說文引作牄周禮大司樂注引亦作牄
墮依義當作墯脞依說文作睉
舜典至于北岳如西禮釋文方興本同馬本作如初按釋文舜典用王肅本今本乃開皇購得之方興本何休公羊注引此經至于北嶽如西禮下多選至嵩六字徐疏引鄭注作如初

尚書

夏書

序禹別九州隨山濬川任土作貢此篇馬鄭古本有
敷史記裴駰引作傅索隱引大戴禮亦作傅土甸
子成相作溥並同音通用　岳釋文字又作嶽
厥草惟繇說文引作䌛　夾音協　島各本作鳥
不是字史記夏本紀漢地理志作鳥夷裴駰引鄭
注孔疏引王肅注並作鳥疏又云孔讀鳥爲島則
孔但改訓不改字作島者衛包改也　灉於用反
潔當作濕詳易文言　釋文十有三載馬鄭載作
秊　濱當作瀕作濱者隸俗東海廟碑作瀕隸變
斥今作斥不是字　釋文岱畎徐本作畎谷　鉛
寅專反　檿烏簟反　汶音問　豬史記作都後
同後孟豬亦作孟諸　埴釋文鄭作戠讀曰熾韋
昭音試　漸包漸又作蔪包或作苞　濱音頻
羽畎夏翟周禮天官染人注引作羽畎夏翟史漢

七

亦作狄　蠙蒲邊反字又作蚍蠡音禮　達于菏
各本菏作河今依釋文正釋文說文作菏工可反
水出山陽湖陵南詳見尚書後案及段說文水部
菏字注　攸居漢書攸作逌後同　篠音小簜他
莽反字又作簜　瑤琨馬本琨作瑻瓃漢書同
柚由究反　沿悅專反鄭本作松云當爲沿馬本
作均　沱潛潛史記作涔漢書作灊　雲土夢作
又釋文徐本雲作云夢莫公反史漢並作雲夢土
夢溪筆談云舊尚書云雲夢土作乂唐太宗得古
本作雲土夢作乂詔改从之　砥之履反砮音奴
菌求隕反栝音戶杶音春亦作櫄沱潛漢史記作
涔于漢釋文本或作潛于漢非　纊音曠熒戶扃
反　石經作浮于洛河河上無達于字各本有
熒波熒各本作滎今依段說文熒字注正釋文波
馬作播周禮職方注引作熒播既都　華陽華去
聲依說文作崋　璆音糾西傾漢書作西頃傾窺

八

井反　雍州依字當作邕於用　渭汭釋文汭本
又作內澧水漢書引作酆　豬野豬史記作都野
漢書作壄　球琳球史記作璆　崐崘史記作昆
侖漢書作昆侖渠搜漢書搜作叟　釋文岍音牽
字又作汧史漢並作汧　太行列子作太形恒山
史記作常山辟諱改　岷漢書作峪後同　釋文
陪尾漢書作橫尾　弱水釋文字或作溺說文正
作溺　孟津史漢並作盟津　大伾釋文伾或作

九

岯又作阫按岯阫並今字依說文當作坯史記作（此篇小楷本）
邳古借　降水漢書作洚　漾史記作瀁漢地志
作養　滄浪史記滄作蒼浪音郎　澨市制反
澧音禮史漢作醴　迆音倚　濟當作泲辨見前（此篇小楷本）
溢史記作泆漢書作軼　隩於六反　鄭以咸則
三壤成賦絕句中邦屬下句　台音怡　不距朕
行朕當為訓辨見後　釋文納本又作內銍珍栗
反秸本或作稭工八反　漸子廉反　尚書後案

云史記集解引鄭注在暨字下則鄭以聲教屬下
句
序啟與有扈戰于甘之野作甘誓馬鄭古文有
勦子小反作依字當作剿各本作勦乃訓勞也音
同義異春秋傳曰安用勦民也其字从力玉篇剿
又作勦今从之釋文勦馬作巢　御非其馬之正
石經初刻作政磨改作正依史記夏本紀當作正
三攻字墨子明鬼下篇並引作共

十

序太康失邦昆弟五人須于洛汭作五子之歌
釋文逸又作佾豫又作忬盤又作槃　忸女六反
怩乃私反
序羲和湎淫廢時亂日胥往征之作胤征
遒在由反　釋文俶亦作叔　殲子廉反
序自契至于成湯八遷湯始居亳從先王居作帝
告釐沃釋文五篇馬鄭以為商書
序湯征諸侯葛伯不祀湯始征之作湯征

序伊尹去亳適夏既醜有夏復歸于亳入自出門
乃遇汝鳩汝方依汝鳩汝方
禹貢　濟河惟兗州按當作泲子禮反漢志泲水
出王屋至武德入河濟水出贊皇至癭陶入泜
明列為二出贊皇者不得為四瀆之水其誤始
于白虎通凡禹貢言濟皆泲之譌兗當依後導
沇水作沇此州本以沇水得名說文河出河東
東垣王屋山東為泲从水允聲作兖者不成字

十二

灉沮會同尚書後案曰史記漢書及鄭注周禮
引此並作雍此與蒙縣灉水本不相涉晉人始
改作灉
三江既入震澤厎定按僞孔作一句讀馬鄭並
為二句　織皮馬鄭皆屬西傾句讀訓為西戎
國名僞孔屬上句絕　岷嶓既藝岷史記作汶
漢書作㟭唐石經作岻从昏省非避諱也

尚書
商書
序伊尹相湯伐桀升自陑遂與桀戰于鳴條之野
作湯誓　釋文鄭以湯誓在臣扈後　馬鄭古文有
台音怡後皆同　大賚之賚史記作理同部同聲
是假借　孥說文無巾部有帑故經典通用帑五
經文字引字林有孥
序湯既勝夏欲遷其社不可作夏社疑至臣扈

十三

序夏師敗績湯遂從之遂伐三朡俘厥寶玉誼伯
仲伯作典寶　朡子紅反
序湯歸自夏至于大坰仲虺作誥　此篇出梅本
史記作至於泰卷陶中䴉作誥徐廣曰一無陶字仲䴉荀子作中蘬
大戴禮作仲傀趙注孟子萊朱一曰仲虺
惟天生聰明石經初刻同磨改去天字　犉羊九
反　秕悲里反　餉式亮反　釋文蘇亦作穌
序湯既黜夏命復歸于亳作湯誥　此篇出梅本
伏生今文無湯誥史記殷本紀既絀夏命還亳作湯誥記維三月王至於東郊云云疑即馬遷從安國所得之古文逸篇僞孔未審妄撰此篇也

釋文羅本作羅按說文無羅作羅是音力之反
隕于敵反
序咎單作明居
此篇出梅本
序成湯既沒太甲元年伊尹作伊訓肆命徂后
釋文哲本又作喆　巫音無
序肆命
序徂后
此篇出梅本中下同
序太甲既立不明伊尹放諸桐三年復歸于亳思

十三

庸伊尹作太甲三篇
脩石經作修
惟明明后石經初刻有后字磨改去后字各本有
序伊尹作咸有一德此篇出梅本湯誥後　堯典疏云鄭以此篇次
諶市林反
序沃丁既葬伊尹于亳咎單遂訓伊尹事作沃丁
序伊陟相太戊亳有祥桑穀並生于朝伊陟贊于
巫咸作咸乂四篇

序太戊贊于伊陟伊作伊陟原命
序仲丁遷于嚻作仲丁嚻五羔反史記作隞
序河亶甲居相作河亶甲
序祖乙圮于耿作祖乙圮備美反
馬鄭古文有中下同
序盤庚五遷將治亳殷民咨胥怨作盤庚三篇
釋文盤又作般漢石經殘字于下篇首句作般則
通體作般可知　釋文由蘖五達反本又作枿按
枿即𣝔之隸俗說文木部𣡌訓伐木餘也引此作

十四

㽕𣡌又云𣡌或作蘖古文作𣝔是三字一也马部
㽕字注木生條也引此云古文作由枿釋文載馬
注字亦作枿枿為古文明矣梅既假孔亦必作枿
作蘖者衛包改也　播告說文譒字注此播作譒
且至告之絕句　綱石經磨改作網郡齋讀書志
引蜀石經亦作若綱在綱宋田敏校經从之見宋
史敏本傳　不昏今本皆作昏譌字釋文昏本或
作暋正義引鄭云昏讀為暋勉也按尔雅昏暋皆

訓彊也強勉義並通依說文敃訓彊敯訓冒也昏音敏　惘勅動反　汝悔身何及隷釋載漢石經殘字身作命今文字也　憸民說文心部憸下引作憸民漢石經殘字憸作散憸息廉反　燎力鳥反　人惟求舊二句漢石經殘字上句无求字惟作維下句求作救　釋文掩又作弇　石經汝無老侮成人今各本老侮字誤倒漢石經女毋翕侮成人亦侮成連文正義引鄭云老弱皆輕忽之言老弱並舉可証足利古本作無老侮老成人下老字又衍　漢石經殘字各恭作各共乃口作爾口釋文度亦作渡案渡或敵之誤說文敵閉也、釋文用亶馬本亶作單　胥感漢石經殘字感作高汝遷漢石經殘字作爾遷厥邦作厥國邦乃避諱改　漢石經或稽稽作迪自怨作自怨汝誕勸憂誕作永　丕克漢石經丕作不　崇降漢石經崇作知　有戕漢石經戕作近　丕乃崇降弗祥嗚

十五

呼漢石作興降不永嗚呼作於戲　乃祖乃父石經下乃作先釋文乃祖先父本又作乃祖乃父今釋文出經字誤作乃高后不可通　汝分猷念漢石經作女比猶念各設中作各翕中顛越不恭左傳引作不共金履祥曰古文猷念作繇念

漢石經盤作般無戲怠懋建大命作女罔台民勖建大命下今予作今我　心腹腎腸歷文選劉淵林注魏都賦引盤庚優賢揚歷三國志裴注引益鄭本也有辯坩後　嘉績漢石經作綏績爾謂朕曷震動萬民以遷作今爾惠朕○祇動萬民以遷弔音的　隱哉漢石經作乘哉懋簡作勖簡　賁扶云反

序高宗說夢得說使百工營求諸野得諸傅巖作說命三篇　此篇出梅本中下同　營求說文引作敻求

釋文亮本又作諒　哲本又作喆　稟令石經正當斷裂顧亭林金石文字記云令誤作命則顧所

十六

見作命也　楫音接瞑莫遍反眩玄徧反　跣先
典反
甲胄之胄下从冃音冒胄允之胄下从肉　筍息
嗣反　昵女乙反
麴音曲櫱魚列反　脩石經作修下並同　釋文
梅一作楳　之休命石經無之字
序高宗祭成湯有飛雉升鼎耳而雊祖己訓諸王
作高宗彤日高宗之訓　此篇馬鄭古文有彤即説文舟部之彤假作祭名當
十七
从絲衣詩箋作融為正彤从彡聲而得假融者中侯道也李善注文選思玄賦彤融古字通或謂當有从肉之彤非也
格王漢五行志引作假　孚命漢石經孚作付
王司敬命民史記作王嗣敬民
序殷始咎周周人乘黎祖伊恐奔告于受作西伯
戡黎　此篇馬鄭古文有釋文伯亦作柏戡音堪説文作戏黎大傳作耆史記殷本紀又作飢説文引書又作㲋
格人元龜史記作假人潛夫論卜列篇引作假爾

不虞天性史記天上有知字　參七南反　大命
不摯石經命下旁增胡字史記大命胡不至有胡
字説文女部引大命不㜑無釋文摯本又作㜑
後案曰説文返下引商書祖甲返疑即此句伊誤
作甲此反宜从彼作返
序殷既錯天命微子作誥父師少師　馬鄭古文有
酗音況據反説文作酌　隮子細反　出狂史記
作出往裴駰引鄭注同　釋文耄字又作旄　天
十八
毒降災荒殷邦史記作天篤下菑亡殷國乎興令
辟君碑又以竺為篤　讎斂釋文馬作稠斂　我
興受其敗説文攴部引作退　刻子論衡本性篇
引作孩子　自靖馬作自清
盤庚上邦之臧至有佚罰此節國語周内史過引
之佚罰作逸罰韋注逸過也佚恐僞孔誤字
盤庚下今予其敷心腹腎腸劉淵林裴松之並引
鄭注今予其敷心優賢揚歷此真古文也堯典正

義云鄭注尚書與夏侯等同而經字多異夏侯等書心腹腎腸鄭曰優賢揚按此語孔穎達坿會也心腹腸可敷常語耳并腎言之幾成笑柄且漢一代皆行歐陽夏侯章句而漢人絕無用心腹腎腸字樣者則非夏侯經可知優賢揚歷之語既見於管寧傳太沖賦咸陽令唐扶頌其為真經文無疑穎達此語蓋欲抑鄭使同今文別僞孔為古文猶陸德明惑於僞傳云馬鄭所注非古文裴松之惑於僞傳而引此優賢揚歷亦斥為今文也且永嘉之亂夏侯歐陽書久亡穎達何由見之心腹腎腸真晉人語且即如穎達言僞傳同於夏侯亦今文非古文矣

十九

尚書

周書

序惟十有一年武王伐殷一月戊午師渡孟津作泰誓三篇馬鄭古文自有泰誓此三篇全出梅本　釋文馬鄭作大誓

釋文三或作一後人妄看序文輒改之　湎音免

釋文栤本又作謝按栤俗公羊荀子並作謝作栤者衛包改　孕婦汗簡云古文尚書作胞按郭所稱古文即衛包未改本然則孕者包所改也　悛七全反

予有亂十人石經旁增臣字左襄廿八昭廿四並有斯語並無臣字唯論語釋文云本或作亂臣十人非此及左陸皆無文可證增字之非今惟左襄傳無臣字餘皆衍

剒側略反　痡音敷　殲子廉反

序武王伐殷往伐歸獸識其政事作武成此篇出梅本

釋文魄說文作霸劉歆三統歷議引武成八十二

二十

字其詞曰惟一月壬辰旁死霸若翌日癸巳王乃
朝步自周于征伐紂粵若來二月既死霸粵五日
甲子咸劉商王紂維四月既旁生霸粵六日庚戌
武王燎于周廟翌日辛亥祀于天位粵五日乙卯
乃以庶國祀馘于周廟按此真古文劉歆得之中
祕顏注惑於僞孔反指此為今文不知伏生今文
原無武成也　倒丁老反　漂匹妙反杵昌呂反
封比干墓式商容閭石經干下容下旁增之字

馬鄭古文有

序武王勝殷殺受立武庚以箕子歸作洪範
陰隲史記作陰定　隲音因漢石經作伊說文土
部引作垔蔡用今文許用古文故異　汩石經及
各本皆誤作汨漢石經作曰陳　洪水洪石經作
鴻　初一石經提行次二次三已下放此　敬用
五事敬五行志及孔光傳並引作羞惟詩小旻箋
引作敬　協用漢五行志作旪按旪乃旪字說文
旪古文協　乂用漢石經及五行志並作艾　威

廿一

用漢五行志史記並作畏　作乂詩小旻箋五行
志並引作艾　睿悅歲反　哲王肅作悊詩小旻
箋引作哲之舌反　用敷錫史記敷作傅　無虐
釋文馬作亡侮史記作毋侮鰥寡困學紀聞載大
傳引作毋侮矜寡　使羞潛夫論思賢篇引羞作
循　義本作誼作義者衛包改也　無偏無黨漢
石經無並作毋　陂當改頗作陂者唐明皇所改
明皇不知古音陂頗皆从皮聲故也宋宣和詔復
為頗今各本尚衍誤　無有作好呂覽韓非並引
作無或　王道平平平音便史記張釋之及馮唐
傳並引作便便　皇極之敷言篇中皇極字大傳
皆作王極史記皆作皇極惟於此句作王極集解
引馬同　于帝其訓史記訓作順下是訓是行之
訓同　燮史記作內　潛左傳史記並作漸　凶
于上漢石經有而字　頗普多反　稽疑說文引
作卟疑　悔依字作𠧪作悔者借　謀及庶人漢

廿二

石經及周禮注並引作庶民　鄭注禮儒行逢大
也此子孫其逢當絕句逢與上同韵子孫其逢逢
訓大大猶昌也偽孔以遇為訓與下三吉字絕句
不類　釋文曰豫徐音舒正義云鄭王本豫作舒
史記同大傳作荼　蒙史記作霧五行傳作雺班
固司馬彪作霿大傳作瞀作蒙者衛包改也　王
省史記省作眚予友龔定盦云王省惟歲至則以
風雨八十六字與庶徵無涉當在四五紀五曰歷

廿三

數之下存以備參按此說本之蘇軾書傳
序武王既勝殷邦諸侯班宗彝作分器
序西旅獻獒大保作旅獒　此篇出梅本釋文獒馬作豪
大保石經作太按石經尚書及月令統作太與衆
經不同書是衛包改月令是陳希烈改所謂今文
也　土性石經初刻作土產磨改作性　累依字
當作絫作累者俗字
序巢伯來朝芮伯作旅巢命

序武王有疾周公作金縢　馬鄭古文有釋文作有疾不豫
釋文豫本又作忬穆卜史記作繆　墠音善　植
壁史記作戴璧冊史記作策　丕子史記丕作負
鄭讀丕曰不　寶命史記作葆命　啟籥周禮卜
師注引啟作開　辟說文引作𨐨馬鄭音避　鴟
尺夷反鴞于驕反誚在笑反　釋文噫馬作懿
釋文新逆馬作親迎依詩東山正義引鄭作新迎
序武王崩三監及淮夷判叛周公相成王將黜殷

廿四

作大誥　石經黜殷下有命字馬鄭古文有
釋文馬本作大誥繇商多邦正義云鄭王猷在誥
下　釋文割馬本作害不少馬讀弗延為句　疵
在斯反　尚書大傳引民儀有十夫漢翟義傳民
獻儀九萬夫　救亡婢反　毖音祕　替石經及
各本作替俗譌漢隸有替替替三體並无替　裴
音匪　正義云厥考翼其肯曰予有後弗棄基鄭
王于刓肯構下亦有此二句定本肯構肯穫上皆

有弗字

序成王既黜殷命殺武庚命微子啟代殷後作微子之命　此篇出梅本

釋文蕃本亦作藩　毗房脂反

序唐叔得禾異畝同穎獻諸天子王命唐叔歸周公于東作歸禾

序周公既得命禾旅天子之命作嘉禾

序成王既伐管叔蔡叔以殷餘民封康叔作康誥

廿五

鄭古文

酒誥梓材　三篇馬鄭古文並有釋文梓本亦作杍

蘇軾以此四十八字為洛誥冠首文　恫音通瘝古頑反　眚所領反　劓音如義刵音二臬魚列反　攘如羊反　憝徒對反說文引作凡民罔不憝孟子引作閔不畏死凡民罔不譈　泯民上聲

釋文王若曰馬本作成王若曰　周禮引有正有事正作政　注　賈音古洗音如鮮　釋文洗音溢又作佚作逸盡許力反　很作狠譪　王安石以若疇絕句圻父薄違農夫若保宏父定辟為句蔡沈从之　腹枉略反　塈許氣反　正義言塗丹雘塗塈茨二文皆言斁即古塗字說文雘下引丹雘句同然則作塗者衛包改也　夾音協　釋文付馬作附和懌又作和斁

序成王在豐欲宅洛邑使召公先相宅作召誥

漢律麻志引惟三月丙午朏惟字在句首朏芳尾反　無遺壽耇漢孔光傳平帝詔引作無遺耇老

廿六

嵒五咸反　讎民釋文字或作酬

序召公既相宅周公往營成周使來告卜作洛誥

使來告卜石經初刻作公使來告卜磨改去公字　馬鄭古文有

伻普耕反　釋文曰記上音越一音人實反　自教工大傳作自學功　斆音鹽　悉自教工石經初刻作悉自教百工磨改去百字又孺子其朋其往初刻朋下有慎字磨改去之　釋文厥攸灼敘絕句馬讀敘字屬下　龔定盦曰頒朕朕乃訓字

之譌　蕿莫剛反　荅各本作答譌體石經作荅言爾攸居石經初刻或下有迺字磨改去之
玉篇畣今作荅　逐衡漢獻帝禪魏詔引作御衡序周公作無逸馬鄭古文有大傳作毋逸史記作無佚
厥於廉反石經作猒說文猒飽也厥笮也義別作乃逸漢石經作乃劮下于逸同　謗汙簡引漢石
猒正也作厭者經典通借　釋文王在新邑孔馬經作寔誕作这丕則作不則　昔在石經初刻作
絕句鄭讀王在新邑烝正義云鄭以烝祭上屬是在昔磨改乙轉以在昔成湯在昔上帝例之當从
釋文引鄭句下脫祭字　釋文王賓絕句殺禋絕初刻　釋文嚴恭馬作儼天命自度漢石經作自
句一讀連咸格絕句又誕保文武受命絕句馬同亮寅畏史記寅作敬治民祗懼治漢石經作台祗
馬鄭古文有
序成周既成遷殷頑民周公以王命誥作多士　廿七　史記作震享漢石經皆作饗時舊勞于外中論時
釋文弋馬作翼　釋文時夏絕句馬以時字絕句引作寔亮陰鄭本作諒闇僞孔以信訓諒字亦必
泆又作佾馬作屑　罔顧于天顯民祗史記作不作諒作亮者衞包改也亮俗字言乃雍坊記引作
顧天及民之從也徐廣曰一作敬之也　朕不敢乃雝史記同舊爲小人史記舊作久　三十有三
有後石經後下有詠字磨改去之漢石經有維天年石經三十作卅卅即說文卅字　生則逸中論
命元朕不敢有八字元蓋无之譌无下又脫違字引不壓句　耽樂論衡引作湛樂之從漢鄭崇傳
疑隸釋忘載元下漫滅空白也　漢石經多士上　引作是從亦罔或克壽中論及論衡引作時亦罔
有告爾二字　奄說文作鄣　宗多遜遜依傳訓有克壽四三年中論引作三四年　卑服釋文馬
順字當作愻　釋文啻徐本作翅始豉反　乃或本卑作俾吳本亦作仄　小民漢石經作小人惠

鮮作𣴑于　盤于遊田晏子卷一引作盤遊于田
惟正之供國語楚語引作唯政之恭漢石經供作
共下以萬民惟正之供同　漢谷永引此云繼自
今嗣王其毋淫于酒毋逸于遊田惟正之共漢石
經殘字有酒毋劮于遊田維七字維下缺出共字
尋其次第與永引正同　無皇曰漢石經作毋兄
曰兄即況字　譸音舟釋文譸馬本作輈按輈疑
侜之譌尒雅作侜　此厥不聽漢石經聽作聖人

廿九

乃訓下無之乃二字亂下無先王之三字詛側助
反祝之又反　皇自敬德正義云引王皇作況漢
石經作兄自作曰　詈力智反　嗚呼漢石作於
戲上嗚呼字並當同此又監于茲上漢石經無其
字

序召公爲保周公爲師相成王爲左右召公不說
周公作君奭 奭始亦反石經作奭不是字馬鄭古文有
弗弔石經初刻作不磨改弗　釋文其終出于不
祥馬本終作崇漢石經終作道祥作詳　乃其墜
命石經初刻命上有厥字磨改去之　我道釋文
云馬作我迪　禮緇衣引在昔上帝周田觀文王
之德鄭注周田觀文王之德古今爲割申勸寧王
之德今博士讀爲厥亂勸寧王之德三者皆異古
文似近之　釋文南宮馬作南君　釋文見冒馬
本冒作勖

序蔡叔既沒王命蔡仲踐諸侯位作蔡仲之命

三十

此篇出梅本　釋文鄭以此篇次費誓前
邦之蔡石經初刻作封磨改邦

序成王東伐淮夷遂踐奄作成王政 釋文政馬本作征

序成王既踐奄將遷其君于蒲姑周公告召公作
將蒲姑 蒲馬本作薄

序成文歸自奄在宗周誥庶邦作多方 馬鄭古文有
釋文帝之迪馬本迪作攸　正義鄭王皆以甲爲
狎于內亂　叨懫說文引作叨𡡇懫勑二反　暇

鄭本作夏　殛本又作極　釋文臬馬作劓
序周公作立政馬鄭古文有
賁音奔　恂音荀　漢石經謀面上有亂字　敿
音閔　灼見說文引作焯俊漢石經作會　惟克
厥宅心漢石經作維度心　以並受此丕丕基漢
石經此作兹基作其　已受人之徽言漢石經受
作前徽作微　不訓于德漢石經無于字在厥世
在作哉　憸息廉反　勱音邁

卅一

序成王既黜殷命滅淮夷還歸在豐作周官
此篇出梅本　釋文鄭以周官在立政前
王乃時巡石經初刻巡下有字磨改去之　厖音
莫江反
序成王既伐東夷肅慎來賀王俾榮伯作賄肅慎
之命　釋文肅慎馬作息慎俾馬作辨
序周公在豐將沒欲葬成周公薨成王葬于畢告
周公作亳姑
馬鄭古文有

此篇出梅本
馬鄭古文有
序周公既沒命君陳分正東郊成周作君陳
序成王將崩命召公畢公率諸侯相康王作顧命
釋文王不懌馬本作不釋　洮他刀反　頮音悔
洮石經微泐似是厖形無考　憑俗字說文引作
凭漢書古今人表彤伯作師伯虎臣作龍臣　劍
姜遼反今止遥反　釋文冒貢鄭王作勖贛　兹
既受命還漢石經既作即　釋文王崩馬本作成
王崩　南宮毛古今人表毛作髦仲桓作中桓

卅二

扆音以　蔑說文引作莧　純之允反　賓說文
引作宗琬紆晚反琰以冉反　鼖扶云反　周禮
鄭注引此四語輅皆作路綴作贅　釋文綦馬作
騏音其　戺音俟　戣音逵　隮俗字當作躋子
西反　瑁莫報反　卞乃弁之譌字　釋文咤馬
作詫音陟稼反　嚌才細反
序康王既尸天子遂誥諸侯作康王之誥
正義云伏生以此篇合于顧命共為一篇馬鄭王
本自高祖寡命以上內于顧命王若曰以下始為

康王之誥王若曰下釋文云馬本从此以下爲康
王之誥歐陽大小夏侯同爲顧命　釋文馬本序
首更有成王崩三字
釋文厎至齊馬讀絶句
序康王命作册畢分居里成周郊作畢命 此篇出梅本
癉丁但反　侉音誇　袵而審反
序穆王命君牙爲周大司徒作君牙 此篇出梅本
先正之臣石經作先王孔傳以文祖訓先王則作
先王是也或疑漢谷永上疏引亦惟先正克左右
卅三
即此篇按永引文侯之命此篇出梅賾手永何由
得見小顏註永傳以此篇當之陋矣
序穆王命伯冏爲周太僕正作冏命 此篇出梅本
冏九永反按冏說文引此及史記並作䍐作冏者衛包改也
釋文作𥅆乃輾轉傳寫之譌　諛以朱反
序呂命穆王訓夏贖刑作呂刑 馬鄭古文有
釋文耄本作薹　周禮注引度作刑刑上有詳字
大傳引度上有鮮字　釋文義本亦作誼　墨子

尚同篇引此苗民否用練折則刑惟作五殺之刑
禮緇衣引作苗民匪用命制以刑　椓音琢黥其
京反泯音閔棼音紛　論衡變動篇引此作庶僇
旁告無辜于天帝　墨子尚賢篇引此羣后之逮
三句在皇帝句下又逮作肆棐常作不常無蓋作
不蓋有辭于苗作有辭有苗德威惟畏作德威惟
威又引乃名三后又哲民維刑又稷隆播種又維
假于民皆與今文小異趙岐注孟子引帝清問下
卅四
民無皇字　日勤按疏意日作曰釋文亦音曰
天齊于民楊賜上封事引作天齊乎人假我一日
釋文吁馬作于墨子尚賢篇引作於有士史記作
有士祥刑墨子引作訟刑又引在今而安百姓女
何擇言人何敬不刑何度不及　釋文惟來馬本
來作求　鍰戶關反　剕扶謂反　差惻加反
後漢劉般傳引上刑挾輕下刑挾重　哀敬折獄
王應麟曰大傳作哀矜哲獄于定國傳作哀鰥哲

獄
序平王錫文晉文侯秬鬯圭瓚作文侯之命
馬鄭古文有　釋文馬本無平字錫作賜
釋文義本作誼　既我御事石經既作即　有績
石經初刻句首有克字磨改去之依傳當有克字
扞下旦反
序魯侯伯禽宅曲阜徐夷並興東郊不開作費誓
正義云鄭以費誓在呂刑前　費音秘　不開石
經初刻作不闢磨改作不開釋文云馬本作闢按
卅五
僞孔本當从古文作開衛包依馬本改作闢截定
石經者又依孔傳訓開徑改作開耳
敿了彫反敿音矯鍛丁亂反　釋文杜本又作敿
牿公毒反擭華去聲敜乃協反穽在性反　祗復
之史記作敬復之徐廣云敬一作振　峙直里反
糗去九反　費誓古作柴誓史記作肸作費者衛
包改也
序秦穆公伐鄭晉襄公帥師敗諸崤還歸作秦誓
馬鄭古文有

云依正義本作員作云者衛包改也　番音波
釋文仡仡馬作訖訖諞馬作偏仡許訖反又魚乞
反諞音辯　猗於宜反　釋文伎本亦作技介字
作个　杌五骨反隉五折反
秦誓中循師而誓僞孔作徇師疏引說文云侚疾也
則正義本作侚作徇者衛包改也徇乃狥之俗體
漢人多用徇如淳漢書音云徇讀如拊循之循
洪範一五行以下一二三等字漢石經無之史記宋
廿六
世家亦無之漢書谷永傳引皇極皇建其有極無
五字說文卜部引叶疑無七字今有者疑僞孔妄
加
曰蒙曰驛按正義舉經文作曰雺曰圛則今本作
蒙作驛者衛包改也後曰蒙恒風若同釋文出經
字同今本是慶經修改本非陸原文然蒙下云徐
又亡鉤切正由其字作雺故也若本作蒙不得有
亡鉤切之音矣又按漢魏以前本皆圛在雺上史

記宋世家引曰雨曰濟曰涕曰霧曰克周禮太卜注引曰雨曰濟曰圛曰蟊曰尅正義引鄭王注皆先圛後霁詩載驅箋云古文尚書以弟為圛正義云洪範稽疑曰圛古文作悌賈逵以今文校之定以為圛則弟圛為古今文之異而涕悌為弟之借並在霁上矣尚書後案曰占用二占下當有之字忒當則貞依鄭讀占之用句絕二衍忒句絕曰蒙恒風若按說文雨部地氣發天不應曰霚籒文作雺唐韵亡遇切其俗字當作霧又天氣下地不應曰霿唐韵莫弄切依音則蒙與霿今音近與雺今音隔此經當作霿矣實則霿雺並从矛得聲古音同在尤侯蒙乃霿之雙聲訓詁字非疊韵也由唐以來誤讀釋名因弁音轉為蒙正義云聲近蒙至衛包乃徑改經字作蒙矣開元占經引鄭萌曰在天為濛在地為霧最為分曉按霿惟天氣下地不應故氣近上蒸而成燥象為日月不見爾雅

卌七

申之曰霧謂之晦是也雺惟地氣發天不應故氣近下鬱而成濕象為前後不見以經恒風若義求之字必當為霿凡霿常多風雺得風則解理恒然也五行傳引此作雺大傳作瞀並為同音假借今人既分二音而傳寫又互譌爾雅釋天二文易對易釋文不能誤正遂致岐中有岐吳伯孟曰雺霿古實一字故寫者多通理或然也

大誥矧肎穫肎說文从肉从冎省作肎漢石經魯詩殘字莫我肎顧又漢華山亭碑作肎今按篆作肎則省冎之上體同隸作肎則省冎之下體冂俗作肯者疑隸有省冎之上體冂而作肻者後又譌為肯耳今从漢石經

唐石經尚書十三卷自偽孔序至稾飫第一大禹謨至益稷第二禹貢至汝方第三湯誓至祖乙第四盤庚至微子第五泰誓至武成第六洪範至嘉禾第七康誥至召誥第八洛誥至無逸第九君奭至立政第十周官至康王之誥第十一畢命至呂刑十二文侯之命至秦誓十三凡十一石其第一石与周易合末石与毛詩合

卌八

尚書漢初出於濟南伏生止二十九篇藝文志尚書古文經四十六卷原注為五十七篇又云經二十篇原注大小夏侯二家師古注此二十九卷伏生傳授者按此偏古文經不明出自何人非安國古文可知僞孔為四十六卷以求合班志卷數誤矣孔穎達伏書篇目云堯典一皋陶謨二禹貢三甘誓四湯誓五盤庚六高宗肜日七西伯戡黎八微子九大誓十牧誓十一洪範十二金縢十三大誥十四康誥十五酒誥十六梓材十七召誥十八洛誥十九多士二十無逸二十一君奭二十二多方二十三立政二十四顧命康王之誥二十五費誓二十六呂刑二十七文侯之命二十八秦誓二十九馬鄭同予友龔君定盦始斷以伏書無大誓分顧命康王之誥為二以足二十九篇之數大約言康誥酒誥梓材同序且分為三顧命康王之誥異序不可合為一漢世盛行歐陽夏侯學至杜林賈逵馬融鄭康成輩始號古文學鄭元書贊云虞夏書二十篇商書四十篇周書四十篇此據百篇之序而言又云經五十八篇此據所作注合逸篇十六而言後又亡其一故五十七與藝文志合所

卅九

亡一篇則僞武成疏所引鄭云武成逸書建武之際亡是也東晉梅賾僞造孔傳并撰經文大禹謨五子之歌允征仲虺之誥湯誥伊訓太甲咸有一德說命大誓武成旅獒微子之命蔡仲之命周官君陳畢命君牙冏命或云出皇甫謐手又割堯典之半為舜典皋陶謨之半為益稷謨盤庚分為三顧命康王之誥分為二據釋文馬鄭已分不始於僞孔凡五十九篇為四十六卷永嘉之亂歐陽夏侯書並亡至唐穎達作正義宗僞孔黜馬鄭馬鄭由是亦亡近時閻氏若璩惠氏棟王氏鳴盛孫氏星衍段氏玉裁始力攻僞孔興起馬鄭然攷馬鄭經文得之扶風杜林後漢儒林傳稱杜林得古文漆書一卷不言其所自來漆書一卷亦不得有二十九篇之多又大誓後得馬鄭並疑復為之注逸篇十六既無訓解幷不列其經文疑馬鄭古文即取夏侯等經采掇古文異字而為之說本非安國所傳故穎達云鄭注尚書與夏侯等同而經字多異也又按班志云劉向以

四十

中古文校歐陽大小夏侯經文酒誥脱簡一召誥脱簡二文字異者七百有餘脱字數十疑漢世古文有二一爲安國所獻一爲中秘所藏今馬鄭与夏侯經字多異而酒誥召誥並無脱簡或即劉向校定本而杜林得之以授賈逵者歟近儒專據馬鄭以闚古文其亦爲未爲知言壬辰八月望日東之跋

詩譜序

石經不録鄭譜今依　殿板增寫　殿板蓋本諸崇禎監本　放本義訓棄逐甫安切去聲又周禮天官食醫注放猶依也依者即今用放效義甫兩切上聲其文言放於此者本公羊隱二年傳文彼字作昉何注云昉適也齊人語昉於此者言適起於此也今世用此文多借放讀上聲與本義無涉　共本義訓同渠用反去聲借爲敬恭字則居容反借爲拱向字讀居竦切上聲借爲供給字讀居容切平聲指所供物則去聲　召本義訓招潮去聲借爲邵讀時照切　亨享烹本一字經典相承元亨字作亨享祀字作享享飪字以朱發亨爲別俗乃加灬以別亨　壞本義訓毀音怪訓自毀則胡怪切毀者人無故毀之自毀者物無故自壞依說文毀之義字作毇　被訓寢衣音皮彼切上聲訓覆被音皮義切去聲　鮮依義當作尟經典通

用鮮　思訓念也平聲訓心思去聲

周南召南譜

邕音壅於用反後同說文四方有水自壅成池曰邕禹貢邕州本字當从此經典借雍渠字為之故以朱發去聲為別　采地字乃菜地之借故从去聲讀俗字作埰　守依字作狩經典通用守讀狩音　治用力治之平聲云已治則去聲　省本義訓視也察也息井切又減也嗇也生上聲其禁省臺省字依師古漢昭帝紀注當讀息井切今韵讀生上聲似有誤　陟竹力切音近則

邶鄘衛譜

釋文邶本又作鄁蒲對反　在云在某所昨宰切上聲云所在去聲　三監各本誤作二監去聲作平音誤　成王各本譌武王　稍所教切去聲　并地名又合也並平聲其訓專也並也若并植并吞之類並併之借讀去聲　頃上聲　衰訓弱也

二

秏也所追切訓減也殺也楚危切並支韵其喪衣衰依字作縗經典通用衰倉回切灰韵

王城譜

畿音祈　漸本義水名又進也慈冉切上聲訓漸漬子廉切平聲　嶧華去聲說文如此作　鎬乎老反　處所去聲居處上聲　嬖音如閉褒報平聲　戲許羈切經典於戲字並如此音　復本義訓往來也返也房六切其訓又也再也則浮富切去聲

鄭譜

又云為幽王大司徒山井鼎云永懷堂本又云二字作桓公二字　濟本水名出贊皇者在今山西濟源縣子細切去聲經典借為泲上聲今韵二水通為去聲又借為濟渡亦音去聲其濟濟有威儀也音上聲　鄶古外切　傍讀上聲　疇國語作咮華國語作華鄖左隱元年釋文於晚切又於建

三

切又於然切是平上去三聲通也廣韵分去聲為楚地上聲為鄭地平聲為漢志南郡縣名誤也今定从平音

齊譜

墟去魚反後同　暤胡老反俗右从白譌　境讀上聲

魏譜

魏于貴切去聲　枕席義上聲以物枕頭去聲

汾音墳　菲讀上聲　洫胡逼切　侵千尋反

唐譜

沃烏酷切

秦譜

翳於計切　汧音牽　仲直衆反去聲　岐音奇

橫戶孟切按訓橫逆驕橫並去聲訓縱橫平聲

迆移上聲

陳譜

四

閼音遏　虙音伏　媯音規　明音孟　覡音檄

刺訓芒刺七賜切去聲訓穿傷七迹切入聲凡詩言美刺依字作諫古多借刺仍讀去聲其諸言刺繆乖者右从朿盧達切

檜譜

檜說文作鄶國語同　熒戶扃切音如形　洧榮美切上聲　絜俗作潔

曹譜

菏工何反音歌　畜訓積也止也並音觸訓養也畜也容也並許六反音旭其云六畜古許又反音嗅今語如觸

豳譜

栒訓栒虡鐘懸者思尹反音筍上聲木名及地名並平聲，比訓較也並也並卑禮切上聲訓近也若今人言比鄰則毗至切去聲　迎之疑當作迎而疏語正作而

五

小大雅講

播補過切去聲　推訓排也進也並他回切灰韵　凡訓遷也擇也尋繹也窮詰也並直追切支韵　凡先後對文則先平聲後上聲若云先之後之則並去聲　卷訓書卷古倦切音眷去聲訓舒卷則上聲訓卷曲則巨員切音權　內音納　傅訓傅述平聲傅記去聲　山井鼎云乃聘問乃恐是及之譌　校訓學校胡教切訓檢校古孝切　閱上聲

周頌講

纛徒到反　殽本義物相襍錯借為肴核字借為函崤字並胡茅切惟禮運此文借為效字胡教切　儐賓去聲　絜作潔者俗　藏訓隱也平聲指所藏物及所藏處則去聲

魯頌講

昊上聲　坰居熒反　種訓種植去聲訓種類上聲依字當作穜此為種稑字今互譌　父音甫古

六

父甫音同而義小別古多借父為甫隋唐人相承以甫音父不作切字明義當為甫非音異也等韵妄以父入奉母甫入非母謬甚

商頌講

契私列切依字作卨　娀思容切　鴕烏拔切　洎巨冀切　諒音梁闇音陰　中興俗讀平本聲按中訓當也見史記孔子世家索隱引宋均及通鑑周宣記胡注讀平音非是

七

毛詩

國風　周南

關雎序并　雎七胥反釋文字旁或作鳥　釋文風風並如字徐下音福鳳反崔本下字直作諷　嗟子邪切俗讀入佳韵非是　蹈徒到反去聲　廣韵遠近之近其謹反上聲附近之近去聲　釋文厚本或作序非　上下對文上時亮反去聲下胡雅反上聲若上訓升也登也則時掌切上聲下訓降也自上而下也則胡駕切去聲並朱發之　哥釋文音荷本亦作荷　告訓報也古到切去聲若卑訓以言告上則古沃切入聲又按釋文於諸經告字忽去忽入致無義例今姑从伊作音以今韵據之故也　騶側留反　釋文召本亦作邵後皆同窈烏了反窕徒了反並上聲　按參本義商星也又參參叢立兒並音森其訓錯也于與也請謁也並音驂惟訓參差不齊也音初金反差字見後燕燕詩　好毛如字鄭讀呼報反　差初支反左音佐右音佑　悠音由　荇衡上聲　釋文輾本亦作展轉陟兖切凡人轉運物上聲物自流轉去聲芼毛去聲　唐石經鐘作鍾周禮儀禮同依字宜作鐘○石經故言三章一章四句岳本作其一章釋文同監本其一章下疊章字

葛覃　施以豉反音如易按施訓設施平聲訓施與去聲訓移也則以豉反　喈音皆　刈本亦作艾魚廢切　濩胡郭切　綌去逆切　澣俗作澣不是字釋文本又作浣戶管反　斁音亦害戶葛反

卷耳序并　卷上聲　詖彼去聲　頃音傾　寘謫字相承不知所从　嵬五回切虺呼回切說文作瘣隤徒回切　罍盧回切　姑說文作夃音同　兕旬履切上聲　觥古橫切釋文作觵砠釋文作碹七餘反瘏音塗痡音敷

樛木序并　樛居幽反韓詩作朻　逮徒戴切去聲　藟

力軌切　纍力追切　只之氏切上聲　綏音雖
按綏訓安也訓車綏並音雖訓旌旗之下垂者音
緌如誰切依王制注則旌旗之綏宜作緌經典綏
緌互見　縈烏營切釋文作帶
螽斯　螽音終　詵所巾反說文作鋅　振音真
薨呼宏切　揖子入切　蟄吹十切　繩音乘平聲
桃夭　夭於驕切按夭訓色愉訓艸盛並平聲其訓
物未壯音襖與上聲訓屈也及壽夭於小切妖上
聲其訓屈也依說文宜作殀　灼音酌　蕡音墳
蓁側巾反
兔罝　兔釋文作菟他故切　罝子斜切　椓知角切
丁知耕切　赳居幽切施以豉切　逵求龜切
芣苢　芣音浮苢音以作苡者譌　掇知奪切　捋力
活切　袺音結　襭戶結切釋文作擷
漢廣　釋文休息一本作休思此以意改耳按陸說
非也休與求韵兩思字語辭此息字涉箋訓解而

三

誤　秣莫葛反音如抹　蔞力俱反
汝墳　墳符云切按墳訓典墳訓大防訓冢墓並平
聲其訓土膏肥如禹貢白墳黑墳及左傳公祭地
地墳之類並讀上聲　惄乃歷切韓詩作愵　調
張留切本又作輖　飢說文訓餓也饑訓穀不熟
也經典通用　肄以自反魴音房赬丑貞切說文
作䞓又作𧹞燬音毀
麟之趾　趾釋文本作止　振音真定都寗切爾雅
作顁于嗟如字于讀如吁音非按定訓安也靜也
庭去聲星名及此訓並音訂

四

召南

鵲巢并序鵲七略反　絫俗作累不體按說文絫增也
凡言積絫字當作此音力癸切又說文纍綴得理
也一曰大索也諸言係纍言纍纍並當作纍音力
追切平聲俗多誤作累　御五嫁反王肅魚據反
按二切古音也

采蘩并序蘩音煩本又作繁　奉扶勇切訓承也其訓
養也秩祿也並讀去聲秩祿字俗有俸古止作奉

五

漢書宣紀益百石以上奉十五　澗音諫去聲
還如字俗讀如旋非按還訓復也反也退也償也
並如字其音旋者有旋轉義如詩言子之還兮禮
言還相為本言周還折還諸書言還車之類

草蟲并序防音房又去聲用力守禦之平聲名所守禦
物去聲　喓於遙切趯託歷切阜音婦忡丑中切
降戶江切蕨居月切惙知奪切

采蘋　潦音老　錡魚綺反　牖音酉齊側皆反

甘棠　蔽必袂反芾非貴反茇蒲曷反　憩釋文云
本又作愒按憩不成字作愒是也起例反說音稅

行露　訟去聲　厭於葉反　浥於及反　雀即略
反音爵　鼠舒呂反音暑

羔羊并序儉巨險切音略似歉上聲非去聲　紽釋文
作它云本或作紽徒何反委於危反　蛇釋文作
虵云本或作蛇音移韓詩作逶迤　緎音域緎釋
文符龍反又符用反按今分縫紉為平聲縫殺為

六

去聲　總作孔反舊音宗辨見後

殷其靁　殷音隱　振音真

摽有梅　摽依說文作𦸗韓詩同摽佩小切　梅釋文
云韓詩作楳按爾雅釋木梅柟也說文同某酸果
也梅為木名某為酸果判然二物今經通借梅為
某惟終南尸鳩二詩用本義　迨音待　頃音傾
塈許器反

小星并序盡津忍反按盡訓物自竭讀秦上聲亦去聲

訓人以力竭之讀津上聲　嘒呼惠反寔韓詩作實參所林反昴音卯　裯直留反裯唐石經初刻作稠磨改作裯抱袉上聲衾音欽讀如琴非

江有汜并序汜音祀上聲按字从水从巳水決復入也若左傳二十四年傳王出適鄭處于汜又二十六年傳涉于汜而歸字並从水巳音凡漢高紀渡兵汜水師古注此水舊音凡今鄉人呼為祀襄二十六年正義曰汜是地名非水名　媵音孕去聲

七

渚諸呂反上聲　過音戈經過也其訓度也越也失也並去聲

野有死麕　麕釋文作麏云本亦作麕又作麖居倫反音君　誘音酉　樸音僕按各本樸作樸說文樸木朴也樕樕小木也樕音速　純徒本反　脱退外反尨美邦反吠符廢反去聲　悅始銳反

何彼襛矣并序襛如容反韓詩作茙　繫音計訓約束也留滯也其訓聯綴也續也並音系皆系之借其本義訓惡絮也音溪　雝唐石經作雍　棣徒帝反　縉亡貧反

騶虞并序騶側留反　蒐所留反　茁側劣反又側刷反葭音加豝百加反　豵子公反

羔羊素絲五總釋文總子公反按傳言總數也說文糸部總聚束也言不一其物聚而束之則散者總矣毛說數也即聚之意此義唐韵作孔切此經亦當作此音又按總字廣韵平聲不收說文糸部

八

又有緫帛青色也倉紅切若作此字於經義又無取且亦不得作子公反之音疑公字乃孔之誤也又按自五經文字不識匆為囪之譌遂強分總為帛青色之字總為聚束字而說文緫字反在所棄矣若云此經總乃緵布之借則於文無徵未可信也

邶

柏舟　敖五羔反按敖訓遊也慢也古並一音今敖遊平聲敖慢去聲其字之作遨作傲者並俗　茹如預反按經典相承訓度也去聲啜也上聲艸名平聲今官韵艸名平聲茹吐去聲其度也菜茹也並或去或上皆可通用不必泥　選雪兗反按訓擇也上聲訓選舉選愋去聲若書盤庚世選爾勞左弗去擢選並音算即算之借　寤五故反　辟本亦作擗避入聲　迭韓詩作臷

綠衣　俾卑履反上聲訧音尤　淒七西反

燕燕　差初支反按差本訓忒也舛也初牙切訓借也不齊也初支切訓借也又初佳反其言差輕差可意猶較輕較可也初賣反　涕音他禮反上聲頡戶結反頏戶郎反　任音壬按訓誠篤也堪也負儋也又姓並平聲其訓克也用也所負物也並去聲　勖凶玉反

日月　古處釋文作故處處昌慮反　好訓美也善也上聲其訓愛而不釋若今人言相好又壁肉好並去聲　術釋文大字作述

終風　謔許約反悼徒到反敖五報反霾亡皆反曀於計反寐密二反　唐石經初刻作寐言不寤磨改側轉　釋文嚏毛作疌又作疐竹利反鄭作嚔都麗反按爾雅釋訓疐跆也正毛所本疌字音義俱遠釋文誤也　虺虛鬼反

擊鼓　漕音曹水名今言轉漕者以水運穀也去聲契本亦作挈苦結反說音悅　信音伸古借　洵音絢按洵本水名音荀平聲或借為旬音同此借為夐遠也釋文洵韓詩作夐

凱風　劬其俱反　浚息閏切　睍胡顯切睆華板反

雄雉序并雉直几切上聲唐石經初刻序末國人患之馬無而作是詩四字磨改增　泄移世反　詒以

之反作貽者俗字　忮支去聲
匏有苦葉　厲說文作砅　揭苦利反瀰音彌鷕以
水反今以小反謡　雝石經作雍　招如字卬五
郎反
谷風　黽莫尹反惟黽勉義从此音本音如芒　菲
妃鬼反　薺齊禮反涇音經　湜常塞切音如色
笱古口反　匍音蒲匐蒲北反慉許六反讎上時
流切下俗作售讀去聲　鞫釋文本亦作諊依字

十一

當作鞫　覆芳服反　石經初刻賈用不讎不下
似是讎字磨改作售按售俗字古多作讎漢書高
紀讎數倍宣紀輒大讎師古曰讎讀曰售據此此
經售亦當作讎讎市流反售釋文車救反　畜丑
六反洸音光潰胡對切肄以世反　塈許器反
式微 無反切字
旄丘 并序 旄音毛　石經修作脩　率音將帥之帥依
字作達古借率亦借帥　誕徒嬾反　褎余救反

音宥按褎即袖字音似救反訓盛飾皃音宥
簡兮 并序 泠毛本作伶俗音零　碩音石俁五矩反韓
詩作扈　處去聲　轡悲去聲組音祖籥餘若反
翟亭歷反渥音屋赭音者　榛本一作蓁側巾反
苓音零
泉水　毖悲去聲韓詩作祕孌力兖切又去聲　泲
子禮反餞音踐上聲禰音你　姊將几切舝胡八
反邁莫怪切去聲遄時緣切瑕音遐

十二

北門　窶其矩反各本上从穴謡字　埤避平聲讁
直革反敦毛如字鄭都回反遺唯季反按遺訓失
也平聲訓以物遺人去聲　摧徂回反音如椎在
從母韓詩作誰
北風　雱音滂攜胡圭切邪音徐行音衡　且子餘
反　霏音非
靜女　姝音樞搔蘇刀切踟真知反蹰直朱反依毛
鄭匪女之女並如字音汝非　煒于鬼反說毛作

悦鄭作說話之說　怿毛音亦鄭作釋　洵音荀荑徒兮反

新臺　泚音此燕婉並讀上聲籧音渠篨音儲鮮斯踐反鄭又音仙洒七罪反上聲韓詩作漼浼每賄反韓詩作浘音尾　殄毛徒典反鄭改作腆戚千歷反

二子乘舟　乘平聲訓人乘之其訓車乘則去聲

汎芳劒反　養上聲按養訓育也上聲訓供養去聲　瑕石經初刻作遐磨改瑕

鄘

柏舟序并　蚤音早蚤本爲齧人跳蝨古多借作早晚字各本序末脫也字石經有　髧本又作优徒坎切髦音毛說文作髳　它音他特韓詩作直慝他得反

牆有茨序并　茨音如慈　頑五鰥切冓古候切　埽蘇老切按以力埽除之上聲洒埽對文則去聲

君子偕老　偕音皆　副音富笄音雞珈音加委於危反佗徒何切　玼音此翟音狄鬒真上聲髢徒帝反肩蘇節反瑱吐殿反揥土例反且七餘反晳星歷反此字上从析下从白與上从折下从日之晳不可混瑳七我反縐側救反紲息列反絆音煩媛于眷切韓詩作援按媛訓美女去聲訓嬋媛牽引兒平聲

桑中　沫音妹按此字从未其从末者音莫八切水沫字

鷄之㚇㚇　鷄音純　彊音姜

定之方中序并爲訓造作也治也平聲訓緣也被也説也與也去聲　桓胡官切　攘汝羊反古本爲揖讓字　序末焉字石經初刻作矣磨改焉　揆葵上聲椅於宜反梓音子漆音七　虚起居反俗字作墟倌音官　終焉允臧石經焉作然疏云終然信善經當是然字　騋音來牝頻上聲

蝃蝀　蝃丁計反爾雅作螮蝀音同　隮子西反

十五

大音泰按古大音本如泰今分小大讀唐佐徒蓋二切已甚讀他蓋切贅矣俗又借泰之古文太爲已甚義尤非

相鼠　相訓共與也平聲訓相度訓將相並去聲遄時緣反

干旄　孑居熱反　浚蘇俊反紕毛並至反鄭毗移反畀必寐反　旟音餘組音祖予音與

載馳　唁音彦讀疑母音　跋蒲末反涉時攝切

阿烏何反蝱音盲　穉直吏反芃薄紅反　控苦貢反

十六

衛

淇奧　奧音於六反一音烏報反按奧本訓室西南隅也烏報反借作澳隩訓隈也於六切　猗於宜反按猗本語辭此釋訓字不為義仍从本音若詞家用猗旎則上聲假為倚亦上聲　磋七何反僩遐板反咺況遠切諼況袁反青音精琇音秀瑩音營匪本又作斐芳尾反韓詩作邲簀音責會古外反　猗重較兮疏云倚此重較之車則孔見本作倚足利古本亦作倚較古岳反

十七

考槃并序　各本序末脫也字石經有　澗古晏反韓詩作干薖苦禾反韓詩作𩛊

碩人并序　褧音如閑　頎音祈緊苦迴反　荑徒奚反蝤似修反音在邪母蠐音齊瓠戶故反按瓜瓠去聲瓠瓠為瓢若莊子言五石瓠則平聲犀音西螓音秦幩音墳　活古闊反罛音孤濊呼活反鱣竹連反　發發石經初刻作撥撥磨改發鮪于鬼反發補末反菼他覽反揭其謁反孽五謁反韓詩作巘朅欺列反韓詩作桀

氓并序　氓莫耕反背音佩按背訓脊背音輩訓違棄則如此音妃訓后妃平聲訓匹也去聲音配　蚩尺之反貿莫豆反　愆起連反將七羊反垝音鬼咎其九反裘上聲　賄音悔沃於酷切葚林枕切字又作椹　耽都南反說文作媅爾雅作妉　隕猗上聲徂藏粗切湯音傷漸子廉反　咥許意反

十六

又音熙　隰似立切音近濕泮音判　宴於見反安也說文在宀部晏於諫切天清也又晚也說文在日部今韻又分晚義入翰韵贅　旦說文作悬

竹竿　籊他歷反瑳七可反儺乃可反檜古外反楫子葉反　岳本毛本兄弟父母誤倒　滺俗字五經文字云書無此字見詩風亦作攸按作攸是也釋文云本亦作浟說文攸巳从水者加水無理則釋文浟亦攸之譌也

芄蘭序并石經初刻作刺衛惠公也磨改去衛字 芄
音丸 觿許規反音麾悸其季反韓詩作萃 鞢失
貼反甲胡甲反韓詩作抑
河廣 葦于鬼反杭户郎反跂虚麗反 曾古語辭
與高曾義異音同故釋文不作音今韵高曾義作
滕切語辭昨滕切
伯兮 朅丘列反桀其列反殳市朱反 適都歷反
按適本訓往也施隻切古多借為嫡字訓主也讀

十九

都歷切 杲古老反諼本又作萱作藼况袁切
背音輩音佩非痗音每
有狐序并殺訓戮也所八切訓減削也所界切 會訓
合也黄外切訓會計也古外切其云會弁者則膾
之借字 綏音雖
木瓜序并遺唯季反 琚音居

王
黍離序并離說文作穲 覆芳福反敗也又反覆也訓
覆蓋則去聲 彷蒲皇切 靡文彼切按訓披靡
侈靡皆上聲訓分也爛也平聲此釋訓字不為義
从上聲讀 穗音遂去聲
君子于役 棲音西塒釋文作時 佸户括反
君子陽陽 陶音遥 翿徒刀反 按陶本訓邱名
又瓦器平聲音桃此陶陶和樂意音遥後清人陶

二十

陶驅逐皃釋文音導因訓作音不為倒也
揚之水序并屯徒魂切本義訓蹇難也竹倫切戍束遇
反字从人何戈與戌从戊从一勿混
中谷有蓷序并蓷吐雷反饑釋文作飢按說文饑為穀
不熟飢為飢餓義異 饉音覲去聲 暵呼旦反
仳匹指反嘅口愛反嘆釋文本亦作歎按說文歎
吟也嘆太息也有憂樂之别此經當作嘆今歎嘆
字並平去二音 石經濕作溼今从毛本脩釋文

本或作蓨歗籒文嘯字啜張劣反
兔爰并序喪一本作傷　羅力知反本又作離按羅俗
字作離是　吪本一作訛五戈反　罦音俘　罿
昌鍾反
葛藟并序藟力軌反衰所追切　涘音俟上聲　漘順
平聲音在脣毋昆古魂切合口呼
大車　檻胡覽反毳尺銳反菼吐敢反　啍徒孫反
璊音門　皦本又作皎古了反

廿

丘中有麻并序放本訓逐也甫妄切去聲其訓比也效
也至也並上聲俗字有倣　施如字按施施釋訓
字但取其聲不爲義經典相承讀如字惟孟子音
義丁公著如字張鎰音怡其借爲移也字以豉反
如此經言施于之類是也借爲弛義音詩上聲如
周禮施舍論語不施其親之類其直借爲移字音
移

鄭
緇衣　緇側基反．敝頻世反　粲七旦反石經粲
書作粲　敝去聲館觀上聲　蓆音席
將仲子并序勝訓勝負對文去聲訓以力勝之平聲
祭側界反音債依字當作鄒春秋傳借祭爲之
踰容朱反俗作逾　杞音起　折人力斷之音旨
熱切物自斷及斷而未殊時列切
叔于田序繕時見切

廿一

大叔于田　元九經本首章無大字釋文或作大叔
于田誤石經有　乘上平聲下去聲藪素口反
襢檀上聲裼素歷反無狃之無釋文作毋狃女九
反　雁各本作鴈按雁鳥也鴈鵝也此經从雁爲
是　忌並音記控口貢反鴇音保掤音冰
清人并序竟音景上聲俗字作境今竟訓窮究也去聲
翱五羔反　散訓物自離上聲人以術散之去聲
翦補彭反　麃表平聲　陶徒報反　重輕重上

聲訓累益也平聲唐人不别其訓加也若楚辭又
重之以脩能則音去聲
羔裘　濡音儒　渝以朱反　晏於諫反
遵大路序并去訓來去訓物自去去聲訓人以力去之
上聲　摻所覽反　袪起居反又去聲寁子感反
釋文市感切誤　魗本亦作𣪍市由切
女曰雞鳴　爛力旦反　鳧音符　鴈亦當作雁說已見
前　飲訓飲食訓人自飲上聲訓以酒飲人去聲
若檀弓酌而飲寡人是也
有女同車序　妻訓齊也平聲訓以女適人去聲　取
七遇切　按凡言取與皆上聲經典借為娶字去聲
山有扶蘇　橋本亦作喬鄭作槁　狡古卯反
蘀兮序并　倡訓倡優尺良切借為唱和去聲和今義調
和平聲唱和去聲依說文調味作盉調聲作龢和
專為唱和字　蘀他各反　漂匹遥切即今詞賦
家所用飄字古飄字音義俱别　要古本為要脅

廿三

字今俗加肉為腰以要為凡要字音於笑切其訓
要約則平聲
狡童序并　擅善去聲　餐七丹反
褰裳序并　褰起連反　恣資去聲　溱側巾反說文作
潧按潧人韵不叶另有攷　洧于軌反
丰　丰芳凶反　褧苦迥反
東門之墠　釋文東門之壇音善依字當作墠疏云
徧檢諸本皆作壇今定本作墠　茹音如藘慮平
聲
風雨　瘳音抽
子衿序并　衿音金本亦作襟　石經修作脩　校戶孝
反學校也其訓檢校及比校則古孝反　嗣尋吏
切韓詩作詒　挑他羔反說文作岦　達他末反
揚之水　迋求往反
出其東門　縞古老反　綦音其字本作綥員音云本
亦作云韓詩作魂　闉音因闍音都　荼音徒

廿四

娛本亦作虞音同
野有蔓草　蔓音萬古蔓萬皆入明母今萬入微母
漙本亦作團徒端反　婉於阮反邂戶解反逅釋
文作遘胡豆反　瀼如羊反
溱洧　渙呼亂反韓詩作洹洹音丸說文作汍按釋
文引說文作汍音父弓切大誤　蕑古顏切既且
之且音徂訏況于切韓詩作盱　勺時灼反　瀏
音留

廿五

齊

雞鳴序并　妃芳非反怠臺上聲慢鑾去聲　薨呼宏切
予正義云定本作與非　憎音增　予羊諸切按
予本訓與音余上聲經典借為余訓我也平聲
還序并　還音旋厭於豔反按古厭飽也足也與厭倦也
憎也同作猒其音皆於鹽切其作厭者訓笮也作
壓者訓壞並於輒切又一刻切今書通用厭又分
別厭足為平聲厭倦為去聲笮壓為入聲　猺乃
刀反　儇許全反
著序并　著直居反又去聲按著即宁之借宜从宁上聲
釋文平去二音皆謬　迎訓逢迎平聲訓迎迓去
聲
東方之日序并　衰色追反　闥他達反
東方未明序并　號胡到切古痛聲之號作号嗁號號令
字作號令專用號為號令字以朱發平聲為痛聲
字令力政切訓善也命也云詞令節令如此讀若

廿六

云以言使之則平聲　挈苦結反　倒都老反按
倒俗字儀禮凡訓顛倒義並作到　圃音補瞿九
遇切無守之貌其本義訓鷹隼之視也其虞切按
此經即説文明左右視也眀字之借莫本爲朝莫
字今專用爲適莫字故又加日作暮辰讀申之陽
聲

南山　崔子雖反　蕩徒朗切按言蕩蕩言排蕩放
蕩並上聲　綏日誰反　蓺魚世反衡音横從足
容切按古從衡字如此作今字用縱横縱仍讀平
聲　析星歷反

甫田并序　石經修作脩　上田音佃次章同　莠音酉
忉音刀　怛旦入聲按與桀不韵考見後匪風
丱各本作卝不體古患反　弁皮變反　總子孔
反孌力轉反

盧令　令音零　環音還　鬈音權　鋂音梅　偲
七才反

廿七

敝笱并序　敝頻世切笱古口反　桓胡官切　從慈用
切按訓僕從隨從並去聲訓相聽受也平聲其凡
言從容者七容反言從横者音蹤　魴音房鰥才
吕反　唯維上聲韓作遺

載驅　驅欺具反按馳驅平聲驅之去聲簟徒貶切
茀音弗釋文作第鞹苦郭反釋文作鞟驪力馳反
濔乃禮反釋文作爾豈音凱弟如字上聲或以去
聲　汶音問魯水名其言汶江與岷字同武貧切
湯失羊切彭必旁切滔吐刀切儦表平聲

猗嗟　頎音祈蹌七羊反趨平聲訓志趨若今人用
志趣去聲　射食亦反正音征　選去聲齊也其
選擇義上聲貫如字鄭古患反　禦魚吕反

廿八

魏
葛屨并序 屨俱具反俱在見母徧必淺反魏于貴切陋
音洽隘於懈反儉巨檢切 序末石經初刻有也
字磨改去之各本無 縱平聲糾古幽反摻所銜
切楙紀力反宛於阮切辟音避按辟訓后辟君也
音璧訓法也匹亦切罪也扶亦切戟借作避又借
作譬作闢作擗各从其音 揥勅帝反
汾沮 汾扶云切沮子預切去聲洳如預切沮洳水

廿九

淺下濕處也按沮水名七余切訓止也過也壞也
慈呂切 洳水名人諸切 藚音續
園有桃并序 敎化去聲敎之平聲 不知我者石經作
不我知者下並同 殽音爻本亦作肴 謠音遥
依字作謌 其音基
陟岵 岵音户上聲數音朔按算數去聲計數上聲
頻數不一而足入聲 旃之然反 屺音起
十畝之間 閒古班反按古無从日之字今以朱發
為别 閑釋文作閒還本亦作旋 泄以世反
伐檀 漪釋文作猗於宜反 貆音桓 億於力反
音近一 漘本亦作脣牀倫切 淪音倫凡从侖
聲字並合口呼 囷溪倫反 鶉音純 飧思坤切
碩鼠并序 斂呂驗反按訓聚也去聲斂修對文則上聲
貫如字 勞訓勞勤平聲訓以言恵勞勞者去聲

三十

唐

蟋蟀　蟋音悉蟀所律反說文作蟹　聿允橘反
瞿俱去聲　蹶光衛反　慆吐刀反
山有樞并序　樞烏侯反依漢石經及說文並作蓲　洒
所懈反埽蘇報反　揄以朱反曳以世反婁力俱
反宛於阮反本亦作苑愉以朱反栲音考杻女九
反　鐘鼓字依說文左从壴作皷作鼓皆非　按
洒埽對文本義也音所買切訓洗濯訓洒洒寒慄

廿二

並音洗又訓肅恭皃訓水深並音蘇典切若新臺
之洒乃借爲濯字音義俱別
揚之水并序　沃烏毒反　鑿子洛反襮音博　各本皓
作晧譌石經不誤古老反鵠戶毒反粼力珍反
椒聊并序　椒即消切蕃音煩衍延上聲　且子餘反
碩大且篤各本碩誤作實石經不誤　匊九六反
綢繆　綢直留反繆民侯反　芻楚平聲邂戶懈反
逅本作覯胡豆反

杕杜并序　杕徒細反　拼必政反　湑私呂反踽基禹
反　佽七利反菁子零反　睘本又作煢求營反
羔裘并序　恤釋文作卹荀律反　袪起居反居居平聲
又去聲褎似又切俗字作袖又作褏　究九又反
鴇羽并序　鴇音保　征釋文作政音征按古多借政為
征檀弓無苛政是也　栩況禹反靡文彼切盬音
古蓺魚世反　怙音戶　嘗時羊切今讀如長非
無衣并序　使所吏反云使之上聲云使者去聲　燠釋

廿三

文作奥同於六反
有杕之杜　噬時世反韓詩作逝　食旋吏切以食
食人也訓飲食則牀力切
葛生　蘞音廉又上聲　衾音欽　爛郎漢切
采苓　苓力丁反　巔俗字依字作顛　爲言本或
作僞言

秦

車鄰　鄰力人反本又作轔　令平聲韓詩作伶

阪音反

駟驖　驖石經初刻作鐵磨改作驖詩中同依說文引作驖是也田結反　阜符有反媚眉去聲　奉扶隴切按自奉與奉人與兩手奉也並一字今俗奉人如字自奉作俸去聲兩手奉作捧敷隴切　輶音由又上聲鑣彼驕反獫力驗切又上聲歇本又作猲許謁反驕本又作獢音囂

卌三

小戎　俴錢上聲楘音木輈竹留反脅虛業切靷余忍切　馵石經作馬按此體亦未妥今且从俗為之辨見易說卦馵之樹反鋈音沃　騮音留騧古花反盾牀準切脅上聲觼古穴反　軜音納　厹音求矛莫浮切錞徒對切　伐說文作瞂韔音暢鏤力豆反閉本一作䪐悲位反緄古本反厭於鹽反秩陳乙反苑音尹釋文不作音非

蒹葭　蒹古添反葭音加　遡蘇路反洄音回宛怨上聲按訓宛然宛在及宛邱並上聲又借作鬱入聲　萋石經作淒釋文本亦作淒七奚反晞音希　湄音眉　躋本又作隮子西反　坻直尸反　涘音俟

終南庰各本序末脫也字石經有　渥於角反丹韓詩作沰撻各反　紀本亦作屺沈重音起白帖引此句作有杞有棠與首章有條有梅傾類但未審何本

卌四

黃鳥　奄衣檢切　惴之偽切慄音栗殲子廉反防毛音方鄭音房　鍼其廉反音鈐按鍼本縫布帛之錐經典多以箴為鍼而以鍼為箴義

晨風　晨時鄰切　鴥各本作鴪後皆同石經不誤說文作鴥尹橘反櫟盧狄反駮邦角反　檖音遂

無衣　亟欺冀反按亟訓急也疾也紀力反訓屢也如此音　修石經作脩袍並毛切釋文包毛切誤

仇音求　澤說文作襗　戟居益切說文作幹俗作戟大謬

渭陽　瑰古回反

權輿　輿音餘　夏胡雅反按訓春夏去聲大也上聲　渠其居反　簋音軌

卅五

陳

宛丘并序　宛怨上聲湯上聲訓浪蕩渠名去聲蕩陰縣名平聲　湯音蕩按釋文湯他郎反郎乃朗之誤傳明云湯蕩也釋文不得作平音又他浪反今不用　缶方九反值音治去聲　翿音導去聲

東門之枌　枌音墳　栩香羽反婆步波反娑桑何反釋文旦一作且王七也反　差初佳反績則歷反鬷子公反莜其遙反

卅六

衡門并序　愿音願誘音酉掖音亦　棲音西依說文棲西一字泌悲位反　樂飢石經改作療从藥義也李注文選郭有道碑引作療飢據說文療療一字也毛音洛鄭音勞去聲　魴音房

東門之池　漚烏透切久漬也訓水上浮漚則平聲晤五故切紵直呂反　菅古顏切

東門之楊　牂子桑反肺普貝反　晢之世反

墓門并序　佗本作它徒多反　斯所宜反析也讀入省

母其本義入心母　鴞于嬌切妖之陽聲　萃徂
醉反誶音信釋文本又作誶按誶與萃不韻韓詩
云誶諫也廣雅誶諫也此正用韓詩誶諫也之文
古書誶誶多相亂
防有鵲巢　邛其恭反苕徒彫反㑜陟留反忉音刀
甓蒲歷反鷊五歷反惕吐歷反
月出　皎釋文作皦古了反　僚本亦作嫽音了
佼字又作姣古卯反　窈烏了反糾其小反悄七

卅七

小反晧胡老反　懰釋文作劉力久反懮於久反
慅七老反　燎力弔反按庭燎及照也明也並去
聲訓從火也平上去三音夭於表反紹市沼反
慘七早反按釋文作懆七感反形聲並外正月抑
二詩誤同
株林　從夏南下石經蜀增姬字次句同各本無
株竹朱反　乘駒釋文作乘驕引沈云或作駒者
是後人改之按驕本與駒不韻音駒更謬陸氏無

識其可笑類如此
澤陂　陂彼平聲　荷音河按借為負荷義則上聲
濁善光反沱徒河反　蕑古顏反卷其圓反悁烏
元反音淵　萏大感反菡户感反儼魚檢反說文
引作嬐

卅八

檜

羔裘并序　絜古屑反俗字作潔　膏古報反
素冠　冠平聲冕弁總名也訓以冠加首又訓冒覆
意並去聲　欒力端反慱徒端反　韠音畢　蘊紆
粉反上聲依字作薀
隰有萇楚并序　萇丈羊反　恣姿去聲　猗於可反　儺乃
可反　夭於驕反　沃烏毒反
匪風　飄音瓢回風也又音標扶搖風也爾雅作猋
自魏晉以來詞賦家始用為吹漂字今漂為浮也
匹消切訓水中擊絮去聲　揭釋文作偈起竭反
怛都達切按怛與揭不韵漢書王吉傳及韓詩外
傳並引作中心𢡟兮𢡟雖不見於說文以聲韵求
之𢡟字為是或許从古文故不更出今文字　嘌
匹遙反　亨普庚反　漑古愛反　鬵音尋

卅九

曹

蜉蝣　蜉音浮蝣音由　楚說文作𪓐　掘求弗反
候人并序　候侯去聲　石經初刻作而近小人焉磨改
增好字據後漢楊震傳注三國魏文紀引則當無
好字　祋都外反　芾音弗　鵜徒低反　濡人朱反
咮竹受反　媾古豆反　薈烏會反　蔚於貴反　隮子
西反　婉孌並上聲
鳲鳩　鳲音尸本亦作尸　弁皮彥反　騏音其說文
作綦緋　忒他得反　榛側巾反
下泉并序　浸釋文作寖子鴆反　稂音郎　蓍音尸　愾苦
愛反　芃並工反　郇音荀　冽各本作洌依傳訓寒
也作冽為是石經作洌說文無冽字按疏云二之
日栗冽字从冰故為寒也大東疏云說文冽寒貌
故字从冰則孔據說文有冽字又下豳風栗烈疏
引冬日烈烈為釋按烈字从火不得訓寒七月栗
烈及冬日列烈並是冽之譌孔於三詩互引為證

卌

則孔見本並是列字也今說文溧下有瀨無洌而玉篇溧下有洌無瀨疑瀨正洌之誤至釋文栗列引說文作颲颲而說文颲颲二字訓釋太遠則陸本誤也

豳

七月序并　王于況反按帝王連文平聲凡言王天下言為天下所歸往也自彼言之為歸往自此言之為王去聲　烈當作洌辨見上觱音必說文作滭泼釋文云作畢發誤褐音曷耜音祀上聲　饁炎輒反畯子迅切喜毛如字鄭作饎尺志反殆及釋文作迨及迨殆並徒改切上聲　斨七羊反　萑石經初刻作雚改作萑並誤今从說文戶官反葦韋上聲猗音倚　鶪各本作鵙不是字古闃切葽於遥切　隕石經初刻作殞磨改隕蜩徒彫切穫戶郭反又去聲隕箨上聲蘀音託貉戶各切依說文狐貉字當作狐貈貉乃北方狄名莫白切今俗乃以貉為貈别造貊為北方狄之貉按貊乃貘之俗體貘食鐵獸出蜀中　貍力之反纘子管反豵子公反豜古牽反　莎素和反穹起弓反窒珍實反向許亮切按訓對也窻也並如此音其入名國名

並音商去聲　墐近去聲音覲菓於六反稻陶上
聲斷端去聲按以人力斷之及決斷並如此音物
自絶上聲樗勑書反圃音補場直羊反　上入執
宮功石經執下旁增於字各本無重依説文作穜
音同按種稑字與穜植字俗互易釋文重直容反
謬穋音六本又作稑索素洛反繩也訓求索依説
文作索色責切綯徒刀切沖直弓切凌音陵説文
作媵蚤音早滌廷歷反觥古彭反兕旬履反音如

四三

豳

鴟鴞　并鴟尺之反鴞于嬌反遺唯季反本亦作貽
鬻由六反　瘏釋文作屠音徒譙音樵翹音喬
土音杜徒上聲韓詩作杜綢直留反繆民猶反牖
音酉拮音結据音居捋力活反蓄敕六反租子胡
反　翛翛石經作脩脩按説文無翛字正義本作
消消云定本作翛翛光堯石經讀詩記九經沿革
例引監本蜀本越本並作脩脩素彫反　漂匹遥

切曉呼堯切　蓄説文云積也又畜田畜也今經
典通用畜按畜訓積也止也並音觸又訓養也留
也容也順也並許六反音旭又六畜許又反
東山　徂曹蘇反慆徒刀反濛莫紅反行釋文云毛
音衡是云鄭音銜致爲不通箋云亦初無行陳銜
枚之事行陳解行字銜枚解枚字各足一文以見
意非以銜易行也行陳言軍陳之行列鄭當胡郎
切　蜎音淵蠋市玉切敦都回切羸力果反施羊

四四

豉反伊於移反蠨音蕭蛸音燒所交反町他頂反
畽本又作疃他短反熠以執反燿以照反鸛本又
作古玩反垤田節反　敦徒端反栗韓詩作蓼
褵力支切
破斧　斨七羊反　錡或作奇巨宜反　吪或作訛五
戈反　銶音求　遒裁羞反
伐柯　柯音歌　踐賤上聲
九罭　罭于逼反　鱒存上聲魴音房袞古本反

狼跋　跋下末反　疐丁四反孫毛如字鄭音遰　舄音昔　几几說文作掔掔又作已已　瑕胡加切

毛詩

小雅　鹿鳴之什

鹿鳴序并　筐音匪　呦音幽苹音平　示鄭作寘　恌他彫反傚胡教反　湛本古浮沈之沈今通用為妉都南反

四牡　騑音非倭本又作委於危反盬音古　嘽說文作痑嘽他丹反駱音洛　翩音篇騅職追切　栩況甫反杞音起　驟助救反駸楚金反諗音審

皇皇者華　駪所巾反濡音如朱反駪楚辭作侁說文作莘　諏子須反今韵虞尤兩收　駰音因　詢音荀

常棣　常音裳棣大計反　鄂五各反不毛如字鄭改作跗方于反　韡韋上聲　裒薄侯切說文引作捊脊井益反令音零本亦作鴒　鬩許歷反務音侮　儐賓去聲飫於去聲韓詩作饇　具其遇反孺如去聲　翕許急反　釋文帑依字吐蘯反

經典通用為妻孥字音奴按帑本訓金帛所藏也
从巾奴聲故妻孥字得同音借假吐黨一切俗甚
亶都滿切
伐木　丁竹耕反嚶於耕反　矧尸忍反　許許石
經初刻作滸磨改許呼上聲釃所宜反與徐上聲
音敘羜直呂反　阪甫遠切音反轉邦母音版
愆其前反　湑又作醑思許反酤毛音户鄭音沽
坎說文作竷蹲本作墫七旬反音邨

二

天保　俾必爾反卑上聲單毛音丹上聲鄭音丹除
治慮反　戩子淺反　吉大戴禮注引作絜蠲古
元反周禮疏引作圭饎尺志反禴本又作礿餘若
反祠嗣平聲烝之承反弔都歷反　騫起虔反音
如搴虧也在先韵騫音軒高騫飛舉皃在元韵俗
多不辨
采薇序昆本又作混古門反玁本或作獫音險狁本
亦作允音允　杕大計反　靡使釋文本又作靡

所　爾乃禮反傳謂此即薾之借也　業魚及反
此因箋壯意作音本音魚怯切三息暫反約略之
詞訓一二三平聲　騤求龜反腓符非反弭彌氏
反
出車　旐治小切音兆旄音毛旟音餘旆蒲貝反
悄七小反瘁存醉反況許放切俗分語辭為況寒
水為況比況為況致為不通　央央本亦作英英
喓於遙反趯吐歷反忡敕中反　卉許貴反萋七

五

西反　喈音皆訊音信
杕杜　睆華板反釋文云字从白按从白者俗字
杞音起　幝敕丹反又尺善反韓詩作綫痯古緩
反　偕音皆
魚麗　麗力馳反按訓施也附著也訓美也郎計切
去聲　罶音柳鱨音常鯊音沙魴音房字或作鰟
鱧音禮　鰋音偃
南陔白華華黍　陔古哀切　絜俗字作潔

南有嘉魚之什

南有嘉魚序并　太平石經凡太字並借大為之各本太大互見　共渠用切去聲同也　罩張教反　汕所諫反　衎苦旦反　樛居虯反　瓠音護果名製之為瓢平聲　纍力追反　翩音篇　鵻音佳

南山有臺　萊音來　杞音起　栲音考　杻女久反　枸音矩　楰音庾上聲　耇音苟　艾五蓋反

由庚崇丘由儀　釋文依六月序由庚在南有嘉魚前崇丘在南山有臺前今同在此者以其俱亡使相從耳

蓼蕭　蓼音六　湑息呂反　譽羊御反名譽也譽之平聲　瀼如羊反　泥乃禮反按泥塗平聲泥滯去聲此傳泥泥濡也釋訓字但取其音豈本作愷閒上聲弟徒禮反按兄弟愷弟並上聲云孝弟去聲　濃奴同反　鞗徒彫反　沖直弓反　攸音由

湛露　湛直減反按湛本為浮沈之沈字平聲經典借為媅樂字丁含切俗又訓澄也淀也並直減切上聲　厭於鹽反韓詩作愔　晞音希　椅於宜反

彤弓　彤徒冬反　弨尺昭反　貺許放切　右毛音又鄭如字按左右上聲訓佐佑去聲古ナ又如此左右如此加人作佐佑者俗也　櫜古刀反　醻又作酬市由反

菁菁者莪　菁子丁反　莪五何反　阿於何反　沚音止　汎芳陷反

六月序并　缺苦悅反　蓄音觸　石經隊作隧俗各本作隊為正按隊本隕落字直類切引伸為部隊字今韻始專用隊為部隊徒對切入隊韻又加土作隧音直類切入至韻　夏戶雅反　侵七陰反　棲音西　飭音勅　騤求龜反　熾尺志反按急字不韻依詩例當作亟或作棘鹽鐵論引作我是用戒共鄭如字去聲王徐音恭　穫音護爾雅作護　鎬胡老反　織音志按織本音職此依鄭謂織為幟

之借　旆釋文作茷同蒲貝反輕竹二反佶其乙反　魚白交反鼈畢滅反膾古外反

采芑　芑音起　菑側詩反涖本又作莅音利　奭石經作奭譌字說文有奭訓目衺也與傳云赤皃無涉許力反簟徒險切茀音弗鞗音條　朱茀白虎通作紼軍攻赤紼同　軧各本作軝誤石經不誤按說文軝長轂之軧也以朱約之正用此經意唐韵渠移切軧大車後也唐韵都禮切音義俱別瑲七羊反芾釋文作茀又作紱音弗瑲釋文作創又作鎗同七羊反珩音衡　鴥余必反鉦音征闐音田蠢尺允反　訏音信　嘽吐丹反焞吐雷反　霆音廷又上聲　焞漢書引作推

車攻并序　擭如羊反竟音境按古無从土之字今俗製境又分究竟之義去聲境土上聲外矣械戶戒反選宣上聲沈又去聲　甫草文選注作圃草　龐鹿同反按此字本訓高屋也引伸為凡高大義毛訓充實義亦相近本音當鹿同反與隆音近故得有高義自誤用龐雜字音并譌為薄江切矣　罝五刀反搏音博舄音昔繹音亦決或作抉並古穴反佽音次　柴子智反說文作⿱此手　猗音倚庖蒲茅反　聞音問凡言聲聞令聞並如此音言聞之平聲

吉日并序　盡津上聲　禱丁老反　差初宜反麀音憂麌愚上聲說文作噳沮七余反　祁巨衣反鄭改作麎音辰儦本又作麃表平聲俟音士　挾子洽反又戶頰反豝音巴殪於計反兕音雉　儦說文作伾漢書作駓

鴻鴈之什

鴻鴈并序　來力代反按來去對文平聲招之使來去聲矜本又作鰥同古頑反按此字右从令古音與鰥同部故經典通借二王帖猶未誤自譌从今又妄以入蒸登韵古今皆不合徐仙民因之有棘冰切

之音舛矣　劬其愚反　垣音袁堵丁古反　嶅
五刀反
庭燎并序燎力照反又平聲　箴石經初刻箴磨改从
竹箴之之磨改作也箴之金反　將七羊反　噦
說文作鉞　艾毛五盖反鄭音刈哲之世反噦呼
會反　鄉音許亮反俗字作嚮　煇音暉俗作輝
沔水　沔緜上聲　歍余必反隼息尹反尹音允
湯失羊反　蹟井亦反弭彌氏反　訛五禾反

八

鶴鳴　皋音羔俗字作皐　他石經作它蘀音託錯
七各反按字本訓金涂也此借為厲石之厝音同
義別又借為措穀下从木各本皆誤从禾從黃鳥
章同
祈父　祈勤衣反　厎各本誤作底石經不誤厎音
旨　亶都但反饔於容切
白駒　場直良切按此字兩訓一訓田不耕者方言
所謂坻場也音傷一訓場圃直良切　藿火郭切

蟄竹立切焉於虔反按焉在句首如焉得諼艸焉
能為有之類於虔切音煙字在句尾如有民人焉
有社稷焉之類于虔切音延　賁彼去聲按本訓
飾也如此音借為墳大也音焚虎賁孟賁並音奔
又借為墳壚之墳覆敗之僨各从其音　遁一作
遯同徒遯反　芻楚平聲
黃鳥　啄張角反　栩況羽反
我行其野　蔽必制反　芾方味反樗勑書反　遂勑

九

六反　祇各本誤作祗石經不誤蓄音福祇音支
不思舊姻白虎通引作不惟舊姻
斯干　秩直乙反　猶毛如字鄭改作瘉羊主切
似毛如字鄭改巳午之巳並詳里切妣必禮反
椓張角切橐或作柝音託除直慮反按訓階除訓
以人力除之平聲物自去及巳去則去聲芋毛香
于反鄭改幠火吳反跂音企棘韓詩作朸革韓詩
作勒翬音煇躋子西反　殖市力反噲音快噦呼

會反冥毛莫形反鄭音去聲按冥訓幽也幼也今韵平聲訓夜也今韵上去二聲其實無别莞音官簟徒險切罷彼平聲虺許鬼反蛇市奢反闍閣周禮注作格格　喤音橫按周頌喤喤厥聲釋文音橫又音皇皇音正也音轉如橫今韵陽韵訓小兒聲庚韵訓注聲致為無理　芾音弗裼他計反韓詩作禘按裼訓袒衣先擊切此訓褓也乃禘之借罹本作離力馳反按罹俗字也

無羊　犉如純切　濈莊立反本又作觧又作戢濈始立反訛五戈反韓作譌何河可反蓑素戈反笠音立餱音侯雌倉夷反兢居冰反　騫溪虔反麾虛為切　旐音兆旟音餘占音詹視兆問也引伸為侵占去聲又以口授人為口占唐宋詩人多有口占讀去聲　溱側巾反

節南山之什

節南山　節依禮記引作截音截　巖五銜切本或作嚴赫許格切具其遇切惔徒藍反韓作炎說文作羙羙才廉反監古銜反猗毛於宜反鄭音倚薦才甸反按薦本訓艸也作甸切經典通借為荐荐訓席也引伸為進也重也再也並當才向反今韵又分薦進也作向切重也再也才甸切殊無義例瘥才何反憯七感反或作噆　氐丁禮反按氐即今用之低字此借為底也今惟氐羌及里名字作氐仍讀平聲毗並夷反俾必爾反空苦貢反按古空義即今所用孔穴之孔今孔穴改用孔而以空虛為空字本義平聲缺也窮也去聲　式已之已毛音以鄭音紀瑣素果反膴音武　傭抽龍反韓詩作庸按傭說文廣韵並訓均也直也音容此傭訓均不煩改音隋唐人望義易音最為可笑鞫各本譌鞠宋本釋文不誤按爾雅鞫窮也盈也稱也三訓並一字篆作𥷚隸變作鞫俗多譌鞠鞠乃蹋鞠字或體作𥷚義全别訩音凶戾力計切下从犬

與下从大之戾音太者別屆音戒闋苦穴反惡怒
之惡入聲醒音呈　頊胡講切蟚子六反騁丑領
反矛亡侯切懌音亦疇市由反畜許六反覆入聲
按反覆及覆敗入聲覆蓋去聲

正月

正音政　癙音鼠痒音羊　瘉音庾上聲
莠餘久反愈以主反按愈俗字依說文作瘉惸其
營切本亦作煢依字當書作惸今下从子誤　營
莫紅反按說文夢不明也此本義也今專為夢寐

十二

字本義反以朱發為別夢寐字依說文作寢　憎
作騰切　訊音信釋文大字作訊一本作訊皆不
體　局一本作跼其欲反蹐井亦反　虺暉上聲
蜴星歷反阪音反又音版莞於阮反按莞本艸名
於阮反其訓茂也相承也上入兩音杌五忽反　烼
力照反戚呼悅反褒音包姒音似　窘求隕反
載才再反按今韵以載訓承也勝也代作切指所載
物才再切並去聲訓年也作采切上聲將七羊反

員音云益也又借作員訓數也于權切輻方六切
婁力住反踰羊朱反沼之小反　炤音照按釋文
音灼此泥鄭炤炤之文為之今韵炤無灼音良是
慘字當作懆采早切音草辨已見前　殽本作肴
戶交反慇音殷又於謹反仳音此說文作佌　蔌
音速釋文蔌蔌句无有字按與上句協文有有字
是也　夭於兆反上聲椓張角反哿哥上聲

十月之交并序

刺幽王鄭改為厲王從此至小苑四篇

十三

皆同　石經朔下闕二字各本作朔日按疏云朔
月辛卯之日則此日是月字漢書劉向傅及左昭
七年疏玉海卷十並引作月　沸甫味反冢知勇
反崒子恤反鄭祖恤反憯七感反　番音樊棸側
留反蹶居衛反趣七走反按今義訓疾也遽也及
指趣趣向並七過反惟趣馬官名七走反又借作
趨作促各從其音楀音矩豔餘念反煽音扇抑毛
如字鄭於其反音噫汙音烏萊音來戕在良反

向式亮反亶都但反藏才浪反按字訓匿也平聲
指所藏物及所藏處去聲憖魚覲反銀去聲 黽
民上聲按本訓鼃蛙音猛古音如芒讀如民上聲
入真文韵者字之誤也囂五刀切韓詩作謷 噂
石經初刻蹲磨改噂 孽魚列反噂子損反沓徒
荅反競渠敬切 背蒲妹反痗莫背反羨旋箭反
傚戶教反

雨無正 浩古老反駿音峻饉其信反 昊天疾威

十四

釋文云旻天作昊天者非也正義云定本皆作昊
天作旻天俗也陸孔各異依箋語則从孔為是昊
胡老反 淪音倫韓詩作薰胥息魚反按訓須將也
又相也皆也又語辭並平聲其訓官名若周禮之
胥師小胥大胥並諝之借上聲鋪普平聲勩夷去
聲 覆芳服反 曾我暬御之曾通志堂釋文有
在登反一音宋本無按古曾語辭及高曾音不分
辨已見上卷 瘁徂醉反憯千感反 各本暬上

誤从執按从執其字不得作私列切石經从埶誠
為可貴五經文字亦誤憯憯石經作慘慘用訊訊
字失韵亦當為誶之誤辨已見陳風釋文徐息悴
反是也 出尺遂反按出入對文入聲非物自出
人以力出之去聲 思息嗣反按心思去聲云思
之平聲

小旻 遹音聿韓詩作欥沮在呂反覆芳服反 邛
其凶反潝許急反訿音紫 底各本作底誤石經

十五

不誤之履反厭於劍反 邁音賣 潰戶對反
馮袍冰反兢居冰反 否方九反按訓不可也方
九反訓織也惡也補美切音鄙訓閉塞也盆鄙切
膴火吳切鄭音謨韓詩作腜艾音刈按艾即刈之
借刈即或作乂字經典借艾為乂訓治也依說文
乂為芟艸⿱辟乂為治也皆當作⿱辟乂

小宛 宛於阮反宋本釋文作菀 翰胡旦反按平
去二音今通 螟亡丁反蛉音零蜾音果 蠃力

果反　毋忝石經作無忝　題大計反按題諸義
皆平聲此訓視也睇之借从睇音今音零忝他點
切扈音戶啄張角切塡徒典反按訓塞也及塡然
鼓聲並音田訓盡也病也徒典切其訓久也音陳
則古者塡陳同聲塡爲陳之借也岸五漢切韓詩
作犴握於角反惴之瑞反
小弁　弁音槃按弁本冠名此借爲般樂字　鸒音
豫提是平聲罹力知反　鞫各本作鞫石經作鞫

按傳訓窮也石經是　踧徒歷反鞫九六反惄乃
歷反擣丁老反本或作疇韓詩作疛除又反疢丑
覲反𤸎去聲又作疹梓音子屬音燭按訓相連也
付託也附著也並音燭訓隸也官寮也並市玉切
音蜀　菀音鬱蜩音條　萑石經初刻作藋磨改
萑各本同作萑並誤今从說文嚾呼患反漼千悔
反萑音丸葦韋上聲淠匹反計反屆音戒伎其宜
反本亦作跂雊古豆反壞胡悔切說文作瘣　墐

十六

渠信反涕音替按涕今韻上去兩音隕筠上聲
醻市由反掎寄上聲　杝丑氏反杝各本誤作杝
按杝不體佗吐賀反浚蘇俊反按駿俊精毋字峻
浚心母字今多同聲讀誤　桓音袁筍音荀
巧言　且七餘反釋文云按箋意宜七也反大諮字
在句末自是語詞幠各本作憮石經作幠按傳訓
大也說文心部憮㤅也一曰不動也與傳義遠巾
部幠覆也與傳義近作憮者由爾雅釋言先誤也

箋云憮敖也此爾雅釋言文按禮投壺毋憮毋敖注
幠敖慢也與此正同則此經作幠明矣爾雅釋詁
文猶不誤又按憮罔甫切幠火吳切音呼今諸處
釋文不誤　僭毛側蔭反鄭子念反涵毛音含鄭
音咸沮慈呂反遄市專反屢本又作婁力住反
餤音談共本又作恭邛其恭反奕音亦莫本亦作
謨忖七損反躍他歷反毚士咸反㕙任上聲　蛇
以支反麋音眉本又作湄　拳音權尰時勇反

十七

何人斯并序 譖莊蔭切 以絶之也石經以作而 伊誰云從石經初刻作焉從焉磨改云 啗音序 媿九位反 飄音飆祇音支攪交卯反 脂旨平聲 云何其盱石經其字旁增盱況于切 易韓詩作施否毛方九反鄭並鄙反祇祈支反 塤釋文作壎況袁反篪音池詛側預反 蜮音域靦土典反

巷伯并序 巷胡絳切寺音侍按凡言部寺及僧寺皆祥吏切在邪母此爲侍之借在禪母 斐音敷尾切 哆昌者反侈尺氏反 適如字的音非緝七立反 翩音篇 捷疾葉切幡芳煩切 畀必二反 豺巢皆反 猗於綺反

谷風之什

谷風 恐邱勇反按訓懼也上聲疑詞又慮也並去聲 頹徒雷反 崔徂回反嵬五回反萎於危反

蓼莪 蓼音六莪五河反 蒿呼毛反劬其具反 蔚於貴反 瘁存醉反 蛢蒲丁反罄苦定反罍音雷 怙音户恃時上聲 拊音撫畜許六反 飄音飆

大東并序 譚徒南反 饛音蒙簋音軌飧音孫捄其牛反匕必履反砥之履反睠音眷潸然釋文作潸焉潸所姦反涕音體杼直吕反柚音逐冽各本冽作石經作冽 糾居幽反屨九遇反佻徒彫反疚音救冽音列氿音軌浸釋文作寖子蔭反檴户郭反毛作禾旁鄭作木旁契苦結反憚丁佐反字亦作瘅徐音旦罷彼平聲 僚力彫反鞙胡犬反字或作琄璲音遂 跂溪豉反 睆華板反箱息羊反 箙波我反挹音揖翕許急反 柄彼命反揭居竭反

四月并序 構古豆反 徂存蘇反凄七西反卉許貴反 腓房非反瘼音莫飄音飆腓當作痱爾雅釋詁痱病也郭注云見詩文詩選謝靈運送孔令詩李注

引毛曰痱病也今本作腓非是郭李所見古本皆作腓且毛不改字若經作腓毛必不用病也之訓以釋文求之當是韓詩作腓耳　滔吐刀反　瘁似醉反　鶉徒官切說文作鷻按說文鶉鶉之鶉作雗與訓鵰也之鷻迥別俗子多見鶉少見鷻故譌作鶉正義引說文从敦聲則孔本未誤也鳶與專切有辨見後鱣張連反鮪于鬼反蕨居月反　挾音夾

廿

北山　杞音起偕音皆　傍布彭反　瘁似醉反叫古弔反號户報反慘七感反釋文云字亦作懆按辨已見前此經非韵不能定其為慘為懆然慘懆萬無同用之理　仰釋文作卬同五兩切鞅於兩切湛都南切風音諷

無將大車　祇音支冥莫庭反又莫迥反熲古迥反雝於勇反字亦作壅凡詩内雝字監本毛本並改作雝此惟此一字不改石經全書皆作雝　疧各本作疷釋文都禮反按疷與塵失韵劉敞七經小傳謂當作痻九經誤字引劉彝謂當作疧廣韵以疧為眂之重文皆非惟孔廣生森引張衡思元賦思百憂而自疹謂其正用此經是矣又言脂為真之陰聲故从氐之字可變而从氏殊為無理三家既亡毛本孤行魯魚亥豕無从校證解者心知其意可耳不必強為之辭也今作疧依說文唐韵渠支切

廿一

小明　艽音求　共音恭罟音古　除直慮反依鄭當音舒　憚丁佐反字亦作癉𤻁音眷譴棄戰反奥於六反蹙子六反穫户郭反　覆芳福反　靖疾丙切

鼓鍾　鍾鼓之鍾石經皆借鐘鍾為之仿岳本此章鍾字獨作鐘　將七羊反湯音傷　喈音皆湝户皆反鼛古毛反　妯勑雷反　籥以灼反僭子念反

楚茨并序　茨音如慈萊音來饉渠振切喪平聲　茨禮

記注引作蔛　藝石經作埶抽勅畱反與音餘按
取與黨與上聲訓參與也去聲此平聲釋訓予不
為義庚以主切億於力切妥湯果反侑音又　踰
七羊反亨普庚反祊補彭反說文作鬃　炙之夜
切按今韵以肉之火炮者名炙讀之石切凡以火
爇之之夜切　爨七亂反按訓爨竈也義靜平聲
凡言以爨義動去聲踖七夕反燔音煩　醻市由
反酢在各反　熯然上聲按訓乾皃訓敬也並如

廿二

此音訓以火乾物音漢賚洛代切苾蒲蔑反又蒲
必反芬孚云反嗜釋文作耆並時利反幾音機齊
王申毛如字鄭音資又才細反　稽康禮切按稽首
字本作䭫經典借稽
信南山　畇畇周禮疏及玉篇引作畇　甸釋文云
毛堂練切按此謂甸為畋之借也鄭繩證反乘去
聲按此从地官小司徒注甸之言乘也讀如衷甸
之甸甸方八里之義為音愚謂小司徒注乘乃敶

之誤鄭訓甸之言敶所謂田陳同聲也稍人注丘
乘四丘為甸甸讀與維禹敶之之敶其訓曰乘鄭
明云甸與敶同讀云其訓曰乘者正義云甸出車
一乘故改云乘也是因甸出乘故改言乘非甸即
可訓乘也左傳之衷甸亦敶之借一轅車為兵車
衷甸者駕二馬戰敶之車也說文引左作中佃義
又別然佃甸一聲非若乘之岐出也小司徒注既
譌陸氏望文作音沖遠疏亦不明晰至禮郊特牲

廿三

之唯社丘乘供粢盛以乘代甸祭義之五十不歸
甸徒以甸代乘並以義相借非同音借也　畇音
匀雰芳云反霡亡革反霂音木優說文作瀀音憂
渥烏學反　或於六反畀必二反菹側居反祜音
户騂息營反　膋音聊苾蒲必反　膋說文作膫

甫田之什

甫田　倬張角反韓詩作菿　耘音云本或作芸耔
音子薿魚起反髦音毛齊音資本亦作齍御牙嫁

反　饁于輒反　畯子俊反　攘如羊反　茨音如
蕙庾以主反坻直脂反
大田并序　矜古頑反　覃爾雅注引作剡　穜章勇反
覃以冉反按此謂覃為剡之借也播補過反俶昌
六切鄭改為熾　皁才老反按皁不體本作草隸
以草為艸乃别製皁字稂音郎莠餘久反　穉石
經初刻作穉磨改穉興雨漢書食貨志及韓詩外
傳並引作興雲萋作淒渰漢書作黭外傳作弇
蟊本又作蛑莫侯反穉直利切東韓詩作卜渰於
檢反穫户郭反斂力檢反穧才細反穗音遂穜亦
因
瞻彼洛矣　瞻職廉切　奭石經作奭決於良反
韎音昧韐音閤奭許力反鞞補頂反琫必孔反珌
字又作琿賓一反
裳裳者華并序　韶勅檢反　湑思叙反覯古豆反　芸
音云　駱音洛　沃於玉反

桑扈　扈音户　鶯於耕反　屛必井反按外屛内
屛平聲訓蔽也敌遂也並上聲翰户旦反戢莊立
反兕音兕觥古横反觩音虯敖五報反那乃多反
彼交匪敖漢書作匪儌匪傲左傳作匪交匪敖
鴛鴦　戢側立反　廄音救摧采卧反按此从鄭極
改摧為莝也秣音末艾魚蓋反綏如字又土果反
頍弁　頍起綺切弁皮變反　殽户交反　蔦音鳥
蘿力多反懌音亦　期本亦作其音基　怲兵詠
反　霰蘇薦反
車舝并序　舝胡八切　嫉音疾妒丁故反敗必邁切按訓
物自敗薄邁切人敗之讀如拜　孌力兖反括本
又作佸音活　辰彼碩女列女傳引作展彼碩女
鷮音驕教古孝切按言教訓教化並去聲云教之
平聲　射音亦按射音亦者謂經典通借射為斁
也　陟竹力切析星歷反柞子洛反　騑音非
慰韓詩作愠

青蠅　蠅餘陵反　營說文作營樊音煩豈弟釋文
作愷悌　榛側巾反構古豆反
賓之初筵序并　筵音延媟息列反　湎莫衍反液音亦
殽釋文作肴核户革反偕音皆　醻市由反　抗
苦浪反　的釋文作勺音酌　籥余若反衎苦旦
反　嘏古雅反湛都南反　仇毛音求鄭改斛音
俱　反韓詩作眅幡音翻屢力具反本亦作婁
僊音仙　抑於力反怭皮筆反　呶女交僛音欺

廿六

鄒音尤　俄五何反傞素多反　否方九反監古
暫反　羖音古矧失忍反

魚藻之什

魚藻序并　藻音早鎬胡老反　頒符云反豈本亦作愷
莘所巾反　那乃多反
采菽　筥音舉　檻泉說文引作濫泉　袞古本反
黼音斧　韍音必沸音弗按訓涫也涫水熟也音
方味切訓水飛灑也音弗檻銜上聲芹渠斤反

淠匹弊反嘒呼惠反駸七南反屆音界芾音弗
邪似嗟反按訓不正也如此音其訓琅邪地名又
語詞俗作耶並以遮切幅音福紓音舒予音與
柞子洛反蓬步公反殿多見反按凡言殿最言軍
敗後奔皆如此音其言殿陛殿閣並堂練切音電
平皮延切韓詩作便汎芳陷切紼音纚力馳反
葵其維反膍頻夷反　平平左傳作便蕃
角弓　騂息營反翩匹然反　傚户教反綽處若反

廿七

裕羊樹反瘉羊朱反按瘉今韻平上去三音並同
駒音拘　傴於據反　猱乃力反徽音暉　瀌漢
書作麃　屬音蜀瀌音瓢　晛乃見反曰消漢書
作聿消　髦音毛下遺荀子作下隧
菀柳　菀音鬱　蹈朱子據荀子改作神蹈釋文音
蹈悼鄭作悼暱女栗反俾必爾反　愒欺例反
瘵側界反鄭音際
都人士　左襄十四年傳引行歸于周二句服虔曰

逸詩也禮記注言毛詩有之三家則亡孔穎達云今韓詩首章實無此二語賈誼新書引云狐裘黃裳萬民之望望亡去聲凡言瞻望平聲云爲人所望若今言名望去聲　笠音立緇側基反撮七活反綢直留反吉毛如字鄭易爲姞其吉反　琇音秀苑釋文作菀音鬱　厲毛如字鄭易裂卷音權蠆勑邁反　旟音餘盱喜俱反

采綠　匊弓六反局其玉反襜尺占反詹音占　綸音綸倫　魴音防鱮音叙　觀古玩切按訓視也平聲指所觀物去聲凡言樓觀京觀容觀並指所觀物又爾雅釋詁觀多也去聲爲此箋所本　芃蒲東反　隰似立反

隰桑　難乃多反按難字隋唐相承有此音然月令難注云難陰氣難陽則仍讀从本義本音沃烏酷反膠音交　藏石經磨改作臧按說文有臧無藏古藏字止作臧但以義訓別之此經毛無傳箋云善

廿八

也則當从釋文子郎切音臧王云才郎切非也今宋本及通志堂釋文大字並作臧

白華　序并孽魚列反　華音花按古華花多通用華花至俗古作雩菅音姦俾必爾反英韓詩作泱　滮彥猶反浸子鴆反嘯釋文作歗　樵存焦反卬五綱反烘火東反煁市林反　懆七到反邁如字韓詩及說文作怖怖孚吠反鶖音秋　遍邊上聲疧各本作疷不是字石經不誤釋文祁支反是也

緜蠻　緜面平聲　止于于毛本誤於按詩經通用于今唯夏屋於我乎著俟我於經文作於後漢桓榮傳論注引角弓至於已斯亡春秋繁露引雲漢昭回於天史記引六月至於大原漢書引俟我於著乎而並作於疑轉寫失之爾雅于於也儀禮大射禮既夕注並云今文于爲於是于於有古今之別矣

廿九

徐都禮反大謬

弧葉并序 瓠戶故反音護 饔於恭反 餼許氣反 憣孚煩反 亨普庚反 炮白交反 燔音煩 炙音隻 酢在洛反 醻市由反

漸漸之石并序 漸藏銜反字或作嶄 於各本誤在石經作於 卒毛子卹反鄭在律反按今韵卒訓隸卒尊入聲訓竟也盡也子卹切借作猝急之猝則鄰入聲此箋借作崒在律反 蹢音的 涉時攝切 滂普郎反 沱徒河反

苕之華 苕音條 華音花 芸音云 青子零反 牂子桑反 墳扶云反 罶音柳

何草不黃并序 背音佩 矜古頑反 兕音重 芃薄紅反 棧助板反

四月 匪鶉匪鳶 釋文鳶與專反 按鳶字說文已佚或以蔦篆當之涉此經正義而誤也蔦之字隸書作鶚 正義引說文云鶉鵰也鵰之大者為鶚 孟康漢書音義曰鶉大鵰也此解毛傳鶉雕也之訓明

三十

鶉鶚一類非云鳶即鶚也繼言說文又云鳶鷙鳥也此承上引說文解鶉字此又引說文解鳶字也大雅旱麓疏亦引說文鳶鷙鳥也倉頡解詁云鳶即鴟也不言鳶為鶚則此疏亦非引說文證鳶為鶚可知自大徐注誤以為蔦即鳶字段注不能諟正反指正義兩引說文皆从俗寫作鳶唐初已誤認蔦鳶為一未免科非其罪且段知蔦與鳶形聲俱遠不得為一字又強以鷴篆當弋字云鷴與鳶疊韵為近不知鳶切與專是後人誤讀其字从弋必不得作與專切之音愚謂說文本當有鳶字次蔦下鷴上訓鷙鳥也鷴訓鴟也則鳶為鴟之類矣冲遠所見本必如此鳶字經典屢見斷非誤字惟左傳及漢書梅福傳譌作戴夏小正作弋則借字也字當為从鳥弋聲此經鳶與鮪隔句韵弋聲有聲古同在之咍部易與專切為與職切形聲俱得矣

三十一

毛詩
大雅　文王之什
文王　於音烏　陟竹力反亹音尾　楨音貞　緝
七入反熙許其反麗力計反又平聲　億於力切
祼古亂反　黼音甫冔況甫反藎才刃反　聿脩
漢書作述脩　駿子迅又下峻　遏於葛反義毛
[illegible]　臭尺救反
大明　忱市林反適音的　挾子燮反據正義此經
挾為浹之借挾本義訓持也胡頰切又戶牒反
摯音至嬪皮申反　洽説文作郃洽戶夾反涘豺
士反　俔韋去聲韓詩作磬　造七報反按今韵
當才早反今韵訓造作上聲訓至也去聲　纘子
管反革所巾反右音佑燮蘇接反　會古外反説
文引作旝　騵音元涼音諒韓詩作亮
緜
緜緜瓞延反　瓞田節反沮七余反復音福説文
作𡨦　滸呼五反岐音奇　膴文選注引作腜

卅二

膴音武菫音謹荼音徒飴音頤契苦計反　迺作
廼隸改作廼俗徂存徒切　繩音乘平聲今讀入
禪母非縮色六反　捄音俱徐音鳩陾日升反薨
呼宏反屢力住反馮扶冰反堵丁古反鼛音羔皋
音羔伉苦浪反　殄田上聲殞韵上聲柞子洛反
棫音域拔蒲貝反按拔本訓抽也除去也疾也蒲
八蒲撥二音此經據正義拔然生柯葉則借拔為
沛也兌吐外反混音昆駾徒對反喙許穢反芮如銳
反蹶居衛反奔釋文作本音奔奏本又作走音走
棫樸　棫雨逼反樸音卜又符卜反　芃薄紅反槱
釋文作栖弋九反辟音壁趣七喻反埠音阜長丘
哥反髦音毛　淠匹世反涇音經楫音接　倬竹
角反　追都回反琢張角切
旱麓
麓　旱戶但反麓音麓鹿　楛音戶瑟字又作璱
所乙反瓚藏坦反　瑟周禮注引作邸　鳶與專
反　騂息營反燎力照反　藟力軌反

卅三

思齊　齊側皆反　媚美去聲从句里反嗣句利反
徽許韋反　恫音通御牙嫁反　雝於宮切射毛
音亦鄭食夜反殄田上聲烈如字鄭作厲力世反
假古雅反按假訓大也借也並如此音借作格作
瑕各从其音瑕毛音遐鄭作假監本毛本脫二章
字从石經增斁毛音亦鄭作擇
皇矣　此維與宅論衡引作此惟予度　其政不獲
石經政作正按此句毛無傳鄭直云正長不云政
當為正是經本作正陸孔本始作政也　耆巨夷
反憎作滕切廓苦霍切菑側吏反翳於計反韓詩
作殪　灌古亂反栵音例辟皮亦反檉癡貞切
椐御居反攘如羊反剔他歷反檿烏檢反　柘章
赦反串古患切一本作患　省息井反拔音旆
兌徒外反　貊或作貉武伯切左傳作莫　比必
里反禮記引比作俾　援毛音袁又去聲鄭胡喚
反歆許金反羨似面切按訓貪欲也長也並如此

卌四

音其借作埏者音延埏墓道也　阮魚遠反　共
音恭斯毛如字鄭音賜按安去聲本又作遏　詢
音荀　臨韓詩作隆衝昌容反說文作䡴訊音信
馘古獲反　類本或依說文作禷禡馬去聲弟音
弗　仡魚乙反說文引作圪
靈臺并序　昆古門反　亟居力反　囿音又麀音憂
濯直角反翯戶角反沼之于了反　牣音刃去聲躍羊
略反虡音巨樅七凶反又子容反賁字亦作鼖音
墳鏞音容論盧門反鄭音倫按字本訓議也平聲
訓辨論也力困切其訓倫理也則倫之借　辟音
璧廱於容切鼉徒河反逢薄紅反矇音蒙　瞍蘇
口反
下武　哲張列反　來毛如字鄭音賚順德家語淮
南子並引作慎德
文王有聲　遹寅橘反駿音峻按駿訓馬之駿子峻
切訓大也疾也私閏切音峻　淢況域反韓詩作

卌五

洫　匯棘其欲禮記引作匯革其猶　垣音表
翰戶旦反辟音壁下辟廱同　鎬胡老反　芑音
起　詒以平聲孫毛如字鄭音遺
生民之什
生民并序　嫄音原推他回切　禋音因履音如禮今在
紙　歆許金反　誕徒坦切彌面支反　坼丑宅
反副普逼反菑音災按本訓不耕地也側時切經
典借為災則子才切　隘於懈切腓符非切　寘

卅六

敫救反呱音孤覃徒南反訏況于反　匍音蒲匐
蒲北反　岐音奇嶷魚極反說文作㘈蓺魚世反
荏而審反旆蒲貝反穟音遂幪莫孔反瓞田節反
唪布孔反又蒲孔反茀音弗　褎由秀反穎營井
反邰他來反　秬音巨秠普鄙反又普悲反穈音
門芑音起恒古鄧反本又作亙肇音兆上聲　舂
傷容反揄音由簸波我反蹂音柔　各本釋作釋
按說文釆部釋解也米部釋漬米也此經義當从

米　叟所留反浮爾雅說文並作烰羝都禮反
軷蒲末反卬五郎反　登各本作登石經作登按
登字玉篇廣韻皆不收唐以後俗字也豆登字依
說文作豋經典止借升登字為之　盛音成揄韓
詩作忱
行葦并序葦韋上聲　睦莫六反　耇音苟　敦徒端
反踐慈演切泥乃禮反張揖作苨　緝七習反酢
才洛反洗蘇典切按本訓洒足也又潔也潔者乾

卅七

拭淨之二義並音銑今人言以水滌物當用洒字
想禮切經典亦借洗易之洗心士冠禮之設洗並
音想禮切　斝古雅反　醓他感切醢呼改切脾
音皮臄渠略反咢五洛反　敦音雕按字本作弴
訓雕弓也此音涉義而譌鍭音候又音侯鈞規勻
反句古豆反字本作彀挾子協反按當胡頰反
醹如主反台湯來反又音臺祺音其
既醉并序大平也石經上有告字疏云定本無告字今

各本無 俶尺叔反 匱求位反 壼苦本反 祚釋文作胙才路反 釐力之反

鳧鷖 鳧音符 鷖於雞反 渚之與反 湑息汝汝反 脯方矩反 潨才公反 亹音門

假樂 假音暇 右音佑 億於力反 愆起連反 辟音壁 解佳賣反 按解訓分判也今韻分以力判之古蟹切物既解散胡買切經典借作懈則佳賣反去聲 塈許器反

卅八

公劉并序 涖音利 場石經改刻埸誤場音亦積資昔切 按積訓聚也資昔切指所積之物則子四切此經積倉對文當讀去聲 裹音果 餱音侯 橐他洛反 輯秦執切又音集 戚七歷反 巘釋文作甗魚輦反 瑤音遙 鞞必頂反 琫必孔反 溥音普 蹌七羊反 造七報反 單音丹按訓大也盡也又複之對也並如此音其匈奴單于太歲單閼並音蟬又地名常演切其訓誠也信也則亶之借 鍛說文作碫丁亂反 夾古協反 澗古晏反 遡音素 過古禾反 芮本又作汭如銳反 鞫居六反

泂酌 泂音迥 潦音老 挹音揖 餴音分字又作饙 饎尺志反又平聲 溉古愛反

卷阿 卷音權 阿烏何反 飄釋文作票同音飄 奐音喚 伴音判 酋才由反 昄符版切又音版 茀音弗 嘏古雅切 馮符冰反 茀祿句爾雅注引作祓福康矣 卬五剛反 翽呼會反 藹於害反 梧音吾 菶布孔反 喈音皆

卅九

民勞 汔許一反 綏音雖 詭居毀反隨句為切 遏於葛反 憯七感反說文作朁 逑音求 惛音昏 呶女交反 慝吐得反 愒起例反 泄以世反又息列反按息列反者鄭意為渫之借也 繾音遣 綣起阮反 是用大諫左傳引諫作簡

板

板音版 癉釋文作僤沈作癉並當坦反 憲許建反 蹶俱衛反按訓僵也跳也居月切訓動也

又蹶蹶敏也居衛反泄以世反　傺石經作瘵釋
文傺字又作寮䩡音集懌音亦　囂五刀反詢音
旬芻初俱反蕘人謠反　謔虛虐反灌古亂反
蹻其略反耄莫報反熇許酷反　懠才細反夸苦
花反毗頻彌反　殿都練反說文作唸㕧許伊反
說文作吚䜬音滅　壎許元反篪音池攜胡圭反
多辟釋文作僻篇亦反立辟盤亦反　价音介藩
方元反屏頻經反翰胡旦反　壞胡怪切　渝用
朱反　衍釋文作羨云餘戰反又音延一本作衍
出王釋文無音按傳王往也訓詁王無往義此破
王爲往也當讀如往音

蕩之什

蕩序并　蕩徒朗反壞胡怪切　上辟音壁下辟篇亦反
諶時林反　彊其良反禦魚呂反掊蒲侯反　滔
他刀反　懟直類反攘如羊反作側御反本或作
詛祝周去聲屆音界　炰白交反烋火交反斂力
檢反　背布內反陪蒲回反湎眠上聲　蜩音條
螗音唐沸方味反　罷皮寄反覃徒南反　傾其
營反　沛音貝按沛本水名借為有餘意凡言沛
然者皆是其音普蓋切諸言顛沛者沛乃跋之借
音貝揭紀竭反撥蒲末反

抑　抑於力反國語作懿　競渠敬切有覺禮緇衣
引作梏　訏況于反　覆芳六反湛都南反　湛
樂從石經從上旁增克字各本無　紹時沼切共
九勇反淪音倫洒色解反　廷各本作庭石經作
廷遏他歷反　質爾人民盬錄論引作詰爾人民
詰戶快反　玷丁歟反　捫音門　讎時由反
靡釋文云一本作是輯音集　愧石經作媿居位
反漏力豆反　辟皮亦反僭子念反　虹胡公反
荏而甚反染而檢反　緡明巾反話言說文作詁
言　覆芳六反下覆用同　於乎音烏呼凡二字
連文並如此按乎本音胡與呼有陰陽之别否音

鄙　抱蒲寶反　夢莫空反　慘七感反　諄字又
作訰之純反藐美角反按字訓小也又忽視皃並
音眇訓艸名及藐藐美也悶也並美角反　適于
橘反
桑柔并序　芮如銳反　菀音鬱又於阮反　旬旋均反　捋
力活反　瘼音莫　殄田上聲　倉初亮反　兄音況　填音
塵　倬張角切　騤求龜反　旟音餘　旐音兆　泯民上聲
燼才信才反　蔑音滅　國步斯頻　說文引頻作臏
疑魚乞反　按疑乃𠤕之譌疑古韵在之咍此與資
維韵則當入脂微說文𠤕从矢聲定也訓與毛合
音與經合其字作佁亦可凡禮言疑立莊子言乃
疑于神皆此意正義云疑音凝於古義古音俱遠
梗古杏反　僤都坦反　痻音民　圉魚呂反　毖音秘
削相略反　溺奴歷反　遡石經初刻愬磨改遡音
素　僾音愛　荓音耕本或作拼　稼穡釋文作家云王
申毛音稼鄭如字謂家居也下句同按鄭不云家
當為稼則經文本作家今作稼者譌也釋文云穡
本亦作嗇尋鄭意家嗇二家字皆不從禾下稼穡卒
痒句始从禾　蟊莫侯反　痒音羊　恫音通　贅之芮
反　穹丘弓反　胏芳廢反　甡所巾反　譖音僭　覆
芳六反下覆俾同　復房六反　荼音徒　隧音遂
垢古口反　悖蒲對反　陰音蔭　赫毛如字鄭許
嫁反　涼毛音良鄭音亮　石經涼作諒上職涼
作涼此誤　詈力智反
雲漢并序　仍而升反　銷音消　去起呂反　按人以力除
之上聲物自去去聲　倬張角反　饉其信反　薦
才見反　臻側巾反　蘊紆粉反本又作煴韓詩作
鬱　蟲徒冬反韓詩作烔　奠徒薦反　瘞於例反
秏呼報反　斁丁故反說文作殬　推吐雷反　霆音廷
孑居熱反　摧才雷反鄭作嗺子雷反　沮才呂反
滌徒歷反說文引作蔋　魃蒲末反　惔音談　焚本
又作樊同音扶云反　憚毛丁佐反鄭徒旦反　遯

徒困反 蹇彌忍反 瘨都田反韓詩作疹 㦧七感
反 鞫居六反 趣七口反 卬音仰 里本又作痗
嘒呼惠反 假音格 嬴音盈
崧高屛崧胥忠反 褭保毛反 嶽魚角反 駿私閏切
音峻 翰戶旦反 蕃方元反按蕃本訓艸茂也音
煩此借為屛藩字 亹亡匪切 纘祖管反 庸本亦
作墉 俶尺叔反 藐亡角反 蹻渠略反 近音
記按此字之誤也依字作迡 餞慈演切 郿亡
悲反 峙直紀反本又作峙 粻音張 遄時專反
番音波 嘽吐丹反 揉音柔本亦作柔
烝民 彝音夷 懿一冀切 假音格 辟音壁 喉音侯
吞音鄙 茹音汝又如庶反 矜古頑反 禦魚呂
反 輶餘久反又音由 袞古本反 捷在接反
鏘七羊反本亦作將 騤求龜反 喈音皆
韓奕 奕音亦 甸徒見反 倬張角反韓詩作晫
解古隘反 虔其堅反 共毛九勇反鄭音恭 幹古旦

反 辟音壁 綏本亦作緌毛如誰反鄭音雖 簟徒
點反 茀音弗 錯七洛反 舄音昔 鏤音漏 鍚音羊
鞹苦郭反 鞃音弘又胡肱反 幭莫歷反 鞗音條反厄
於革反 屠音徒 炰蒲交反 鱉卑滅反 鮮相然切 蔌
音速 筍恤尹反 且子余反 汾符云反 蹶俱衛反
迎魚敬反 鏘七羊反本亦作將 娣大計反 爛郎
漢反 姞其乙反 訏況甫反 魴音房 鱮音序
麀音憂 噳本亦作麌愚甫反 羆彼平聲 貓音苗 又
音茅令居之令力呈反又力政反 溥音普 燕於見
反 貊武伯反說文作貉 實毛如字鄭作實寔
壑火各反 貔音毗
江漢 滔吐刀反 旟音餘 鋪普吳反 湯失羊反 洸
音光 辟音闢 旬音巡鄭作營 肇音兆 祉音
恥 釐力之反 瓚才坦反 秬音巨 鬯丑亮反 錫山
土田石經山上旁增之字山下旁增川字依釋文
是因魯頌而誤也 卣音酉

常武　浦音普省息井反緒句呂反　鋪敦淮濆說
文引作敦彼淮濆　紹時沼反鄭尺遥反繹音亦
騷蘇遭切　如震如怒一本兩如字皆作而闞呼
檻反又火敢反虓火交反敦毛如字鄭作屯徒門
反濆符云反虜力古切截才結反嘽吐丹反　緜
韓詩作民　塞蘇則切按字訓實也窒也訓邊塞
先代反依說文則窒塞字作𡫳邊塞字作塞
瞻卬并序　卬音仰壞胡怪反　填音塵瘵側界反　蟊
音牟釋文作蛑屆音戒罟音古瘳勅留反　覆芳
服反下句同說文他活反一音稅　懿於其反此謂
懿為噫之借也梟古堯反鴟穿脂切　鞫居六反
忮之義反忒他得反譖本作僭子念反背音佩
慝他得反賈音古按本義訓商賈音如此又居迓
切物所直也又姓篤上聲　倍蒲罪反　瘁似醉
反殄徒典反　觱音必沸音弗檻胡覽切　藐亡
角反　鞏居勇反

四六

召旻并序　壞胡怪切　瘨都田反圉魚呂反　訌胡工
反椓張角切共音恭潰胡對反遹音聿靖疾郢反
訿音紫玷丁檢反填音塵貶彼檢反　潰毛胡對
反鄭作彙音謂下潰止異此　粺皮賣反替他計
反俗作替兄音況下同頻毛皮民反鄭音賓按頻
瀕一字鄭云頻當為瀕已不識其為一字矣瀕者
隸之俗　烖音災辟音闢蹙子六反

毛詩

周頌　清廟之什

清廟并序　廟本又作庿洛釋文作雒云後漢都洛陽以
火為水尅故改从各旁隹按洛為雍州水雒為豫
州水古本判然不同其謬說始於魏黃初元年詔
駿音峻
維天之命　假音暇　溢音逸　駿音峻
維清　逸許乞反禋音因緝七入反禎音貞釋文作

四七

祺云音其本又作禎
烈文　辟音壁祉音恥　競渠敬反　辟音壁
天作高山　徂疾胡反　岐音奇
昊天有成命　宥音又單都坦反
我將　右本一作佑音又　嘏古雅反
時邁幷序巡音旬守手又反　柴士佳反說文作祡
疊徒協反柔本亦作濡　戢側立反櫜音羔
執競　競其敬反奄衣檢切　斤紀信反按斧斤及
斤兩並平聲此釋訓字不為義喤胡彭反筦音管
穰如羊反
思文　貽本作詒牟字書作麰或作𪍿同莫浮反
夏胡雅反　界石經磨改介釋文介音界大也不
云一本作界則陸所見本無作介者今惟足利作
介

臣工之什

臣工　嗟子邪切釐力之反　茹如預反徐音如

畬音餘迄許乞反鎛音博奄於檢切鄭音海銍珍
栗反艾音刈庤直恥反　錢子淺反按錢本訓銚
也今用為貨泉字音才先反轉以朱發本義為別
噫嘻　噫釋文作意音於其切按噫本訓飽出息也
音於界切內則言噫噫者是噫嘻字當作懿說文
懿痛聲也俗字作悵鄭注禮云悵聲餘從容悵為
聲餘噫嘻為發聲終始不嫌同聲懿為痛聲主哀
噫嘻則語兼哀樂吉凶不嫌同意集韻謂噫痛聲
本作懿此古義也嘻音僖駿本作浚私閏切
振鷺　振之慎反鷺音路　斁音亦韓詩作射中庸
引亦作射
豐年　稌徒上聲廩力錦反億於力切秭咨上聲
醴音禮畀必二反妣必履反洽本作祫同胡甲反
有瞽　瞽音古　虡音巨田鄭作𣔩音胤縣音玄鞉亦
作鼗音桃柷尺叔反圉魚舉反喤音橫又音皇
潛　潛才廉反爾雅作栫或作橬鮪于軌切　猗於

宜反與音余凡經典用與為語助者並如此音
溙音七沮七余反鱣張連反鰷音條鱨音嘗　鰋
音偃
雝并序禘大計反　辟音壁　假音暇　㦤釋文作㦤昌
如字釋文云周人以諱事神禘文王不當犯文王
諱當音處亮反按傳箋明訓如字不得改讀右音
佑祉音恥
載見　見賢遍反按凡云相見及目所見音居電反
訓以下請見上以此請見彼並如此音　辟音壁
鈴音零鞗音條鶬七羊反本亦作鎗說文作瑲
俾必爾反嘏古雅反
有客　萋七西反且七序反敦都回反　琢張角切
縶張立切
武　遏於葛反　耆釋文云毛音指鄭音祁韓詩音
同按毛以致訓耆諸書無文毛意耆為致之借耳
當徑音致為是或陸意以耆為厎之借爾雅釋言

畛厎致也然不若徑以耆致為同部假借為便
閔予小子　閔予小子之什
閔予小子　造昨早切嬛其營反一作煢　陟張職
反　庭漢書作廷
訪落并序廟石經初刻作朝磨改廟訪敷亮切芳去聲
艾五蓋反判普半反渙音奐　難如字紹時沼反
敬之　佛毛符弗反鄭音弼仔音茲肩古賢反
小毖　毖音祕　懲直升反荓普經反爾雅作甹蜂
敷逢反　石經毖下旁增彼字各本無螫磨改螫
按說文赦或作𢼸則螫螫亦當通也韓詩作赦同
音釋拚音翻蓼音了
載芟　芟所銜切　柞側伯反澤音釋耘本一作芸
畛之忍反　侯彊各本誤疆其良反嗿丑感反饁
于輒反略爾雅作畧耜句里切俶尺叔反鄭作
熾尺志反下篇同函胡南反驛爾雅作繹音亦厭
於豔反緜韓詩作民麃說文作穮表上聲穫胡郭

反積子賜反秭音姊䬳蒲節反椒子消反且七也
反又子餘反按子餘反是
良耜　耜句里反　畟楚側反筐起方反筥紀呂反
饟式亮反笠音立糾居幽反鎛音博趙徒了反又
如字按本訓趨也又國名並直小切此訓趙刺也
耒畬為何字之借荀子賦篇箴頭銛達而剽趙繚
義與此近彼注讀為掉音亦同薅呼毛反或作茠
荼音徒蓼音了挃珍栗反比皮志反櫛側瑟反
捄如純反捄音虯續向玉切　趙周禮注及集韻
作㨖按此必韓詩作㨖也
絲衣　繹音亦　自羊徂牛韓詩外傳引徂作來
紑數浮反俅音求徂存租切鼐乃代反鼒音兹兕
音兕觩古横反又作觵觥本作觓音虯吳如字釋
文用何承天說音話謬甚按何意皮傳傳意改字
改音不知吳譁本同韵字孔疏本吳作娛史記引
作虞

酌　酌音灼之若切字又作汋鑠舒灼反蹻居表反
酌一章石經初刻酌告磨改去告字　造毛才老
反鄭七報反
桓并序　桓胡官反禡馬去聲　婁各本作屢石經作婁
按說文有婁無屢婁力住反解古隘反音懈
賚并序　賚來代反予音與　敷左傳引作鋪敷音孚
應於陵切按訓當也又料度詞也平聲感應去聲
般　般音盤　嶞吐果反翕許及反裒蒲侯反　章
末釋文出於繹思三字云三家有之毛無今有者
衍也

毛詩

魯頌　駉之什

駉　石經此及後那不題之什題云駉訓詁傳第廿九那訓詁傳第三十釋文云本或作駉之什者是隨例而加耳商頌亦然小大雅譜正義云今魯頌商頌皆不滿十無之什也或有者承此雅頌之文而誤耳　駉古熒反坰古熒反　牡茂上聲驈户橘反驪力知反騅音佳駓蒲悲反音丕騂息營反騏音其伾敷悲反　牡馬石經改刻作牧馬按牧字是也據序及傳箋及藝文類聚九十三文選荅蘇武書注王應麟詩攷引曹氏說河北本皆作牧正義云定本牧作牡然覺其不安釋文牡本作牧而毛鄭絕無牡牝字則牡字為贅矣其誤始于陸璣及顏氏家訓　驒徒河反駱音洛駵音留雒音洛本或作駱繹音亦斁音亦駰音因騢音遐驔徒點反袪起居反

五四

有駜　駜備筆反　咽烏玄反　駽呼玄反　歲其有　石經有下旁增年字詒孫子詒下旁增厥字按釋文歲其有本或作歲其有矣又作歲其有年者矣詒孫子本或作詒厥孫子詒于孫字皆妄加也足利本作以詒孫子

泮水　泮普半反　芹其巾反　茷本亦作伐蒲害反按茷本音吠艸葉多也　噦呼會反　按字本訓氣牾也於月切惟禮噦噫用本義凡經典言噦噦者皆嘒之借　藻音早蹻居表反　茆音卯屈丘勿反按字本訓曲也與詘同用丘勿丘月二切又切地名人姓九勿九月二切　假音格　祜音户　矯本亦作蟜作蹻居表反　馘古獲反陶音遙囚似由切　狄他歷反鄭作剔韓詩作鬄吳如字辨已見前訩音凶　觩本亦作斛音虯搜色留反斁本作繹又作射音亦博毛如字鄭作傅　鴞于嬌反黮說文作黮時審反　憬九永反說文作𢥠音獷

五五

琛丑金反賂音路
閟宮　閟筆位反　侐況域反枚莫回反嫄音原
重直容反穋音六本又作稑稙徵力反穉音雉
秬音巨纘子管反　翦子淺反　屆音戒敦都回
反　解古隘反忒他得反犧許宜反按古犧牲犧
尊一義許宜素何二切同韻今分犧牲爲許宜切
犧尊爲素何切　楅音福　犧素何反將七羊反
炰蒲包反胾側吏反熾尺志反下同　縢徒登反
五六
冑直又反綅息廉反又倉林反　台他來反背音
貝艾五蓋反　鳧音符　貊武伯反　蝦古雅反
祉音恥兒五兮反字又作齯　徂存租反　斷音
短按訓斷絕上聲訓決斷去聲　桷音角舄音昔
曼音萬

毛詩

商頌　那之什
那并序那乃何反壞胡怪反　猗於宜反置鄭作植時
職反鞉音桃衎苦旦反假毛古雅反鄭作格淵烏
玄反嘒呼惠反　庸字亦作鏞斁奕懌並音亦
恪苦各反
烈祖　祜音戶酤音戶賚毛洛代反鄭音來　鬷子
東反　假毛古雅反鄭音格綏音妥　軝石經作
軝各本誤軝釋文亦誤音祁支反鶬七羊反　穰
如羊反　享石經作饗按作饗是也詩全經不誤
此傳寫失之凡言以下享上作享言鬼神就饗於
人作饗
五七
玄鳥　芒莫剛反　勝識烝反糦尺志反　員毛音
圓鄭音云河本亦作何何河可反
長發　濬私閏反音峻　幅方自反隕音圓　娀息
忠反撥本末反韓詩作發　截才結反躋子兮反

昭假之假毛古稚反祗諸時反　球音求綴竹劣
反旒力求反競渠敬反絿音求　遒子由反駿音
濬厖莫邦反龍毛如字鄭作寵　戁奴版切竦小
勇反總子孔反本又作鬷音宗祚蒲貝反　鉞音
越　櫱五葛反　韋顧漢書古今人表作韋鼓
左音佐右音佑
殷武　撻他達反罙面規反阻莊呂反裒蒲侯反
氏都啼反羌丘良反辟音壁又音僻二同罙作罙
隸省猶罕之作罕耳釋文罙面規反引說文作罙
从冈米冒也據此是鄭冒也之訓用說文矣今說
文罙訓周行或傳寫之失五經文字罙罙上說文
下釋文相承隸省今各本作罙不成字又按段說
文以毛當作寀即俗深字鄭則改字耳　曰商是常
石經是上旁增王字適直革反又張革反解古隘
反　凡胡官切斷音短斲張角切虔其連反梴音
角　梴丑連切俗作梃誤

唐石經毛詩凡十六石其第一石與尚書合末石
與周禮合

跋

（說文敘偁易孟氏書孔氏詩毛氏皆古文也按此語恐有誤爲毛氏不得爲古文）

諸經皆有今古文，惟詩無之，以其一時並出（班志漢興詩分爲四），皆以其人所諷誦，不專在竹帛故也（自劉歆欲立古文尚書毛詩左氏春秋移讓太常博士始有古文不猶愈於野乎之語後漢賈馬衞鄭輩治毛詩自謂興起古學於是有序三家爲今文尊毛爲古文者）。魯詩祖浮丘伯，韓詩祖韓嬰，齊詩祖轅固生（韓齊經文未詳所受），毛詩祖毛公。藝文志云：韓齊或取春秋，采雜說，咸非其本義，與不得已，魯最爲近之。今魯詩遺說見於劉向列女傳（向爲楚元王孫世傳魯詩）及諸傳注者（王應麟詩攷已得其八九），義多近古。不若韓說生民（五經異義引韓詩說聖人皆無父感天而生）涉於妖妄，齊說四始五際淪於讖緯也。就三家校之，韓義似長於齊，魯則迥出韓齊上，故兩漢人皆用之。按楚元王傳，申公受詩於浮丘伯，伯，孫卿門人也。經典序録序毛詩云：子夏授高行子，高行子四傳至小毛公。一云：子夏傳曾申，申四傳至孫卿，孫卿再傳至小毛公（按班志偁又有所謂毛公者自言其傳出於子夏班意似未深信且授受源流其略不詳陸氏此文未審所本又毛既出自荀卿與荀書所偁詩多違異疑作傳時或稍稍倍其師訓矣）。然則毛、魯同出荀卿，即同出子夏。申公爲訓故以教，無傳，疑者則闕不傳（據此則魯本非全書班志魯故二十五卷校毛故訓傳少五卷魯自孫卿再傳至申公已有闕不能傳者毛自孫卿至小毛公亦再傳不應三百五篇皆有說然則毛并其所闕者亦以意說之矣），毛則亦偁故訓傳（魯毛皆尚訓故可證其淵源同）。著之竹帛，魯亡而毛得存，或是故與（按申公弟子爲博士者十餘人至後漢習魯詩者高季回包子良魏君伯諸公並無一字著述翼其師說故永嘉之亂亡之殺盡毛詩立於平帝時齊詩久亡韓詩至趙宋猶存序録謂鄭箋毛以難三家三家遂廢此皮傳之談不知鄭箋雜采魯韓顯與毛異者多非申毛以難三家也三家之廢亦不以鄭箋毛故）。序録又云：子夏作序，或曰毛公作（闕雎傳弟一釋文又引沈重云案鄭譜意大序是子夏作小序是子夏毛公合作據沈此言乃是以意推測魏晉以前實無文可證）。後漢書儒林傳則云：東海衞宏從謝曼卿受毛詩，遂作毛詩序，善得風雅之旨，今行於世。蔚宗拒宏未遠，其言爲得實（按班志不著毛公名范史始言名萇學者多信之何以獨不信敬仲作序之言）。使序果出子夏，毛公即當爲之訓傳，不待康成也。王伯厚困學紀聞引葉夢得云：漢世文章

左氏賦詩余別有[illegible]

未有引序者始見於魏黃初四年詔近人陳啟源駮之云司馬相如難蜀父老王事未有不始於憂勤終於逸樂此魚麗序也班固東都賦德廣所及此漢廣序也按班賦明云四夷閒奏德廣所及僸[illegible]此正用小雅鼓鐘佾文李善注引不誤惠定宇又引左襄廿九年傳服虔解誼以爲用秦車鄰序錢竹汀又引孟子說北山詩以爲即北山序不知此皆作序者攟摭舊文非諸文徵詩序也又蔡邕獨斷錄周頌卅一章序核其體與全書不符中郎石經既黜毛而宗魯何獨於毛三百五篇中節取此卅一序進退無據其爲後人所竄明白又按古詩作者多不命名唯雎鳩一篇周公自名餘如關雎雲漢小弁凱風見於孔孟所偁述二南及小雅十七篇見於禮經者亦甚寥寥兩漢偁詩除風雅頌大題外絕無舉篇名者說文於書間舉篇名於詩但偁詩曰而已賈誼董仲舒谷永王吉劉向揚雄班固諸人偁詩取彩或云故其詩曰或云故詩人作詩以美之或云其詩疾而刺之曰而已故三百五篇篇皆有名亦

足爲作序者後加之証孔穎達云多不過五少才取一或偏舉兩字或全取一句其中踳駮不可勝論愚謂周頌酌桓賚般四章強立他名經不見意漢書禮樂志周公作勺董仲舒傳虞氏之樂莫盛於韶於周莫盛於勺風俗通聲音篇武王作武周公作勺白虎通禮樂篇周公曰酌言輔成王能斟酌文武也武王作象象太平而作樂示已太平也據諸文明酌是周公樂名非序詩篇也必樂詩以賁之武興象又何篇予如謂武即桓象即維清又於文無徵南陔白華華黍由庚崇丘由儀明傳禮經綴此虛目釋文云子夏序詩篇義合編故詩雖亡而義猶在也按既云合編詩亡而義何得猶存此眞矛盾之誤至雨無正又翦取韓詩以名之詩攷及朱子並引劉安世說韓詩此篇首有雨無其極傷我稼穡八字按毛既無此何所取以名篇於毛爲岐出矣考許叔重說文解字敘偁書孔氏詩毛氏旻部引商書曰高宗夢得說使百工敻求得之傳巖土部引周書曰武王與紂戰于坶野邑部引商書曰西伯戡黎按戈部又偁西伯既戡黎爲經文此引蓋序文並書序也其偁詩至四百餘事於序一字無及或采毛傳大部引漢傳不醉而愁謂之叢馬遷號誦古文史記多采書序於詩序亦

一字無及微子世家贊僅一偁詩云正考父美宋襄公而作商頌則與韓說合見史記本注引與毛大異若使序爲子夏遺文太史公方網羅載籍不應絶無稱述也據小雅十月之交雨無正小旻小宛四篇序皆以爲刺幽王鄭云當爲刺厲王作訓詁傳時移其篇第鄭譜又云漢興師移其第合二文則所謂師者即毛公也此尤乖繆使子夏序果云刺厲王毛何敢擅改且移其篇於下乎明是經既亂之於前厲王不應無刺鄭改不爲無見或是隱據三家而深沒其文如箋多用魯韓而不言所出作序者順毛於後反以爲毛所改亦過矣至謂毛公作序亦繆班范二史既不言毛公作序而漢經師又無成說范書特於敬仲傳出之其爲衛作無疑蓋衛序本皮傳毛義爲之康成不能諟正乃取以冠諸篇首釋文謂毛作訓傳各引序冠其篇首按漢卅經傳皆別行毛既不爲序作傳安得引以冠其篇首乎爲之訓釋後儒不察欲尊鄭并以尊序耳又按班志毛詩二十九卷毛故訓傳三十卷陸氏釋文自關雎故訓傳第一至那第三十

刪衛序鄭箋以復古之舊合毛傳以示爲詩傳漢和爲聚亦別有辨

仍漢志舊目其序録云二十卷者爲開成石經所本開成石經二十卷雖卷有損併其題篇什則仍爲三十卷當是魏晉以來相承舊次按周南關雎一召南鵲巢二邶柏舟三鄘柏舟四衛淇奥五王黍離六鄭緇衣七齊雞鳴八魏葛屨九唐蟋蟀十秦車鄰十一陳宛丘十二檜羔裘十三曹蜉蝣十四豳七月十五小雅鹿鳴十六南有嘉魚十七鴻雁十八節南山十九谷風二十甫田二十一魚藻二十二大雅文王二十三生民二十四蕩二十五周頌清廟二十六臣工二十七閔予小子二十八魯頌駉二十九商頌那三十舊目也惟班志經二十九卷今不可得其分合之第矣唐孔穎達爲之正義四十卷但以紙數均其多寡不爲義例也壬辰十月由京寓書寄兒子讀成爲條而析之如左十二月初九日加音切圈出跋語東之

禮記

曲禮上第一唐石經無上字其下卷乃有下字檀弓及襍記放此釋文云本或作曲禮上者後人加也

毋音無儼釋文作嚴魚檢反敖五報反從足用反狎胡甲反　很胡懇反　若夫之夫依注方于切儕側皆反　别彼列反按入以力分解之如此音訓物自離則皮列切　侵七林反侮亡撫反踐慈演切　辨皮勉反宦音患莅力二反本亦作涖禱

一

丁老反祠音詞辯石經磨改辦按説文辦判也辯治也依鄭注别也之訓作辦是也但經典通借非一又借辯作徧作便皆同部假借也祠音詞　灋石經作法按衆經作法周官統作灋不可互易作法是也供音恭本亦作共撙祖本反嬰於耕反本或作鸚毋音武離力智反猩音生麀音憂　是以各本以誤作故石經及足利古本不誤别彼列反販方萬切　懾之涉反　艾五蓋反耆渠夷反

耄釋文作旄同亡報反云本或作八十曰耋九十曰旄者妄加也　悼徒報反頤羊時切　操七刀反按訓持也如此音訓以力操之如言節操則去聲　清七性反　省息井反　僚本又作寮了彫反弟大計反　告古毒反　倍薄悔切按本義訓反也今用背本義當補妹切此訓物加等也　奥烏報反　槩古愛反　訾音紫闇於感反　懼其遇切　純諸允反誑居況反　提徒兮切攜胡圭

二

反奉芳勇切按訓承也持也如此音俗字有捧訓奉養奉祿房用切俗字有俸辟篇亦反咡如志反掩於檢反從才用反下皆同拱居勇反　鄉許亮反後皆同　屨九遇反　奉敷勇反下皆同烏古黄反　闔胡臘反踖在亦反摳苦侯反諾乃各反唯于軌反按此訓應辭也經典借作惟字則平聲闋魚列反閾于逼反　復音服　拾依注音涉級音急　帷于悲反薄平博反　肱古弘反跪求委

反冀音奮帚之手反秧民薮反拘古侯反　於箕
上石經本作于磨改於按經中于於　鐠出𤍤無
義例宜从石經爲定扱音吸按依注改也扱本音
楚洽反橋居廟反按此訓上桔槔也本義訓水梁
求蟜切社而審反趾音止閒古閑切面胡南反丈
直兩反撫芳武切　怍才洛反摳苦侯切齊音咨
撥半末反蹶居衛反又求月反策本又作筴初
革反盡津忍反後放此　儳仕鑒反勦子小反各

三

本誤从力按說文力部勦訓勞也刀部剿訓絕也
玉篇廣韵皆有勦爲剿之重文則此經作从刀之
剿無疑且注訓𢾾也與絕義近與勞義無涉釋文
初交反則意爲鈔之借不知本義自可通也　跋
半末反　叱稱質反唾吐臥反欠丘劒反伸音身
撰餌　兖切展九過切蚤音早　閒音閑屛必井
反噭古弔反倨音據跛彼義反又波我反斂良冉
切髢徒細反袒徒嬾反褰起連反　褰釋文作騫

起連反詩鄭風釋文又作褰云本或作騫非按依
說文當作攐作褰者隸省非借褰袴也字作騫者
則同音借也　參倉含切褫釋文作杝羊支反枷
本又作架音稼櫛側乙反激所救切梱苦本反
媒音梅　筋音斤　笄古兮反　殽胡交反截側
吏反膾古外反炙章夜反醢呼兮反釋文作醢音
海渫石經作渫避世字也今各本从之非以制反
漿子羊反朐其俱反　徧必電切　辯各本誤辨

四

石經不誤按凡音遍者不得作辯詳見五經文字
飯符晚反按餐也上聲炊穀爲飯去聲饋其類反
摶徒端反歠川悅反咤竹稼反齧五結反　箸
直慮反嚃他荅反刺七亦反按芒刺如字凡言以
物刺之如此音絮丑慮反按本訓敝絮息據切此
注云絮猶調也隋唐人改其音如此未審鄭意何
从窶其禹反濡人朱切嘬初怪反炙章夜切齊將
兮反　醮子妙反　核户革反　溉古愛反寫悉

野切餕子閏反　梜古協反　削息略反副普逼反絺丑宜反華呼瓜反綌去逆切累力果反疐音帝齕恨沒反惰徒禾反按本義懈也去聲比測注不正之言意爲比音未審何从㓹本又作哂失忍反　詈力智反潦音老　佛本又作拂扶弗反畜許六反　綏音雖　胄直又反虜郎古切操七刀反契苦計反　量音亮齊本又作齎子兮反遺于季反弛式是反附音撫悅始銳反　還音旋上辟扶亦反下辟音避　蹲才困反刃而振反矛音謀戟居劇反鐓本亦作錞徒對反鐨胡對反掬居六反苴子餘反箄音單罰思去聲　識如字怠音代抱朋實反　瘠才昔反　隨音遂創初良反瘍音羊　創石經磨瘡改創按改是也瘡俗字創本爲刃創字平聲今用懲創義爲去聲轉以朱發平聲示別　衰七雷反　賻音附費芳味反入臨字當力鴆反釋文於周官左傳並音去聲禮記並音如

五

字蓋舊音義非出一手陸氏仍之不敢改　壟力勇反紼音弗　舂束容反喪息郎反訓得喪去聲諸經皆同　辟本亦作避　綏耳追反則戴之載本亦作戴音戴　埃烏來反駕與專反騎其寄反按謂馬一匹爲騎去聲謂人騎之平聲摯石經初刻鷙磨改摯音至貔頻支反貅許求反繕依注改音勁按此字之誤也雔市由反　壘力軌反　埋明乖反筴音策按筴即策之俗　竟音境禁居蔭切按訓禁止去聲訓勝也若今言不禁不禁猶不勝也平聲　句尋勾切　假古雅切與音豫本亦作豫　軨力丁反　綏音雖轡悲位切　攘如羊反辟音避騶側救反按本訓廄御也側鴆切此借爲騶　拘古侯反　御音訝萎子臥反　欬開代反巂惠圭反彗音遂郵蘇沒反勿音沒按郵勿搔摩古有是語蓋以疊韻傳訓與二字本義本音無涉　蹴采六反　國君下齊牛式宗

六

廟按周禮齊右注引作國君下宗廟式齊牛此疏引熊氏云此文誤當以周禮注為正

禮記

曲禮下第二

奉芳勇切按俗以奉持讀芳勇切又加手作捧以奉獻也讀扶勇切毋有輕重之別實則一字一音辨已詳前　綏依注音妥　曳以制反踵支勇反藉在夜反裼星歷反　謚音示　倒多老反笑楚革切　袗之忍反苞白表反按此依注薦字為音也其實本義本音即是經典多借為包字耳扱初洽反衽而審反厭於涉反衰七雷反　庪居又反犧許宜反造才早反粥音育　竟音境下同壇常演切按謂壇為墠之假也　徹釋文作撤緣悅絹反敦都分反　𦄯釋文作簚云本又作幭莫歷反髦音毛蚤音爪鬋子淺反　辟皮亦反稽康禮反　男女相答拜也釋文本女下有不字皇云後入加耳麛音迷卵力管切　縣音玄按古縣挂字如此作自俗加心作懸乃專以縣為郡縣字

予音余　眕之忍反　假音遐　嫔音頻　擯本
又作儐必信反　依本又作扆於豈反覬其信反
宁珍吕反又音儲　郤綺戟切按郤本邑名左
氏傳晉三郤是也經典多以為間隙字同音借也
與从卩音其虐切之郤别　適音的　薨呼肱反
蹌七羊反僬子妙反孺而樹反　婢皮上聲
儗魚起反　謁於竭反　數色主反　畜許六反
犧虛宜切索所格切　鬣力輒反豚徒門反腯

九

徒忽反　翰朝旦反雉直几切槀苦老反　鮮音
仙脡他頂反滌徒歷反薌音香萁音姬　稷曰明
粢釋文一本作明粢古本無此句按各本粢下从
米誤也粢音茨稻餅也周禮所謂粉餈餈即粢字
粢稷也下从木非音人蔬本又作蔬色魚反醎音
咸醝才何反量音亮柩音舊降胡江反漬疾賜切
妣必履反辟皮亦反　折市設切袷音劫　綏音
安　傾去營反肄以二反　輟丁劣反　饒如遙

切摯音至鬯丑亮反匜依注改音木鴈五宦切
椇居羽反榛側巾反字本作桒脯音府　埽悉報
反灑所買反

十

禮記
檀弓上第三
免音問居音姬　腯徐本作遯徒本反又徒遜反
衍以展切　否方久切　杜徒上聲　汚音烏伋
音急　稽音棨　顙素黨反穨徒回反頎音懇按
謂頎卽懇之借也頎今讖長貌古本音懇防音房
墳扶文反　識式志反按本訓知也又別識也音
式此訓標識謂以物誌其處也此義又音志　甚

十一

上枕切　泫胡犬反涕音體　醢音海覆芳服反
釋文極亡王以極字絕句亡作忘連下讀　樂
音洛又如字　衛求于反愼依注改引　聊側留
反曼音萬　綏本亦作緌耳佳反塈釋文作卽于
粟反椁音郭　翣所甲反殤式羊反　斂力驗反
後皆同　驪力知反翰戶旦反字又作鶾音寒
齊音咨饘本又作飦之然反　騵音原騂息營反
粥之六反繰音消按各本譌縿縿音衫旌旗之

斿爾雅所謂纁帛縿也繰者帛如紺色二字音義
迥別注讀繰為綃正謂同音假借也若作縿注不
得云讀為綃矣繰本音子晧切依注音消幕音莫
本又作幂音覓蓋依注音盍驪力知反弑音試字
又作嗣突徒忽切　共本亦作恭　祥音詳在邪
母俗讀入從母非　踰羊朱切俗作逾　賁音奔
人名皆同此音　隊徒對反綏音雖　圉魚呂反浴
余蜀切誄力軌反　隅五于反睆胡板反又音刮

十二

簀音責　瞿九遇反曰呼釋文作曰吁音噓按注
訓虛憊之聲則作呼為近呼者外息非瞿然情事
革音亟　斃音弊　瞿九遇反練郎殿反　廓苦
郭反邾音誅婁力俱反陘音形　髽側瓜反臺依
注改音胡駘音台縚吐刀反　從音總扈音戶榛
側巾反總作孔反禫大感反笄音雞　笙音生屨
音句組音祖　厭于甲反溺奴狄反姊將几反
除直魚反按階除反乘除對文並平聲其訓物自

除去也今韵去聲詩經除皆去聲此經亦當爾緣
舊作音者不一家故陸氏仍之　首書九反釋文
去聲非也按今韵訓頭也始也上聲訓有罪自首
去聲此云上首謂以首向上也當上聲期音基按
期謂匝一年也本作棋經典通借期邐音里嘻許
其反　袝石經作附按襍記大夫附於士三句注
云附皆讀為期袝是古本借附作袝此經亦作附
為是梧音吾袝音甫爨七亂反　幾居依切按訓
微也殆也凡言見幾庶幾平聲訓少也凡言幾何
幾畨上聲奠田練反　妻於說反巷胡絳反　倡
昌去聲踊音勇縮所六反縫音逢　衡音横仮音
急　奬子良反俯音甫　跂起去聲　杖直兩反
稅他外反按稅即退之同音假借也追服曰稅言
日月已進退而從服也服問傳小功之麻不變大
功之葛以有本為稅言小功與大功同用葛小功
葛有本不驟變而漸退也彼注言稅亦變易也義

十三

未完　由各本誤作猶石經不誤　滋音咨薑居
良反　喪朱發者息浪反餘俱平聲後皆同　洙
時朱切音殊　離音詈按訓兩也明也物自離也
平聲訓人以力離而去之音詈案悉各反　衰七
雷反　識式志反　饋其位反拱恭勇切嗜時志
反　說他活反本亦作稅驂七南反賻符去聲
涕音體蚤音早曳羊世反本亦作枻　穨徒回反
壞胡怪切萎紆危反　放分兩切　阼才故反楹
音盈　夾古洽反　疇直留反　翣所甲反披彼
義反　綢吐刀反旐直小反褚張呂反幕音莫
蟻五綺反仇音求　苫失廉反　從才用反魁開
回反　陪頻回反絰大結反　塡池依注改音奠
徹推昌佳反　斂力驗反凡小斂大斂字皆同去
聲　裼星歷反　袒徒旱反括古活反　彌莫卑
反牟莫侯反　適丁歷反　涕他禮切按涕有上
去二音義同洟音夷　謚牀至切書作謚者誤摭

十四

求月反霤力救反綴丁劣反　出于大門石經初
刻于作乎磨改于　躐良輒反　碩音石具其遇
反粥音育本亦作鬻　瑕胡加反遽其魚切　瑗
于卷反又去聲弁皮彥反　舉者出尸出户石經
上尸亦作户按如石經則上出户絶句尋疏意作
尸則尸出户為句　卜依注音僕　薨呼朋反
纂七亂反緦音絲縱音總折音提　騷素刀反
推他回反　味依注改音沫亡曷反斲張角切調

十五

徒聊反竽移吁切　巽息允反廣音巨　喪息浪
反朽許久反　參曾子名舊皆所金反按曾子字
子輿則參當七南反釋文所金反大繆　靡文彼
切　冉而諂切　繆音木竟音境　齊音咨衰七
雷反　瑣息果反　帷意悲反　綌去逆反繐音
歲　沽音古　有亡惡乎齊石經此一亡作無依
上下文作亡為畫一惡音烏　封依注音彼驗反
賁音奔　汏各本作汰無此字石經不誤釋文云

本又作大音泰醯呼兮反醯音海甕烏弄反　賵
撫鳳反　遺于季反革紀力反　衎苦旦反　弗
得見也石經初刻不磨改弗　壞而爽反　坊音
房覆敷救切夏胡雅切鬣力輒反　椑蒲歷反漆
音七歲一漆之石經一作壹　楔悉節切綴丁劣
反　縓七絹反緣悦絹切要一遥反絇其拘反瑱
吐練反衡音横　袪去平聲裼音昔　兕音重柂
羊支反　梓音子縮所六反衡音横衽而審切

十六

紂本又作緇按才聲甾聲古同在之咍部作紂猶
作緇也其經純字有作紂者則形之誤也載才官
反輤丑倫反誄力軌反耆巨夷反　厭于葉反
稅始鋭反　縞古老反禫大感反帟音亦

禮記

檀弓下第四

適丁歷反殤式羊反　蟜居表反說他活反　紼
音弗　引羊晉切按引本訓長也余忍切此借為
紖去聲壙音曠　適丁歷反　兇音問狎戶甲反
入門右下石經初刻有北面二字磨改去之按
注北面辟正主則經宜有北面字疏云注北面字
誤入經文古舊本及盧王禮無之庾蔚亦謂非經
文也據此則庾在劉宋時所見本正有北面字劉
宋本卽古舊本矣何言舊本無也今各本脫　悼
音道擯必信反殽依注改音告　喪息浪反下喪
人反身喪同儼魚檢反　孺如樹反　稽音啟顙
桑上聲顯依注音䌑呼遍反　禱丁老反祠音詞
銘音名別彼列反　識式志反綴竹劣反辟皮
亦反　呼况甫反　歠昌悅反又時悅反　封依
注改音窆下同　慤苦角反本又作殼首舊音去

十七

聲今如字辨已見上　舍奠釋文舍音釋按此附
會釋奠之文為音注未改字陸不得專輒且鄭注
周禮司圜箋詩行葦並以釋訓舍是舍讀上聲本
有釋義不待改音釋也此經正義亦云舍釋也若
論古韻則舍釋同部同聲更不煩改音也　離音
詈袝音附　巫音無茢音列又音例　之所難言
也石經初刻所下有以字磨改去之　殉旋俊反
芻初拘反俑音勇　隧直類切　瘠才益切
遣棄戰反按本義訓縱也放也並去演切指所遣
物如此遣車及禮經之遣奠並去聲　奢式遮切
儉巨檢切　噫於其反斯息義切音賜沾依注改
音覘丑廉切　滯音體　褻私列切　陶徒刀反
猶依注改音搖釋文云此喜怒哀樂對文本或有
舞斯慍一句及注皆衍文辟皮亦反倍音佩　絞
胡交反衾音欽蔞音柳翣所甲反遣棄戰反　訾
才斯反　竟音境䯱普彼反差初佳反　殿板考

十八

證引洪邁云嚭乃吳宰陳遣使者用行人則儀乃
陳使也記者錯簡當云陳行人儀使於師夫差謂
太宰嚭曰　慨苦愛反　讙音歡．調徒遼切賁
苦怪反　欱於熇切　曩乃朗反　匕必李反防
音房　觶之豉反　戍傷遇反　粥音祝　駘徒
來切適丁歷反　啜昌劣反歛力檢反罽音幾勦
丁歷反　歛手足形按手當作首元九經本作首
疏云以衣冠歛其頭首及足形體不露則經是首

十九

字文選陶徵士誄李注引亦作首前篇子游問喪
具節歛首足形不誤　革居力反本又作亟稽音
啟　澻音遂潘普干反按潘本訓淅米汁也此邑
名音並同　乾音干屬之玉反　婢皮上聲夾古
洽反　垂紙雖切縪亦　籥羊勺反　瘢音班封
彼驗反碑彼平聲　桓胡官切　噫於其反禺音
遇　重依注音重蹄魚綺反　弃即棄字　射食
亦反斃婢世反　韔丑亮反　桓公依注桓讀作

宣含石經初刻唅磨改含按周禮天官玉府釋文
大字出飯唅左文五年釋文含本亦作唅是隋唐
以前經典含唅並用今統作含依說文宜作琀同
音胡暗反強其文反柩其久反茢音列　蕢若怪
反辟音避畫音獲按今義以計畫分畫入陌韻以
繪畫義入卦韻古賣一聲一義杞音起奪依注或
爲兌徒外反　黗他孫反撥半末反　輴丑倫反
幬徒報反榆羊朱切沈昌審反本又作瀋　贖其

二十

位反　鐸徒各反櫜音羔韔丑亮反　使子貢問
之各本誤作子路石經不誤按家語載此事是子
貢非子路也文選潘勗九錫文李注及藝文類聚
卅四引並作子貢岳珂沿革例謂舊監本蜀大字
本越上注疏本作子貢是也　苛音何識式志反
　墟起魚反釋文作虛按虛是也墟俗字　涖亦
作蒞音利按依字當作𨽻涖俗蒞借　嬴音盈深
式蔭切按淺深對文平聲度淺深曰深去聲　廣

古曠反按凡言廣大廣闊義動並上聲言廣輪廣車義靜並去聲　婁力俱反含胡暗切　刎勿粉反黔其廉反　袂彌世反辯側立反貿音茂　奉芳勇反　瞿紀具反斷丁亂反　下凡在宮者岳本足利古本並作官石經作宮壞音怪洿音烏豬音諸踰羊朱切　奐音喚　京依汪改音原畜許六反　埋莫皆反　封彼茍反　闇音昏　內音納廄九又反　辟音避霤力又反　罕呼亶切

廿一

覡毋廉反　扶服並如字又上音蒲下蒲北反壤如兩切　貍力知反卷音權　礜音預按毀礜對文去聲訓以言稱美人平　并必政反植吏反又時力反　勝音升　吶如悅反又奴劣反　屬音燭　衣依汪改作齋音咨衰七雷反繆依汪音居糾反總音歲環胡關反　釋文成本或作郲時征切　鬻士南反績則歷切蟹胡買反　蟬特連切綫耳追切　惡音烏　旱胡亶切　暴步卜反

尫烏光反　㬥石經作暴毛本作㬥按毛本是也今經典暴疾字與㬥晞也字久不別㬥作暴亦不體　巫音無　莞呼肱反　祔音附

廿二

禮記

王制第五

分注或爲糞扶問反　差初佳反　盼音班　共
音恭　帥色類反　卒子忽反　甸大薦反　采蒼
改反　監於之監古銜反　則賜也下石經初刻
有大國之君四字磨改去之　卷音袞　任而金反
論力困切按直言曰論義當平聲以言論說之義
動去聲　塗釋文作涂屛必改反　畜許六反　亦
弗故生也各本亦誤作示石經及舊岳本元吳澄
纂言本不誤　守音狩岱音代　柴士佳反覲渠
信反　賈音嫁辟篇亦反　削息約反絀丑律反
假音格禰乃禮反類釋文作𩔗　天子將出石經
初刻出下有征字磨改去之　柷昌六反　鼗音
桃鈇方于反鉞音越　瓚才亶反鬯丑亮反　辟
音壁雝於容切頖音判　禡馬去聲　訊音信馘
古獲反　乾音干庖步交反　綏依注作緌耳追

十三

反　獺他達反豺士皆反　罻音尉蟄直立反麛
音迷卵力管反　胎他來反殀於表反夭烏老反
覆芳服反杪茫小反　耗呼報反量音亮　仞音
勒紼音弗　浩胡老反　蓄丑六反　溢夷質切
封彼驗切　礿余若切　犆音特　祫音洽
大宰之大如字　黍舒上聲音署卵力管反　繭
居典反握於角切　藉在夜反舊在亦反非辨已
見前屢直連反　識居宜反　麓音鹿夫圭之夫
依注如字粥音育執度度地上如字下大洛反沮
將慮反　任去聲量音良　煖乃管反又況袁反
溼石經及各本作濕毛本作濕按毛是也燥蘇老
反　齊才細反械胡戒切　推直追反　趾音止
粒音立　嗜本亦作耆同市志反　鞮都兮反譯
音亦量音良參七南反　絀丑律反　帥音率按
今義將帥字所類切董帥帥導並入聲其實帥本
義爲帥巾古將帥字作衛帥導字作達庠旋羊切

十四

屏必郢切按古義屏風及屏蔽並平聲隋唐人分平上二音釋文於此經不作音愚謂屏不得有棄逐義後大學迸諸四夷釋文北孟反則此屏乃迸之借當從迸讀去聲集韻去聲一音蓋為此經作也選宣戀反　皆造之造才早反胥息呂反按胥本義為蟹胥平聲經典多借為諝讀上聲　棘依注作僰蒲北反音匐　論力困反　任音壬　技渠綺切　羸力果反肱古薨反　辟皮亦反刺七智反　論依注音倫郵音尤麗力計反　氾孚劒反　參七南反　又依注改作宥側音刑　析思歷反　粥音育　麤倉胡反　齊側皆反　會古外反　粻音張　離力智反　常珍石經初刻嘗磨改常　絞胡交反紷其鳩反衾音欽　政音征按舊如字注明言力政道路之役則政為役之借也下文二從政字注無文然義當如字或猶今制親老官予終養之意　膠古肴切庠旋羊反　哻

況甫反縞古老反　癈各本作廢誤石經不誤按說文癈固疾也廢屋頓也與廢即頓義之引伸朞音基按此期年字依說文當作祺　矜音鰥饞許既切瘖於金反聾力東切跛彼我反躃必亦反　侏音朱　任而鳩反舊讀平聲非幷必政反　挈苦結反　億於力反　斷音短　麓音鹿　量良去聲

禮記

月令第六唐石經用許敬宗等改定唐月令并升爲第一卷與呂月令絕異今擇其文之未改者校之

大石經作太按他經太並借大石經惟書及月令統作太　參所岑反喙胡老反句音鉤芒莫郎反蔟七豆反按太蔟律名去聲其本義爲行蠶蓐入聲酸素官切臭尺救反羶失然切脾並支反凍東去聲蟄直立切獺他達反个古賀反鸞力官反戴音戴謁於歇切　帥音率　還反經作還乃後並同按呂春秋及釋文亦作乃後漢光紀郎顗傳注並引作乃則作反者誤也　宿息六反徐音秀離依注作儷力計反貣吐得反按貣爲忒借貣忒古同在之咍韵俗譌爲貳則音形俱舛耒力對反耜音似措七故反參七南反藉各本誤籍石經不誤按王制藉而不稅及祭義爲藉千畝爲藉百畝及此釋文並作藉云在亦反說文作耤蓋耕藉之藉

廿七

與典籍之籍絕異帝藉者言帝所藉民力以耕之田也其字可去可入自釋文切入聲故俗譌作籍也又按天官甸師耕耨王藉釋文無音亦當同也總以鄭注用民如借之義定其音爲在夜切則得矣推吐回反萌莫耕反徑術術音遂阪音反險許檢切殖部職切飭音勅圮頻上聲覆芳服反孩胡哀切夭烏老切麛音迷卵力管反骼居百反胔才賜反　蚤音早　疫音役焱必遙反俗作猋譌猋音冄切火華也班固東都賦所謂焱焱炎炎揚光飛文也藜大兮反莠音酉蒿呼毛切潦音老摯音至奎苦圭反狐音胡夾古洽反又胡洽反　華呼瓜反按古艸木之華字作𦾔經典通借榮也之𦾔字爲之𦾔隸變作華俗製花以代𦾔　省所景反生上聲囹音零圄魚呂反桎音質梏古毒反掠音亮祠句茲切禖音梅嬪音頻　黷堂木反電堂練反　鐸堂各反兆直小切　量音亮　甬音勇

廿八

概古代反　畢備石經初刻必改畢按呂氏春秋作必少上聲　漉音鹿　陂彼宜反　鮮依注音獻　帥音率　更音庚　螟莫丁反　蝟音謂　洗蘇典反　鴽音如　虹音紅　蓱各本誤萍按注以蓱釋蓱不當從以改經文釋文大字不誤步丁反　鞠居六反　覆芳服反　鮪于軌　泄息列反　句音鉤　泜丁兮反　防音房　道音導徒到反　障之亮反又音章　罝子斜反　罘音浮　翳於計反　餧於偽反　栝之夜反　毋伐石經作無伐　植直吏反　選音筭　省所景反　生上聲　效胡教切　惰徒臥切　量音亮　斡古旦切　監古銜反　悖必內反　蕩徒朗反　纍力追反　各本作累論字難乃多反　按鄭注難陰氣難陽氣之語則此當讀如字隋唐人蓋誤論認為儺字後傳寫者并改論語鄉黨之難為儺耳不知儺見說文毛詩並訓行有節也與驅疫意絕遠且其字从難聲與乃多之音迴別衛風上句瑳字正

與左字韵焉知此二句非經師誤倒惜三家並亡無由訂正　磔竹柏反　攘如羊切　婺音務　徵音張里切　螻音樓　蟈古獲反　蚓釋文作螾以忍切　[illegible]音蜀　夏胡駕切凡春夏秋冬之夏去聲大也之夏上聲　尉於胃切　壞音怪　隓許規反按說文作隋古本一音俗分物自墮落為徒果切人以力墮之為許規切又別造平聲之字作隳繆甚　絺丑脂切　彘直例切　畜丑六反　靡莫彼切　斷丁亂反　繫古詣切音計俗讀如系非　酎直祐切　蝗音黃俗有音橫及橫去聲二音　亢音剛　蕤人誰反　螳音堂　蜋音郎　鴣古孤反　佼古卯反　鞀本亦作鞉徒刀反　鞞皮西切　竽音于　篪音池　柷昌六反　敔魚呂反　雩音于　辟音壁　雛士俱反　艾魚廢切　藍力甘反　燒式昭反按以火燒之平聲指己燒物如唐人言野燒去聲　暴步卜反　閭力餘切　索所白反　囚句由切　縶音執　爭側迸切按陏

唐人分爭競也爲平聲相爭鬬爲去聲今韻不用
耆市志反晏伊見反　解胡買反菫音謹　眺
他弔切榭音謝雹步角切　螣音特　蟋音悉
蟀音率　腐扶矩反螢釋文作熒胡扃切按螢睆
出字也作熒是　蛟音交　鼉徒多反又徒丹反
黿音元葦于鬼反芻初俱反　黼音甫黻音弗
貣他得反　卷中如蒼龍蒼王統作倉惟此倉赤
字作蒼石經如此　級各本誤作給石經不誤

廿一

虞入石經作有司　潦音老　溽音辱薙他計反
疇直由反鮮音仙欬苦代反　彊各本誤疆石經
不誤釋文作疆音其丈反按疆不得音其丈反傳
寫誤也鄭注土彊強檗之地按周禮艸人彊檗注
云堅彊是其義也　隼息允反鷙音至戍音茂
倮力果反靁力又切　圜于權切閎音宏　蕣音
辱　腥桑經切　戮音六總子孔反駱音洛　上
帥音率下帥所類反　詰去吉反繕市戰反闋音

苓圄魚巨切　桎音質梏古毒反搏音博創初良
反斷丁亂反折時列切　贏音盈　斂力驗反隄
丁兮反防音房壅於隴切　坏步回切垣音袁坏
牆垣石經作垣牆　瘧魚略反胥于斯反又子髓
反竈胡圭反　盲莫庚反　麋莫皮反粥之六反
飭丑力切量音亮　橈女教反按本訓曲水惟
此及易棟橈用本義餘諸經多借作擾也之撓且
从木从手互見撓者有平上二音橈則本義去聲

廿二

用爲舟橈音饒平聲　惷音惷　量大小石經作小
大　寤在亦反量音良　竇田豆切窖古孝切囷起
筠反畜丑六反　坏步回反浚子餕切涸胡各反
量音亮甬音勇賄音悔　匱其位反乏房法切
射音亦　蛤古荅反豺音柴　祇旨夷切　吹昌
睡反按歌吹連文去聲云以氣吹之平聲　鷗側
求反旐音兆　級居立反搢音晉扑普卜反　挾
子協反　炭吐旦反墐其靳反趣七住反　鼽音

求嚏丁計反　竟音境解古買切　顓音專頊許
玉反　冥莫丁切應於證切醎胡讒切朽本亦作
㱙許九切　腎時忍切蜃時忍切雉直旨切　驪
力知反　彘直吏反　奄石經作掩按說文奄覆也
掩欲也作掩爲是衣檢切釁許靳反筴初格反
阿烏何切　鍵其輦反籥羊灼　竟音境塞先代
反下先則反徯音奚　大小石經作小大呂氏春
秋亦作小大足利古本同壟力勇反　按石經作

卅三

案致直吏反　泄息列反復扶又反　辟必亦反
軫章忍切　坼丑革切鶡苦割反　且泄各本作
沮泄按沮泄二字義相反賈解據石經及呂氏春
秋足利古本改　奄央炎切省生上聲　酋子由
反又才由反秫音述麴起六反糵魚列反湛子廉
反熾尺志反絜古屑切齊才細反貣他得反　畜
許六切詰去吉反數素口反　蕩徒朗反去起呂
反芸音云荔力計反麋亡悲反解胡買切處必掩

身二句石經作處必掩身無躁按呂氏春秋掩作
揜高注揜深也仲夏鄭注掩猶隱翳也按二注皆
以掩字絕句此經疊身字且改無躁爲欲寧恐係
訛刻呂氏及淮南書皆不疊身字隆冬之時身之
掩何言待　氛芳文切　汁音執瓠胡故切　疥
音介癘力制切婺音務婁力侯切氐丁兮切　雊
古豆反乳如住反釋文作雞始乳　磔竹柏反厲
力制切　祇渠移切　吹昌睡反　燎力照反

卅四

幾音祈又音機　豢音患　夭烏老反

禮記

曾子問第七

禅婢支反　奉方勇反衰七雷反　禰乃禮反
牲依注改音制　餕仕戀反　除喪不改冠乎句
據疏明是曾子問語疏舉經文無曾子曰字但云
仍疑而發問或古本而傳寫脫之　醮子妙反　皆
可禮下曾子曰石經初刻有問字磨改去之　說
吐活反　弗敢嫁各本弗作不石經作弗　總音
子孔反　離力智反　祔音附　菲本亦作扉扶
畏反　藏各本誤葬依石經正　齊側皆反　祫
音洽　毄他甘反　蹕音畢　遺于季反　幾居豈
反　霑竹廉反　簠音甫簋音軌　侑音又酳音
胤　酢才各反　禮也下曾子曰石經有問字各
本無　誄力水反　禰蒲歷切音闃　絰徒結反
免音問　封依注音彼驗反塗釋文作涂　厭本
或作厭於豔反假依注作嘏　綏注作墮同音許

卅五

坒反　可以祭乎石經初刻可作何磨改可　祭
殤不舉肺石經無肺字按注以肺脊賁不舉若經
本有肺字鄭不得又增脊字無者是　肵音其揯
古鄧反　數　痁失廉反　佚音逸　召上照反
按釋文以豈字絕句致為不通凡言豈者蹇難之
詞如詩言豈不豈不之類皆曲一意此注言是豈
於禮不可復解云不許也正以語氣重難似近於
許故也豈字絕句作何文理　辟音避

卅六

禮記

文王世子第八

竪上主反否方久反　煖乃管反　説釋文作稅又作脫同音他活反　齡釋文作聆　涖釋文並作莅　撻他達反　學戶教反　籥羊灼反胥息呂反　論力門反　興依注改釁虛信反　儐必刃反　于依注改迂　餕音俊　諸父守貴宮貴室釋文無貴宮二字注云本或有之　免音問賵芳鳳反賻音附承　含胡諳切本又作唅纖依注音鍼剸之兗反告依注音鞫　讞魚列反辟婢亦反　殺色界反　鄉許亮反　昕音欣　省息井反　闋苦血反　兌依注音悅

卅七

禮記

禮運第九

蜡仕嫁反　喟去位反又苦怪反　嘆他干反　矜音鰥　埶音世　殃於良反　遄市專反　殽戶教反　燔音煩　捭卜麥反字又作擘　汙烏華反　抔步侯反　蕢依注作凷苦怪反　桴音浮　窟苦忽反　橧則登反字又作曾　巢釋文作橾同助交反　茹音汝　榭本作謝按榭俗字公羊傳止作謝　炮薄交反　亨普庚反　酪音洛　炙之石反　醆側眼反　粢依注改音才細反　醍音體　斝古雅反　越音活　冪本亦作鼏同莫歷反按覆鼏曰鼏覆尊彝曰幎　冪即幎字俗多譌作冪音義俱外滎戶營反　鉶戶經反釋文作鉶　契息列反　嘏古雅反　脅許劫反　期居其反　謔許約反　儐必刃反　倍音背　疵才斯反　殽戶教反　竝即並之篆文諸經惟禮記竝並錯見唐石經如此　耐音能按此古音

卅八

古義之僅存者耐即耏之或體耏者完其而鬚之
名而者須也古音而能並在之咍部而能用爲語
助並假借字此假耐猶假而猶假能也辟婢亦反
美惡石經初刻作善惡磨改美　竅苦弔反播
彼左反　迭大計反又田結反　別彼列反被皮
去聲　量音亮　畜許又反　事有守也有各本
誤可石經不誤　與烏到反　鮪于軌反淰音審
獝字或作矞況必反　卌九　狘況越反著音尸瘞於例
反繒則登反又似登反　儐改音賓　侑音又
養依注改作義　固人肌膚之會石經入下有之
字各本脫　壞音怪糵魚列反　耨奴豆反　耜
音似　穫户郭反　苑于準反繆迷秀反　殺色
界反　渚之汝反　妖本又作祅孽本又作蠥魚
列反　棷素口反沼之紹反卵力管反闚去規反

禮記

禮器第十

措七路反釋文作錯音同　筠于貧反　柯古何
反　殺色戒反匡釋文作恇音匡又起往反　革
紀力反　翣所甲反　脯音甫　繁步干反　琥
音虎璜音黃　散悉旦反按訓物自散上聲訓人
以力散之及此齊名並去聲　觶支豉反甒音武
棜於據反　衮釋文作卷同古本反黼音甫黻音　四十
弗　纁釋文作熏同許云反藻釋文作繅又作璪
同子老反越音活犧素何反樿章演反杓市灼反
詡況矩反　琢注字當爲篆字之誤也釋文琢字
又作瑑文轉反徐又依字丁角反按徐音與注異
義欠通不瑑飾正是貴素意若不琢則猶是玉璞
耳何以成圭爾雅玉謂之琢是琢乃凡治玉成器
之名冪莫狄切按字當作幎冪者所以覆鼎用茅
爲之見士虞禮及公食大夫禮注覆尊用巾故字

作慔說文幞訓慢是也緣說文脫去幂篆故隋唐
人皆誤解此經釋文作幞不誤云字又作幂則誤
掞如羊反鏤力豆反紘音宏梲釋文云字當作椶
章悅反　滁户管反隘於賣反　麾釋文作摩同
音毀規反蚤　蓧音條　綦音忌弗綦釋文弗作
不與依注改作㩳　撕所鑒反　放方往反釋文
云不致本或作不至摭之石反　侑音又本或作
宥　醶其庶反　燗似廉反　愨苦角切俗慤不

四十一

體㾓本又作㾓音促又子六反　頖音判　惡依
注音呼池依注徒河反　莞音官一音丸簞徒點
反鞂古八反　假音格　而風雨節寒暑時石經
無節字通下三字為句按月令疏郊特牲疏周禮大
宗伯疏並引此經無節字則石經是也今各本衍
㽔音雷犧素河反　遂其居反　盎烏亢反　洞
音慟屬之六反　定丁磬反　祊百彭反　腊音
昔內音納　纊音曠　和胡臥反　闇烏感切按

闇本訓有上去二音其訓喪廬則平聲　跛彼去
聲

四十二

禮記
郊特牲第十一
犢音獨　孕餘證反　繫步千反　燗息廉反　臭
尺救反　灌本又作祼古玩反　服丁喚反　酢才各
反　禘徒細反　奇居宜反　闋苦穴反　屢本作
婁力住反　別彼列反　燎力妙反　鍚音陽
坫丁念反　繡注改音消　辟音避　裼音傷居
音姬　祊百彭反　墉本亦作庸　薄本作亳步

卌三

各反　粢音資今經典皆謂粢粢者周禮之餈字
鹽依注音豔　氾音汎　璪音早　滌徒歷切　別
彼列反　蜡仕嫁反　耆巨夷反　索色格反　郵亦
作尤有周反　啜張劣反　貓音苗　坊音房　壑
火角切　笠音立　葅争渠反　耆市志反　卷音
袞　便皮面反　莞音官又音丸　簟徒點反　鞂古
八反　和胡臥反　瑑依注丈轉反　幾巨依反　樸
普角反　醯呼兮反　綏耳追反　適丁歷反　醮

子妙反　毋音牟　追多雷反　冔況甫反　謚神
至切　別兵列反　腆天典反　盥音管　餕音
俊　滌音狄　蕩徒朗反　焫如悅反　麴依注改音
馨　薌音香　倞音亮　肵音祈　膟音律　膋力彫反
燎力弔反　洗始銑反　齊才細反　腍而審反
斝古雅反　縮所六反　醆側產反　汁之十反　獻依
注改音莎　澤依注改為醳音亦　辟依注改音弭

卌四

禮記

內則第十二

盥音管漱所救反櫛側乙反縱所買反笄古兮反緫子孔反髦音毛緌耳追反韠音必搢音晉又音薦笏音忽紛或作帉同芳云反帨始鋭反觿許規反燧音遂遰時世反偪彼力反本又作幅屨古具反綦其記反著直略反　箴之林反纊音曠　縏步干反袠陳乙反衿其蔭反　燠於六反苛音何

四十五

瘙釋文作養按瘙俗甚説文作蛘搔素刀反　奉芳勇反沃烏酷反秫音述　溫本又作薀於運反饘之然反酏羊支反芼毛報反蕡扶云反飴羊之反堇音謹荁音丸枌扶云反免音問薨苦老反滫思酒反瀡音髓胡八反以膏之膏古報反　奉芳勇反衽而鴆反　跕本作止簟徒點切　韣音獨祗旨夷切　敦音對卮音支匜羊支切　唯于癸反　齊側皆反噦於月反噫於界反嚏音帝咳苦愛反跛彼去聲睇大計反唾吐臥反洟吐細反裼思歷反撅古衛反垢古口反漱素侯反　澣戶管反綻直見切紉女陳反紱丁劣反燂詳廉反潘芳煩切按訓淅米汁也如此音其訓水名則餔官反靧音悔　寵非鬼反　福彼力反　嘯依注改叱尺失反　耆市志反　數色角反　婢賓弭反貽以之反畜勑六反　茝昌改反本又作芷　乏各本誤作之石經不誤乏房法反　適丁歷反祗旨

四十六

夷反　稰思呂反穛側角切腳音香臐許云反膮許堯反炙章夜反胾側吏反膾古外反芥居邁反鶉順倫反鷃音晏　糟子刀反醷於紀反酏羊支反濫下粉酏之酏依注改作餈之然反糗起九反餌音二蝸力戈反菰音孤稌他古反糝三敢反蓼音了　濡人須反卵依注改作鯤古門反　腶丁亂反蚳直脂反麋莫悲切　卵力管反齊才細反薌音香腒其居反鱐所求反膵素刀反麛音迷腥

音星依字當作胜羶升然反麕居倫反軒音憲栭
音而菱音陵椇音矩枺音侯柤側加反蜩音條柹
各本作柿譌字石經作柹按說文柹赤實果也从
木𠂔聲柿削木札樸也从木巿聲篆文𣏌字柤字
本作樝作柤省也各本作楂不是字齘戶界反毅
魚氣反醯呼兮反鷄羹雞羹釋文鷄下無羹字絮
音如釀女亮切魴音房鱮音敘腎時忍反尻苦刀
反腦奴老反　膽丁敢反攢再官反　庮音由泠

四五

音零毳昌銳反躁早報反皫普表反　睫音接腥
依注作星按注云肉中如米者與說文生小瘜肉
之意同鄭必改為星者鄭意腥為犬膏臭及不孰
之訓說文則別有胜為犬膏臭及不孰字般音斑
臂必避反漏依注力侯反鵠胡篤反鴞于嬌反胖
音判鴇音保奥於六反胃音謂辟必益反宛衣上
聲膍音皮　坫丁念反　粻知良反　絞戶交反
紟其蔭反　齊喪各本喪誤哀石經不誤齊側皆

反　膠音交　冔況甫反縞古老反　有音又惇
音敦　淳之純反熬五高反淳毋各本毋作母按
注云毋讀曰模正義云毋是禁辭非膳羞之體故
讀為模據此則經本作毋可知且毋模同部毋古
正音在之咍部石經作毋是也　炮步交反將依
注改音牂子郎反刲苦圭反刳口孤反萑音丸編
必綿反苴子餘反謹依注作墐音斤擘必麥反皽
章善反滫息酒反又相流反溲所九反𩚵音巨餟

四六

戶郭反脢音每字又作脄音枚　捶雖上聲漬疾
智切餌音二本或作𩞁下句作餌　湛子潛反洒
所買反　釋文一本乾下無而食之三字　膋音
勞𤏙音蒙　燋子消反臅昌欲反　酏依注之然
反　閽音昏椸本作杝以支反枷音嫁　楎音輝
笥息吏反簟徒點反　櫝徒谷切　齊側皆反漱
素侯反澣音浣　姆音母　帨始銳反否方久反
接依注作捷　鬌丁果反羈居宜反楣音眉　祇

旨夷反咳户才反　辯音徧　適丁歷反　劬其俱反　旬依注音均　唯于癸反俞以朱反鞶步干反　襦音儒袴苦故反肆本又作肄同以二反　勺章略反　孫音遜　婉紆晚反娩音晚枲思理反紝女金反組音祖紃音巡

四十九

禮記

玉藻第十三

旒力求反還雖醉反卷音袞　扉音非　餕音俊　酏以支反裨音皮　庖步交反廚直朱切　踐依注音翦搢音薦又音晉　幦音覓犆依注音直迅私晉切又音信磺音悔櫛側乙反樿章善反　晞音稀禨其既反絺丑遲反綌去逆反杅音雩蒯苦怪反連音力旦反　珽他頂反荼音舒詘起勿反　躐力輒反　辯音遍　覆芳服反飧音孫侑音又偞虛涉反　洒先典反言魚斤反王肅本作二爵而言言斯禮三爵而油上句多斯禮二字下句少一油字辟匹亦切　棜於據反　綦其記反　又音其　紕匹支反緌本又作蕤耳追反　屬章欲反　袪起魚反縰音徙齊音咨本又作齋衽而審反袂面世反肘竹丑反袷音劫振依注改袗之忍反　纊音曠緼紆粉反襌音丹絅苦迴反褶音牒

五十

省依注改猶息典反　褏袖正字綃音消縻音迷
豻音岸絞戶交反　球音求　須依隱義改作班
說他活反　非禮也石經作非古也既搢必盥搢
下當有笏字正義舉經文有笏足利本亦有之石
經脫蓋呼夌切造七報反　古本天子素帶句脫
在後三命赤韍蔥衡下三寸長齊于帶至紳韠結
三齊三十五字脫在後夫人揄狄下大夫大帶四
寸至有率無箴功三十一字脫在肩革帶博五寸

五十一

句下今悉依注更定以便讀辟依注改裨皮支反
率音律并必政反紐女久反組音祖　絛音了箴
音針韠音必　緼音溫接緼訓麻枲音慍上聲前
緼為袍是也此訓紼也讀如溫其易之緼緼與乾
坤其易之緼耶並假借字頸古頂反韍音弗幽讀
為黝幼平聲韠音畢揄音搖屈音闕　襢張戰反
褖吐亂反齊音咨頤以平聲霤力救反齊依注作
齎疾私切　鏘七羊反　辟匹亦反　齊側皆反

綪側耕反　衝昌容反　綬音受　純依注改緇
側其反瑜羊朱反綦音其　瓀而究反俗作瑞大
誤釋文引徐作瑌是珉莫巾反緼音溫　勤者二
句依注宜承上凡帶有率無箴功下　絇其俱反
核行隔反　二句依注為補重　葷許云反茢音
列　唯于癸反　齊才細反　圈起權反　闑魚
列反棖直衡反　閾音域　圈舉遠反豚釋文作
豚徒本反齊音咨　弁皮彥反剡以漸反曳餘制
切踵章勇切蹜色六反愓音傷　齊才兮反　濟
子禮反翔本又作洋音旬羊反齊遬上側皆反下
音速　纍力追反顛音田　瞿古遇反　墍其記
反詻五恪反　辨讀為貶調卽詔字顛依注改闐
音田　適丁歷反　傳陟戀反遽其據反音詎俗
讀古據反非

禮記

明堂位第十四

依本亦作扆同於豈反　塞先代反　脯方矩反
戴弧韣石經初刻戴磨改載音戴韣音獨　犧素
何反罍雷贊才旦反　簨息緩反又祖管反綫側
眼反梡苦管反嶡居衛反　下管象石經初刻象
下有武字磨改去之裼星歷反　任而林反　巻
音衮副數救切褘音輝　礿音藥省讀為獮仙淺
反蜡仕嫁反　梲專悅反複音福櫨以古反刮古
八反坫丁念反　康依注音抗　綏耳追反鼫力
軌反　蕃音煩騂息營反　著直略反　斝音嫁
勺市若反　蕢讀為凷苦對反桴音浮葦于鬼反
拊芳甫反搏音博揩居八反　頖音判　媧古華
反　簨本又作筍恤尹反虡音巨翣所甲反　虡
石經初刻簴磨改去竹按說文虡或作鐻篆文省
作虡磨改是也敦音對璉力展反瑚音胡簋音軌
棋古甫反楬苦瞎反　獻素何反皷音串　綏耳
追反　緌吐刀反

禮記

喪服小記第十五

衰七雷反括古活反　齊衰惡笄下當有帶字注
笄所以卷髮也帶所以持身也疏笄帶連文足利
本作齊衰帶惡笄則誤置齊衰下然亦足證古本
之有帶矣免音問笄古兮反髽側巴反苴七餘切
削思略反纇素對反　殺所戒反　禰奴禮切
祔音附　期音基　稅他外反又他活反　經大

結反　辟皮亦反　銘莫經反　書姓石經初刻稱磨改書　齊音咨下同　下麻同字疏兩舉經文皆作麻葛按閒傳此文再見一作麻葛一作麻同義並得通尋疏意則孔本此經作麻葛　偕音皆　禫大感反　省所領反生上聲　澡音早

禮記

大傳第十六

禘徒細反俗讀丁細反非　省息井反袷音洽逡息俊反亶丁但反繆音木按字本訓枲一束也古借為昭穆字又借為謬　聽時豔切紕匹夷反謬音繆　徽諱平聲械户戒反别彼列反　屬音蜀按凡言族屬眷屬皆此音言繫屬反以言屬入皆音燭　屬音燭　免音問繫音計綴丁衛反適丁歷反　斁音亦

禮記

少儀第十七

亟去冀反　隧音遂　賈音估　賵芳仲反賻音獨　拊芳武反　櫝音獨　襓如遙反　苴子余切　茵音因

附　說吐活反　械戶戒反呰子斯切氾芳劒反穎京領反下授穎役頃反　辟匹亦反　詡況矩反　歠昌悅反噍字又作嚼並子笑反　僎音遵

拚弗問反字又作攢　鬣力輒反膺於陵切攜以涉反又音葉　犆音特畫胡麥反　翣本又作菨所甲反　擢直角反　幦音覓　拖各本作拕石經作拕按說文有拕無拖徒可反　繫冰媚反　罷音皮　笏音忽　蚤音早乞去訖反又音氣按今義求於人讀去訖反以物與人音氣　訕所諫反

讇勑檢反　拔蒲末反王本作校　報音赴　濟子禮反皇依注音往匪音芳非反　𥬇俗笑字

為喪王則不手拜石經初刻作肅拜磨改手　無跣釋文無作毋跣悉典反　賈音嫁　緤息列反

靷文引反靮丁歷反　說釋文作稅又作脫同吐活反　袒音但　櫜音羔　奉芳勇反　冑直又反　韣音獨

膴依注音況甫反濡音儒腴以朱反鰭釋文作鬐音祁　笵音犯　圂與豢同音患　提丁禮反湆起及反按字从肉涖與从水旁音字不同湆雖不見於說文然禮注可証也韰戶戒反喙許穢反禨其記反　醮子笑反　聶之涉反　膾古外反　麋音眉

軒音獻　膚俱倫反　辟音壁　宛於阮反　脾音皮　燔音煩　而後至者石經而下有有字各本脫有　道音導　燋側角反　辟匹亦反　咡而志反　臑奴報反　犆音特　靡亡皮反　幾其衣反　箇石經作个各本作箇按說文有箇無个然經典个字甚多古必當有个六書故卷廿三引唐本說文云箇或作个魯次公謂竹生非一故兼个猶艸之兼中也於六書之指甚允段氏玉裁據以補說文良是　組音祖

滕徒登反　秣音末

禮記

學記第十八

謏思了反聞音問　琢丁角反　兌依注音悅強
其文反學學上胡孝反下如字　塾音孰術依注
音遂　中丁仲反樂五孝反又音岳　蛾依注
音魚起反　宵音消肄本又作肆以二反篋苦協
反孫音遜　夏古雅反禘大計反　躐釋文作獵
里輒反　縵末旦反依於豈反　離力智反　師

輔石經輔作傅各本作輔　呻音申佔勑沾反訊
字又作誶訊音信　材石經初刻才增改材佛本
作拂扶弗反　摩莫波切　扞胡半反格胡克反
壞音怪　燕辟石經作燕譬按注云褻師之譬喻
則作譬是釋文辟音譬則作辟作譬當有兩本一
同部假借一本字也　強其兩反　從容上字依
注音舂式容反　撞文江反叩音口按說文有𨚗
有敂有扣有訽無从卩之字𨚗者也邑名敂擊也
扣牽馬也訽扣也今按訽扣也扣當作敂以手擊
曰敂以口詰問曰訽經典既通邑名之𨚗爲之同
音假借也俗因别制从卩之字殊矣今韵并以叩
問字讀去聲𨚗邑名讀上聲尤殊唐人尚未分也
冶音也

禮記

樂記第十九

毛石經磨改旄　噍子遥反嘽昌善反　散思旦反　而後動石經後作后　道音導　乖古懷反　微張理反按微古音在蒸登與之咍絕遠相承如此音不可得其通借之意漢志微者祉也則張理反之音自漢已然　怗昌廉反懘昌制切陂彼義反　迭田節反　濮音卜　誣音無　越音活倡昌去聲　感於物石經初刻無於字磨改加於誘音酉　泆音逸釋文作佚　脅許劫反怯起劫反　衷七雷反　沿石經作沿隷譌悅專反　偕音皆　綴張劣反　簠音甫簋音軌裼思歷反襲音習辯音遍亨普庚反　行矣石經初刻爲磨改矣　敦音純本又作惇　齊依注改躋子兮切　湯大朗反霆音廷又音挺　煖許爰反　蟠步丹反樂著之著直略反夔求龜反　謚神至切　綮音悉

噍子遥反　嘽昌善反諧户皆反賁依注改憤肉而救反　辟匹亦反滌大歷反濫力暫反道音導懾之涉反暢勅亮反　省息井反　慝吐得反湎緜上聲　辟匹亦反鼻毗至切　旄音毛　詠石經作咏説文詠或作咏　拔皮八反厭於豔反　旒音流釋文作流緣悅絹反　偩音負　訢依注改音僖一讀如字音欣　煦許遇反又上聲嫗於遇反區依注音古侯反萌莫耕反骼古伯反音格　蟄直立反胎他來反孕以證反殰音獨卵力管反殈呼闃反　鋪普胡反　鉋白交反笙音生簧音黃拊音撫　訊音信　侏音朱儒音儒獶乃刀反按字右本从夒隷省作獶又譌作獿　疢勅覲反莫迷伯反　俾依注改音比施以豉反祉勅紀反　趨音促數音速辟匹亦反　喬音驕　鞉音桃椌苦江反楬苦瞎反壎許袁反篪直支反　酳羊晉切　鏗苦耕反　橫古曠反上二磬字依注音磬

口挺反今樂字讀去聲　濫力敢反會戶外切畜
勅六反鞶步西切讙呼端反　牟莫侯反　鏘石
經作鎗是也按說文鍾聲也無鏘字七羊反　液
音亦　憲依注音軒　萇直良切　召音邵　綴
知劣反　分扶問反　薊音計　杞音起　弛始
氏反　華如字又戶化反復扶又反柴字又作㵐
同許斬反　建依注改犍其偃反橐音羔　射食
亦反纆力之切臨側由反裨婢支反　搢音進笏
音忽賁音奔　醑羊晉切　故樂也者石經初刻
無者字磨改加　煇許歸切　報依注改褒保毛
反　耐音能　道音導　瘠在亦反肉如又反比
毗志反　詘苦勿反　鈇方扶反又音甫鉞音越
儕仕皆反　贛音貢　舊本以愛者宜歌商按吾
子自執焉下以寬而靜按五帝之遺聲也下至肆
直而慈愛止為一節下節又多商之遺聲也五字
今从鄭注訂　屢力住反　抗苦浪反隊徒娩反

橐苦尤反　倨音据纍力追反

禮記

雜記上第二十

緌依注改綏耳追反精千見反裧昌占反緇布裳
帷釋文無布字　說音脫　輲依注作輇市專切
訃音赴　適者依注音敵餘音丁歷反　實依注
音至　垤音惡　衰七雷反　蕤耳追反　足利
古本作則笠史練冠注笠史人也則有笠者是今
谷本無　褎博毛切內子以鞠衣三句古本錯在

卜人作龜下今依注正　揄音遥勒起六反梲他
奐反　褈張戰反　絞户交反　散悉旦反　附各
本作祔石經作附　別彼列反　縱音迸按以針
紩衣如此音云物有坼裂則扶用反　繰音早　緌
音遂　遣弃戰切章本或作郭音同　粻音張　縞
古老反　臼其究反　椈古六反　杵昌呂反　梧音吾
枇音比本亦作朼　長直亮反　利苦千反　率音律
甕於貢反　甒音武　筲所交反　衡依注改桁胡剛切
依注合見閒爲覸音古辨反　練纁音熏衻而占
反梲他奐反　環户關切　孤某須矣句釋文皆
無某字云有者非　含本又作琀胡闇反　賵芳
鳳反　輤竹由反　綍音弗　介立于其左各本
其字誤門石經雖泐然其字尚存上二点及横畫
形或謂今本沿石經而誤非也　拾其劫切　絞
户交反紟其鴆反　馮皮冰反　外宗一節注云
喪大記脫字重出　燎力召反

禮記

雜記下第二十一

頯口迥反　濯直角切　而後哭石經後作后是
禮家而后字統作后　酢音昨嚌才細反　啐七
内反　瘠在益反　解古賣反　期音基　堊烏各
反　視君之母與妻石經如此各本衍君之二字
臛丸過反　犆音特　髁胡瓦反又胡罪反　擯
於檢切　遣弃戰反凡言遣去上聲惟喪禮遣車
遣奠去聲　裹音果　卷古轉反　遺于季反　縣
音玄　剡以漸反　禫大感反　封彼驗反　酪音
洛　瘍音羊　創初良反　堩古鄧反　免音問　辟音
避　侈昌氏反　袂彌世反　依於豈反說文作偯
菲扶味反　泄石經作世各本作泄按古有世姓
廣韵引風俗通有秦大夫世鈞漢藝文志有世子
或經本作世後人因孟子有泄柳改此然無他書
可證釋文亦作世　飯扶晚反　綍音弗　枚音梅

鐸大洛反篠音保　鏤音漏　紘音宏坫丁念反
棁章悅反　偪音逼　闈音韋　駑音奴　蜡仕
椽反　弛尸是反　廄古又反俗作廐　辟匹亦
反　宦各本誤官石經不誤　辟音避　剡以冉
反　釁許靳反　純音緇　視之各本誤祝之石
經不誤拭音式　刲苦圭反　衈如志反　緞音
加　粢音咨　賊音戚　辟音避　飧音孫　鬈音
權　韠音必　會古外反紕婢支反　純之閏反
紃音巡

禮記

喪大記第二十二

縣音玄牖音酉　褻息列反屬音燭纊音曠　適
丁歷反　麓音鹿　卷音衮屈音闕頳敕貞反襢
知彥反稅他亂反　卷衣石經卷作捲紀阮反衻
而廉切　啼徒兮反釋文作謕　跣悉典反扱初
洽反拊音撫　說他活反髦音毛　髽側瓜反奉
芳勇反　氾芳劒反　免音問拾其劫反　縣音
玄　寢門外石經無外字　竟音境　輯側立反
斷丁管反弃即棄字盤本作槃造七報反　併步
頂反襢之善反笫側里反含胡暗反　幠荒胡反
楔桑結反柶音四汲音急說吐活反繘均必反沃
烏谷反枓音主又音斗絺敕其反振音震　差七
何反徑音役　鬲音歷煑諸許反扉扶味反　鬈
七亂反　他石經作它　粥之育反溢音逸　簪
本作匴悉緩反醯呼雞反　期音基　辟音避簟

徒點反　蕫于鬼反　絞戶交反　縮所六反　紒其熇反　辟補麥反　紞丁覽反　複音福　筭按說文筭長六寸所以計歷數者筭數也蓋筭爲數筭具卽今之策也算者用筭以數也二字義此經當同前作算　褶音牒　襌音丹　篋苦協反　訖起勿反　紵直呂反　脀依注攺祝　紐女九反　頍丑貞反　馮皮冰反　姪大結反　娣大計反　枸古侯反　苫始占反　凷苦內反　檀章善反　拄張主反　辟音避　垩烏各反　黝於糾反　禫大感切　巫音無　鬲音燭　椑步歷反　鬠子南反　鬊音舜　實于綠之祿依注音角其實古角音如今綠也　幬音道　置于各本誤作至于石經不誤　輴勅倫反　欑才完反　塈其器反　腊音昔　褚張呂反　僞依注攺帷　翣所甲反　披彼義反　緌耳追反　揄音遙　輴依注攺輇市專反　紼音弗　國依注攺輇市專反　封彼驗反　咸依注攺緘古咸反　諢音華　桴音郭　柷昌六反　甒音武

禮記

祭法第二十三

禘大計反　嚳口毒反　顓音專　頊許玉切　鯀古本反字又作鯀　契息列反　燔音煩　瘞於計反　埋莫皆反　騂私營反　相近依注攺禳祈上如羊反下巨衣反　二宗字並依注攺禜　禜敬反　禘郊祖宗石經作宗祖按疏云上先祖後宗此先宗後祖明此爲宗祖矣石經是也　祧他雕切　墠音善

適丁歷反　顯依注改皇　霤力又反　殤音傷
菑音災　捍胡旦反一作扞　殖常職反共音恭
鄣音章殛紀力反　顓頊句釋文云本或作顓頊
能脩黃帝之功　去起呂反菑音哉

禮記

祭義第二十四

數色角反怠徒改反　悽音妻愴初亮反　濡音
儒怵勅律反惕他歷反　齊音齋　樂五孝反嗜
釋文作耆市志反　僾音愛　愾開代反　愬各
本作愬謞字石經作愬苦角反　怍才各反盬烏
浪反　愉羊朱反　趨音促數色角反　贛音貢
濟子禮反漆依注音切　上容也各本作容按注
云容以遠言非所以接親親也對親親言上句正
當作容字今亦誤容疏云王肅以容為容釋文口
白反不云出王肅　慌況往反惚音忽　比必利
反　屬音燭　詘求勿反愉羊諸反　儼魚檢反
恪苦各切　錯七路反　封苦圭反腓音律膋力
彫反爓慈鹽切　別彼列反　巡依注改沿悅專
反　衺似嗟反　爇皮世反焄許云反　蒿許羔
反　黔其廉反　祧他彫反　燎力召反羶依注
改馨薌音香　見以之見依注改覸音閒廁之閒
下見閒二字合為覸音同俠古洽反甒音武　藉
在夜反紘音宏耒力內反　牷音全　仞入去聲
晰許斤反　戾力計反單音丹　繭古典反　褘
音暉率音類又音律　繅悉刀切　報依注褒保
毛　諭羊戍切　涖音利本作莅　哉音災亨普
彭反羶依注改馨　溥本作敷芳于反　放甫往
反　匱其媿反　施始易反　嘉各本誤喜石經

不誤　瘳丑平聲　項讀作跬缺婢反　併步項反辟音避　甸田見反　狻所求反　酳仕信反　竟音境按境俗字古竟土止作竟今别製境又分竟終也之訓去聲境土也之訓上聲　卷古本反　陶音遥

禮記

祭統第二十五

怵勅律反　道音導　畜許六反　菹側魚反　齊本亦作齍作粢音咨純當爲緇　耆市志反訖居乙反　純音緇　褘音煇瓚才但反祼古亂反又以忍反　芻初俱反盎烏浪反涚舒鋭反嚌才細反　竟音境　獻之屬句釋文云一本無之屬　道之之道音導　餕音俊　謖所六反

進依注改餕　别彼列反　湅石經初刻湅磨改湅餧按説文餧飢也五經文字云經典相承餧别作餧餧既出字也餧乃罪反　祊伯更反　瑶音遥　舍依注音釋　卷音衮　校户教反　蹬音登夫人受户各本誤作授石經不誤　僻必氏反畀必利反胞步交反翟石經初刻狄磨改翟下同煇依注改韗音運　閽音昏　翟音狄　礿羊灼反　艾音乂　諆音娸　悝口回反　假音格左音佐右音右　纂祖管反　耆市志反　解古賣反　辟必亦反　誣音無　佾音逸

禮記

經解第二十六

絜古屑切　屬音燭　環胡關反　忒吐得反　圜
音圓　懸音玄　坊音房　壞音怪　辟必亦反　倍
音佩　差初佳反　羗李平聲　繆音謬

禮記

哀公問第二十七

別彼列反　數色角切　鏤力豆反　釋文云一本
無備具鼎俎句　腊音昔　幾音祈　愀在由反　七
小反　非　迎魚敬反　妃芳非反　慨許氣反
如此則國家順矣石經無則字　惷昌容反　上从
春从春者音蠢亂也見左傳志注音識　蹴子六反

禮記

仲尼燕居第二十八

語魚據反　給音急　量音亮　錯七故反　倀
勑良反　畎古犬反　闋苦穴反　籥音藥　齊
才細反　繆音謬　薆求宜反　復扶又反　奥
烏報反　胙才故反　矇音蒙

禮記

孔子閒居第二十九

凱本作愷丘來反　傾音頃　其依注改基　逮
徒計反　選宣面反　匍音蒲　匐音服　施以豉反　畜
許六反　參於天地矣石經無於字上句有　覆
敷救反　齊依注音躋下字音齊　祇諸遲反　霆
音廷　耆市志反　嵩悉忠反　峻私俊反　維石
經統作惟按詩自作維禮記維統作惟宜从石經

孜翰胡旦反蕃方表反　弛徐式反　蹶居衛反

禮記

坊記第三十

辟音譬按陸音匹亦反非也坊音　幾居豈反荼音徒　別彼列反　盍音渴　觴音傷　衽而審反　偝音佩　畜許六反　技其綺反　施始豉反　論音茍苑如遙反　觸胡光反　於音烏弛式氏反　讙火官反　綽昌灼反　痒羊主反辟必亦反　忝他點切　民猶薄於孝石經猶下多

有字各本脫　菲芳鬼反　饋其位反　禴音藥齊音齋　[illegible]音體　示不淫也石經示下有民字各本脫　壙苦妄反偝音佩　殺其君之子石經初刻弑磨改殺卓勑角反　矱户郭反菑側其反畬音餘　擠才計反又子計反　葑芳容反菲芳尾反　柯古何反蕝魚祭切　從子容反　繆音穆　辟音避　佚音逸本又作泆

禮記

中庸第三十一

離力智反　睹丁古反　憚徒旦反　罟音古擭胡化反阱才性反辟音避　拳音權膺於陵切蹈徒到反　衽而審反　遯徒頓反　費本又作拂同扶弗反　憾胡暗反　鳶悅專反　躍羊灼切造才老反　柯古何反　睨音詣魚計反　慥七到反　援音圜　徼古堯反止音征鵠古毒反

辟音譬　翕許急反耽丁南反帑音奴　齊音齋
矧詩忍反　揜音掩　栽音災培蒲回反　嘉戶
嫁反憲音顯　纘子管反　衣依注改殷　逮釋
文作遝同音代　依注爲下文錯在此　眩玄遍
反　齊音齋　斂力驗反省息井反既依注改餼
許氣反稟彼錦反又力錦反　路其劫反　疚音
救　措七路反　禎音貞孼魚列反　蓍音尸覆
蓋之義敷救反顛之義芳服反　壹言各本作一
言石經作壹　撮七活反　華戶化反洩一作泄
息列反卷音權　藏才浪反勺市若反　黿音元
鼉徒河反蛟音交鼈必列反蛟石經初刻蛟磨改
駮維天之命石經初刻唯磨改惟各本作維按詩
自作維記引詩統作唯惟　峻思閏反　然後行
石經如此各本作而後按作然是也若作而則後
當作后方與記文通體合　倍音佩　哲竹列反
栽音災　杞音起　繆石經初刻謬磨改繆按繆

是古通借字謬是正字　悖布内反　射音亦蚤
音早　辟音譬幬徒報反　睿音銳　睿石經作
叡按說文睿爲叡之古文今典經相承用睿齊音
齊溥音普　溢音逸施始豉反貊武伯反　隊徒
類反　肫之淳反浩胡老反　絅本又作顈同口
迥切闇於感反的丁歷反　昭本又作炤同之召
反　君子之所不可及者石經無之字　假古雅
反靡莫彼切鈇方于反鉞音越　惟石經初刻唯
改惟辟必亦反　輶音酉又音由　載依注音災

禮記

表記第三十二

毋石經初刻無改毋　辟音避　僾在鑒反　狎
下甲反　褻息列反　讎時流反　辟必亦反　强
其兩反　道有至句依注義上脫一有字　憯七
感反　怛丹葛反　芑音起　詒以之反　我后後
石經初刻后改後按後字是也記文惟而后連文
偕后單字俱作後　輶音酉又音由　惟石經初
刻唯改惟下惟德之基句同　仰止釋文云本或
作仰之　俛音免釋文作强焉孳音茲斃音敝衰
七雷反　經田節反　維鵜石經作惟肖直又反　鵜
音啼　濡而朱反　彼其之子石經作彼記本又作
己　粢音咨　秬音巨　鬯敕亮反　藟力水反　施
以豉反　枚芒回反　凱亦作愷　惟石經初刻唯改
惟　聿尹必反　謚音亦　便皮面反　毋荒石經
初刻無改毋　憃昌容反　喬音驕　朴普角反　强
其兩反　勝音升　憯七感反　怛丹達反　費芳
貴反　誣音無　諂敕檢反　瑕胡加切　藏之
石經初刻臧字改加艸按藏晚出字也古止用臧
竟音境　辟音避　鶡七略反　鶉旋倫反　賁音奔
賻音附　費芳貴反　餞音羨釋文云徐本字作監
譽音餘　說始銳反　菑音災　晏於諫反　信誓釋
文云本亦作矢誓　亦已焉哉石經初刻以改已
穿音川　窬羊朱反　牷音全　齊音咨　迄許訖反

禮記

緇衣第三十三

愿音願　倍音佩　惟石經初刻唯改惟　梏音
角按梏本音古沃反手械也此从詩梏為覺之借
綍音弗倡昌去聲　僁起虔反　緝七入反　黄
釋文云徐本作橫　吉依注改告音誥　癉丁但
反　有國家者石經無家字疏舉經文亦無岳本
仿宋本亦無章善石經作章義按釋文大字出章

義云尚書作善皇云義善也則記本作義明矣儀依注改義　板布綰反一作版邛具恭反　播補餓反迪音狄　葉舒涉反　嬖必計反　溺乃歷反　狎户甲反　省息井反括古活反兄命依注改説　笥司去聲孼魚列反　選乎亂反釋文作跲吉音詰天依注改先　雅依注改牙　資依注改音至　祈石經作祁釋文同巨依反　二正字依注改匹　軾音式　覃徒南切　玷丁忝切

在昔上帝石經在字上泐一字以在上帝連文然則本作昔在也周田觀文依注改爲割申勸寧四字　兄音況　偵音貞

禮記

奔喪第三十四

竟音境辟音避　袒徒旱反　踊音勇絞户交反又古卯反　齊音咨免音問　髽側瓜反拾其劫反　緦音思　而後石經初刻后改後按改非也下而後間喪仍作后未改今各本誤後

禮記

問喪第三十五

雞斯依注爲笄纚纚色買反跣悉典反扱初洽反衽而審反怛丁達反腎市軫反乾音干肺方配反漿子羊反糜莫皮反粥之六反　懣莫本反　殷音隱壞音怪　辟皮亦反　汲音急　悵勑亮反愴初亮反愾音慨　以鬼享之石經作饗徼古堯反壙古亮反　苫始占反塊苦怪反匍音蒲匐蒲

北反　裒色追反　斷丁段反　免音問　傴於縷反跛補我反錮音故　苴七餘反　羸力垂反　辟音避

禮記

服問第三十六

期音基　斷丁管反　稅吐外反　算悉亂反驂七南反錫思歷切　稅吐活反

禮記

閒傳第三十七

苴七余反　枲思里反　偯於起反　唯以水反　苫粥之六反溢音逸　醯呼兮反　禫大感反　始占反塊苦怪反說吐活反　苄户嫁反翦子踐反　柱張矩反楣音眉　縷力主反　繚七戀反　緣悅絹反　纖息廉反

禮記

三年問第三十八

别彼列反　創初良反屨其矩反　斷丁段反踰羊朱反　躕直亦反本又作躑躅直六反踟音馳本作踶蹰音廚　曾則登反按古語助與高曾曾益並如此音别語助爲賦增切者始于近代唐人猶無之　隙去逆反　期音基　倍薄宰反

禮記
深衣第三十九
被彼義反　衽而審反縫扶用反袼本亦作胳音
各肘竹柳反袂莫世反詘起勿反厭於甲反髀畢
婢反脅許劫反　圜音圓袷音劫踝胡瓦反齊音
咨　可以擯相石經初刻以下有為字足利古本
亦有　費芳貴反純之允反音準繢胡對反　緣
悅絹反廣古曠

禮記
投壺第四十
奉芳勇反枉紆兩切　哨七笑反肴戶交反　般
皮干反還音旋辟音避　勝者立馬下一馬從二
馬句釋文云俗本有此五字按此方言立馬　末
便較算當是涉下文而誤貍力持反　拾其劫反
數色主反　奇居宜反遂以奇算釋文云一本此
句上有勝者司射五字誤　觴音傷　跪其委反

籌直由反　柘上夜反　憮火吾反偝音佩　石
經半下作○口○口少一圜各本衍

禮記
儒行第四十一
掖音亦　行下孟反數色主反　粥章六反　齊
音齋　積子賜反　畜許六反　淹於廉反樂五
孝反劫居業反沮在呂反　鷙音至攫俱縛反斷
丁管反　溽音辱　胄直又反櫓音魯　環胡關
反　堵當古反篳音畢窬音豆又音臾甕烏貢反
幷必政反　楷苦駭反　援音爰推昌誰反反

讒才咸反　信音伸　辟音避　澡音早靜徐作
諍音爭　麤七奴反翹其饒反　沮才呂反　慎
靜句石經無而字　砥音旨又音脂厲力世反錙
側其反銖旋朱反音殊　施始豉反　隕于敏反
穫户郭反詘起勿反　惡胡困反累力偽反　閔
莫謹反　詬音遘

禮記

大學第四十二

此篇分章據疏文審定今注疏本分自章首至止
於信為一章自聽訟節至末為一章大失孔意
臭昌救反謙依注改慊苦點反　厭烏減反　揜
於檢反　胖皮丹反　淇音其澳於六反菉音祿
猗於宜反斐芳尾反磋釋文作瑳七何反琢張角
切僩下板反喧本亦作咺況晚反諠許袁反恂依

注音峻思閏反慄利悉反　於音烏戲好胡反又
音義　諟音是峻私俊反　銘音冥　畿音祈緡
音緜　緝七入反　惟民所止石經此惟字及後
中庸維石巖巖兩字作維蓋誤刻也記出漢人手
韓詩及魯詩經文號作惟唯史漢引詩及周秦兩
漢諸子引詩皆惟唯互見則作維者止毛一人
訟似用反無訟釋文無作毋　忿弗粉反懥勑利
反又音致　樂五孝反　辟音譬　而辟焉五辟

字石經皆作辟按鄭注意作譬是也足利古本及
宋板尚作譬　惰徒卧反　諺魚變反碩音石
石經不遠矣上空一字尚存八形據疏云亦不甚
遠則古本當多一亦字　戾力計反僨音奮字亦
作賁　夭於驕反　蓁音臻　忒他得反倍音佩
絜音結　只音紙　節音截巖五銜反　辟匹亦
反僇音六峻私閏反　个釋文古賀反讀作介按
釋文要經宋人修改未可為典要又个石經作介

按疏以耿介釋介明當作介與尚書同也岳本足利古本宋本俱作介今本疑涉宋人單注本而誤改也技其綺反啬音試　娟莫報反　迸北命反命依注改慢　菑音哉　畜許六反

禮記

冠義第四十三

阼才故反醮子笑反　奠大見反　擅市戰反

禮記

昏義第四十四

醮子笑反　壻悉計反　綏音雖　巹音謹酳羊晉切　和於鄉射石經作鄉射　笲皮彥切一音煩　段丁亂反一作腶脯方矩切醢音海　委於偽反按凡言委任委棄皆上聲惟委積字去聲積子賜反　芼莫報反蘋音頻藻音早嬪皮入反　后聽内治石經作内職　適直革反　蕩徒浪反资依注改齊

禮記

鄉飲酒義第四十五

盥音管 觶之豉反 絜音結 君子所以免於人禍
也石經所上有之字 僎音遵 嚌才細反 省
生上聲 酢音昨 沃於木反 說吐活反 亨普
庚反 蠢尺允反 假古雅反 愁依注改揫子
留反 偝音佩

禮記

射義第四十六

還音旋 騶側尤反 貍力之反 蘋音頻 數色
角反 削悉略反 矍居縛反 圃音補 堵丁古
反 賁依注讀僨音奮 耋大結反 旄音耄 廑
音勤又音覲 鵠古毒反 絀勑律反 反求諸
己石經作求反諸己 釋文至下字絕句而飲為
句是 正音征 的丁歷反

禮記

燕義第四十七

別彼列反 庶子之卒卒字依注作倅七對反下游
卒同 卒伍之卒子忽反 按卒伍如此音尊入聲
其訓終也即聿反 訓急遽則捽入聲 適音敵
宰夫本亦作膳夫 道民民道二道字並音導 差
初佳反又初宜反

禮記

聘義第四十八

紹時小切 竟音境 眂釋文作況 覿大歷反 饔
音雍 餼許既反 璋音章 賄呼罪反 積子賜反 芻
初俱反 倍步悔反 幾音祈 渴苦葛反 解居
賣反 勇敢强有力而不用之於禮義戰勝石經
初刻方下有者字磨改去之 琘莫巾反 縝音
軫一音真 劌居衛反 隊直位反 叩音口 詘其勿

反瑕音遐瑜羊朱反孚依注作浮尹依注作筠子
貧反

禮記

喪服四制第四十九

訾才斯反一音紫　斷丁亂反　期音基苴七余
反　掊皮回反　搚都臘切　垢音苟耇吐木反
鬖側瓜反傴紆主反跛補我反　解古賣反　諒
闇依注讀梁鶺鶺烏南反　菅音姦屨古遇反粥
之六反　三年而祥石經初刻而下有大字

唐石經禮記凡三十四石其第二石与儀禮合末石与左傳合

右小戴禮記四十九篇鄭注每篇即爲卷孔穎達正義分爲七十卷今正義本止六十三卷序仍偁七十卷考宋咸平二年祭酒邢昺上新印禮記疏本七十卷改行今本未知出誰手也唐石經二十卷升月令爲第一蓋明皇時敕李林甫陳希烈等因秦令重加刪定爲唐月令故升冠篇首以下五篇次第皆降至南宋時始不行今此仍依禮記舊本次第降月令爲第六从鄭注也謹按二禮謂古經及古記古文漢時無傳之者語本范書隨志今文一派自高堂生十七篇始宣帝時后蒼依之爲說班書儒林傳所謂蒼說禮數萬言號曰后氏曲臺記者是也蒼之後爲大戴小戴慶普慶氏學今不傳其傳者二戴而已二戴書漢志不著錄范書儒林傳序云中興立五經博士禮則大小戴二家是二戴至後漢始顯按後漢博士皆今文學與古文無涉考班志載禮古經五十六篇經七十卷刊誤云七十當爲十七即今儀禮十七篇是也按班於七十卷下自注云后氏戴氏十七篇爲今文學故偁后戴以別於古經五十六篇劉刊是也記百三十一篇自注云七十子後學者所記也案此所偁記當如今儀禮十七篇後諸記非戴記也賈公彥於

士冠禮記下釋云凡言記者皆記經不備兼記禮外違古之言引鄭燕禮注云後世衰微幽厲尤甚禮樂之書稍稍廢棄蓋自爾之後有記乎是鄭亦未定辭也至孔穎達始謂禮記之作出自孔氏孔子沒後七十二之徒共撰所聞以為此記按此據班志注為言不知班明言七十子後學者非即指七十子也又班志有中庸說二篇師古注云今禮記有中庸一篇亦非本禮經蓋此之流是師古亦不以戴記當百三十一篇也據孔所偁諜人名氏四中庸子思作曾子門人緇衣公孫尼子作藝文志儒家公孫尼子二十八篇原注云七十子之弟子月令呂不韋作王制漢博士所錄則非盡出七十子手明矣經典序錄引六藝論云後得孔壁古文禮五十六篇記百三十一篇其十七篇與高唐生所傳同而字多異序錄又云其古經五十六篇蒼傳十七篇餘三十九篇付書館謂之逸禮夫三十九篇現存而謂之逸后氏不識古文故也其傳十七篇仍據孟卿蕭奮弟子以高堂生學授后蒼者師授非蒼於古文中獨能傳此十七篇也二戴為蒼親炙弟子特取蒼所說數萬

言傳古記虛目刪為此記亦非傳古記也據班范二書絕無二戴刪古記之說經典序錄始引晉陳邵周官論序戴德刪古禮二百四篇為八十五篇謂之大戴禮戴聖又刪大戴禮四為四十九篇謂之小戴禮隨書經籍志云漢初河閒獻王得仲尼弟子及後學者所記一百三十一篇獻之時絕無傳之者至劉向考校經籍檢得百三十篇又得明堂陰陽記三十三篇孔子三朝記七篇王史氏記二十一篇樂記二十三篇凡五種合二百十四篇戴德刪二百十四篇為八十五篇戴聖又刪八十五篇為四十六篇馬融又曾月令明堂位樂記三篇成四十九篇是陳邵第渾言刪古禮語欠分曉隨志襲之遂坐實刪二百十四篇之語不知諸記與古經同出孔壁皆后蒼所親見蒼既不識經安能識記二戴為倉弟子何由獨能刪訂且既云漢初無傳劉向始檢出向為成帝時人二戴皆宣帝時人何得前人反及刪後人之書此真自相矛盾也劉向別錄偁古記二百十四篇今四十九篇之目俱在其中但別錄所偁諸目雖同其文必非即今之戴記篇第亦異鄭注目錄皆云此於別錄屬某皆見今禮記目錄下正義所引有制度通論喪服世子法諸名既各有所屬篇冊即不得連月令注云此於別錄屬明堂陰陽記而漢志明堂陰陽記別自為書樂記注云此於別錄屬樂記而漢志樂記二十三篇別在樂家是別錄所存即古記之舊冊且漢志禮

十三家五百五十五篇絕無八十五篇四十九篇之說使二戴巳删有成書班不容深沒其文也班志偁古經記所見多天子諸侯卿大夫之制雖不能備猶瘉蒼等推士禮以致於天子之說據班此言亦未深信后戴學志不錄二戴記或是故與是二戴在西漢本不甚顯爲之章句者僅一橋仁而已至盧植馬融始興起之鄭即依盧馬本而爲之注四十九篇之目始見於范書董鈞傳及橋元傳班書則未之聞也鄭學本出小戴後以古經校之取其義長者故爲鄭氏學語本范書董鈞傳校范書所偁鄭氏學序言儀禮也其注小戴亦閒云古文或爲某是鄭猶及見古經記如月令注偁明堂月令是見古記之證也何以作記注不用古文於經則取蒼傳之十七篇於記則取戴氏之四十九篇使五十六篇之經二百十四篇之記轉至散佚是鄭雖號治古文其於古文亦不能盡通也魏孫炎唐魏徵並以小戴爲類列加删訂惜巳散失不傳就四十九篇校之其㝡蕪穢者如坊記表記儒行經解等篇雖託爲子云實啟後世空言之闕而儒行一篇文襲荀卿而加厲至揚雄行其穨波而說益靡孔門教旨當不若是明儒至單出表記坊記儒行諸篇爲之集傳識更出漢儒下矣然自隋唐以來升列正經至今俎豆者豈不以去周未遠師授猶明雖空言行說義鮮閡深其間零圭斷壁爲古禮之佚存者多佔畢儒生猶得據以推見三代遺範則亦希世之鴻寶矣道光癸巳四月寫定此本六月二十九日加音切竣跋其後東之

春秋左氏傳序　晉杜預

繫古詣反　別彼列反　檮徒刀反杌五忽反
刊苦干反　修石經統作脩監本修脩錯出發其
例於此後不更明也　饜於豔反　飫於去聲浸
于蔭反渙呼亂反　闡昌展反　褒保刀反貶彼
檢反　推昌追反　蛻於阮反辟音避　汙於俱
反樢音角　綜宗去聲　總石經作摠譌字　駿
子徇反創初亮反　頴餘井切　說者以仲尼石
經以下有脇字　黜勑律反辟音避　祚才路反
脣以晉反　隊直類反　疋如字音征非　袂餘
世反拭音式

春秋經傳集解隱公第一　杜氏

分卷依唐石經卽杜之原目題曰經傳集解者用杜一家之言也

傳　妃芳非反　虺呼賄反

元年經　邾竹輸切　父音甫凡人字相承如此音蔑
亡結反　鄢於建切又於然切咺吁阮反　賵芳
貢切　祭側界反字依說文作䣜地名有音又
傳　攝書葉反　費音祕　君命也石經君作公
娶取去聲　寤五故反亟欺去聲　巖五銜反本
亦作嚴虢古百反　佗石經作他祭側界反　雉
直几切參七南反又音三　辟音避　厭於鹽反
蔓音萬　斃皮世反　廩力錦反　暱女乙反完
音桓胡官切繕時戰反卒尊入聲　襲音習　賓
之豉反　頴餘井切　遺于季反　緊烏兮反
闕音掘其月切隧音遂　洩羊世反字本作泄施
以豉反　置其位反　蜚扶味反　公孫滑出奔
衛石經無出字滑戶八切按訓利也及地名人名

並如此音言滑亂滑稽並古忽切　衆音終
二年經　莒居上聲向舒亮反按人名地名从此音相
承假作嚮許亮切駭戶楷切裂音列繻音須
傳　費音秘　㝉說文無此字玉篇有之按說文
有㝵蓋即㝉字也釋文音琴
三年經　凡巳午之巳俗缺句以別巳止之巳謬　䲷
音附
傳　祔音附　質音致　畀必二反　祭側界反

三

淵古晏切谿苦兮反　蔡石經作綮沼之少切沚
音止本又作畤藴紆粉反藻音早筥九吕反錡其
綺反潢音黃汙音烏潦音老　葦于鬼反泂音迴
㒟音燭殤舒羊反　沒釋文作歿　馮皮冰反
荷河上聲字亦作何音同　僨弗問反濟子禮反
碩音石　嬀居危反娣音弟　吁況于反嬖必計
反禁音金　碏七略反　邪似嗟反按邪本地名
古用為語辭又借為衺字自俗別造耶字專以邪為

衺字　眕之忍反
四年經　杞音起牟莫侯反婁落侯切按地名人名星
名並如此音古無屢字用為屢義則良遇切犂許
歸切　濮音卜
傳　上經文弑釋文云本又作殺同音試凡弑君
之文有作殺者同此例　馮皮冰反　棼扶云反
阻側吕切戢莊立反　覲其晉反　碏七略反
褊必淺切老莫報切　涖音利　于衛石經于作

四

於按石經于於錯出按之訓詁亦不盡合也　獳
奴侯切
五年經　郕音成　螟莫丁反　彄苦侯切
傳　魚本亦作漁　亟欺冀反蒐所求反獮息淺
反　隙去逆反數所主切　皁才早反字本作草
自隸借草為艸別製皁字俗又譌皂　沃烏毒反
邶戶經切　尹音允　祭側界切洩息列切曼音
萬　道音導　郛芳無反

六年經　渝羊朱反艾五蓋反
傳　頃音傾　鄂五各反　悛七全反　燎力召
反撲普卜反芟所銜反說文作癹薀紆粉切薀各
本作蘊藹字石經不誤按說文有薀無蘊　殖韶
職切信音申　糴直歷反　蔇其冀反
七年經
傳　歃山洽切俗讀如插非洩息列反
八年經　宛於阮切祊必彭反
傳　嬀古虧反鍼其廉反　謚神至切胙才故切
九年經
傳　霖音林　郛芳無切　防音房　軼音逸突
堂骨切　覆扶又反按覆蓋之義去聲顛覆之義
入聲輕遣政反　必務進石經初刻必上有後字
磨改去之又增於翦據御覽卷三百二引有後字
逞勑領反　聃乃甘反殪於計反
十年經　翬許歸反　菅古顏切郜古報反　郕音成

五

戴公穀並作載釋文及孔疏本亦同按國名字依
說文作戴漢書五行志滅戴顏注云戴讀者多誤
爲載故隋室置載州焉按師古說非也戴戴載三
字並从𢦏聲讀當同音故古人通假鄭箋詩讀載
爲甾漢之甾縣即此戴國也然則古音讀甾讀載
皆可唯釋文既从今韵仍音再則不可耳　鄧徒
亘切
十有一年經　薛息列反　來石經作郲又初刻有時字磨
改去之釋文經亦作郲上亦無時字以傳核之無
時字是也
傳　諺音彥　任音壬　貺荒去聲　閼安葛反輈
張留反　逵求規反　蝥莫侯反　瑕胡加反麾
許危反　億於力反　餬音胡　謁於歇切媾古
豆反　覆芳服反禋音因　圉魚呂反　賄呼每
切寘音置亟紀力反　胤音允　累力偽切　豭
音加詛側慮切　鄔烏上聲爲移委反邘音于

六

忿芳粉反絺勑之反隰旋立反攢才官反向舒亮反盟音孟陘音刑隤徒回反　竟音境　䰟韋鬼反　否音方久切下臧否之否音鄙　譖側蔭反壤如兩切賂音路　巫音無齊音齋　殺石經作弒圃布古反寫于委反

七

春秋經傳集解桓公第二

元年 經

傳　祊必彭反　渝羊朱反　華戶化反凡姓氏皆倣此督音篤　豔以欠反

二年 經　郜古報反　郯徒亘反

傳　越胡括反鞶子各反　黻音弗珽他頂反幅音偪舄音昔紞多敢反紘獲耕反綖音延率音律鞞補頂反鞛布孔反鞶步干反游音留黼音甫鍚音陽鈴音零　照臨當依石經作臨照　雒音洛

八

參七南反又音三　妃芳非反　替他計反　沃烏毒反　靖才井切欒力官反　衰初危反覬音冀覦羊朱反　向徒練切　潘普官反　鄂五各切陘音刑

三年 經　嬴音盈胥相居切　郕音成翬許歸反　讙呼端反

傳　汾扶云反　驂七南反絓胡卦反　姊將几

切　汭如鋭反　魏于貴切
四年經　狩手又反糾居黝反
五年經　鮑步飽反　雩音于螽音終
傳　佗徒何反凡名从此音兔音問　拒九甫反
萃秦醉切曼音萬　麗力知反縫扶容反彌莫夷
切　繻音須澮古外反又古活反　耼乃甘反
隕于敏反　仍叔之子石經初刻止六字磨改作
仍叔之子來聘弱也按磨改是也今各本从初刻
九
非　蟄直立反　淳音純復音服後不作音者倣
此
六年經　寔時力反
傳　遂于委切　瑕胡加反　被皮寄反　侈昌
氏反羸力追反　率音律且音子餘反　諺音酉
餒奴罪反逞丑井切蟜居杳切　牷音全腯徒忽
反粢音咨　碩音石畜喜又反　瘯七木反蠡力
果反　禋音因　乏房匣切　諮音咨　帥所類
反　餼許既反　繻音須　問名於申繻對曰石
經初刻對曰上疊申繻字磨改去之　畜喜又反
七年經　綏息追切
傳　盟音孟　背音佩向舒亮反郟古洽反
八年經
傳　讎時流切俗音如仇非覺許晉切　沈式荏
反音審　緡莫巾反
九年經　射音亦又音夜
十
傳　鄖音憂　楚使鬬廉帥師石經初刻使上有
子字磨改去之甥音生耼乃甘反　背音佩潰胡
對反　賈古雅切後姓倣此　施色豉反
十年經
傳　譖側蔭反詹章廉反　犄之然反　周諺有
之石經初刻之下有曰字磨改去之賈音古　乃
獻石經作乃獻之各本脫之　厭於鹽反共音洪
十有一年經　寤五故切　鬬口暫反

傳　屈居鬱切凡卷中楚大夫氏同此今用為詘仲字則區勿切軫之忍切鄖音云驌音蕭絞古卯反蓼音了敖五刀反郢以井反　曼音萬　姞其吉反

十有二年經　虛去魚反按此音俗作墟古止用虛

傳　句古侯反瀆音豆　屢本作婁力遇反　扞戶旦反　覆扶又反　諜徒涉切

十有三年經

傳　狃女九反驌音蕭　徇似俊反　鄢於建切縊於石經作于縊於季切冶音也囚似由切俗讀如仇音非

十有四年經

傳　逵求龜反　椽直緣反

十有五年經　櫟音歷　袲昌氏反音侈

傳　糾居幽切　汪烏光反

十有六年經　向舒亮反

傳　屬音燭構古豆反　莘所巾反　飲於陰反洩息列反　黔其廉反又音琴

十有七年經　趡翠軌反　夏五月石經無夏字按杜序以月繫時疏云桓十七年五月無夏昭十年十二月無冬是孔疏本與石經同公羊石經此經亦無夏字穀梁有之則衍字耳

傳　埸音亦　謁於歇反　厎音旨　渠其居反亹音尾

十有八年經　濼盧篤反又力角反

傳　繻音須　瀆徒谷切　謫直革反　轘音患

春秋經傳集解莊公第三

元年 經 孫音遜單音善 郱蒲丁反鄑子斯反郚音

吾

傳

二年 經 禚諸若反

傳

三年 經 溺乃狄反 鄭胡圭反滑乎八反

傳

十三

四年 經

傳 子居熱反齊音齋 曼音萬 樠莫昆反按

釋文以盧朗一音前列大謬 溠側嫁反又壯加

反 汭如銳反

五年 經 郳五兮反 犁力兮反

傳

六年 經 俘芳扶反

傳 黔其廉反甯乃定反跪其毀反 洩息列反

衷丁仲反 彊其兩反 騅音佳聃乃甘反 嗑

時制反齊粗兮反 焉於虔反

七年 經 中丁仲反又如字隕于閔反

傳 偕音皆

八年 經 郕音成

傳 陶音遥邁莫怪切 期音基 適丁歷反絀

勑律反 從才用反 棼扶云反貝補蓋反冬十

二月石經十下衍有字按傳例凡十一年十一月

十四

皆無有字 隊石經作墜按墜俗字石經諸經皆

不作墜此誤也直類反屨九遇反費音祕袒音但

紛夫文切 鮑步卯反 召詩照反

九年 經 蔇其器反 乾音干浚蘇俊反洙音殊

傳 辟音避 召詩照反讎時由反 竇音豆

稅吐活反傒音兮

十年 經 勺上酌反 莘所巾反譚徒南反

傳 劌古衛反 屬音蜀 轍直列反 軾音式

靡音美　雩音于　比音紕　紕音如皮俗字作毗
嫣古麗反
十有一年經　郜子信反
傳　儁音俊　粢音咨　渟蒲忽反字一作勃
御魚呂反字本作禦　歂時專反摶音博　靳居
信反
十有二年經　鄑音攜
傳　批普迷反又父節反　亳步各反　飫於鶴

十五

反犀音西　裹音果　醢音海
十有三年經　柯古河反
傳　背音佩凡背畔義从此音
十有四年經　單音善凡人氏从此音　鄄音絹
傳　櫟音歷　繻音須　燄石經初刻炎磨改燄
按釋文炎音豔不云一本作燄漢書藝文志禨占
引亦作炎改刻非也　釁許靳反　祏音石　縊於
寄反　莘所巾反　詭船承切本亦作篅借字　堵丁
古反　敖五刀反　燎力召反　撲普卜反
十有五年經　郳五兮反
傳
十有六年經　滑胡八反
傳　鬬安末反　鉏船魚反　刖音月　詭古委切蔿
于委切
十有七年經　詹之廉反　殲子廉切　麋莫悲反
傳　頜烏納反　婁力侯切

十六

十有八年經　濟子禮反　蜮音或亦書作⿱或虫
傳　宥音又　殼音角　緡亡巾反　叛釋文作畔
云或作叛者俗字按說文有叛有畔古多假畔為
叛非叛俗也那乃多反釋文云字又作朋偏檢字
書無朋字閻余廉切　涌音勇
十有九年經　媵以證反　鄄音絹
傳　鬻音育　拳求圓反　踖在亦反　湫子小切
絰田節反　强其兩反　閽音昏　嬖必計反　績徒

回反　圖必古反圄音又　跪求委反

二十年經

傳　鄔烏苦反

二十一年經

傳　弭面爾切圉魚上聲　辟蒲歷反　琲蒲項

反　鞶步千反鑑古陷反

二十二年經　眚所梗切　御音禦傒音兮

傳　顓音專巂古奚反　弛失豸反擔丁暫反

十七

翹其堯反　飲於蔭反　鏘本作將同七羊反

否備矣反

二十三年經　祭側界反社時者切　射音亦　扈音戶

傳　劌古衛反　愊必力反　蔿于委切

二十四年經　桷音角　覿徒歷反

傳　侈昌紙反　榛側巾反　虔音乾

二十五年經

傳　慝他得反　眚所梗反　聚才喻反

二十六年經

傳

二十七年經　夏會齊侯石經夏下有公字各本脫洮徒刀

切　濮音卜

傳　竟音境　畜勑六反　亟欺冀反廖力彫反

二十八年經　瑣素果反　郿莫悲反　糴徒歷反

傳　賈古雅切　驪力知反卓勑角反嬖必計反

沃烏酷反　屈求勿反埸音亦　讐時由反　桔

十八

及結反柣待結反　彊其良反梧音吾旆蒲貝反

逵求龜反　遁徒困反諜音牒幕音莫

二十九年經　廄居又反俗作廐大謬蜚扶味反

傳　輕遣政反　栽才代反按此義分別築牆版

也栽培義平聲

三十年經　降戶江反鄣音章　濟子禮反

傳　梏古毒反穀奴走反於音烏菟音徒紓音舒

又直汝反謀山戎也石經磨改山上增伐字

三十一年經 傳 俘音孚

三十二年經 般音班

傳 莘所巾反 過古禾反 嚚五巾反 黨音掌

按此本假黨為掌其字古或用掌之古文作爪一譌作仉故俗傳孟母仉氏作仉字又从黨省作党

任音壬 闋音祕 犖音洛 鍼其廉反 酖直蔭切

閔莫謹反

十九

春秋經傳集解閔公第四

元年經

傳 豺仕皆反 厭於廉反 暱女乙反 宴於見反 酖直蔭反 湫子小反 省息井反 斃皮世反 覆芳服反 耿古杏反 霍虛郭反 蔿于委切 祚在路反 天啟之矣石經初刻作天所啟矣磨改作啟之 屯張倫反 廖力彫反

二年經 禘徒計反

傳 汭如銳反 僑音喬 齮魚綺反 縊於賜反 焉於虔反 玦古穴反 熒胡扃反音形俗作熒無此字 華胡化反 滑戶八反 強其兩反 潰戶內反 皋古刀反 膳時戰反 監古銜切 適丁歷反 而不責人石經人上旁增於字 尉於貴切 尨莫江反 脤時軫反 狙莊呂反 雖盡敵石經敵上旁增外字 諗音審 竝卽並之篆文各本並竝互見今仍之 繇直救反 屬音燭

二十

春秋經傳集解僖公上第五
元年 經 聶女輒反 檉敕呈反 酈力知反 挐石
經作挐按說文挐挐皆正字未審此經宜从也釋
文从挐女居反又女加反則从挐也
傳 犖音洛 虛起居反 汶音問費音祕
二年 經
傳 屈求勿反 愞乃亂反俗作懦誤字釋文又
乃貨反 暱女乙反 軨音零鄍莫丁反 貂音彫
廿二
稔如甚反 耼乃甘反
三年 經
傳 未絶之也石經作未之絶也
四年 經 陘音形 召上照反
傳 棣徒計反 縮所六反 而不復上石經旁
增沒字各本無 濱音賓供音恭 徼古堯反
漢水以為池釋文本無水字 屝符味反 鍒其
救反 渝羊朱反下揄同音 攘如羊反 繇音由 卓
敕濁反 胙才故反 墳扶粉反 斃皮世反 款
苦管反俗作欵不是字 被皮寄反 縊一賜反
譖側蔭反
五年 經 年石經作年誤字
傳 蔿于委切 訴桑故切俗作訢不是字 讎
時由反 尨莫江反又音蒙 茸如容反 適丁歷反
披普皮反 校音教 徇似俊反 踰羊朱反 垣音袁 袪
起魚反 翟音狄 穀乃斗反 於音烏 菟音塗 翫
廿三
五喚反 一之為甚石經爲作謂 車尺奢反 諸
經唯此車字入麻韵 脣鉏純切 繄烏兮反 謠
音遙 均說文作袀振眞 鶉述春反 賁音奔 焞
他門反 媵以證切
六年 經
傳 賈古雅切 郤去逆反 芮如銳反 櫬初晉
反 袚芳弗反 衰七雷反 絰直結反 面縛其縛
二縛字石經並作縳非也按說文縳束也縛白鮮

色也釋文於其縛下云縛如字舊扶臥反此言如扶約切之音也廣韻扶臥切之音是縛不是縛不於上面縛下發之者陸意以上面縛是自縛義動讀本扶約切人所共曉此其縛字義靜疑當異讀故曉之也或引地官羽人鄭注證縛有束義不知鄭注云縛羽數束名也言束名自是至博雅直訓為束也則不通矣大抵俗字專尊不別故石經或沿其誤不必據為定本也

廿三

七年經

傳　競古定切　疵疾移切　毋釋文云如字一作毋音無　洩息列切　若君去之石經作君若去之　屬音燭奸音干凡經典中用作奸犯義並从此音　暇胡駕切　替他計反俗作替　堵丁古反

八年經　洮他刀反

傳　靡音美　祔音附

九年經　御魚呂反說音悅　佹九委反

傳　耋田節反級音急　咫之氏反　隕于粉反　靖疾井反丕普悲反　藐妙小反　俱九虞反俗讀起虞反非　猜七才反　焉於虔反辟音避　卓勑濁反　玷音點　郤去逆反芮如銳反　僭子念反

十年經　卓勑角反　雨于付反

傳　丕普悲反　畀必利反　歆許金反殄徒典切　郤去逆反　泠力丁反　騅音追歂時專反　纍力追切　背音佩

廿四

十有一年經

傳　惰徒臥反　而何繼之有石經而作其榦古案切俗作幹不是字　雒音洛

十有二年經　杵昌呂反臼其九反

傳　郛芳夫反　郢以井切焉於虔切楚滅黃石經初刻有人字磨改去之　陪盤回切悌徒禮切

十有三年經　鹹胡凡切

傳　湫子小切　荐才薦反　糴徒歷反　施式豉反　雍於用切　洚古巷反　汎芳劒反

十有四年經　鄫詞陵切　肸許乙反

傳　公怒止之　石經怒下闕兩字　卽接鄫子字　按穀梁僖十四年范解引作公怒之以鄫子不朝　是各本止字爲衍　背音佩　施式豉反

十有五年經　螽音終　婁力侯切

廿五

傳　屬音燭　賈古雅反　烝于　石經于作於　解音蟹　詰起吉反　狡古卯反　憤扶粉反　張中亮反　脈音麥　債方問反　倍蒲改切　施式豉反　狃女九反　濘乃定反　愎蒲逼切　靡音美　輅五嫁反　拔蒲末反　慼倉歷切　從君而西　石經初刻君上有晉字　磨改去之

罃於庚切　免音問　衰七雷反　絰大結反　自上天降災至哉之四十三字　釋文及孔疏皆云古本無之　後人妄增　尋杜注語隱孔之說是也　婢皮上聲　焉用之焉於虔切　縶張執反　質音置　祇音支　佚音逸　怙音戶　瑕音遐　飴音怡　圉魚呂反　爰于元反　繕時戰切　孺如喩切　輯音集　睽苦圭切　縣直又切　刲苦圭切　衁音荒　筐曲方切　貺音況　償時亮切　又音常　說吐活反　轂音福　姪直結反　舊並徒結反者類隔也　逋補吳反　死于　石經于作於　虛起魚反　俗字作墟

廿六

孼魚列反　僔尊上聲　沓徒合反　憎作騰切　競渠敬切　悼徒到切　蛾魚徙切　本或作蟻　析星歷反

春秋經傳集解僖公中第六

十有六年經　飛下石經剏增也字妄隕于敏反鷁五歷反本或作鶂鄫才陵反按鄫釋文似陵才陵二音錯見當從才陵音

傳　廚直誅反　汾扶文切　而戎周石經無而字各本衍

十有七年經　項胡講反　卞皮彥反卞即弁字俗書作卞不體經典相承不能改

傳　婁音樓　圉魚上聲　嬴音盈孕以證反宦音患　嬖必計反

十有八年經　甗魚免切

傳　鑄之樹反　菟音徒頞吁委切訾子斯反婁刀候切而從師石經從作後按後字是也

十有九年經

傳　宋公使邾文公石經初刻同磨改增襄字睢音雖畜許又反　甯乃定反　壘力軌反御釋文云如字詩音五嫁反　省息井反　亟欺冀反罷音皮

廿年經　郜古報反　滑胡八切

傳　塞素則反　洩息列切堵丁古反　穀奴口切於音烏菟音徒

二十一年經　盂音于

傳　尪烏黃反省生上聲　任音壬句其俱反顓音專臾羊朱反　皞胡老反　猾于八反紓音舒

二十二年經　陘音刑　泓烏萌切

傳　被皮去聲　渾戶門反　婢皮上聲櫛側乙反　蠭芳容反亦作蠭俗作蜂蠆丑邁反　蠆說文作蠆云蚌屬按即今之牡蠣字其螫蟲之字自作萬爲象形此作萬者借也玉篇徑分蠆萬爲二非是胄直救反　陳直刃反俗作陣不體本作敶殲將廉切　隘於賣切　勍其京反　耇音苟俛鉏銜反　半各本誤芊非彌上聲　柯音哥

縉音晉俘芳扶反馘古獲反　閾音域　饗畢之饗石經作享按食饗宜作饗享祀宜作享今經典錯出詩禮獨分明卒子恤反別彼列反沒釋文作殁

二十三年經　緡莫巾反

傳　幾居豈反下朞音基　質如字俗音至非辟皮亦反　濫力暫反逞勑景反或作呈　辟音避　校音教盾徒本反　衰初危反頡胡結反咎古刀反隗五悔反　廧即牆之隸俗石經作廥字原裁武班碑同石經从碑也毛居正六經正誤謂廧作廥誤按廥本無此字似不若从碑文猶為有出也九經字樣云左傳廧咎如相承作此廧字書無文儵直由反請待子上石經旁增然字各本無塊苦對反　醉上石經旁增飲之酒三字各本無騈皮賢反脅許業反浴音欲裸力果反羈居宜反蚤音早　飧音孫　蕃音煩　儕鉏皆反辟音避

弭莫爾反屬音燭櫜古刀反鞬居言反　奉芳勇反匜以支切又以紙反沃烏酷反　盥古緩切揮許歸切　級音急

二十四年經

傳　羈居宜反絏息列切　令力丁反衰初危反縶張立反郇音荀　郤其逆反偪彼力反裁釋文作殺披普皮反寺一本作侍　中丁仲反女中宿句釋文無至字　祛起魚反　芮如銳　豎上注反俗作竪不是字藏才浪反　覆芳服反　甚衆矣一本作其衆矣隗五毀反　樓各本誤摟石經不誤屛步丁反盾徒本反　嫡釋文作適是　推呂誰反　懟徒類反　俞羊朱反　屛必景反蕃方煩反聃乃甘反郜古報反雍於用反　酆音風邘音于應於陵切蔣將上聲胙才故反祭側界反胤音允糾居幽反　鄂五各反不方九反韡于鬼反　鬩呼歷反　嚚五巾反　嬖必計反

別彼列反　扞胡旦反　渝羊朱反　積徒回反
俗作頽不是字　櫟力狄反　厭於淹反　惏力南
反　替他計反　欿徒感反　氾音凡　鷸尹橘
反　乙音記　詒以平聲　膰符袁切　毋弟當
作毋氏僖五年會首止傳疏引此正作氏此誤也
石經亦誤　守手又反　鄢於晚反辟音避　鉏
牀居切省息井切
二十五年經　燬曉委反　洮吐刀反
傳　掖音亦　阪府晚切　睽苦圭反　饔石經
作享隰音習宥音又隧音遂　欑各本誤攢石經
不誤欑才官反　俘芳無切　鄀音若　析星歷反
隈烏回反係音計　乃降秦師石經乃下闕三字
下復出秦師因申公子儀句是疊秦師字也各本
脫　諜音牒　庇必利反　溱側巾反　守手又
反　勃步忽反鞮丁兮反徑古定反餒奴罪反
二十六年經　向舒亮反　酅胡圭反一本作巂　夔求龜
反緍莫巾反
傳　丕普悲反　槁苦報反按槁俗字古止作槁
華嚴經音義辨之甚明　鼛音鼛　縫扶容反
用不敢石經用下旁增是字各本無　道音導
鬻音育摯音至　竄石經初刻寫磨改竄　援于
眷反

春秋經傳集解僖公下第七

二十七年經 傳 責無禮也釋文作責禮也本或作責無禮者非按石經此文闕五字依空數之當與釋文正本同光堯石經亦作責禮也睽苦圭反蔿于委反貫音官又古亂反 賈古雅反 軫之忍反施式豉反 蒐所求反 被皮去聲 轂胡木反一本作轂亟欺冀切 犨赤周切俗作犫依釋文正 可矣乎石經初刻無乎字旁增 秩直乙反

二十八年經 剌精亦反按釋文七賜反非 畀必利反 濮音卜 踐才淺反 咺況晚反

傳 殺胡木反 斂音廉又力檢反盂音于 謂楚人曰石經無曰字 兇凶上聲 施式豉反 犨赤周反頡胡結反 爇如悅反 距音巨踊音勇 百音陌徇似俊反僑音喬 般音班 畀必利反 棼扶文反 廣音曠卒子忽反宛於元反又於阮反 告於晉師石經初刻師作侯磨改師按子玉自稱臣明是告晉侯之辭當从初刻 施始豉反儺時流反 辟音避 背音佩 亢苦浪反 夭於表反慭魚信切 鄬胡圭反毋莫回切 搏音博盬音古腦乃老反 詰起吉反齅許見反 說文作韅靷以刃切鞅於掌切靽音半莘所巾反 虛起魚反 潰胡内反旆蒲貝反 雍於用反 侑石經作宥 彤徒冬反旅音盧秬音巨卣音酉 賁音奔 旅弓下石經旁增十字按杜注云弓一矢百則弓十矢千矣釋文亦云本或作旅弓十旅矢千後人加也詩彤弓疏引此傳并引服虔說辨有十字之非是相承無也然魏晉以來加九錫文並有弓十矢千字據當據此為文混言旅弓矢千頗覺不詞後漢袁紹傳注引亦有十字是唐以前通有兩本也逖湯歷反咺許遠切 奬石經作獎不體將養反殛紀力反隊直對反 及其玄孫石

經其作雨　瓊求營反弁皮彥反釋文作玤不體
糜莫皮切　穀胡木反　詬桑故切　宛於阮切
扦胡旦反　牂子郎反　閒公至石經公作君歟
時專反捉側角切　薅章然反　瞞莫難切奸音
干筏扶姝切　愷開改反　馘古獲反　鋮其廉
反刖音月　橐音託饘之然反　獳乃侯切　鐸
待洛反　偕音皆　邪似嗟反　屠音徒蔑莫結
反

二十九年經　翟直歷反雹蒲學反
傳　慭魚信反　犧許宜反
卅年經
傳　酖直蔭切　殼音角　歂時專反治音也廑
音謹又音勤　圅音咸氾音凡佚音逸　然鄭亡
石經然上有雖字繼文僞反　陪各本誤倍石經
不誤陪蒲回反　厭於兼切　若不闕秦將焉取
之石經若字將字旁增按正義舉傳文亦無此二

字岳珂沿革例云諸本無建上諸本有之　歟在
感反按此字說文訓盛氣怒也音觸又諸人名音
同惟此杜訓昌蒲俎文旣無出又相承作此音尤
不可通正義亦云徧檢書傳未見疑字有譌否則
在感之感為戚之譌戚今雖入錫韵古音如感
二十一年經
傳　洮吐刀反　歆許金切鄫才陵切　洩息列
切

三十二年經
傳　樞其鼓反　軼直結反　蹇居輦反　孟子
石經初刻同磨改孟今　拱居勇反　殽戶交反
一本作崝　辟音避
三十三年經　訾子斯反婁音樓　隕于敏反
傳　冑直救反　輕遣政反　先悉薦反犒苦報
反　腆他典反淹衣廉切　遽其據切音詎俗讀
如據非　秣音末　糜莫悲切　以閒石經初刻

閑磨改閒開音閑　賄呼隗切　縱子用反　施
式豉反　衰七雷反絰直結反萊音來　帥所類
切厭於豔切　逞勅領切　墮許規切按字古止
徒果一切俗分別物自墮爲徒果切人墮之爲許
規切并別製平聲之墮作隳不體甚矣唾他臥切
驂七南反纍力追切釁許晉切　替他計反　眚
生上聲　訾子斯反婁音樓陘音形　臼其九反
耨乃豆反饁于輒反　殛居力反鯀古本反　祗
音支　葑芳逢反菲芳尾切　且子余切　楛戶
結反柣大結反　髡苦門反鄶古外反屯徒門反
泜音雉又徒死反　紓音舒費芳味反　辟音避
祔音附　禘徒計反

春秋經傳集解文公上第八
元年經　錫石經作賜　頵憂倫切
傳　難如字或乃多反　愆起虔反　訾子斯反
訪敷亮切俗讀上聲非　蠭芳容切射鉏皆切
潘普官切　半彌上聲　蹯音煩縊一賜反謚神
至切瞑莫丁反　援于眷切　芮如銳反隧音遂
覆芳服反
二年經　衙音牙　穀胡木反隴力勇切　躋于兮切
傳　衰初危切鞠九六反　啤尺甚反又式荏反
遄時專切沮在汝反　施始豉切　辟音避　厭
於涉切　夏戶雅切今韵以訓大也及人氏皆上
聲春夏去聲　先悉薦反　鯀古本反契息列反
窒知律反　解居買切忒他得反　姊將几切
選息犬反　濼音洛
三年經　沈尸甚切　螽音終
傳　解古買切　沼之紹反沚音止　隊直對反

菁子丁反莪五多反　嘉戶嫁反

四年經　俞羊朱反

傳　壞音怪　郝頵晚反又音元　君子曰詩云疏云徧檢諸本並無詩云字是今本衍也石經亦衍　湛直減反　肄以二反釋文作肆云依字作肄　愾苦愛反　石經於旅弓下旁增十字辨已見前旅音盧　戾力計反

五年經　含胡暗反一作唅說文作琀瑁芳鳳反　鄭音若

傳　蓼音了或作鄝　子燮石經子上有公字　陶音遥　漸胙廉切

六年經　雝喚平聲　射音亦一音夜

傳　盾徒本反　辟刑獄石經作獄刑辟皮亦反　適補平聲洿音烏　淹以廉切佗徒何反　任音壬車音居奄衣檢切　鍼其廉切殉似俊反　殄徒典切瘁似醉切　石經初刻禮則上無以字旁增　遺唯季反　復扶又反　抒時呂反按宋本釋文抒从木作杼本音直呂反嬖必計反　辟匹亦反　偪彼力切姞其吉反　隗五悔切　郫音皮　鞫居六反　臾羊朱反　駢蒲賢切　事夫子石經初刻同磨改去夫字帑音奴

七年經　句其俱反郚音吾　令力呈反　扈音戶

傳　嚾古亂反御本作禦魚呂反　庇必利反蔭於鴆反字又作蔭藟力軌反　卬五郎反　適丁歷反　屬音燭　偪彼力反背音佩　堇音謹　卒子忽反秣音末蓐音辱　刳苦胡反　寮力彫反　酆芳忠反　衰初危反　辟音避　鄢於晚反

八年經　雒音洛

傳　解音蟹壻音細　縠胡木反　蒯苦怪反按此字不體由隸變譌也依字當作蔽堇音謹

九年經　椒即消切襚音遂

傳　尨莫江反　恪苦各反　茷扶内反　傲五報反

十年經　女音汝　貉下各切

傳　喬尹沁反　强其丈反　濮音卜　縊一豉反　沿悅專反　泝息路反　郢以井反　渚章呂反　頃音傾　道音導　盂音于　隧音遂　抶恥乙反　徇似俊切　茹如呂反　詭九委反　麇九倫反

春秋經傳集解文公下第九

十有一年經　石經作叔彭生釋文云本或有仲字者衍文　筐石經作匡　鹹音咸

傳　鍚音羊或作錫星歷反　鄋所求反　瞞莫難反　僑音喬　摏舒容切　彨音雨　潞音路　郕音成

十有二年經　郕音運

傳　郕音圭　賓曰石經曰上有荅字　徼於堯切　欒力官反　盾徒本反　輕遣政反　俟爲石經初刻矣磨改焉　憖魚信反

十有三年經　蘧蒢石經初刻同磨改並去艹上其居反下音除　沓徒荅反　壞胡怪切　棐方尾反

傳　詹章廉反　塞先代反　帑音奴　背音佩　繞而沼切　譟素報切　繹音亦

十有四年經　潘普官切　孛音佩　菑側其反　單音善

傳　頃音傾　妃音配本亦作配　施式豉反

盡津忍反貸音待　蓄勑六反憾釋文云本作感戶暗切　貜居縛反且子餘反　燮昔協反蔘音了　郢以井反　戢側立反麇九倫反　三年各本誤作二石經不誤　難乃多反又如字

十有五年經　華胡化反　石經有秋字各本脫　郛音孚

傳　卞皮彥反　佚音逸乏房法反　句古侯反繩莫辛反本又作黽　石經有陳侯二字各本脫

十有六年經　郪音西又七西反　杵昌呂反臼其柳反

傳　虵石經初刻虵磨改蛇　訾子斯反　麇居倫反濮音卜選息兗反　阪音反蔿于委反　句古侯切澨時世反　窻初江反　可克一本作可擘蚡扶吻反陘音刑隰音習　裨音皮儵直雷反字一作儵　驛石經作馹按說文驛置騎也馹傳也古無單騎則作驛為不類傳者傳車急遽之車也左傳屢見此言乘馹猶言傳耳自俗用馹為驛並於說文馹下注增驛字不知驛之訓傳許自本釋言不得妄加字也釋文正作馹隊徒對反鮑步卯反　夫人助之施石經夫人二字統作一乃字離石經作睢按離俗字作睢是古亂反　庇必利反紓音舒　以使行石經以作而　隗況鬼反

十有七年經　西當從傳作北

傳　訊音信　嫡本作適丁歷反按傳凡嫡並借適　蕆勑展反　幾居豈反　鋌他頂反　于僬釋文于作於下直雷反　鞏居勇反　歠昌欲切鄩音審　偷他侯反

十有八年經　罃於耕反

傳　令力呈反　邴音丙歜昌欲反掘其月反又其勿反刖音月閻余廉切　驂七南反　扑普卜反按字本作攴隸變作扑者緣篆从手从又同意也抶勑乙反、適丁歷反　佗徒何反　隊直類反　鷹於陵反鸇之然反　隤徒回反　敳五才反檮直由反一音桃按各本書作擣非蕆音演危

莫江反降胡江反悻開改反　貍力之切　隕于
敵反　於堯石經作于　揆癸上聲　嵩魚巾反
渾胡本反敦徒本反暤胡老反　傲五報反很胡
墾反俗書作狠非檮徒刀反杌五忽反　縉音晉
厭按此當讀於廉切釋文於豔切誤也　饕他刀
反餮他結反　裔餘計切螭勑知反魅莫備切
道音導

春秋經傳集解宣公上第十
自此以下凡三石石經多朱梁時補刻字體蹖惡不足據仍審其原本校之
元年經　胥息魚反　棐芳尾反
傳　解音蟹
二年傳　受命于楚釋文無受字于作於　俘芳夫反
馘古獲反校古卯反輅音迓倒丁老反戟居劇反
斟之壬反疇直留反　憾釋文作感胡暗切殄大
典反　牂子良反　植直吏反謳烏侯切睅胡板
切皤步何切　思如字又才反　犀音西兕旋履
反那乃多反漆音七　椒即消切　雕釋文作彫
辟音避　丸胡官切俗作丸非胹音而蹯扶元反
畚音本　濡力救反　靡音美　袞古本反　鉏
鉏初反麑音迷又五兮反　盛服釋文云本亦作
成服音成　提釋文作祇上支反音如時彌面皮
切　嗾素口切獒五羔反　搏音博　翳於計反
輒竹葉切　簞音丹橐他洛反　戟居劇反　餓

人石經如是各本誤作鐵上靈輒鐵句石經係朱
梁補字亦作餓　視石經作示是也　𪗋徒門反
驪釋文作麗力知反石經同　詛側慮反畜許六
反　旄音毛
三年　經　渾胡昆切
傳　郟石經作延按宣十一年杜解郟楚地隱元
年廩延杜解鄭地以延津爲證是鄭地从延津得
名从延爲正　鑄之樹反　螭勑知反魅亡備反
二
罔亡上聲　厎音旨　郟古洽反鄏音辱　姞其
乙反儵直攸畱切　媢莫冀反　嬀居危反　酖
直蔭反葉式涉反洩私列切　蕃音煩　亢苦浪
反
四年　經　郯音談向舒亮反
傳　黿音元　畜許又反　畜手之畜許六反
餒奴悔切般音班蔿于委切　圉魚呂反轅音遠
漳音章澨時制反　滸呼五反棼扶云反　汏他

末反輒竹畱反跗芳扶反著直略反笠音立　邛
音云又作鄖　畜於釋文於作于畜許六反　夢
音蒙　穀奴口反於音烏菟音徒　謂乳穀岳本
如是各本謂誤爲石經乳下有爲字朱梁補不足
據釋文亦無　箴之金反
五年　傳　父音甫
六年　經　螽音終
傳　貫古患反　殪於計反　曼音萬廖力彫反
三
七年　經　萊音來　壤如兩反
傳　向舒亮反
八年　經　鸙羊略反　蓼音了
傳　諜徒涉切　滑胡八切汭如鋭反　茀方勿
反辟音避
九年　經　𪗋徒門切　洩息列切　冶音也
傳　衵女乙反又如乙反　上辟音匹亦反字一
作僻下音皮亦反　棼扶云反

十年傳 杼直呂反 偪彼力反 㕑居又反 潁餘井
切 斵竹角反
十一年經 欑才端反 函音咸
傳 櫟力狄反 郔音延 艾五蓋反 沂魚依反
榦古旦反 畚音本 餱音侯 轘音患 殺音弑 蹊
音兮 反之可乎下石經作對曰可哉 邏條梁補
於義頗長 儕鉏皆反 徼古堯反

四

宣公下第十一
十二年經 䣙音邲
傳 臨力蔭反 陴音皮 逵求龜反 袒徒旱反
俘音孚 徼古遥反 釋文作要非 泯其引反莫引反
幾音冀 桂烏黃切 質音致 轂胡木切 翬九勇
反 勦初交反 又干小反 楚軍石經軍作君
罷音皮 韇徒木反 䞇音集 奸音干 貫音古 蒍
于委切 蓐音辱 𧁉許鬼反 汋章略反 鑠舒若切

耆音旨 無競釋文作無彊 𡒊直例反 否音鄙
壅於勇切 帥所類反 郔音延 沈音審 嬖必
利反 參七南反 旆蒲貝反 愎皮逼切 適丁歷反
鄗苦交反 戍雖聿反 讀如樹 音者大謬 儆居領反
蚡扶吻反 箄音必 藍力甘反 縷力主反 箴章金反
徼古堯反 廣古曠反 卒子忽反 又何侯下石經
𠷖增焉字 屏步丁反 淹以廉切 候胡豆切
辟音避 靡音美 摩末多反 壘力軌反 蕞側碍反

五

轡兵媚反 掉徒弔切 鞅於兩切 馘古獲反 麋
莫悲反 錡魚綺反 熒胡扃反 鮮音仙 瀰之
然反 挑吐彫切 感釋文作感 胡暗反 石經初刻
同 後改憾 按憾俗字 作感是 各本作憾 覆扶又
反 說舒銳反 屈居勿反 軘徒門反 騁勅
景反 先人之先悉薦反 卒子忽反 掬居六
反 拒音矩 本亦作矩 校古卯反 萃似醉反
隊徒類切 惎其器反 扃古熒反 數所角反 傻

五三八

素口反　罃於耕反重直隴反按凡訓厚也慎也
如此音義與二去聲別　廚直誅反　雍於用反
觀古亂反　戢側立反　櫜古刀反耆音旨　鋪
音敷　徂昨胡反　屨力注反　暴蒲卜反按此
與暴亂之字形義俱異俗以暴為暴之古文非
鯨其京反鯢五兮反　為京觀乎石經初刻無觀
乎旁增　佚音逸怙音戶瘼音莫　三日下石經
旁增館字不體且涉城濮傳文誤也　歇許謁切

六

競渠敬切　僚力彫反　樹芳甫反扶胡頻反纊
音曠　麴去六反　鞫起弓反胥烏桓反　拯今
併迥韻借作之肎切廣韻為蒸之上聲　經徒結
反則已之已音紀　於是下石經有乎字
十三 經　穀胡木反
傳　泖音鄩　亢苦浪反任音壬
十四 傳　縊一賜反　復室之復扶又反　馮皮冰反
聾力工反犀音西　袂面世反　屨公遇反窒直

結切　賄呼隗切
十五 經　潞音路　札側八切　婁力侯切蝝悅全反
傳　汙音烏藪素口反瑾其晉切瑜羊朱反匿女
力反垢古口反解音蟹降胡江反　賈于敵切
析星歷反縠胡谷反　爨七亂反斃皮世反　酆
芳忠反　雋石經如此各本作雋按雋雖不見於
說文玉篇廣韻並以為雋即俊字　耆時志反
怙音戶　乏房法反　雒音洛顆苦果反　壁必

七

計反　殉似俊反　亢苦浪反　躓竹吏反又竹
四反　爾用下石經尚有一而字按傳文多以而
代汝字此石雖係梁補於義為長　衍以善反
祗旨夷切　俘音孚
十六 經　榭釋文作謝按榭俗字作謝是也　郯音談
傳　殽胡交反
十七 經　斷徒管反肸許乙反
傳　頃音傾　斂音廉盂音于卷音權賁扶云文

切　沮才呂反　燮素協反　遄時專反祉音恥
豸石經初刻鳩改刻豸釋文云鳩本又作豸同直
矢反
十八經　戕才良反鄫才陵反　檉本亦作樫同勅貞
反
傳　繒才陵反　欲以伐齊上石經有將字　張
竹亮反　適丁歷反援于眷反　檉勅貞反壇音
善袒音但

春秋經傳集解成公上第十二
元年經
傳　單音善　儌古堯反　背音佩　繕時戰反
二年經　僑其驕反　郤去逆反　鞌音安　鮑步卯反
汶陽田石經磨改作之田汶音問　鄫才陵反
傳　頃音傾　嬖必計反　膊普各反　向舒亮反
隕于敏反　鞫石經初刻鞠居六切　繁步干反
濮音卜　道音導　徇似俊反　莘所巾反靡音
磨　腆他典反詰起吉反又音哲　減石經作臧
說見前　淹於廉反　繫音計　壘力軌反　貫音
古邴音丙　解音蟹　而後朝食石經無後字
肘竹九反　殷於閑反　推他回反　擐音患　幷
必政反　轡兵媚反　枹釋文作桴同音孚　華如
字又胡化反　辟音避　且辟左右石經且作旦
按作旦是也夢必在夜事必在晝旦猶言詰朝也
綦音其　俛音免　華胡化反　絓胡卦反　轏仕

産反　蛇石經作虵　肱古弘反　縶張立反　觴
式羊反　屬音燭　辟音避　宛紆元反　茷扶廢
切　任音壬　楯食準反又音允　齊關入石經
作徐關　辟音避　銳悅歲反　辟音壁　甯力救
反　陘音刑　鬳魚輦反又音言　盡津忍反　遒
在由反　犒苦報反　橈乃教反　徼古堯反　燼
似刃反去聲　背音佩　暱女乙反　讎時由反　紓
音舒　鄭覓經反　輿師石經師作帥　蜃時忍

二

反　炭吐旦反　殉似俊反　桴音郭　阿於何反　檜古
外反　夭烏晧切　邲薄必反　要一遙反　道音導
屈居勿反　罃於耕反　戍音卹　跪其委反　郢以
政反　錮音固　屬音燭　帥所類反　儕仕皆反
善其用之石經無其字　斲竹角反　鍼之林反　紝
女金反　解古賣反　墍許器反　居音基　任音壬
辟音避　單音善　湎面上聲　奸音干
三年經　廧在良反　咎古刀反

傳　邲薄必反　鄤莫干反　俘芳夫反　馘古獲
反　釁許晉反　紓音舒　纍力追反切　任音壬　騅
音隹　婦人石經作御人按傳謂蕭同叔子為齊
侯母郤子不當面斥前傳稱婦人笑于房乃是記
事與此不同作御是也　賈音古　寘之豉反　褚
張呂反
四年經　鄆音運
傳　佚音逸　肎俗作肯　陂彼平聲　鉏仕居

三

反　任音壬　泠力丁反　氾音凡　祭側界反
五年傳　屛步丁反　鞞音鄙　上辟重辟字音僻下
辟音避　傳張戀反　縵武旦反　愬音素　謖素
報反　向舒亮反
六年經　鄟音專　費音祕
傳　鍼其廉反　陴音皮　郫音蒲　盬音古　覲
古豆反　墊丁念反　隘於賣反　膇治僞反　汾扶云反
澮古外反

七年 經 鼷音兮 郯音談
傳 氾音凡 鄖音云本亦作員 所以邑也釋
文無以字 御魚呂反 閻音鹽 惏力含反
夢莫公反 卒子忽反
八年 經 滕以證反
傳 餞慈演切 妃音配 驪力知反 愷音凱
悌徒禮反 畜許六反 辟匹亦反釋文作僻
辟音僻 狡交上聲 重直勇反

九年 經 滕以證反 頃音傾 鄆音運
傳 競渠敬反 出於房石經於作于 鞮丁兮
反 竊古玄反 縶張立反 稅吐活反 泠力
丁反 背音佩 浹子協反 菅古顏反 蒯苦
怪反 蕉才遥反 萃才醉反 紓音舒
十年 經 獳乃侯切
傳 糴徒弔反 茷扶廢反 繻音須 髡苦門反
搏音博 壞音怪 豎臣庾反 肓音荒 張中亮反

廁初吏反
成公下第十三
十一年 經 犨尺由反 僑其驕反
傳 聘釋文作娉 姒音似 儷力計反 沈如
字或直蔭反按以浮沈爲平聲人以力沈物爲去
聲也 庇必利反 伉苦浪反 鄄音絹 郈音侯
單音善 糴徒弔反 茷扶廢反 肎俗作肯 背
音佩

十二年 經 瑣素果反
傳 罷音皮 菑音災 壅石經作雍於勇反
渝羊朱反 亟紀力反 隊直類反 胙才故反 莫
音暮 扞乃旦反 赳居幽反 干音扞 冒亡北反
又莫報反
十三年 經 錡魚綺反 盧釋文作廬
傳 脤時軫反 養以之福石經及各本皆作養
之以福按疏解此句云以往適于福此正用爾雅

往也訓之若作之以不得如此訓矣漢書五行志云引此句師古注曰之往也可證　膰音煩　犧石經作勠　擐音患　跋蒲末反　俏音允　埸音亦　詢思巡反　擅時戰反　殘死我君石經初刻我在死上奸絶好我好石經好上旁增同字釋文云本或以我字在死上非　迭徒結反奸音干殄徒典反　費扶符味反　滑于八反　撓乃卯反又許高反　贅莫侯反　悛七全反　涑息録反　六　鄗古報反　芟所銜反　陲石經作垂按說文垂遠邊也陲危也自俗以垂為來乃復用陲代垂　我之昏姻也石經無之字　暱釋文作昵同女乙反　鍼其廉反　帥所類反　差初佳反　訾子斯反　虢武邦反

十四　傳　傲五報反　省息井反　兕徐姊反　觥古橫反　蛻怨上聲　汚憂于反　衎苦旦反　鱄時戀反　聳息勇反

十五　經　鰌音秋　葉舒涉反

傳　庇必利反　帶各本作帶石經作帶按帶不成字　睢音雖　騁勑景反　澨時制反　陴音皮　葉音攝

十六　經　饜於斬反　鄢於晚反　苕音條　刺七亦反

傳　鉏仕魚反　汋七藥反　陂彼平聲　儆京領反　有勝矣石經有上旁增晉字　句古侯反　尨莫邦反　奸音干　疲音皮一本作罷　厎音旨　復見子矣一本無復字　七　我若下石經旁增退字多矣下石經旁增又何求三字　辟音避　亟去吏反　壓於甲反　匄古害反俗作丐　窕土彫反　賁扶云反　萃似醉反　蹴子六反　淖乃孝反　鍼其廉反　陷於淖上石經旁增公字　掀許言反　尪烏黃反　潘尪之黨釋文云一本之下有子字古本無　蹲才尊反　札側八反　詰音哲釋文云如字誤按詰本義為責問唐韵去吉切是也此詰朝猶言明朝似當从說文長箋為哲之借項戶講切

殽他刀反　韎莫拜反跗方于反　涸戶昏切
茀音弗翰音韓　輅五嫁反　熒胡扃切　殪於
計反　軾音式茷扶廢切　好以暇石經初刻無
以字　榼苦臘反造七報反　犒苦報反秣音末
犛音犀　穀上石經剜增館字釋文云本或作三
日館穀誤也　壞戶怪反　隤徒回反　犨尺由
反　訴桑故切　弭莫氏反　潁餘景切　又何
求下石經剜增焉字　赦季孫上石經旁增而字

八

斧衛上石經剜增遂字
十七經　柯古何反　貍力之反脈時軫反　玃俱縛
反且子餘反錡魚綺反
傳　滑于八反虛起居反　穤乃侯反　戲許宜
反洧于軌反　惟祝我石經惟作唯祝之又反俗
字作咒　閎音宏　謫直革反　刖音月　句其
俱反　洹音桓瑰古回反　從余石經初刻作從
之　杼直呂反　楛古毒反　茷符廢切　覞勑

康反　沸甫味反　魋徒回反　袵而甚反　刼
居業切　竝即並字　匄古拜切　畜許六反
道音導犛力之反虺許鬼反　橐他洛反
十八經　魴音房　虛起居反　朾他丁反
傳　湫子小反　頡胡結反　渥於角反　篇才
妻反校胡孝反　奄衣檢切　騶側留反　郰古
洽反　郜古報反　吾音魚　厭於康反釋文作
猒　披普彼反分也此與披拂義別　毳直例反

九

請于之于石經作於

春秋經傳集解襄公元第十四

元年 經 殖時職切 酇才陵反 郯音談剽匹妙反

傳 鄬侯吳反 洧于軌反

二年 經 睔古困反

傳 鄭伯石經作鄭師 索所百反 櫝古雅反

櫬初晉切 妣必履反畀必利反 偕音皆 背

音佩任音壬 棄力釋文云服本作棄功 暱女

乙反

十

三年 經 檮勑居反

傳 廖力彫反 組音祖被皮義反 於邴外石

經於作于邴音丙 解音蟹 辟音避 魴音房

鉞音越 跣先典反

四年 經 傳 員音云 詢音荀 諏子須反 櫬

初晉反 櫝古雅反 御魚呂反 褊必淺反

羿音詣 鉏仕居反 尨莫邦反圉魚上聲浞在

角反 悛七全反亨普庚反鬲音革澆五弔反犧

許器反 斟之林反濯古亂反 燼才信反 杼

直呂反 箴之林反 畫乎麥反 擾如小反麀

音憂 恢苦回反 荐才薦反賈音古 振石經

初刻震 駘徒來反 髽側瓜反 使我敗於狐

駘石經初刻作敗我狐駘磨改加於字亦無使字

五年 傳 靚徒歷反 扃古迥反按扃本義平聲此因

注訓明察改音 棣徒計反 庀匹婢反

六年 傳 棓古毒反 堙音因環胡關反堞音牒 湫

十一

子小反 郳五兮反釋文云遷萊于郳萊衍字

七年 經 郯音談 費音秘 鄬于軌反 鄵七報反

傳 蟄直立反 而卜郊石經而下有後字 瘵

各本誤廢 參七南反或音三 悛七全反 委

於危反蛇以支反 委蛇石經初刻作委虵委虵

磨改作委委虵虵按詩釋文云沈讀作委委虵虵

是兩通也

八年 傳 辟皮亦反 蟜居表反 紓音舒 竟音境

罷音疲　騑芳非反駢部田反　索悉各反　控
苦貢反　遑石經作皇按皇是也説文無遑字
員音云　介石經作个依釋文古賀反个是也
摽部妙反　濮音卜雍於用反
經九年　戲許宜反
傳　蓄勑六反　畚音本挶古録反綆古杏反挶
石經作梮按説文但有梮義遠玉篇有梮云土轝
也石經所本潦音老　尨摹㺬反遄時專反　鄍
十二
音云校時胡教反　令四鄉石經令作命　吾音
魚　味竹又反鶉音純　閼於葛反　姣胡交反
𤰞苦堅反　選息戀反按言選舉義静如此音言
選擇義動上聲　皁𣅅昨早切　鄟音專　汜音
凡　䭬音侯　眚生上聲　暴蒲卜反　艾魚廢反
騑芳非反　萬勑邁反　墊丁念反隘於賣反厎
音旨　庀必利反　閏月二字依注讀爲門五日
三字阪音反祼古亂反祧他彫反乾音干背音佩

罷音皮
襄公二第十五
經十年　相莊加反偪彼力反
傳　夢莫公反　堇音謹　郰側留反　紇恨發
反虒音斯　櫓音魯　隊徒對反　堞音牒隊直
類反　机音几　羸力危反任音壬　卒子忽反
雍於用反　妘音云　丕一本作不　訾子斯反
繇直救反　蒯苦怪反　伐石經作侵　洫況域
十三
反　堵丁古反　劫居業反　鬮音篇辟皮亦反
至於陽陵石經於作于　校古卯反　騂息營反
旄　厎音旨賄呼罪反　契苦計反
經　亳蒲各反　亳公羊作京彼疏云服氏之經
亦作京今釋文失載　霄音消
傳　閎音宏詛側慮反鬻其俱反　倍蒲賄切
辟音避　場音亦　藴紆粉反　壅於勇反　獎
將上聲石經作奬不體　名川石經初刻作大川

殛紀力反俾必爾反隊直類反　踣蒲北反詹之
廉反　奚石經如此各本下从大非按奚即㒵之
或字勑略反　駢皮綿切　斥音尺掠音亮肸許
乙反　悝苦回反廣音曠軘徒門反淳之倫切
鎛音博　蕃音煩　鮑步卯反　櫟力的反
十二經　三月各本作二石經不誤台音臺又巽之反
鄆音運　紡房音房
傳　夢莫公反臨力蔭反　禰乃禮反胙才故反

十四

祭側界反　揚石經如此各本从木
十三經　邿音詩
傳　什音十　卒子忽反　汰音泰　農石經初
刻展按廣雅云農勉也正爲此作訓　馮皮冰反
鄢音偃　歿石經作沒　窀張倫反穸音夕　覆
扶又反　奚丑略反
十四經　向舒亮反
傳　務莫侯反婁力侯反　苫式占反腆他典反

洩息列反詰音哲　裔以制反胄直又反狸貍石
經作貍力之反嗥胡羔反　捕音步掎居綺反
踣蒲北反　逷他歷反　瞢莫贈反又莫登反
札側八反　奸音干　蟜居表反　棫位逼反
帥所類反　鍼其廉反　鞅於兩反　旰古旦反
囿音又　飲於酖反　幷必政反帑音奴蘧其居
反　奸音干　鄄音絹　佗徒何反　差初佳反
背音佩　軥其俱反　轡兵媚切　師保石經初

十五

刻作保師　櫛珍栗反　瘠才亦反　鱄音專又
時戀反　郲音來　剽匹妙反殖時職反　紇恨
發反唁五變反　鞔音晚推他回反帥師所類反
阜才早反　遒才由反　徇于石經于作於　從
子用反　壞胡怪切繄烏兮切　纂祖管切　佚
音逸　虺許鬼反推昌誰切
十五傳　罷音皮蔿于委切橐音託　屈居勿反　廏
音救　覦羊朱反　茷扶廢反　堵丁古反　卞

皮彥反 矇音蒙 狗釋文作㺃
十六經 湨各本右誤从芳臭之臭石經不誤古闃切
郕石經作成
傳 肸許乙反 函音咸 湛時林反 阪音反
徼古堯反 陘音形 感胡暗反 匄古害反
十七經 防符良切 牼苦耕反
傳 卬五郎反 訽呼豆反 唁音彥 杙羊職
反抉烏穴反又古穴反 鈹普皮反 騁勑領反 瘈
居世反一音制字林作㽵 謳烏侯切 晳星歷 祈
反黔其廉反 扑石經初刻作朴扑普卜反扶他
乙反辟音避燥蘇老反 詛莊慮反祝之又反
麤倉胡切衰七雷反苴七余反經徒結反菅古顏
反獝之六反苫傷廉反
十八經 芻初俱反
傳 純徒溫反 隊直位反 梗古杏反 瞉古
學切怙音戶 彪補休反 沈音鴆又如字湨古

十六

闃反塹七豔切 廣古曠反 析星歷反匿女力
反 斥音尺 旆步蓋反 脫他活反 最子會
反脰音豆 弛式氏反 矜其鴆反 郗音詩
雍於用反萩音秋 栒相倫反 難乃多反 東
門中石經無東字 郵音尤扣音口 輕遣政反
斷音短 濰以追反沂魚衣反豚徒門反汾扶云
反 頴餘井切 費扶味反 滑于八反 雍於
用反 凍石經作涑按作凍是也丁弄反 幾音

十七

春秋經傳集解襄公三第十六
十九年 經　柯古多反漷音郭又苦郭反
傳　奄於檢切　夢莫公反癉丁但反疽七徐反
瘍音羊雍於用反　含戶暗反盥音管瞑亡丁反
魴音房　齊之古報反輯音集本又作集　酸子
公反　杼直呂反　句古侯反瀆音豆　蠆丑拜
反　灑色買反　嬀居危反　二子孔各本誤士
按傳言子孔士子孔二人相親故倂二子孔猶襄
二十七傳倂二子石耳今惟石經不誤　號胡報
反　殖時職切綽昌約反僂力侯反縋直僞反
穆叔歸曰各本脫歸字依石經增肸許乙反　壓
求月反
二十年 經　向舒亮反　澶時然反
傳　先君上石經旁增吾字各本無　褚張呂反
灑力馳反　不能下石經旁增掩字各本無　不
來食也石經也作矣

廿一年 經　任音壬
傳　詰起吉反紇下沒切　皁在早反洒西禮反
鉏仕居反　遂于委切　闕求月反　瘠才亦反
鞅於兩切　施式豉反　邴音丙　罷石經作羆
釋文作羆彼皮反　鮒音附　讎時流切　駟人
實反　鏊莫胡反　鯀古本反殛紀力反右音佑
妬丁故反　而不使下石經旁增視寢二字　欒
盈過於周石經作欒盈奔楚過於周又於盈下旁
增出字各本脫三字　掠上石經旁增人字掠音
亮　竄七亂反　轘胡慣切　錮音固　蒯苦怪
切　先志薦反
廿二 傳　舊讀至而已爲句誤　傲五報反蠹丁故切
戲許宜反　嬌居表反　差初宜反釋文池徐本
本作池徒何反今如字　盂音于溟古関切　酎
直又反　罷音皮荐才薦反　任音壬　肱古弘
反　洩息列切　轘音患　齮五綺反　販各本

誤昄石經不誤呼板切

襄公四第十七

廿三 經　畀石經作畁按畀畁形近石經誤也釋文必利反

傳　隊直類反　析星歷反　滕以證反　觴式羊反　鮒音附　子無懈矣石經懈作解釋文解徒賣反各本誤縗七雷反經徒結反　斐芳尾反又音非　覆芳目反　鮮音仙摯音至釋文本或作

三

中鮮虞之子傅摯　廣古曠反　罷音皮遽其居反胠起居反徐音脅　跳徒彫反　隊徒對反熒胡扃反音形郫皮支反　氂力之反　飲於鴆反　騶側留反羯居竭反　疢恥刃反辟皮亦反賈古雅反　祧他彫反　辟音避　居音基　且子餘反　華胡化反還音旋　何如石經作如何

廿四 經　鍼其廉反

傳　沒如字一音妹　只石經作旨　浚思俊反疆釋文作彊其良反又居良反　戢側立反　骼古百反又古洛反躒力狄反　宛於元反　部蒲口反婁路口反徐力侯反　幄於角反廣古曠反踞古慮反轉張戀反　胄直又反櫜古毛反壘力軌反搏音博　怯去業反亟居力反　郟古洽反

廿五 經　屈居勿反

傳　綽昌若反徐本作卓　繇音胄　蒺音疾藜力私反石經作棃按藜是蒿類石經是也　嫠力

四

之反　賈古雅反　拊芳五反　干胡旦反掫側留反隊直類反　邴音丙僂力侯反堙音因佗徒何反　說他活反蒯苦怪反　帑音奴鬷子公反暱女乙反任音壬枕之鴆反　所不與崔慶者下石經多有如上帝四字按杜注云讀書未終晏子抄荅易其辭是杜見本無也釋文亦云本或此下有有如此盟四字者後人妄加　歃所洽反　縛石經作縳釋文直轉反按此由隸書專尃不辨故

陸音亦誤縛不得作縛辨已見前　弇中石經初
刻無中字改增弇於檢反　轡兵媚反　翣所甲
反蹕音畢泮普半反　向舒亮反宛於元反　刋
苦干反　免音問擁於勇反　纍力悲反縶側立
反　祓芳弗反　道音導　屈居勿反　驪石經
作彊騈蒲賢反遽其據反墊丁念反　闕於葛反
至於莊宣石經於作于播補賀反　憑石經作馮
億於力反釋文作不可呈　辟皮亦反　且夫天
五
子石經夫作昔按昔字是也　圻音祈襄初危反
濮音卜　詰起吉反　庀匹婢反　鹵音魯潦音
老豬側魚反町徒挺切　楯食準反　輕遣政反
殪於計反　鸇之然反　烏乎石經乎作呼按作
呼是也閱石經初刻說改閱按釋文說詩作閱是
傳作說也　解古責反弈音亦棋音其

襄公五第十六

傳　郟古洽反　按此傳舊本在此故注云當在
前年之末而特跳此者傳寫失之今各本俱改附
上傳末非也今从石經
廿六 經　澶時然反瘥才何反　剽匹妙反
傳　員音云　御五呂反　暴蒲卜反　鮮音仙
姒音似　瑗于眷反　畜許六反　淹於廉反
旋石經初刻還　竟音境　頷說文引作顉五感
六
反　緤息列反本又作紲扞胡幹反圉魚上聲
先八邑之先悉薦反　殺所界反　雩音于韋昭
音虛婁音樓麇居倫反　頡胡結反　堇音謹
女音汝　嘉胡嫁反　蓼音六　祧他彫反轡兵
媚反將七羊反　芮如銳反隄丁兮反　婉紆阮
反很胡懇反　牆石經初刻廧　欿胡感反　聒
古活反　縊一賜反亨普彭反　夏胡雅反參所
金反　僭子念反　濫力暫反　殄徒典反瘠才

醉反　飫於去聲　燎力召反　析星歷反　窕
勑堯反　沈音審　麗力馳反　夏胡雅反　鄗
許六反　秣音末　蓐音辱　雍於勇反　罷音皮
賁扶云反　郾音偃　壓於甲反　易以豉反又音
亦　憯子潛　有甚於此下石經旁增者字　墮
許規反　氾音凡
廿七 經　屈居勿反　鱄時轉反又音專
傳　而歸諸侯諸侯正義云劉炫云晉宋古本皆
不重言諸侯　祇音支　枕之鴆反　沮才呂反 七
鄉許亮反　稅徐音歲服吐外反　弭莫婢反
菑音災　肱古弘反　丁卯宋向如戌如陳石經
磨改去宋字　驛石經作馹是也馹人實反　皙
星歷反　氛芳云反　參七南反　只之氏反
隴力勇反　鶉順倫反　賁音奔　第側里反　闔音
域　蜮音惑蟀所律反　稔而甚反　誣音無　厭
於廉反　已音記　無咎石經無作无下皆同

嫳蒲結反　寺石經初刻侍　堞音牒　辟皮立
亦反　享石經初刻饗　賃女鴆反
廿八 經　羯居謁反
傳　枵許驕反　菑音災　耗呼報反　迋于況反
君小國釋文及正義皆云古本無小字定本有
驛石經作馹釋文同人實反　跋白末反　頤以
之反　帑音奴　舍不爲壇石經改刻舍上增草
字　耆時志反　辟音避　斷音短　鶩音木 八
洎其器反　萊音來　悛七全反　愎皮逼反
奊胡結反　桷音角　扉音非　刺七亦反　投殺人
石經八字改刻作之甍莫耕反　故也石經初刻
無也字　稅吐活反　鑑古暫反　瘁才醉反　不說
石經不作弗　氾芳劒反　鴟尺之反　句古侯反
殲子潛反　瀆音豆　邶蒲對反　嫚音慢　亂
臣石經無臣字　拱居勇反　柩其救反　崖五佳
反　不討石經不作弗　潦音老　蘋音頻　藻音早

襄公六第十九
廿九 經　衎苦旦反閽音昏祭側界反羯居謁反　札
側八反
傳　檖音遂祓音拂茢音列　郟古洽反教五交
反　追而與之石經與作予卞釋文作弁按卞俗
弁正璽音徙　而言叛石經叛字係旁增釋文祇
本又作多祇音支　遑石經作皇鹽音古　餼許
氣反　貸他賚切施始豉反　夏胡雅反肆以二
九
反　比皮志反　齊高子容石經無齊字　釋文
將及矣本或作侈將及矣　王父各本作玉石經
作王　鄫才陵反　虢古百反滑乎八反　瘠才
亦反　召上照反邶蒲對反鄘音容　決於良反
魏於貴反渢扶弓反徐敷劒反婉紆阮反　險依
注音儉　何憂之遠也石經何下有其字　鄶古
外反　倨音據　施始豉反費扶味反　箾音朔
籥羊略反　感戶暗反　濩音護　幬徒報反

說音悅　縞古老反紵直呂反　瑗于眷反鰌音
秋　幕音莫　萃才醉反　蔓勑萬反　豎上主
反　鄭於顯反　裨音皮諶時林反釋文作湛
紵直呂反徐音舒　將亡矣石經初刻無將字
三十年 經　罷音皮般音班　澶時然反
傳　儕仕皆反　愎皮力切　二月各本誤三石
經不誤　郤其戟反　鹹音咸僑其驕反豗虛鬼
切　六千各本誤二千　婾他侯反　女音汝
十
儋丁甘反　惎期石經期作旗單音善　乎石經
作呼　躁早去聲　必害石經必下有爲字　蔿
于委切　惎起虔反時音止又音市釋文時本或
作疇　廖力彫反一音勑雷反叫古弔反　譆許
其反出鄭注周禮引作詘亳步各反　姆音茂一
音母　植直吏反又時力反　耆時志反窟口忽
反　壑呼洛反　雍於用反　汏音泰瀆音豆頡
胡結反　檖音遂枕之鴆反　與子工盟釋文無

盟字與下通爲的貯許乙反　蟜古表反　莠羊
久反　降胡江反　婁音樓　娵子須反　訾子斯反
蒍掩石經蒍作薳按傳內蒍薳互見五經文字序
例謂蒍薳同姓釋文亦兩音然說文有蒍無薳且
二字聲形俱遠疑薳爲蒍字但沿誤久矣　艾魚
廢反　佗徒何反　陟竹力反　大人石經初刻
作大夫洫況域反　卷眷上聲　褚張呂反　殖時
力反

十一

卅一 傳　諄之閏反又之純反　愞乃亂反厭於廉反
人生釋文作民生幾居豈反　僂力侯反灑所蟹
反湑生上聲虺許鬼反　拱九勇反　娣大計反
裯直由反　兩均字石經俱作鈞　縗石經初刻
[衤衰]改刻衰按釋文云[衤衰]本又作縗亦作衰七雷反
衽而甚反　涕他禮反　盡子忍反壞音怪斥昌
石反　閈戶旦反閎獲耕反釋文引爾雅云衖門
謂之閎所以止扉謂之閎然爾雅止扉之名或作

閎字讀者因改左傳作各音按此杜氏注閎門也
不引止扉之訓明是閎字　葺音集又子入反
索所白反　暴步卜反　燥素早反　庳音婢榭
音謝本亦作謝按榭俗字　廄居又反圬音烏本
又作污塓莫歷反　潦力妙反轄戶八反　瞻之
廉反　褆丁兮反　癘各本誤厲按厲爲癘石癘
爲惡疾俗多不辨　贏音盈　輯音集　犂力私
反比音毗　屈居勿反　戕才良反　迋于況反

十二

棐芳尾反　諶時林反　校胡教反　道音導
愿音願　棟丁弄反　榱所追反厭於甲反　庇
必利反　貫古患反　棣大計反　降胡江反

春秋經傳集解昭公元第二十

元年經　招時遥反　號古百反　鍼其廉反　鹵音魯
楚公子比楚字依石經補各本脱　麇居倫反
傳　墠音善　莽莫朗反　慼胡暗反　壅於勇
反本亦作雍　祧他彫反　櫜古刀反　淳音純
罷音皮　讟音獨　穮石經初刻藨彼驕反　蓘古本
反　背音佩　誕音但　愍音敏　鮒音附　旻莫巾反
絞古卯反　婉紆阮反　瀆徒木反　踁胡定反

十三

隙去逆反　辟音避　汚音烏　埸音亦　扈音
戶　姺西典反　邳皮悲反　奄衣檢切　撲音卜　釁許
晉反　宛紆阮反　褒博毛反　姒音似　愞乃亂
反　瓠胡去聲　冢知勇反　省所景反　麕居
倫反　比皮志反　尨莫江反　吠扶昧反　兕徐禮反
潁餘井反　雒音洛　汭如銳反　弁下釋文無兕字
知音智　耄莫報反　夭於沼反　賈音古　嬴音
盈　衝又容反　奸音干　上蔡字音素葛反　説

文作縏正義云字本作縏寫者失之　選息絹反
雍於用反　艾魚廢反　夭乎各本作夭石經作
夭按疏云則君或早夭石經是也　稔而甚反　蔭
音陰本亦作陰　翫五喚反　愒苦蓋反　阨釋文
云本又作隘於懈反　伍各本誤五　徇旋俊反
于齊石經于作於　婁音樓　瞀音茂　厖莫江反
維人石經維作惟　駘他才反　祟息遂反　閼於
葛反　參所林反　震本又作娠之慎反　蕃音煩

十四

汾扶云反　洮他刀反　沈音審　姒音似　癘音例
疫音役　禜音詠　壅於勇反　湫子小反　底丁禮反
殖時職反　省所景反　怙音戶　祐音又　慆
吐刀反　堙音因　菑音災　皿命上聲　犨尺州
反　竟音境　縊一賜反　廄居又反　郟古洽反
厎音旨　疆石經作彊　罷音皮　汏音泰　説
音悅　雍於用反
二年傳　縫扶恭反　節音截　譽音餘　召上照反

見疆石經見下剪增子字　澳於六反　遽其據
反　厭於廉反　楮張呂反　伉苦浪反儷力計
反　頗普多反
三年經　雨于付反雹蒲學反　款苦管反
傳　趯他歷反　少姜石經作少齊按二年傳俙
晉侯謂之少齊石經是也適丁歷反　知音智
贄石經改刻質釋文質徐之二反又如字　焜胡
本反　徼古堯反　嬪皮隣反嬙音牆　任音壬
縗七雷反經徒結切　帷石經作唯　量音亮區
烏侯反　蜃時軫反蛤古荅反參七南反　湅丁
貢反餒奴罪反屨九遇反踊音勇燠於喻反休虛
喻反　辟音避　戲許宜反　罷音皮殣音覲
郤去逆反阜才早反　悛七全反慆吐刀反　湫
子小反　塏苦待反　鬻羊六反　省生上聲
祉音恥遄時專反　胙才路反　二子曰石經二
下剪增宣字　弗從石經此處蝕顧亭林金石文

十五

字記云復從誤作弗從按石經誤不誤無从審然
作復從是也　猜七才反　嬰普結切　種徐本
作董章勇反　石經髮短短上剪增雖字　比皮
志反　夢如字又莫公反　嫣居危反

昭公二第二十一

四年經　雹雹蒲學切　沈音審　鄫才陵反
傳　驩音歡　鄉許亮反　丕普悲反　沍胡故
反　牡茂上聲秬音巨弧音胡　癘音例　夭於
兆切札側八反　岐其宜反酆芳宮反　屬章玉
反墮許規反　緡亡巾反　愎皮亦反　費扶味
反　鉞音越徇似俊反　袒音但襯初晉反　鄗
音偃　校古孝反　著直居反又直據反　蕢勅
邁反　渾侯溫反　櫟力狄反　汭如銳反　箴
石經作箴監本作咸疆釋文作彊　罷皮買反
壓於甲反僂力主反豭音加豭喙許穢反　號胡
刀反　奉芳勇反　豎上注反　蕕音由　彊其

十六

兩反　于朝于王兩于字石經皆作於　復命之
復音服復賜扶又反
五年經　屜居勿反　婁力侯反　蚡扶吻反
傳　閎音宏詛側慮反　衢其俱反　鮮音仙
披普彼反　塞先代反　任音壬　峻私俊反氾
扶咸切　女音汝　奸音干　屑先結切亟紀力
反　索悉洛反　肸許乙反　疆石經作彊　覡
他弔反机音几飧音孫陪薄回反　郯皮必反
十七
麇其云反又印隕反　趯他歷反　骼音各又古
百反躒力狄反　瑣素果反　馹人實反蹶居衛
反　犒苦報反按犒俗字也古止作槁華嚴經音
義辨之甚明　馮皮冰反　羸力危反　否悲矣
切　坻直夷反　婁力侯切
六年傳　辟皮亦反　聳息勇反　徼古堯反　洫況
域反參七南反　錐音追　比皮志反　柤側加
反　蓺以勢反句音蓋　慁戶困反　辟匹亦反

本亦作辟　效胡孝反　乾音干谿苦兮反　廄
居又反　士句相士鞅釋文古本士句或作王正
董遇王肅本同疏云氏族譜以王正為雜人諸本
及王肅董遇注皆作王正俗本誤為士句　經七年誤羊
朱反　豎其臂反婼敕略反徐又音釋
七年傳　濡音須　斝古雅反　芋于付反按正義云
芋是草名未審取此名官何義　區烏侯反　逋
布吳反萃在醉反　疆石經作彊　奉命石經作
十六
奉承　讁直革反　挈苦結反瓶釋文作缾　楕
七才反　柞子落反　鬣力輒反　屜居勿反
適丁歷反　廖勅雷反　釋文能如字亦作熊石
經作熊又能音奴來反　殛紀力反鯀古本反
析星歷反　荷何可反本亦作何　埸音亦　強
石經作彊魄普白反　強其兩反馮皮冰反　胄
直又反　蕞在最反　魋徒回反　庇必利反
鶺精亦反本又作即鴒力丁反本又作令　陟竹

力反恪苦各反　丘聖諱音某　僂力主反傴紆
甫反　饘之然反獝之六反餬音胡　紇下沒切
說音悅　單音善頃音傾　憔在遥反悴在醉反
婤音周又直由反姶烏荅反　縶張立反　乇張
倫反比皮志反　繇繇直又反

昭公三第二十二

八年經　招音韶　奐呼亂反
傳　虒音斯　瘁才醉反哿古可反　幄於角反
十九
欒居倫反　辟音避　顓音專頊許玉反鶉時春
反　析星歷反　幕音莫瞍音叟
九年經　玃居縛反
傳　壓於減反　濮音卜　閻以廉反趯他歷反
駘他來反芮如銳反　奄衣檢反　亳步各反
屏必井反隊直類反髦音毛檮徒刀反　杌五忽
反蟜救知反魅莫冀反　殖時力反　滅石經作
蔑　檖音遂俘芳夫反滑呼八反　裨音皮　妃
音配　戲許宜反　屠音徒蒯苦怪反　悛七全
反　蹀本又作櫟力狄反　亟居力反　勦初交
反又子小反
十年經　虒彼虯反婼丑略反
傳　婺武付反　虛起魚反　妣必履反　耆時
志反　駟丑領反　鉟音丕　疆石經作彊　薀
紆粉反孽魚列反　施始豉反　郠古杏反　無
義下石經旁增矣字　佻他彫反　滕人字各本
二十
脫依石經增　褱七雷反　為人子下石經初刻
無哉字磨改同今本　推他回反
十一年經　虔其廉反般音班　比音毗祲子蔭反　佗
徒何反慭魚靳反
傳　萇音長　壅於勇反　感音減　三月各本
作五月　婚莫巾反亟欺冀反　拯蒸上聲　遂
為上聲　酒于石經于作於　蓮本又作蓮初又
反　襘古外反　蘘音郎漢地理志作吏　畟音

萬　掉徒弔反
十二經　傳　辟音避　堋北鄧反　享之工岳本
有公字石經無　蓼音六　坻直夷反　澠音繩
帥所類反　傁素口反　旰古旦反　絞古卯反
蹺求妾反　鰌音秋　蒯苦怪反　費音秘　湫
子小反　外彊石經強作彊　供居用反　倍音
佩　潘普干反　乾音干　援于眷反　被普義
反　伋石經作級音急釋文亦作級　辟匹亦反
廿
跋蒲末反　蓑音郎　工尹正義作王尹　鍼音
戚秘音秘　祭側界反　招音韶　沒釋文作歿　祇
音支　惽一心反
昭公四第二十三
十三經　費音秘
傳　區烏侯反　洧于軌反　犨尺州反　蔓音
萬　徇似俊反　蓑音郎　猈音排羆音皮　陂
彼宜反　劓魚器反訾子斯反　擠子細反　祇

音支　沿以全反鄢音偃芋于付反　奸音干　縊
一賜反殉似俊反　謂于干曰釋文無曰字　駭
胡楷反　櫟力狄反　詬呼豆反畀必利反厭於
廉反　埋亡皆反儕側皆反跨苦化反　肘中九
反厭於甲反紐女久反屬音燭　賈音古　釁許
靳反　苛音何　芈彌爾反　儕側皆反厭於鹽
反　佗徒河反　郤去逆反　與烏報反施式豉
反　虒音斯　鄍古杏反　鮒音付　幄於角反
廿
芻初俱反蕘如遙反屠音徒篋苦協反　厭於廉
反　厎音旨　覆芳服反　犧許宜反旆步貝反
幾音祁　訴音素　瘠才亦反僨方問反　鄫才
陵反造七報反　蒲本又作匍同步都反御魚呂
反　湫子小反　只石經作旨　期石經作旗各
本誤期　廖救雷反
十四經　恢苦回反
傳　劫居業反　宗丘石經作宋丘按僖十五年

傳有宋上石經誤也 介石經初刻个詰起吉反
淹於廉反 罷音皮 著直居反 厭於廉反
鄍音云 隰音習鉏仕居反鄐許六反 鬻羊六
反 掠音亮敗必邁反 頗普河反
十五 經 籥羊略反
傳 禘大計反 祲子蔭反氛芳云反 費扶味
反 庀必利反 賈音古 戴本又作鳶悅全反
按戴即鳶之譌字也鞮丁兮反 躒力狄反本又
作櫟樽音尊 參所金反虛其居反 鍼音咸鍼
音越秬音巨鬯音暢賁音奔 黶於減反
十六 傳 郯音談 肆以制反 幾居豈反 頗普河
反 罷音皮 脤時軫反 辟匹亦反本又作僻
幾居豈反屬音燭 斥昌石反 饜於廉反 賈
音古成賈之賈音嫁 艾魚廢反 蒿呼高反藜
力兮反雚徒弔反 賈音古匄古害反 背音佩
徼古堯反 餞賤淺反 薺才何反 褰起虔反

廿三

𦺇他洛反 昵女乙反 覲其靳反 柎音付
藝以制反
十七 經 渾胡門反
傳 菁子丁反義五河反 辟音避 嗇音色
嘷胡老反 摯音至 鴡七余反鳲音尸鶻古忽
切雉直止切 量音亮 扈音戶 天子失官石
經下句上疊一官字各本脫王肅注家語引官學
在四夷 蒯苦怪反雒音洛萇音長 俘芳無反

廿四

孛蒲沒切彗似銳反 當之下石經旁增六物之
占四字文獻通考載蜀石經有此今各本無 虛
起居反 及各本誤天依石經改 牡茂后反
裨音皮 瓘古亂反斝古雅反瓚才旦反 魴音
房 塹七豔反炭吐旦反 鬣力輒反 迭待結
反

春秋經傳集解昭公五第二十四

十八年 經 鄅音禹又音矩

傳 稔而審反 大甚一本作火甚 幾音祈 析星歷反泯莫忍反 柩巨久反 祏音石 儆音景 焮許靳反 禳如陽反 鄘音庸 帑音奴 替他計反 殖時則反 祓芳弗反又音廢 鄉石經作向釋文鄉本亦作向 衝昌容反 陴音皮 撊遐板反 荐才遍反 竟音境 葉始涉反

廿五

十九 傳 郟古洽反 郹古闃反 費扶味反 瘧魚略反 郳五兮反 濮音卜 辟音僻 障石經作鄣按說文鄣紀邑也障隔也石經是鄣音章 嫠力之反 紡方上聲 去起呂反按注訓藏也即今人所用弆字 縋直偽反 譟素報反 聳息勇切說文作愯 瘥千河反 夭於表反 隊直類反 挑徒了反 罷音皮 洧于軌反 禜為命反

禳如羊反 蹶居衛反 室於怒句石經初刻同今本無而字磨改作怒於室而色於市.

二十 經 鄸莫公反 縶陟立反 盧石經作盧

傳 弭彌上聲 汰音太 奸音干 釋文棠君尚或作尹尚 員音云 辟音避 旰古旦反 鱄音專 援于眷反 狎胡甲反 鄄音絹 褚中呂反 驂七南反 鼃烏蝸反 閎音宏 閱石經初刻閱釋文閱音悅 駟音四 魋徒回反 鉏仕居反

廿六

竟音境 阿烏河反 祧他彫反 掫祖侯反又側九反 扞胡旦反 燎力召反 苑於阮反 郳五兮反 甲各本誤申閻以廉反 費扶味反 訽許候反 牼苦耕反 疥梁元帝音該依說文當作痎舊音戒 痁失廉反 瘳勑留反 期音基 嚚魚巾反 屈居勿反 猜七才反 祉音恥 頗普河反 辟匹亦反 撞直江反 刈魚廢反本亦作乂 掠音亮 讟徒木反 悛七全反 夭於表反

嫚武諫反　雈音丸斂音文㞕時軫反　政音征
詛莊慮反祝之又反　億於力反　沛音貝　趯
于鬼反　遙七專反　醯呼兮反醢音海亨普庚
兮反嬋章善反齊才細反　鬷子工反蝦古雅反
古者無死石經者作若爽鳩氏之樂釋文作爽鳩
氏樂之　愞乃亂反翫五亂反　雈音丸　符音
蒲各本作苻按苻乃苻秦造字不當施之經典
盡殺之釋文無殺字　糾居幽反　汔許乙反
廿七
縱釋文作從才用反詭九委反遏於葛反慘七感
反　絿音求　遒才由反
廿一
經　鞅於兩反
傳　射音亦泠力丁反　窕他貂反摦胡化反
解古賣反塈許器反　賁音祕　華賁之賁扶味
反軀勑俱反　亟欺冀反　匄古害反訊音信
任音壬　紝本或作衽　牼苦耕反　鄘音容本
或作墉　廚直誅反先悉薦反　後胡豆反　錐

古含反員音云　徽許歸反說文作徽　荷何可
反翟音狄僂力主反說他活反　翰音寒　赭音
者鸛古喚反　鵞五多反堇音謹犨尺由反　闕
烏環反　殪一計反殳音殊　摶音博　迋求兩
反　雎音雖
廿二
經　十月下石經初刻有乙酉字改去之
傳　苑於元反　獎即兩切　軀勑俱反省悉井
反　卬五郎反　輓音晚　朝朝夕之朝凡人名
廿六
皆如此音釋文云或云漢朝錯是于朝後此當音
潮非也　蚡扶吻反　錡五綺反　糴音狄　鞮
丁兮反　餞賤淺反　背音佩頃音傾本或作須
時音止鬷子工反　稠直由反　鄩音尋　氾音
凡解音蟹　任音壬　石經於傳末增刻于朝舞
郊四字

春秋經傳集解昭公六第二十五

廿三年 經 婼勑略反 髡苦門反沈音審 齧五結反

傳 厭音厭 蕘而昭反 朞音基 葺七入反

訾子斯反 佗徒河反阪音反 殳音殊苑於元

反 熸子潛反 諜素胡反 鄖古閑反 湛時

制反 郢以井反 竟音境 援于眷反 愞乃

亂反耆音祈 蚡扶吻反 圻音祈

廿四 經 玃居縛反 斄釋文作犛同力之反

廿九

傳 嚚魚巾反 億於力反 有亂臣十人石經

初刻有亂臣人改臣爲人又剜增臣 鄔烏虎反

陘胡定反 欬苦代反 腆他典反 乾音干祭側

界反 嫠力之反 緯有貴反 隕于敏反 惷昌允

反各本作蠢譌字 缾步丁反 罄苦定反罍音雷

珪石經初刻沈改沈爲珪 訾子斯反 踵章勇

反 犴五旦反 汭如鋭反 夢莫公反 梗古猛反

廿五 經 詣五計反 鸜其俱反 鵒音欲 孫音遜 唁

音彥 鄆音運

傳 轄胡八反 畜許又反又勑六反 媾古豆

反 殖時職反 辟音避 謠音遥 跦張于反

乾音干褰起虔反 襦而朱反 裯直由反 夜本

或作射音亦 姒音似 扶他乙反 遂時專反 訴音

素 郈音后 距音拒 賁音奔 相側加反

洩息列反 闞口暫反 沂魚依反 費音祕

蓄勑六反 薀紆粉反 鬷子工反 踞音據

三十

胙才路反 勠音六 繾音遣綣起阮反 顙息

朗反 喔於角反 齊側皆反 褊蒲田反 柎步

口反 昵女乙反 隊直類反 祇音支 僂力主

反 句居遇反 魴音房 楯食準反 屈居勿反

茄音加 祼音梅 卷音權

卅六 經 鄟音專又時轉反 召伯釋文云當依注言

召氏

傳 賈古雅反 縳直轉反 瑱他練反 齮魚綺反

庾羊主反　于魯君石經于作於　邪各本作耶
俗　曲棘疏云本無曲字涉上而誤　于齊石經
于作於　于淄石經作於淄側其反厭於葉反
炊昌垂反　繇音由朐其俱反　汏音太輈音舟
歎於兩反殪於計反　吡昌實反　罵馬嫁反
鬒之忍反　苑於阮反刜芳勿反　罄遣政反
褚張呂反又敕呂反　萑音丸　滑于八反　闕
各本誤闕石經不誤　塞先代反　隄音低般音
廿
班　𨸏直制反　奸音干髻他計反郟古洽反鄏
音辱　辟音避施以豉反　顙子斯反　厭於廉
反　貫古患反倍音佩很胡懇反　盪徒朗反竄
七亂反　厎音旨狡古卯反猾于八反　夭於表
反　彗似遂反　穰如羊反　諂各本誤慆又誤
謟他刀反　穢於廢反　施式豉反　區烏侯反
賈音古滔吐刀反　婉於阮反

春秋經傳集解昭公七第二十六
廿七 經　郤去逆反宛於阮反　扈音戶
傳　蒍由九反麇居倫反　窮下石經旁增谷字
汭如銳反　堀苦忽反　鈹普皮反　刺七亦反
肯石經初刻肎改胥又改肯按說文肎或作肯其
胥字則今俗體也　鄢音偃費扶味反　幾音祁
帥所類反　爇如悅反　編必然反菅古顏反秆
古但反炮步交反又彭交反　佗石經作他　說
他活反　慆他刀反　鳴石經作烏　且子餘反
胙才故反　廄居又反　讟音獨　屏必郢反
共石經作恭　幾音祁　重直勇反
廿八 傳　淹於廉反　鄅石經磨改鄅據釋文字作鄅
音於庶反地名在周者同此音其在鄭在楚者作
鄢字林作隱同音偃　辟音僻下皮亦反　躒力
狄反　慭魚覲反　貉莫百反　黰之忍反說文
作㐱又作鬒　惏力耽反饜於廉反纇力對反

謁於歇切姒音似　鄗石經改鄗依釋文作鄗於
庶反　賈古雅反　梗古杏反　鱄音專釋文又
音付則右當从專　祉音恥施以豉反　鬷子工
反　少不颺石經少字雨改刻剪作白字按白即
貌字颺餘常反　功石經作力　隳許規反　闞
以廉反　屬音燭　厭於廉反
廿九 經　啗音彥
傳　祇音支　召上照反　鄰列勉反　賈音古

二

塹七豔反櫝徒木反　幃石經作帷按說文在剪
曰帷幃囊也作帷是裹古火反　畜許六反豢音
患　飂力謬反　耆時志反擾而小反　罻于軌
俗作罻　醢音海　泯莫忍反坻音旨湮音因
句古侯反　蓐音辱　垢古豆反　皞胡老反重
直龍反　該古來反　濱音賓　被皮義反
三十年 傳　詰起吉反　蹻居表反　紼音弗　厎音旨
省生上聲　監古銜反　吾各本誤作吳　胄直

又反　祚才故反　億於力反　播彼我反　禹石
經此處泐不可辨其經文則同各本作羽按經傳
不應歧出亦當同經作羽　員音云　適丁歷反
任音壬肆以制反　亟欺冀反　罷音皮
卅一 經　適丁歷反　濫力甘反　傳 跣素典反　費音
祕　施以豉反　祧他貂反　徼古堯反　冒亡
北反又莫報反　婉於阮反　蠃力果反　郢以
井反　謫直革反

三

卅二 經　闞口暫反　參七南反
傳　昵女乙反　弛式氏反　發亡侯反辟必郢
反　施式豉反　紓音舒　衰初危反　庀彼紏
反　傒音兮　渝羊朱反　揣丁果反又初委反
餱音侯　琥音虎　陪蒲回反　妃音配　費音
祕

春秋經傳集解定公上第二十七

元年經　此依杜注王字絕句　煬羊去聲　隕于敏
反
傳　姧音干　屬音燭　栽音再鄧五分反　郅
皮悲反　毀許鬼反　萇音長　亟欺冀反　羈
居宜反　公出石經公作君　壞音懷隤徒回反
闞口暫反　駕各本作駕按駕譌字六經正誤所
改其釋文以下各本並無作駕者依說文字本作
四
鴐駕者同韵借字駕音加鵞五河反
二年經　觀古亂反
傳　射音亦又音夜敲口交反又苦孝反又口卓
反字或作茅作制
三年傳　跰步丁反沃烏酷反　鑪力吳反　絜各本
作潔俗卞皮彥反　邾音誅　爽音霜　償時亮
反　沈音鴆
四年經　召上照反姓音生本又作生　馳由去聲

卷音權
傳　潦音老　祇音支旄音毛旆步貝反嘖仕責
反佗徒河反祓音弗　先悉薦反　藩石經作蕃
分扶問反　璜音黃繁扶元反　索素洛反勺時
若反　陪步回反　綪七見反茷步貝反繁步河
反錡五綺反眕之忍反　聃乃甘反　虛起居反
洗息典反　惎音忌上蔡字素葛反　潘普安反
臨力蔭反　怙音戶　員音云郤去逆反宛於阮
五
反　嚭普鄙反　汭如銳反　沿悅全反　阨於
懈反本或作隘　槩古代反　廣古曠反　溢時
制反羋面爾反畀必利反睢音綏鍼其廉反燧音
遂　句古侯反　剄古頂反　鄖音云　茹音汝
矜音鄰　竄七亂反　辟匹亦反　鑪音盧釋文
作鑪石經同宦各本誤官　荐才薦反　厭於廉
反　勺時若反
五年傳　貲下石經有增也字亟紀力反　璠音煩璵

音餘　狃女九反費音祕　洩息列反　陽虎下
依石經增曰字　沂魚依反　谿起兮反　麇居
倫反　綦步卜反　輿石經初刻與闉音因罷音
皮葉始涉反　藐莫角反詛莊慮反歠昌欲反遄
時專反　臼其九反藍力甘反　賫亡匪反帑音
奴　賈古雅反　脾音皮　敗各本誤役
六年傳　鞶步丹反　俘芳夫反　纍力追反惟本亦
作帷　鄴音若儋丁甘反　閻餘廉反感胡暗反

六

涸侯溫反又侯困反　楯食允反　賈音古　蕕
音由辟音避
七年經　鹹音咸　冬十月三字各本脫
傳　瑣素果反　斂音廉又力檢反　墮許規反
苫始占反
定公下第二十八
八年經　濮音卜
傳　鉏仕居反　頰古協反殪於計反　盂音于

涸侯溫反　郛芳夫反　衝昌容反濡人于反褐
戶葛反　鄟音專佗徒河反　歃所洽反捘子對
反捥石經改腕按依說文當作掔从手从肉皆俗
也烏喚反　詬呼豆反　寤五故反狃女九反
禘大計反　斂音廉　鈹普皮反盾食允反　咋
石經初刻乍仕詐反　騁勑領反　說他活反
嘻許其反　辯音遍　讙音歡　歂時專反
九年經　蠆勑邁反

七

傳　向舒亮反　衰七雷反絰田結反　肎苦等
反析星歷反　彤徒冬反竿音干旄音毛　芾芳
味反　茇畔末反　得下依石經增一得字各本
脫　菑音災罷音皮　鍥苦結反軸音逐蔥初江
反　霤力又反　驂七南反靳居信反褚張呂反
禚之若反　幘音策釋文云說文作齰貍力之反
襚音遂　推他回反
十年經　讙火官反　郈音后　彄苦侯反

傳 聖諱相承讀如某古止起年反 辟音避
汶音問 秕音鄙稗皮賣反 邯音寒鄲音丹
釋文云一本西北下有隅字 熸子潛反 植時
力反 遄時專反 藐莫小反 易于齊之于石
經作於兇音凶 紓音舒倍步賄反 犯字上依
石經增侯字 蘧其居反 鬣力輒反魋徒回反
扶他乙反 腫章勇反 頗普多反 迋求往反
屬音燭

八

十二 經 隨許規反 軀苦侯反 費音祕
傳 句音劬頎音祈 斂音廉障之尚反
十三 經 葭音加比音皮
傳 鄍古闃反 邴彼命反 傳張戀反 廣古
曠反 說他活反 轢力狄反 曼音萬 鰌音
秋 戍各本誤戌按傳內向戌穿封戌皇戌沈尹
戌皆作戌亥之戌唯公叔戍當作戍卒之戍檀弓
釋文於公叔木之木音式樹反公叔木即公叔戍
也鄭彼注謂木當爲朱春秋傳作戍衛公叔文子
之子也朱木戍三字古韵同在尤侯通借
十四 經 牂子郎反 檇音醉 洮吐刀反脤時軫反
比音皮
傳 縊以四反 知氏下石經旁增范氏各本無
背音佩 句古侯反屬音燭頸古頂反 奸音干
將子匠反陘音刑差初佳反 唯以水反脾音皮
鮒音附 婁力侯反豬張魚反艾五蓋反豭音加

九

戲許宜反 蒯苦怪反聵五怪反 戕才良反
紓音舒 潞音路
十五 經 鼷音兮 蒢直居反 昊俗作昃音側
傳 髻他計反 費芳味反 蘧音渠挐女居反
祔音付

春秋經傳集解哀公上第二十九

元年經 鼷音兮

傳 栽才代反屯徒門反廣古曠反 檇音醉

會古外反楯食允反種章勇反嚭普鄙反 員音

云 澆五吊反斟之林反鄩音尋緡莫巾反娠音

震 惎音忌 艾五蓋反諜音牒杼直呂反豷許

器反 施始豉反 沼之小反 邯音寒鄲音丹

滑于八反 芥古邁反 艾魚廢反㬥步卜反

鏤力豆反 費芳味反菑音災 親巡其孤寡石

經無其字 罷音皮 榭音謝陂彼宜反嬪皮民

反 十一月石經作十月

二年經 鄗音郭 沂魚依反 句古侯反

傳 絞古卯反 郢以井反 衹音支 絻音問

衰七雷反絰田結反 般音班 詢思遵反 艾

魚廢反 詬呼豆反 絞古卯反 于兆石經于

作於 屬音燭辟步歷反樸匹角反 郵音尤

一

麇起隕反詰起吉反 痁詩占反 佚音逸矛亡

侯反 逢蒲芳恭反俗作蜂 傁音叟 艾五蓋反

龍莫江反釋文作尨 般音班殿丁見反 弢吐

刀反嘔烏口反 靷以晉反

三年經 曼音萬 髡苦門反

傳 庀匹婢反 校戶教反轄胡八反 葺七入

反悛七全反 辨皮莧切俗作辦瀋尺審反槀古

老反 萇音長 郛芳無反

四年經 殺石經作弒釋文殺申志反殺亦弒也釋文

前已發例又釋文云今本蔡侯皆作申字按宣十

七年蔡文侯申此昭侯是其元孫不應同名余見

玉板史記則作昭侯甲他本多作甲疑作甲為是

傳 鍇音皆又音楷 盱各本誤盱況于反 眅

普板反圅音咸 繒才陵切溹音素 菟音徒

畀必利反 跪其委反 墮許規反

五年經 毗頻夷反

二

傳 鬻音育 姒音似 荼音舒 疢勑吝反本或作
疹 黔其廉反 鉏仕居反 何黨之乎石經乎係
翦增 嬖大夫下也字依石經增 解古賣反
墍許器反
六年 經 瑕音遐 柤莊加反 軫之忍反 荼音舒
傳 釋文需音須一音愞 圉魚呂反 縈音詠
夭於表反 祟息遂反 睢音雎漳音章 邴彼
命反 且子餘反 予季孫之予石經作於 闞
三
苦暫反 差楚宜反 受命于鮑子之于石經作
於 背音佩 句音鉤 竇音豆 駘他來反 幕音
莫 殳音殊 淳音純
七年 經 瑗于眷反 鄫才陵反
傳 背音佩 羸力果反 惡音烏 柝音託
掠音亮 馮皮冰反 辟匹亦反 彊其良反
奸音干 揖音集 邘音于
八年 經 讙音歡 闡尺善反

傳 執曹伯下陽字依石經增 狃女久反 洩
息列反 漚烏豆反 菅古顏反 滋釋文音玄云本
亦作玆子絲反按作玆是子絲反音非說文玄部
有玆黑也引此文其玆此也與各从茲為聲之字
皆从艸部之茲與此絕不相蒙此文作滋者亦誤
加水耳 澹待甘反 析星歷反 舍于庚宗之于
石經作於 縠胡谷反 爨七亂反 紡音房
栫才薦反釋文作荐 潞音路 麇起隕反
四
九年 經 雍於用反
傳 塍以證反 壘力軌反 郟古洽反 邘音
寒 祉音恥 儆音景
十年 經 彄苦侯反
傳 郯音談
十一年 經 頗破可反 艾五蓋反
傳 鄎音息 平普悲反 也宜下哉字依石經
增釋文無 強其丈反 邴音丙 叔各本誤孫

瓘古喚反　諜音牒　嬖必計反僮音童　錡魚
綺反　殤音商　頗破可反　咺況阮反糗起九
反腶丁亂反　含胡暗反　鈹音皮　篋苦協反
褽音尉纁許云反組音祖　豢音患　沼之小反
泯莫引反　劓魚器反殄徒典反俾必爾反種章
勇反　屬音燭鏤力俱反又力侯反　櫝古雅反
姞其乙反　魋徒回反　鄖音云　禘徒計反
憖五晉反　簋音軌　遽其據反　冒莫報反又
五
莫北反
二十經　橐音託又章夜反　瑗于眷反
傳　繞音閑　且子餘反　摽普蕭反瘈吉世反
噬時制反　餼許氣反　大宰下嚭字依石經增
隨許規反　蟄直立反隙去逆反　彌莫支反
嚚五咸反鍚音羊
三十經　孛步內反　區烏侯反
傳　徇似俊反　讙火官反郜古報反　隧音遂

謳烏侯反　泓烏宏反蔑莫結反　剄古頂反
旰古旦反　祇音支　縈而誄反　褐胡葛反睨
五計反　麤音粗
春秋經傳集解哀公下第三十
十四經　春秋終於獲麟自小邾射以下皆續經自當
離異寫石經每行十字獲麟字恰滿行未審其以
下續經為提行與否秦九經并以西狩傳係此經
下自小邾射以下另加十有四年字別卷亦未安
六
今以意定為自小邾射另行寫
狂其廷反　豎上主反孛步內反
傳　闞苦暫反　潘芳袁反　僂力主反　屬徒
上帥字依石經增　弇音淹又於檢反　東石經
磨改東　耏音而雍於用反　賈古雅反　窜音
安　麇石經作麇釋文麇居倫反本又作麇莫悲
反　頎音祈　祇音支　璜音黃　阬苦庚反
洩息列反　免音問

十五 經　丕普悲反　傴苦侯反

傳　汭如銳反　潦音老　芋于付反　荐才徧反　隊直類反　瓘古喚反　斲竹角反　贛古甕反背音佩　而有背人之心石經而下旁增于字　禚諸若反　悝苦回反　豭音加　廁初吏反炙章夜反　燔音煩　盂音于黶於減反　瞞莫干反　褚中呂反

十六 傳　鄅音偃　逋布吳反竄七亂反　晉以王室

七

之故石經晉字係旁增　肸許乙反　誄力軌反　憖五晉反旻莫巾反屏必領反　煢求營反　祏音石　殪於計反橐音記　辟音避　諜音牒　訴音素　葉始涉反　卵力管反　悛七全反　石經熊下旁增相字釋文本或作熊相宜僚後漢孔融傳注引有相字今各本無　洩息列反　袂莫世反　抉烏穴反　殺王不祥石經殺作弒釋文云殺亦弒也傳通用　徼古堯反饜於廉反

幾音冀本或作冀日月以幾宋本作日日石經同　艾五廢反　徇似俊反　箴之林反　縊一賜反　也此事下也字依石經增　享普庚反　黃氏下沈字依石經增　瀕求龜反　豭音加

十七 傳　幄於角反　向當如字堂練切釋文音如乘非　笠音立　譟素報反　椓張角切　瓘古喚反　辟音避　差楚宜反　率所類反亦作帥　鄒音若　蓼音了本又作鄝　畛之忍反一音真　慆

八

他刀反又作謟　虛其居反　叫古弔反　繇直又反　竀勅呈反　方蒲郎反　晉立襄公石經初刻晉下有人字　般音班　鄄音絹　闔石經作閉　隊直類反　髢徒計反　鄫才陵反　彘直例反　瑗于眷反　麇居倫反　鄬各本誤劉釋文及石經不誤　仕咸反　瑗各本誤緩

十八 傳　鄾音憂　薳于委反

十九 傳　敖五刀反

二十 傳 艾五蓋反 暱女乙反釋文作昵 先造下
石經無于字造七報反 簞音丹 黯於減反
廿一 傳 蹈徒報反 傳中戀反遽其據反
廿二 傳 甬音勇
廿三 傳 紼音弗 腆他典反 蘩步干反 祧他貂
反 鞅於兩反
廿四 傳 汶音問 繕時戰反 [illegible]胡快反 郢以井
反 嚭普美反

九

廿五 傳 籍石經初刻籍 韤亡伐反 㲉石經作殼
按說文口部㲉歐兒引此傳殳部殼从上擊下也
石經誤釋文不誤許角反 帑音奴 少畜於公
下石經初刻有宮字 狡古卯反 拳音權 [illegible]音
緝 泠力丁反 鉏仕居反 道音導
廿六 傳 后庸石經初刻舌改后按國語作舌古今人
表作后是古有兩字非后與舌得相通借也 茷
扶廢反 愎皮逼反 衛師侵外州石經無衛字

掘其勿反 幾音祈 陴音皮 降下石經初刻
有以字 連音輦 畫音獲 今各本誤令 味
張又反 宛於阮反 濮音卜 訓石經作順按孔
疏是順字岳本亦作順詩考亦引作順
廿七 傳 駘他來反 屬音燭 涿張角反 隰音習
阪音反又裴板反 皆不在下石經旁增矣字
辟音避 陘音刑 孫音遜 早釋文作卑 桔
胡結反 柣徒結反 鄬胡圭反 悛七全反 惎其
冀反

十

右春秋經傳三十卷晉杜預作集解所分也漢志偁春秋古經十二篇經十一卷原注公羊穀梁二家案公羊疏云左氏先著竹帛故漢世謂之古學（此語未審所本漢世每經有今古文亦不以箸竹帛先後為別且當時所偁傳某氏學皆以師授得名空言古學尤無此例）疑漢志之古經十二篇卽今左氏經比二傳多一篇者二傳皆止獲麟獨左氏經多三年（賈逵杜預陸德明並以為孔子弟子所續）或古經復分小邾射以句繹來奔以下為一篇故十二篇也然此十二篇自為古經亦與左氏無涉（今經傳既合雖經諸儒彌縫強說然不能盡通也）漢初不立左氏學皆以為左氏不傳春秋故劉歆欲興左氏博士不肎置對洎東漢諸儒欲尊左氏以難二家則強指十二篇為左氏經故左氏得冒古學之名至杜預作解遂散經以冠傳而左氏於是乎與經合若使左氏本有經班志不容不注（古經傳別行故班於經十一卷下先注明二家後列二傳卷目於左氏則第列傳三十卷不云有經且前明列古經十二篇不注左氏文尤明畫）且班既列左於二傳前是已信劉歆等左氏亦傳春秋之說然猶不言左氏有經則知左氏有經之說又出班固後矣（疑東漢諸儒崇起左氏恰有此十二篇無傳之古經遂取以當之耳）今案左氏好談災祥及閶媟雜事瑣語之無關大義者決非為釋經而作（近某氏云古止偁左氏春秋如晏子春秋虞氏春秋呂氏春秋之類其說頗為核實）且豫斷禍福無不奇中（惟哀九年偁趙氏世有亂一語不驗）明是從後傅合非當時實錄近某氏言傳中諸凡及書曰不書故書君子義士之類皆劉歆妄傅案傳載劉氏出自士會先儒已云此語為坿會本朝以希立學既一語得增餘文可知但不必定出歆手耳（終西漢之世左氏藏在中祕除向歆父子外見者蓋尟所疑不為無因）自東漢之學蔚為大國既袒左而黜二家故魏晉以降遞相傳述人無異辭唐趙匡始謂左氏非丘明其徒陸淳敷暢厥旨宋儒紛紛攻擊並持趙幟惟葉夢得據傳及智伯之亡斷左氏為戰國時人以傳證傳一語定案餘皆駢枝也（葉氏又謂左氏與左丘氏二氏不同定左氏左丘明為二人說卻未的其春秋獻一書雖排擊太過然多近理如辨諸侯世相朝為衰世事辨十二次為十二國分野之繆辨夾谷之會為偽託諸文皆確不可易）唐之尊左氏者無

過劉知幾史通偁丘明躬爲國史按以丘明爲魯太史始見於漢志注亦在左氏傳春秋說既行以後西漢並無此說論語孔安國注亦係僞託司馬遷但云左丘失明厥有國語東漢諸儒緣此一語幷指左傳爲丘明作於是二書有內外傳之目自魏晉諸儒見國語與左傳多不合處反斥國語之非丘明作孔穎達正義要言之要之皆私肊之說耳核其所說亦係空談於古無徵其中左篇五短三長之論尤囁嚅而不能自申其旨大抵左氏於經外自成一家言本非若公穀之緣經起義故辟事異文不妨兼畜必一一求合之經則是以後人之穿鑿反形左氏之乖違吾得斷之曰離經以讀左左氏實完書傳經以讀左左氏幾破甑矣宋王晳皇綱論釋異同篇云左氏善覽國史兼該衆說得春秋之事迹甚備然於經外自成一書故有貪惑異說采掇過當至於聖人微指頗亦疏略可謂平情之讞矣所惡於宋人者爲其堅僻自是悍然不顧耳若平情之論往往突過漢儒近人一概梏擊則門戶之見太半也其書自孔穎達作正義定用杜預集解服賈之注遂亡杜於左氏鉤致事迹參稽年月起例發凡言皆條貫用力之勤十倍何范惟詮

釋文義毋出新說多非漢人舊矩則訓故之學未淺也道光十三年歲在癸巳十有二月祠竈日寫畢記此東之